Huneke

Das Sekunden-Phänomen
in der Neuraltherapie

*Der Arzt hat nur eine Aufgabe,
zu heilen und wenn ihm das gelingt,
ist es ganz gleichgültig,
auf welchem Wege es ihm gelingt!*
       HIPPOKRATES

Das Sekunden-Phänomen in der Neuraltherapie

Von Dr. med. Ferdinand Huneke †

Mit einem Geleitwort von
Dr. med. J. Peter Dosch
und einem Nachtrag von
Dr. med. Hagen Huneke

6., bearbeitete Auflage

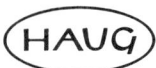

Karl F. Haug Verlag · Heidelberg

CIP-Titelaufnahme der Deutschen Bibliothek

Huneke, Ferdinand:
Das Sekunden-Phänomen in der Neuraltherapie / von Ferdinand Huneke.
Mit e. Geleitw. von J. Peter Dosch u. e. Nachtr. von Hagen Huneke. –
6., bearb. Aufl. – Heidelberg : Haug, 1989
 Bis 5. Aufl. u. d. T.: Huneke, Ferdinand: Das Sekunden-Phänomen
 ISBN 3-7760-1123-8

© 1961 Karl F. Haug Verlag, Ulm/Donau

Alle Rechte, insbesondere die der Übersetzung in fremde Sprachen, vorbehalten. Kein Teil dieses Buches darf ohne schriftliche Genehmigung des Verlages in irgendeiner Form – durch Photokopie, Mikrofilm oder irgendein anderes Verfahren – reproduziert oder in eine von Maschinen, insbesondere von Datenverarbeitungsmaschinen, verwendbare Sprache übertragen oder übersetzt werden.
All rights reserved (including those of translation into foreign languages). No part of this book may be reproduced in any form – by photoprint, microfilm, or any other means – nor transmitted or translated into a machine language without written permission from the publishers.

2. Auflage 1965
3. Auflage 1970 (Karl F. Haug Verlag, Heidelberg)
4. Auflage 1975
5. Auflage 1983
6. Auflage 1989

Verlags-Nr. 8996 · Titel-Nr. 2123 · ISBN 3-7760-1123-8

Gesamtherstellung: Progressdruck GmbH, 6720 Speyer/Rhein

Inhalt

Geleitwort zur 6., bearbeiteten Auflage 9
Vorwort zur ersten Auflage 14
Vom Urgrund des Heilens 19
Die neural-therapeutische Betrachtungsweise 34
Über die universelle Gültigkeit der Heilungsphänomene 63
Die Ganzheit 82
Beobachtungen zur Segment-Therapie 99
Die Cisternen-Injektion 165
Beobachtungen und Gedanken zum Carcinom 173
Das Sekunden-Phänomen 182
Ischias-Behandlung 296
Die Neural-Therapie in der Augenheilkunde 327
Das Sekunden-Phänomen in der Augenheilkunde 356
Zum Problem der Alterskrankheiten 383
An seine Magnifizenz den Rektor der Düsseldorfer
Medizinischen Akademie Herrn Professor Dr. BAY 396
Noch einmal rund um die Neural-Therapie 411
Zwischenfälle und Gefahrenmomente in der Neuraltherapie . . . 430
Ausklang 435
Zum heutigen Stand der Neuraltherapie nach HUNEKE/Nachtrag . 443
Literatur 462
Die wichtigsten Fachausdrücke 472
Sach- und Personenverzeichnis 484

Geleitwort zur 6., bearbeiteten Auflage

FERDINAND HUNEKE ist 1966 im Alter von 74 Jahren an einem Lungeninfarkt verstorben. Mit ihm ist einer der größten Ärzte dieses Jahrhunderts von uns gegangen, der uns eine zukunftsreiche Heilmethode hinterlassen hat.

Dieses Buch ist sein Testament, gleichermaßen für Ärzte wie für die Patienten. HUNEKE sah mit einer genialen Beobachtungsgabe gesetzmäßige Reaktionen des Organismus auf richtig gesetzte Heilreize, die blockierte Selbstheilungskräfte des Körpers reaktivieren können. Die Methode, die er mit seinem Bruder WALTER H. erarbeitete und veröffentlichte, erweist sich immer mehr als Heilkunst von morgen, die wir Ärzte heute schon anwenden können. Zu ihren Lebzeiten fanden die Brüder HUNEKE nicht die verdiente Anerkennung. Weil die Heilphänomene nicht in das Denkschema der herrschenden Lehrmedizin passen wollten, lehnte man sie als Suggestion ab, ohne sie nach den aufgestellten Regeln nachzuprüfen. Die schroffe Ablehnung überschritt oft die Grenzen einer kollegialen Kritik. FERDINAND HUNEKE ließ sich dadurch nicht beirren, denn er war überzeugt davon, eine Beobachtung gemacht zu haben, die eine Erweiterung der therapeutischen Möglichkeiten der Medizin bedeutet. Das gab ihm die Kraft, sich nicht mundtot machen zu lassen. Was er entdeckt hat, wurde in der ganzen Tragweite erst verständlich, als die Kybernetik in die Medizin eindrang und auch die Lehre des Wiener Professors PISCHINGER vom vegetativen Grundsystem damit erklärbar wurde. Letztere ist die Grundlage aller ganzheitsmedizinischen Methoden. In jüngster Zeit hat Professor H. HEINE sie noch weiter ausgebaut und eine weltweite Matrix-Forschung ins Leben gerufen. Sie wird die letzten fehlenden Bausteine zur Anerkennung der Huneke-Therapie noch erbringen.

Die Segmenttherapie, ein Teil der Methode, wurde inzwischen von der Lehrmedizin übernommen. Man wendet sie an allen Schmerzkliniken der Welt an. Allerdings, ohne dabei den Begründer ehrend zu nennen. Man erkennt von Jahr zu Jahr mehr, daß das Beschränken der medizinischen Wissenschaft auf nur objektivierbare Grundlagen mit dem linearen Kausalitätsdenken nie ausreichen wird, die komplizierten Wechselwirkungs-Kausalitäten restlos zu erkennen, die im Lebendigen wirken und das Wunder des Lebens erst ermöglichen. Das Huneke-Phänomen fordert ein neues Denken, das sich nicht nur auf die exakten Teilforschungsergebnisse stützt, sondern das ganzheitlich wirkende vegetative Grundsystem und die vernetzten Regelsysteme und Selbstheilungs-Mechanismen mit einbezieht. Aber das kann bei dem Tempo, mit dem sich auch das Wissen in der Medizin ständig erweitert, nur noch eine Frage der Zeit sein.

Der deutsche Physiologe H. E. HERING prophezeite 1925, also im selben Jahr, als die Brüder HUNEKE die therapeutischen Möglichkeiten des Procain entdeckten:

„Die weise Benutzung des vegetativen Nervensystems wird einmal den Hauptteil der ärztlichen Kunst ausmachen."

F. HUNEKE zeigt in diesem Buch seinen ebenso risikoarmen wie wirkungsvollen Weg, es weise zu nutzen. Der Arzt, der ihn geht, wird erfolgreicher werden. In Deutschland und Österreich bekennen sich jetzt über 50% aller praktizierenden Ärzte zur Huneke-Therapie und wenden sie täglich an.

Professor HEILMEYER sagte 1963:

„Dank der Errungenschaften der modernen Medizin sind wir heute in der glücklichen Lage, etwa die Hälfte aller Krankheiten diagnostizieren und davon die Hälfte heilen zu können."

Der Arzt, der unglücklich darüber ist, daß er dann so vielen Kranken überhaupt nicht helfen kann, sollte sich intensiv mit diesem Buch beschäftigen. Ich habe zum Dank dafür, daß HUNEKE mich vom Mediziner zum erfolgreicheren Arzt gemacht hat, das „Lehrbuch der Neuraltherapie nach Huneke (Regulationstherapie mit Lokalanästhetika)" geschrieben, das auch im Karl F. Haug Verlag, Heidelberg, erschienen ist. In ihm sind die Grundlagen von heute und die Techniken ausführlich beschrieben. Den Kranken, die Heilung suchen, möchte das Wort sagen, das von MARIE VON EBNER-ESCHENBACH stammt:

"Nur die Sache ist verloren, die man aufgibt!"

Schwendt bei Kössen/Tirol, im Herbst 1989

Dr. med. Peter Dosch
Ehrenpräsident der Internationalen
medizinischen Gesellschaft für
Neuraltherapie nach Huneke e. V.,
München.

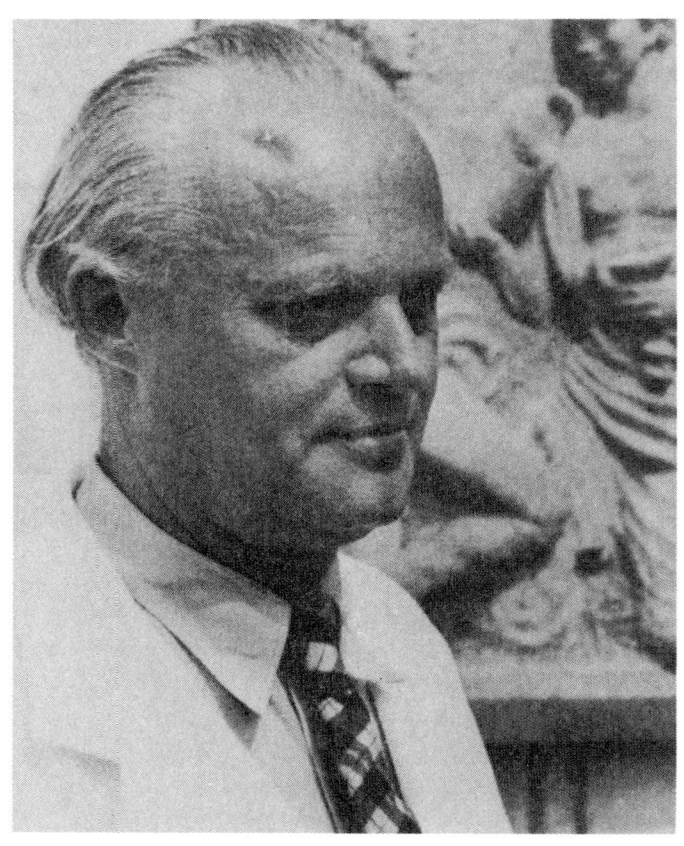

Dr. med. FERDINAND HUNEKE 23. 9. 1891 – 2. 6. 1966

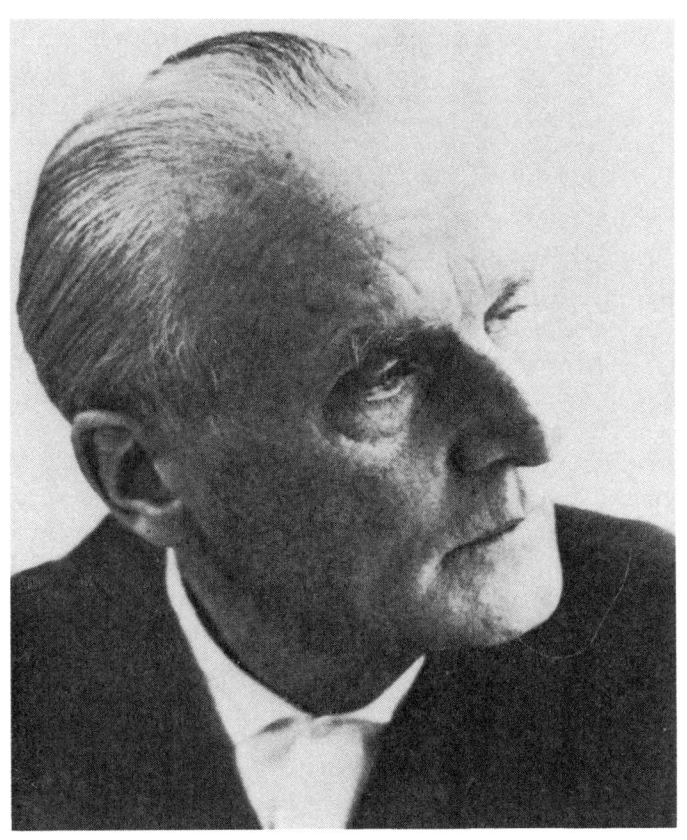

Dr. med. WALTER HUNEKE 9. 5. 1897 – 4. 3. 1974

Vorwort zur ersten Auflage

„Entscheide Dich immer für die Liebe! Wenn Du Dich ein für allemal dazu entschlossen hast, so wirst Du die ganze Welt bezwingen. Die dienende Liebe ist eine ungeheure Kraft. Sie ist die allergrößte Kraft, und ihresgleichen gibt es nicht"
(DOSTOJEWSKIJ).

Als mein Bruder und ich vor 35 Jahren nach meiner ersten Heilungsbeobachtung langsam in die Erkenntnis von der universellen Wirklichkeit des in diesem Buche geschilderten Geschehens hineinwuchsen, befiel mich manchmal die Angst, es möchte uns jemand mit der Veröffentlichung dieser neuen Heilungsmöglichkeiten zuvorkommen. Wir leben ja nicht mehr in der Zeit, als begnadete Künstler in der Anonymität ihre Werke zum Preise Gottes schufen. Man soll auch den persönlichen Ehrgeiz, der heute den Schaffenden beflügelt, nicht gering achten, trägt er doch in unserem Falle bei zum Durchhalten in einem zähen Stellungskampf um einen Sieg, der ein Sieg für die gesamte Menschheit sein wird.

Aber wenn nicht Tag für Tag das glückstrahlende Auge eines Geheilten, der längst alle Hoffnung aufgegeben hatte, die Schaffensfreude erneuerte, ich glaube, der Ehrgeiz allein hätte nicht gereicht, dem Auftrag die Treue zu halten. Manchmal war ich nahe daran, wie mein Vorgänger SPIESS, einer im materialistischen Denken erblindeten Forschung den Auftrag vor die Füße zu werfen. Aber auch davon hätte wohl kaum jemand Notiz genommen. Eine hoffentlich nicht mehr allzu ferne Zeit wird es kaum mehr verstehen, daß es so schwer war, so offen zutage tretende Heilungen, die jeder verständige Praktiker ohne Schwierigkeiten wiederholen kann, zum selbstverständlichen Können eines jeden Arztes dieser Erde zu machen. Gerade der deutschen Wissenschaft war und ist hier Gelegenheit geboten, einer deutschen Schuld an der Menschheit, von der man so geflissentlich spricht, eine deutsche Segenstat folgen zu lassen.

Manchmal habe ich mir die Frage vorgelegt, warum eigentlich begreift man die Heilungsphänomene nicht, oder zunächst einmal, warum bringt man es nicht fertig, unsere Beobachtungen sachlich und unvoreingenommen nachzuprüfen? Woher nehmen die vielen gekrönten Häupter der Wissenschaft das Recht, ohne tiefere Kenntnis des Problems und dazu in solcher Form als Gegner neuer Heilkunst in die Schranken zu treten? Daß diese Wissenschaftler von einer wertenden Geschichte einmal als die ewig Gestrigen erkannt werden, ist ja nicht die vorweggenommene Erklärung ihres Versagens. Auch nicht das völlige Fehlen eines psychologischen Instinktes, das sie das ehrliche Ringen eines Mannes, das nunmehr ein Menschenalter währt, und seiner tausend Anhänger einfach verkennen läßt. Schließlich bin ich ja nicht ein altes Kräuterweib, sondern als Sohn und Enkel von Ärzten von Vater und Mutter her Geist von ihrem Geist. Woher nimmt man die Stirn, das ganze Gewicht einer regierenden Wissenschaft in die Waagschale zu werfen, um neues Können durch Lächerlichmachen zu töten? Eine solche Haltung wird dieser Wissenschaft in den Augen aufgeschlossener Laien wenig Freunde werben.

„Die Ursache der Krise liegt in der Verwissenschaftlichung der Medizin. Der Kranke steht Apparaturen gegenüber, in denen er verarbeitet wird, keinem Arzt mehr, der sein Arzt ist, sondern Technikern. Die Apparatur, die dem Arzt zu seinen hohen Leistungen verhilft, wendet sich zugleich gegen das Arztsein selbst. In dem Maße, als der Arzt von der Forschung als solcher ergriffen wird, hört er auf, Arzt zu sein. Verderblich ist es, wenn die Klinik der Forschung unterstellt wird. Die Beschränkung der Forschung auf das Exakte führt schließlich zur Verkümmerung des Sinns für das Lebendige. Der Arzt, der den Forscher in sich zum Bewußtsein seiner Grenzen zwingt, dem Philosophen in sich durch Besinnung die Führung gibt, könnte stellvertretend für alle den Weg aus dem Gefängnis beschränkten Verstandesdenkens finden. Vielleicht sind Ärzte berufen, das Zeichen zu geben" (Aus einem Vortrag von JASPERS vor den deutschen Naturwissenschaftlern und Ärzten in Wiesbaden).

„Heilen ist eine Kunst, liegt also nicht im Bereich der exakten Naturwissenschaft . . . Eine Diskussionsmöglichkeit zwischen exaktem Naturforscher und Ganzheitler setzt die Kenntnis beider Denkkategorien bei beiden Partnern voraus. Eine Diskussion, die verlangt, daß man sich ausschließlich auf der Basis der exakten Naturwissenschaft bewege, ist keine Diskussion mehr, sondern eine Vergewaltigung" (Aus einer Stellungnahme von KÖTSCHAU zu dem Buch von Herbert FRITSCHE „Erlösung durch die Schlange" [Hippokrates Heft 5, Jahrgang 1940]).

Aber das Leben ist stärker als jene Gralshüter einer toten Wissenschaft. Es braucht wohl ein wenig mehr Reife des Arztes, um den Satz eines HIPPOKRATES zu verstehen, der da lautet: „Zum Heilen befähigt sind nur Menschen, denen nicht ihre eigene Ausbildung hindernd im Wege steht." Damit rühren wir an das Kernproblem des Versagens der heutigen Wissenschaft in Fragen der Heilkunst. Denn daß sie versagt auf ganz großen Gebieten, beweist allein schon die Tatsache unseres Kampfes. Man hat Wissenschaft gesucht und man hat Wissenschaft gefunden in einem vorher nie gekannten Ausmaß. Aber Wissen und Können entsprechen zwei polaren Seinsformen entsprechend dem lebendigen Ganzen und seinen immer toten Teilen. Exakte Forschung ist diesen toten Teilen verhaftet. Gerade das Übermaß toten Wissens ist offensichtlich der Untergrund jener Arroganz, die es nicht mehr fertigbringt, den Phänomenen der anderen Seite, der lebendigen Ganzheit, das Verständnis zu zollen, das den Arzt vom Mediziner unterscheidet.

Wenn ich auch heute wohl kaum mehr zu fürchten brauche, daß die Kunst der Neural-Therapie einmal untergehen könnte, wenn ich nicht mehr bin — dazu ist die Zahl der begeisterten Anhänger zu groß —, so haben doch zahllose Kranke, die jetzt leben, Anspruch darauf, daß nicht erst spätere Generationen den Segen neuer Heilkunst erfahren. Außerdem ist es ein menschlich verständlicher Wunsch, den Sieg unseres Ringens noch zu erleben. Daß die Neural-Therapie der ärztlichen Jugend an den hohen Schulen gelehrt wird, dazu möge dieses Buch beitragen. Möge es jenen Großen finden, der seine Schärfen und offensichtlichen Schwächen übersieht, aber die neuen Tatsachen und ihre universelle Bedeutung erkennt.

Im Tagebuch von Ernst JÜNGER fand ich einen Satz, der die gegenwärtige Situation der gesamten Naturwissenschaft ausgezeichnet charakterisiert:

„Wir müssen den Weg, den COMTE vorgezeichnet hat, zurückfinden, von der Wissenschaft über die Metaphysik zur Religion. Freilich, bergab war es weniger mühevoll. Und woran soll man erkennen, daß man sich dem Ziele nähert? Vor allem . . . geistig daran, daß die Ansichten genereller werden und nicht spezieller wie bisher."

Das Spezialistentum ist die größte Gefahr für jede echte Heilkunst, die nur vom Ganzen her verstanden werden kann, entsprechend dem philosophischen Axiom, nach dem das Ganze mehr ist als die Summe seiner Teile.

*

Bevor ich nun das Buch selbst beginne, möchte ich mit drei Zitaten seine geistige Situation umreißen, um dem Leser gleich am Anfang den leitenden Faden in die Hand zu geben.

„Alle Teile des Körperhaushaltes bilden einen Kreis. Jeder Teil ist zugleich Anfang und Ende" (HIPPOKRATES [zitiert nach Ferdinand HOFF]). Es ist, als ob der ärztliche Genius des Altertums mit diesem Satz das Sekunden-Phänomen vorweggenommen hätte.

„Der Raum, in dem sich der Mensch als geistiges Wesen entwickelt, hat mehr Dimensionen als die eine, in der er sich während der letzten Jahrhunderte ausgebreitet hat" (Werner HEISENBERG). Raum und Zeit gelten heute als Funktion der Materie. Das Lebendige ist auch mit der vierten Dimension nicht erklärbar. Es gründet im Jenseits von Raum und Zeit.

„Wer will was Lebendig's erkennen und beschreiben,
sucht erst den Geist herauszutreiben,
dann hat er die Teile in der Hand,
fehlt leider nur das geistige Band.
Encheiresin naturae nennt's die Chemie,
spottet ihrer selbst, und weiß nicht wie."

Die Erlebnisaussagen des großen Arztes, das Ergebnis der exakten Forschung und die Schau eines GOETHE standen Pate beim Werden dieses Buches.

Düsseldorf, im April 1961

Dr. FERDINAND HUNEKE

Vom Urgrund des Heilens

„Kein Mensch soll sich zu stark auf die alten artes und inventionen verlassen, sondern acht haben, was die neuen constellationen gebären, damit das Alte verbessert werde ... Darum, ob etwas Neues gefunden wird, oder etwas Unerhörtes zu suchen unterstanden, soll niemand verhindert werden" (PARACELSUS).

„Wer immer in unserem Zeitalter der Technik und Spezialisierung — sprich Zerlegung in die Teile — zum Guten wirken will, der wird nach Einsicht suchen. Er muß die Teile zusammenfügen, aus den Bausteinen das Gebäude errichten, aus den Noten Akkorde und aus den Akkorden die harmonische Symphonie komponieren. Die Verantwortung für das Ganze aber gibt erst jedem wissenschaftlichen Streben den Sinn. Der Sinn jedoch liegt nur in der Erkenntnis des harmonischen Gefüges der Teile — dem Ganzen — in der Ehrfurcht vor ihrem Zusammenspiel, dem Lebendigen, dem Göttlichen."

So schrieb mir ein namenloser Besucher meiner Praxis, jener „unbekannte Soldat", ins Gästebuch und kennzeichnete damit den Hintergrund seines Erlebens. Mit Vorbedacht habe ich einem Praktiker als dem Vertreter des ganzen Standes die Ehre zugewiesen, die einführenden Worte zu diesem Buch zu stellen. Seine Erkenntnisse sind aus der praktischen Erfahrung geworden. Die neuen Heilungen bedeuten eine echte Revolution im ärztlichen Denken. Sie sind nicht Baustein zu Baustein im Sinne einer langsamen Weiterentwicklung wissenschaftlichen Denkens. Mit diesem wissenschaftlichen Denken können wir die meisten der beschriebenen Heilungserfolge überhaupt nicht für möglich halten. Da sie aber sind, müssen sie auch sein können. Und da unser derzeit gültiges wissenschaftliches Denken sie nicht für möglich halten kann, folgt daraus, daß unser derzeitiges wissenschaftliches Denken nicht die alleinige Grundlage der Erkenntnis vom Lebendigen sein kann.

Einer der großen Ärzte unserer Zeit, Prof. Max BÜRGER, schrieb in „Klinische Fehldiagnosen":

„Die diagnostische Kunst hat einen Januskopf, der mit dem einen Gesicht der medizinischen Technologie, mit dem anderen der menschlichen Seelenkunde zugewandt ist. Keines von beiden können wir entbehren. Der Streit um den Primat ist müßig. Nicht überflüssig aber scheint es mir, zu betonen, daß das Wesen des Lebendigen sich mit den Erkenntnismitteln der Physik und Chemie allein nicht begründen läßt. Ich bin von der Eigengesetzlichkeit alles Lebendigen zutiefst überzeugt. Für mich ist letzlich das Problem des Lebens und damit auch des krankhaften Lebens ein metaphysisches, transzendentales. Schon KANT erklärte in seiner ‚Kritik der Urteilskraft', 2. Aufl., Seite 452/453: ‚Ein organisiertes Wesen ist also nicht bloß Maschine, denn die hat lediglich bewegende Kraft, sondern es besitzt in sich selbst bildende Kraft, u. zw. eine solche, die sie den Materien mitteilt, welche sie nicht haben. (Sie organisiert.) Genau zu reden, hat also die Organisation der Natur nichts Analogisches mit irgendeiner Causalität, die wir kennen'."

Bei diesen Gedanken eines anerkannten Wissenschaftlers, der aber gleichzeitig bestrebt ist, den rein exakten Standort zu überwinden, müssen wir noch einen Augenblick verweilen, weil sie sich mit dem Fundament jeglicher Heilkunst befassen. Nicht nur die diagnostische Kunst, sondern das Lebendige überhaupt hat einen Januskopf. Das Lebendige ist „bipolar", so heißt das in der Sprache der exakten Forschung. Jegliche Betrachtungsweise der lebendigen Ganzheit bleibt Stückwerk, wenn sie sich dieser Urgegebenheit nicht bewußt wird.

Weitgehend unbekannt ist uns das Organ der Ganzheit. „Das vegetative System ist das Organ der Seele" (VIRCHOW). Schon NIETZSCHE erkannte: „DARWIN hat den Geist vergessen." „Man kann in den Naturwissenschaften über manche Probleme nicht gehörig sprechen, wenn man die Metaphysik nicht zuhilfe ruft" (GOETHE [zit. aus „Natur und Kultur" 1959, Heft 1]). Unsere diagnostischen Laboratorien sind für solche dem Lebendigen, gemäße Einstellung nicht zuständig.

Ich habe immer wieder jede Gelegenheit benutzt, jeden gutwilligen Arzt zu mir einzuladen, damit er die Wahrheit selbst erlebe. So kann ich mit gutem Gewissen sagen: all' meine vielfach ungewöhnlichen Heilungsbeobachtungen hatten immer einen ärztlichen Zeugen. Das sollte man nicht vergessen, wenn gerade unsere wissenschaftliche Erziehung es uns manchmal schwer macht, die neuen Tatsachen hinzunehmen. Ausgerechnet von VIRCHOW stammt der Satz: „Arzt ist, wer heilen kann." Der Satz stammt aus einer politischen Debatte, als es damals um die „Kurierfreiheit" ging, und VIRCHOW war für die Kurierfreiheit. Er war gar nicht der verknöcherte Wissenschaftler, den viele in ihm sehen, weil sie selber nichts anderes sind.

Es gibt einen zweiten Satz, den ich an den Beginn meines Buches stellen möchte und der lautet: „Die Diagnose macht den Arzt." Auch dieser Satz ist richtig, wenn nämlich die Diagnose richtig ist. Da beginnen allerdings die Schwierigkeiten. Um es gleich zu sagen, ein großer Teil unserer Diagnosen sind keine Diagnosen im Sinne der Heilkunst, sie sind menschliche Konstruktionen in der Peripherie des Lebendigen. Es sind vielfach symptomatische Krankheitsbezeichnungen, die je nach dem Ernst, mit dem wir sie hinnehmen, nicht selten der Grund dafür sind, daß wir nicht zur Heilung kommen. Wenn wir die Heilung von Krankheit als die letzte und eigentliche Aufgabe des Arztes betrachten, dann müßten wir doch eigentlich erkennen, daß in sehr vielen Fällen weder das Röntgenbild, noch die Klärung chemischer Vorgänge, weder das Elektrokardiogramm, noch das Blutbild uns einer wirklichen Heilung auch nur näherbringen. Sicher sind die Aussagen unserer Diagnostik richtig. Wir stehen nunmehr vor der Frage, warum führen diese Aussagen einer heute gültigen Diagnostik meist nicht zum Heilungserfolg? Auf die Gefahr hin, daß mancher Wissenschaftler schon jetzt dieses Buch als undiskutierbar beiseite legt, muß es gesagt werden. All unsere exakte Diagnostik bewegt sich in der Peripherie der toten Teile. Sie wird dem Januskopf des Lebendigen nicht gerecht. Und weil unsere gesamte Wissenschaft sich praktisch ausschließlich dem Dogma von der Alleingültigkeit der exakten Forschung verpflichtet fühlt, darum ist es so unsagbar schwer, diese Wissenschaft für neue Heilkunst zu gewinnen. Man verliert den festen Boden, den man für unerschütterlich hielt. Auch ich war ein gläubiger Anhänger der heute herrschenden Richtung. Wie hätte es auch anders sein können? Dann kamen die neuartigen Heilungsphänomene, die in ihrer exakt-wissenschaftlichen Unverständlichkeit das neue Denken zwangsläufig zur Folge hatten.

Auch diese Gedanken sind für das Verständnis des Buches und der darin geschilderten Heilungsphänomene von so weittragender Bedeutung, daß ich sie gleich eingangs an einem Beispiel, das für zahllose andere stehen mag, erläutern möchte. Etwa 25jähriger Patient aus der Schweiz leidet seit mehreren Jahren an einer ausgeprägten A r t h r o s i s d e f o r m a n s eines Hüftgelenks, verbunden mit ständigen Schmerzen und der entsprechenden Bewegungsbehinderung. Das Röntgenbild gibt eine klare Auskunft. Somit läge also eine Diagnose vor. Der Patient hatte in der frühen Jugend eine etwa markstückgroße oberflächliche Narbe im Bereich eines Kniegelenks erworben. Sie könnte auch an jeder anderen Stelle des Körpers sitzen. Die Narbe war völlig reizlos und für unser heute noch gültiges Denken völlig belanglos. Die Injektion von 1 ccm *Impletol* oberflächlich in die Mitte der Narbe führte augenblicklich (Sekunden-Phänomen) zu einer völligen Schmerzbeseitigung im Bereich des erkrankten Hüftgelenks und nach einmaliger Wiederholung der gleichen Injektion mit Dauerwirkung. Der Patient ist seit der Zeit praktisch geheilt. Auch bei der ausgiebigsten Bewegung empfindet er nicht den geringsten Schmerz, obgleich das Röntgenbild des Hüftgelenks keinerlei Veränderung ausweist.

Verstehen können wir so etwas vorerst nicht, aber es ist so. Daraus folgt, daß selbst die so eindeutige Diagnose A r t h r o s i s zumindest unvollständig ist. Die allein sinnvolle Diagnose in diesem Falle lautet: A r t h r o s i s d e f o r m a n s c o x a e, störungsfeldbedingt durch Störungsfeld reizlose Narbe am Kniegelenk. Sinnvoll ist diese Diagnose, weil nur sie zur praktischen Heilung führt. Was hier für das Hüftgelenk gesagt wurde, gilt in entsprechender Abwandlung für zahllose, heute im medizinischen Denken gültige Diagnosen, über die im ferneren Verlauf des Buches gesprochen wird. Das Vegetativum ist der Schauplatz, auf dem sich diese Vorgänge abspielen.

„Das Heilen ist Kunst und Künstler waren zu allen Zeiten selten." So schrieb mir vor vielen Jahren mein dahingegangener Freund, der alte Generalarzt BUTTERSACK, der Verfasser geistvoller Schriften über den Sympathicus.

„Der wirkliche Künstler ist selten, denn um wirklich Künstler zu sein, müssen alle inneren Kräfte übereinstimmen, müssen alle Organe des geistigen Lebens vollkommen zusammenarbeiten, jene Organe, die Gedanken, Gefühle und Phantasie bestimmen. Jeder Kunst entspricht eine Wissenschaft, die man kennen muß, eine Gesamtheit von Fortschritten, die man verwenden muß. Unter Kunst versteht man ein Handwerk, dessen Regeln mit langer Mühe und nach langem Studium entdeckt worden sind. Aber diese Regeln beherrscht man nicht wirklich, wenn man sie nicht ohne Nachdenken anwenden kann, d. h. wenn sie nicht die instinktive Form des Gedankens und der Tat geworden sind. Nur durch Übung kann man die Kraft entwickeln, die man von der Natur verliehen bekommen hat. Man muß in sich einen beweglichen und sicheren Instinkt entwickeln, der — ausgelöst durch eine Gefühlsregung — auf eine Vorstellung mit demjenigen Ausdruck reagiert, der ihr entspricht. Man muß sich die technische Sprache der Kunst so aneignen, daß man sie ganz natürlich gebraucht. Das ist die

Grundbedingung für den wirklichen Künstler. Die Arbeit, die den Künstler zum Beherrscher der Mittel seiner Kunst macht, hilft ihm, den Gedanken zu entdecken. Indem man erfährt, was man zunächst aus sich gemacht hat, erfährt man, was man noch weiter tun muß. Alle Meister wiederholen: arbeitet mit Einfachheit. Das soll heißen: habt ein starkes Gefühl, das eure Vision, eure Hand und euren Geist beherrscht, seid einfach und echt." (Aus einem Aufsatz über PIRANDELLO.)

Die Hintergründe jeden Kunstschaffens sind die gleichen, ob sich das nun um Dichtkunst, Malerei oder Heilkunst handelt. Der Mediziner ist dem Wesen echter Heilkunst nur völlig entfremdet und zwar durch die Vorherrschaft des Wissens, das sich immer auf tote Teile bezieht. „Sinn und Aufgabe jeder Kunst ist die geisterfüllte Form", so schrieb ich schon vor über 20 Jahren in meinem ersten Buch.

„Jenseits der Sphäre des unmittelbar Erforschbaren, jenseits des Gebietes des Wissens und der Wissenschaft beginnt das Reich der Kunst und der Religion. Der Wissenschaft bedeutet Kunst höchste Form der Durchgeistigung, allein so viel können wir sagen, während wir mit keiner Formel auszudrücken vermögen, was Kunst eigentlich ist. Wir können es allenfalls umschreiben, daß vollendetes handwerkliches Können, daß Geist und metaphysischer Zwang zusammenwirken müssen, um das zu schaffen, was wir als Kunst und Kunstwerk ansprechen. Denn das ist ja gerade das Kriterium des wahren Künstlers, daß er von der Grundlage eines meisterlichen Könnens ausgeht, daß er von einer großen Idee besessen ist und daß er bei seiner Arbeit aus Bereichen schöpft, die jenseits der Grenzen des Verstandes stehen. So gehorcht er einer Berufung, die mit dem bloßen Verstand nicht zu ergründen ist." (Aus dem noch nicht veröffentlichten Buche des Harzburger Internisten FUDALLA, das den bezeichnenden Titel trägt: „Die Gegenwart als Patient.")

Auch hier ringt ein Mann um ein neues Denken in der Medizin, um die Überwindung einer toten Wissenschaft durch die Heilkunst.

Heilkunst und exakte Forschung sind zwei polare Betrachtungsweisen. Es hängt das mit der Natur des Lebendigen zusammen, von der Max PLANCK sagt: „Es verhält sich mit dem Lebendigen wie mit dem Licht. Je nach dem Standort des Beobachters erscheint das Licht als Welle oder als Corpuskel." Die Aussage von PLANCK fand ich in dem Buche „Medizin von morgen" von Rudolf FRIEDRICH. Darin steht zugleich ein ausgezeichnetes, allgemein verständliches Kapitel über die Neural-Therapie. Welle und Corpuskel sind zwei polare Gegebenheiten. Es sind zwei verschiedene Erscheinungsformen eines letztlich für unseren Verstand nicht Faßbaren. So sieht also auch PLANCK das Lebendige als eine Gegebenheit, an die man von verschiedenen Standorten herantreten kann. Die exakte Forschung vertritt den einen Standort und die Heilkunst vertritt einen anderen. Beide Standorte führen zu Antworten, die als polare Aussagen ebensowenig zusammenkommen wie Welle und Corpuskel. Die heutige medizinische Forschung kennt praktisch nur die corpuskulare Seite des Lebendigen. Nehmen Sie doch unsere heutigen medizinischen Zeitschriften und Lehrbücher! Darin steht doch immer nur etwas über Stoffe, über Eiweiß, Fette, Kohlehydrate, Salze, Vitamine, Hormone, Fermente, Spurenelemente usw. Unser Denken ist rein materialistisch geworden bis auf das Denken einiger mehr oder weniger angesehener Außenseiter. Exakte Forschung ist Trumpf, das Meßbare, der Teil. Sicher bestehen die Aussagen der exakten Forschung zu Recht, kann man sie doch beweisen, und nichts liegt mir ferner, als ihre Gültigkeit zu bezweifeln.

Aber im Laufe meines Arzt-Werdens mußte ich erfahren, daß jede Aussage der exakten Forschung, wohlverstanden jede, nur Peripherie ist zu einem unverstandenen Lebendigen. Ein Heilungsvorgang ist eine Funktion dieses Lebendigen und erfolgt in einer zentraleren Seinsschicht, in der die exakte Forschung keine Aussagen machen kann. Das aber ist die Schicht der Heilkunst und wird es immer bleiben, auch dann, wenn unsere Generation weitgehend die Antenne dafür verloren hat. Es gilt auch hier die moderne physikalische Erkenntnis, die sich im Worte „Unbestimmtheitsrelation" verdichtet hat. Je mehr unser Auge sich auf die eine Seite des Geschehens richtet, desto mehr verschwindet unser Vermögen, die andere Seite zu sehen. Heilkunst aber wurzelt in dieser anderen Seite. Hier wird der Arzt und auf der exakten Seite mißt der Mediziner. Es geht um die Synthese von exakter Forschung und Können, denn unser Auftrag ist Heilen und niemals totes Wissen.

Es geht um das Lebendige und nicht um seine immer toten Teile. Das sah schon mit einer erschütternden Klarheit mein alter Gönner, Prof. SIEGMUND, als er sagte: „Die Leiche ist nicht in der Lage, Aussagen zum Problem des Lebendigen zu machen." Das mußte uns ausgerechnet ein Pathologe sagen. Anatomie und Pathologie sind heute die Fundamente der ärztlichen Ausbildung. Das werden sie auch in Zukunft sein müssen, aber nicht mehr so ausschließlich. Auch alle anderen wissenschaftlichen Teilbereiche, Chemie und Physik und auch die Physiologie ergeben tote Teilaussagen, mit denen unsere ärztliche Jugend so sehr gefüttert wird, daß in den Gehirnen vielfach kein Platz mehr bleibt für tieferes Wissen. Eine kommende Ausbildung, die es nicht für ihre Hauptaufgabe hält, die Kenntnis der Phänomene der Neural-Therapie und die dazugehörige Technik zu lehren, kann heute nicht mehr als ausreichende Lehre bezeichnet werden. Zu diesem Zweck müßten allerdings die meisten Hochschullehrer zunächst einmal das Neue selber erlernen.

Ein Heilungsvorgang kann niemals aus den Teilen verstanden werden. Daran ändert auch nichts die Erfahrungstatsache, daß ein fehlendes Vitamin oder ein sonst zum Ganzen fehlender Baustein die gestörte Ordnung des Ganzen, die wir Krankheit nennen, wieder herstellt. Wir registrieren die Tatsache, aber das ist doch keine Erklärung des Heilungsvorganges. Wie kommt es, daß ein Vitamin in dem milliardenfachen Gewimmel chemischer Abläufe, als das wir vom wissenschaftlichen Standort aus gesehen mit Recht erscheinen müssen, wie kommt es, daß dieses Vitamin ausgerechnet an die Stelle geleitet wird, wo sein Fehlen Krankheit bewirkt? Wir stellen fest, daß es so ist, aber wir werden es niemals begreifen. Zum Verstehen der Heilkunst müssen wir einen gänzlich anderen Standort beziehen.

Zunächst müssen wir wohl über unser vieles Wissen die Ehrfurcht zurückgewinnen vor dem Unwißbaren. Jeder wirkliche Arzt bringt diese Ehrfurcht mit.

„Max PLANCK begriff, daß die Ergebnisse auch der modernen Atomphysik nicht der Weisheit letzter Schluß sind. Er bekannte, daß es keinen sicheren Ausgangspunkt gibt, von dem aus Wege in alle Gebiete des Erkennbaren führen, sondern daß alle Erkenntnis gewissermaßen über einer grundlosen Tiefe schweben muß. Für Max PLANCK war die Forschung ein Gebet über Abgründen, letztlich die Anerkennung des Unerforschlichen, der immer wieder neu gesetzten Grenzen, der beständigen, mühsamen Annäherung an die verborgene Wahrheit." (Aus einem Aufsatz zum 100. Geburtstag von MAX PLANCK.)

Der exakte Forscher lebt doch vielfach in der Vorstellung, daß wir einmal alles wissen werden und daß damit das Heilen zu einer quasi mathematischen Aufgabe wird, indem wir dieses Wissen von Teilerkenntnissen zum Ganzen addieren. Das ist die Weltanschauung des Materialismus, dem wir seit dem Aufkommen der exakten Forschung vor Jahrhunderten verfallen sind. Der dialektische Materialismus des Ostens ist nur die konsequente Weiterentwicklung unseres eigenen Standorts. In Erhard KÄSTNERS Rede zur Verleihung des Bremer Literaturpreises an Paul CELAN heißt es zum Schluß:

„Alle Kunst ist nichts anderes. Natürlich, Kampf um Wirklichkeit, um die Gewinnung von Wirklichkeit, da auch den härter Verpackten längst dämmert, daß das, was so Wirklichkeit, Realität der exakten Wissenschaft, der Forschung genannt wird, das Sinnentleerteste, also Gespenstischste, Unwirklichste und Verzweifeltste sein kann."

Im Epilog des Romans „Der veruntreute Himmel" schreibt Franz WERFEL: „Ich habe schon sehr früh erkannt, daß der Aufstand gegen die Metaphysik die Ursache unseres ganzen Elends ist ..., die kosmische Verdummung des Menschen." Der Exakte wird von seinem Standpunkt aus natürlich mit Recht sagen, was kümmert uns solches Dichtergeschwätz, wie will man das im Reagenzglas beweisen? Das sind eben die beiden Standorte. Wenn wir zu den „Müttern" gelangen wollen, müssen wir in die Tiefe finden, in die Tiefe jenseits von Raum und Zeit. Betrachten wir doch einmal ganz kurz unseren erkennbaren Standort. Nach Meinung der Wissenschaft ist alles auf dieser Erde und damit auch das Leben und wir Menschen mitsamt unserem ach so gepriesenen logischen Denken aus einem Zufallsspiel der Atome geworden.

Beim Arzt Peter BAMM heißt es in „Frühe Stätten der Christenheit" auf Seite 12: „Diesem Bewußtsein entspricht die Annahme der modernen Physik, daß im Bereich der Atome absolute Unordnung herrsche und alle Ereignisse, die sich aus den Bewegungen von Atomen ergeben, ein Ergebnis des Zufalls seien." Dazu meint BAMM auf Seite 289: „Die Versuche, die Transzendenz unseres Daseins naturwissenschaftlich zu erklären, sind in einem solchen Maße unbefriedigend und genügen selbst den bescheidensten intellektuellen Ansprüchen so wenig, daß die Hypothese einer Creatio ex nihilo dagegen eine einfache und überzeugende Geste ist."

„Man fühlt die Gewißheit einer Begrenzung der Macht des Gehirns auftauchen, die Gewißheit, daß Unerkennbares existiert. Man fühlt, wie man in die Metaphysik abgleitet." So schreibt ein Mann, der das Buch „Denkmaschine" verfaßt hat, daselbst auf Seite 159/60. Es ist der Mathematiker Louis COUFFIGNAL, ein berühmter Mann in seinem Fach. Der bekannte englische Astronom James JEANS schreibt: „Die Welt beginnt mehr und mehr einem großen Gedanken zu gleichen, als einer Maschine." Aber wir, die wir nur die Peripherie des Seins wenn auch in grandioser Weise erfassen können, wir kommen mit der unserer Zeit entsprechenden Erkenntnisform der exakten Forschung nirgends über die Oberfläche hinaus. Es würde zur Hybris, wenn wir nichts weiteres gelten lassen wollten, als das für diesen Verstand Erkennbare. Gewiß, es ist Aufgabe dieses Verstandes, das Erkennbare zu erforschen, aber man darf das Wort von der Verehrung des Unerforschlichen nicht überhören, auch wenn der Verstand nicht mehr begreift. So verlor das allerchristlichste Abendland seinen Herrgott, weil er nicht in ein Reagenzglas paßte. Wo sollte er auch sein, innen oder außen, oben oder unten? Und da er dort mit unseren peripheren Erkenntnismitteln nicht gefunden wurde, war er auf einmal nicht mehr da. Ist er darum nicht da? Das ist trotz LEIBNIZ kein wissenschaftliches Problem. Seine „prästabilierte Harmonie" fordert einen Schöpfer. „Er" ist Erlebnisinhalt, gebunden an die Erkenntnis von den Grenzen unseres Verstandes.

„Die ärztliche Wissenschaft steht an einem Scheideweg. Sie fußt eigentlich auf der Anatomie. Sie hat ihre Erkenntnisse durch das Zerlegen des menschlichen Körpers in seine Teile und durch deren eingehende Erforschung gewonnen. Das Ergebnis sind die zahllosen medizinischen, chirurgischen, ophthalmologischen, gynäkologischen und anderen Heilverfahren, die in VIRCHOWS Organtherapie ihren Höhepunkt erreicht haben und sich nur noch im Sinne einer weiteren Spezialisierung fortentwickeln können. Dieser Entwicklung entspricht die unübersehbar gewordene Ausweitung der Pharmakologie. Der kranke Mensch wird noch rätselhafter, als er es war. Der kranke Mensch verschwindet hinter dem anatomischen, funktionellen und chemischen Zweck- und Scheinbild, das sich die Medizin von ihm geschaffen hat... und ist einsamer und leidet mehr denn je, weil die Ärzte den Wald vor lauter Bäumen nicht mehr sehen."

So heißt es in einem Gespräch zwischen SCHLEICH und STRINDBERG. Auf STRINDBERGS Frage antwortet SCHLEICH:

„Ja, ich sehe den Wald, nicht als erster. HIPPOKRATES hat ihn gesehen, PARACELSUS und HAHNEMANN. Es gehört nur ein klarer Blick dazu, der früher gar nicht so selten gewesen sein kann. Erst im Zeitalter der analytisch-rationalen Medizin ist er vor lauter weisen Erkenntnissen verloren gegangen. Die moderne Schulmedizin weiß gar nicht, wovon die Rede ist; so hat sie nicht einmal ein schlechtes Gewissen."

Dieses Gespräch habe ich natürlich nicht aus einer medizinischen Zeitschrift, sondern aus der Weihnachtsausgabe von „Hör zu".

Es ist erschütternd, wenn man darüber nachdenkt, daß man solche Gedanken fast nur außerhalb des medizinischen Schrifttums finden kann. Aber wir müssen wohl solche Gedanken haben, denn nur über solche grundsätzliche Ausweitung unseres Weltbildes ist es zu verstehen, daß es überhaupt möglich sein kann, daß mein Bruder Walter und ich nunmehr im 35. Jahre kämpfen für eine neue Heilkunst, oder bescheidener ausgesagt, für neuartige Beobachtungen, die zur Heilung führen, wenn man damit umgehen kann, und die man niemals mit unserem logischen, exakten Verstand begreifen wird. Man erlebt ihre Realität. Man wird auch einmal periphere Teilvorgänge messen können. Ein wenig davon kann man heute schon, aber man wird niemals das Hintergründige begreifen, ohne das diese Phänomene nicht sein können.

In der Physik erleben wir heute ein ähnliches Geschehen. Bis vor einigen Jahrzehnten kannten wir nur die sog. klassische Physik. Mit der ersten Zertrümmerung eines Stickstoffatoms, die RUTHERFORD in der WILSONschen Nebelkammer beobachtete, und mit dem PLANCKschen Wirkungsquantum setzte ein neues Zeitalter der Physik ein. Die klassische Physik repräsentiert nur mehr eine mögliche Betrachtungsweise. Diese Betrachtungsweise besteht selbstverständlich auch weiterhin zu Recht. Aber dazu gilt heute für die Physiker eine höhere Art der Betrachtungsweise, wie sie den Aussagen der Quantenphysik gemäß ist. Wir Ärzte verstehen nicht viel davon und ich auch nicht. Aber soviel glaube ich zu wissen, daß unsere heutigen ärztlichen Beobachtungen der Quantenphysik entsprechen. Mögen berufenere Stellen nach uns dieser Erkenntnis zum Durchbruch verhelfen. Die HEISENBERGsche Unbestimmtheitsrelation sollten wir zumindest kennen. Sie besagt: „Je deutlicher die experimentellen Bedingungen den Teilchen-Charakter der Elementar-Teilchen hervortreten lassen, um so undeutlicher wird der Wellencharakter und umgekehrt." Und von Max PLANCK müssen ausgerechnet wir Ärzte uns sagen lassen: „Körperliche und seelische Vorgänge sind gar nicht verschieden voneinander, es sind die nämlichen Vorgänge, nur von zwei Seiten betrachtet." Das steht dann wiederum bei einem Laien in dem Buche „Medizin von morgen" von Rudolf FRIEDRICH.

Zum Abschluß dieses Kapitels möchte ich noch einen Arzt zu Worte kommen lassen mit einigen Sätzen, die Prof. GRAEFF im Dezemberheft 1957 in der „Cesra-Säule" schrieb:

„Die Mahnung von der Krise in der Medizin hat offenbar ihre Schlagkraft verloren, nachdem die medizinische Wissenschaft mit dem Worte Psychosomatik sich der Ganzheit des Menschen auch in der Krankheit zu erinnern schien. Und doch beklagt ein Arzt wie HEISLER noch vor wenigen Jahren, daß ‚bei der grausigen Überbewertung der Mechanik das wahre Arzttum vor die Hunde gehe und alles Vertrauen der Menschen zu den Kliniken in einem fast erschütternden Verschwinden begriffen sei.' Soweit Vertreter der Wissenschaft sich zu der Sache gemeldet haben, sind solche Anwürfe selbstverständlich ‚widerlegt' worden. Man berief sich auf die unbestreitbar bedeutenden Erfolge der Forschung in Therapie und Prophylaxe und erwartet begütigend von der ‚Evolution' den Ausgleich von Einwänden, die etwa noch von seiten des Arzttums geltend gemacht werden sollten. Ich bin der Auffassung, daß solche wohlgemeinten Versuche, die Kluft zwischen Arzttum und medizinischer Wissenschaft zu überbrücken, in der Regel kaum mehr als ein unverbindliches Lippenbekenntnis bedeuten. Sie übersehen den grundsätzlichen Gegensatz der Betrachtungsweise. Ich erkenne den Mangel an gleichgerichtetem Denken und Handeln in der doppelsinnigen Verwendung des Wortes Krankheit, das zwei gegensätzliche Begriffe beinhaltet. Aber weder der Arzt, noch die Wissenschaft von heute sind sich dieses entscheidenden Denkfehlers bewußt. Wie könnten sonst beide von kranken Organen, von kranken Herzen, kranker Leber, Nieren, Blut, ja sogar mit VIRCHOW von kranken Zellen und späterhin in zwangsläufiger Folge von kranken Säften (RÖSSLE) sprechen, wo doch im Sinne wahren Arzttums der Mensch jeweils nur als Ganzes an Leib, Geist und Seele krank sein kann. Im Sinne der Ganzheitsbetrachtung sehe ich in der Krankheit einen Zustand oder Vorgang, bei dem ein causal-verknüpftes Wechselspiel gestaltlicher, leistungsmäßiger oder seelischer Abwandlung von der Norm den Ablauf eines regelrechten Lebens aufhebt."

So GRAEFF. Trotz seiner tiefen Einsicht in das Wesen der Ganzheit möchte GRAEFF — wie mir scheint — doch den Causalitätsbegriff als allgemein verbindlich beibehalten. Es fehlt dem Pathologen der regulierende Umgang mit einer dem Leben verbundenen Heilkunst. Somit kommt er nicht zum entscheidenden Schritt, der die Gültigkeit des Causalitätsbegriffs auf den Bereich der Teilforschung beschränkt.

Ich selbst möchte Krankheit bezeichnen als Abweichung des Lebensgeschehens von der „Idee der Form". Das ist ein metaphysischer Begriff, der jene andere Seite symbolisiert. Damit greifen wir zurück auf die griechische Naturphilosophie, auf die Naturbetrachtung einer Zeit, deren klarer Blick noch nicht durch das Vielwissen unserer Tage getrübt war. „Entelechie" nannte ARISTOTELES jenes Wirkende in uns, das alles Geschehen im lebendigen Organismus auf das Ziel der lebendigen Ganzheit ausrichtet. Heute sprechen wir verschämt von „Finalität", um der Problematik einer angeblich überwundenen Vorstellung auszuweichen. Alle in diesem Buche beschriebenen neuartigen Heilungsphänomene laufen letztlich darauf hinaus, daß eine solche wissenschaftlich nicht faßbare Realität sich selbst im Stoff ungestört wieder verwirklicht.

„Es ist für alle Folgerungen entscheidend, ob man in der Betrachtung der Wirklichkeit vom Stein oder vom Grashalm ausgeht.

Die Seins-Form des Steines führt zum mechanischen Weltbild der physikalisch-chemischen Gesetzlichkeit, die des Grashalms zur organischen Weltschau der höheren Gesetzlichkeit des Lebendigen mit der Fähigkeit zur Vermehrung, der Bewegung, des Stoffwechsels, der Regeneration und Vererbung" (CHAMBERLAIN).

„Es ist unglaublich, wie wenig Menschen heute aus Museen lernen. Warum schaffen sie Museen, wenn sie nicht daraus lernen wollen? Und sie können ‚alles' daraus lernen, nämlich das eine Große, daß es keine große und reine Kunst ohne Religion gibt, daß die Kunst um so künstlerischer war, je religiöser sie gewesen, und um so künstlicher, je unreligiöser die Zeit war. Auch haben die vollkommen recht, die sagen, daß echte Kunst mit unserer wissenschaftlichen und technischen Zeit unvereinbar ist — nur glaube ich, irren sie, wenn sie denken, daß die Kunst sterben wird. Vielmehr ist gewiß, daß Wissenschaft und Technik zu kleinen Nebendisziplinen unseres Lebens herabsinken werden. Der Taumel über unsere Klugheit wird sich bald legen, und die Kunst führt wieder zum großen Gott. Ja, die Begriffe Gott und Kunst und Religion werden wiederkommen. Neue Symbole und Legenden werden in unsere erschütterten Herzen einziehen."

So schrieb Franz MARC in seinen „Briefen aus dem Felde". Nur so werden wir die Atombombe überleben.

Not tut nicht Evolution. Wir stehen vor einer tiefgreifenden Revolution im ärztlichen Denken, und es ist Aufgabe der medizinischen Forschung, den Anschluß nicht zu verpassen. Diese Aufforderung an die Wissenschaft bedeutet nicht meinen Verzicht auf eine vorher entwickelte Einstellung gegenüber der exakten Forschung. Wissenschaft muß mehr sein als exakte Forschung. Auch das Lebendige und seine Aussagen, wie sie z. B. im Sekunden-Phänomen vorliegen, gehören zum Bereich einer Wissenschaft, deren Aufgabe es ist, auch das Ganze in den Erkenntnisbereich einzubeziehen. Mein verstorbener Freund NONNENBRUCH drückte das vielleicht richtiger aus, wenn er die Neural-Therapie nicht als Revolution, sondern als Renaissance der Medizin bezeichnete.

Die neural-therapeutische Betrachtungsweise

„Die Wahrheit ist eine Tochter der Zeit" (GALILEI).

Es ist offenkundig Aufgabe unserer Zeit, in unserer gesamten Weltbetrachtung zu anderen Ufern zu gelangen. Diesem Gesetz kann sich auch die Heilkunde nicht entziehen. Ich will nun nicht alles, was über Neural-Therapie bereits von anderen und von uns gesagt wurde, wiederholen, um zu zeigen, daß ich es weiß. Ich schreibe kein Lehrbuch, sondern eine Anweisung für meine Freunde, deren Zahl heute wohl schon so groß ist, daß sie eine ganze Buchauflage aufnehmen kann. Dabei habe ich selbstverständlich die Hoffnung, daß auch mancher vorerst noch Außenstehende durch dieses Buch zum Kreise meiner Freunde findet. Und zum Kreise meiner Freunde finden heißt, zahllosen kranken Menschen helfen können, denen mit den bisherigen Vorstellungen nicht geholfen werden konnte. Nur weil wir neue Heilungsphänomene sahen, sind mein Bruder und ich berechtigt, uns bemerkbar zu machen. Diese Berechtigung wird zur heiligsten Pflicht angesichts unseres Wissens um die Tatsache, die von Tausenden meiner Freunde immer wieder bestätigt wird, daß unsere Betrachtungsweise zu zahllosen Heilungen führen kann, wenn man in der rechten Weise Gebrauch davon macht.

„Jeder, der in sich fühlt, daß er etwas wirken kann, muß ein Plagegeist sein. Er muß nicht warten, bis man ihn ruft. Er muß nicht achten, wenn man ihn fortschickt. Er muß sein wie eine Fliege, die, verscheucht, den Menschen immer wieder von der anderen Seite anfällt" (GOETHE).

Wir haben gar nicht das Recht, uns heute noch totschweigen zu lassen von einer Instanz, die das Recht in Anspruch nimmt, auch über ärztliche Fragen allein aussageberechtigt zu sein. Wir wollen in Fragen der medizinischen exakten Forschung den Universitäten nicht dreinreden; mögen sie messen, was zu messen ist. Aber man möge auch dem Arzte geben, was des Arztes ist. Und wenn man das nicht mehr begreift, was des Arztes ist, dann müssen Seher aufstehen, die dafür Sorge tragen, daß auch diese Seite ärztlichen Auftrages erfüllt werde. Mit Stolz erinnere ich mich daran, daß Ferdinand Hoff, der es nicht für unter seiner Würde erachtete, in meiner Praxis das Sekunden-Phänomen zu erleben, mich im Gästebuch als Propheten bezeichnete. Und ich glaube, es war ihm Ernst mit diesem Wort. Der standesbewußten Wissenschaft will ich gerne bestätigen, daß Hoff meine Vorstellung über das Faktum des Sekunden-Phänomens hinaus in einer freimütigen, freundschaftlichen Unterhaltung als „monoman" bezeichnete. So wird dem wissenschaftlichen Standort von Hoff Gerechtigkeit und ebenso meinem anders gearteten Auftrag. Als Ergebnis seines Besuches meiner Praxis schreibt Hoff in der 5. Auflage seines Buches „Behandlung innerer Krankheiten" auf Seite 548:

„In diesem Zusammenhang spielt auch das sog. ‚Sekunden-Phänomen' von F. Huneke eine wichtige Rolle. Huneke hat gezeigt, daß lokale Impletol-Injektionen an einem Störungsherd, z. B. an einem beherdeten Zahn, bzw. an einer chronisch entzündeten Mandel oder an einer alten Narbe in manchen Fällen in der gleichen Sekunde zu einem völligen Verschwinden langdauernder Schmerzen an einer fernen Körperstelle, etwa an einem Kniegelenk, an einem Schultergelenk oder im Bereich eines schmerzhaften Nervs führen können. Diese Beseitigung des Schmerzes kann mehrere Tage anhalten und bei Wiederholung der Impletol-Injektion an dem betreffenden Störungsfeld kann auch eine Dauerheilung eintreten. Diese Angaben sind so erstaunlich, daß sie zunächst auf große Skepsis und vielfach auch auf Ablehnung gestoßen sind. Ich möchte aber ausdrücklich feststellen, daß ich mich in jetzt schon ziemlich vielen Fällen von der Realität dieses Sekunden-Phänomens überzeugt habe. Das muß man hervorheben, auch wenn in vielen anderen Fällen bei dem Versuch, durch Impletol-Injektionen an fraglichen Störungsfeldern einen solchen Effekt auszulösen, der Erfolg ausbleibt. Es fehlt wohl uns allen hier noch die nötige Erfahrung und auch die Übung in der Entdeckung der möglichen Störungsherde. Das hier zugrunde liegende Prinzip scheint mir aber von großer Bedeutung zu sein, gerade deswegen, weil es zunächst durch unser gewohntes theoretisches Denken nicht ohne weiteres erklärlich ist. Gerade neue Tatsachen, die zunächst durch die bestehende Theorie nicht erklärlich sind, sind für den Fortschritt der Wissenschaft von Bedeutung. Ich wiederhole: von der Tatsache, daß ein solches Sekunden-Phänomen zustande kommen kann, habe ich mich zunächst in der Praxis von Herrn Dr. HUNEKE selbst und dann in meiner Klinik im Kreise meiner Mitarbeiter in einer großen Zahl von Fällen überzeugt. Besonders möchte ich auch bestätigen, worauf auch NONNENBRUCH und GROSS hingewiesen haben, daß alte, vor Jahren schlecht verheilte Narben als Störungsfeld wirksam sein können. Wir haben z. B. Kranke gesehen, die seit vielen Monaten mit allen Mitteln der Herz-Therapie wegen schwerer stenocardischer Anfälle oder wegen Rhythmusstörungen des Herzens behandelt waren, oder auch Kranke mit ‚rheumatischen Beschwerden' des Schultergelenks und starker Bewegungseinschränkung, welche nach Einspritzung von *Impletol* an alte Narben, z. B. an Narben nach Rippenresektion, wegen Pleura-Empyems oder nach Schußverletzungen am Rumpf, sogar nach Haut- und Weichteilverletzungen an einem Bein, völlig beschwerdefrei wurden und nach Wiederholung dieser einfachen Maßnahme auch beschwerdefrei blieben. Nachdem wir auch hier das Positive an diesen neuen therapeutischen Wegen herausgestellt haben, wollen wir aber doch nachdrücklich darauf hinweisen, daß auch dieses Gebiet noch weiterer wissenschaftlicher Klärung bedarf, daß hier viele Übertreibungen und theoretische Unklarheiten vorliegen, die geeignet sind, den richtigen Kern dieser Lehre in Mißkredit zu bringen. Auch die theoretischen Erklärungen, die HUNEKE selbst für seine Beobachtung und für seine daraus abgeleitete Lehre vorbringt, vermag ich mir nicht zu eigen zu machen."

Ich glaube, es werden einmal viele Kranke dieser Aufgeschlossenheit von HOFF Dank wissen. Zunächst geht es ja nicht um die Theorie, sondern um die Feststellung von Tatsachen, und die kann man ja wohl nicht klarer bestätigen, als HOFF das getan hat. Bezüglich unserer noch verschiedenen

Grundeinstellung möchte ich mich trösten mit einem Worte, das HOFF selbst als Schlußwort seines Aufsatzes „Wandlungen des ärztlichen Denkens" geschrieben hat. Es ist ein Wort des Apostels PAULUS:

„Nicht, daß ich's schon ergriffen habe oder schon vollkommen sei; ich jage ihm aber nach, ob ich's auch ergreifen möchte."

Von einem Vorgänger von HOFF auf dem Frankfurter Lehrstuhl, von Prof. NONNENBRUCH, weiß ich, daß er nicht nur als erster Wissenschaftler meine experimentellen Aussagen in vollem Umfange bestätigte, sondern daß er auch weitgehend mit meinen erkenntnistheoretischen Vorstellungen übereinstimmte. In seiner Monographie „Die doppelseitigen Nierenkrankheiten" heißt es auf Seite 164:

„Was eine große ärztliche Persönlichkeit mit der heute so aktuell gewordenen Anästhesie-Therapie bei Vegetatosen aller Art und auch zuweilen beim Hochdruckkranken in einfacher Weise erreichen kann, zeigt das Buch des Düsseldorfer Arztes Dr. FERDINAND HUNEKE, das man gar nicht ernst genug nehmen kann. Mit verschieden lokalisierten und besonders auch intravenösen Injektionen von *Impletol*, einer Mischung von *Novocain* und *Coffein*, löst er oft schlagartig, wohl im Sinne der Unterbrechung autonomer Reflexe, schmerzhafte Zustände, wie M i g r ä n e n , K o p f w e h des Hypertonikers, A s t h m a , C o r o n a r s p a s m e n usw. Was SPERANSKY über die Erfolge der einfachen Lumbal-Blockade angibt, gehört in das gleiche Gebiet. Es ist leicht, derartige Beobachtungen überheblich abzulehnen in alter causal-mechanistischer Bindung. Ich habe aber diese Dinge genauer verfolgt, vielfach bestätigt und verstehen gelernt. Da erscheint einem das, was unsere Schulweisheit heute tut, oft kümmerlich und kläglich und oft genug unverantwortlich und unsittlich. Es gibt eine vom Menschen unabhängige vernünftige Weltordnung, deren Wesen niemals direkt erkennbar ist, sondern nur indirekt erfaßt bzw. geahnt werden kann. Ihr stehen wir bei jedem Lebensprozeß gegenüber, und der Heilkünstler hat sie genutzt, ohne sich darüber klar zu sein." — „Es besteht kein Hindernis, die Weltordnung der Naturwissenschaft und den Gott der Religion miteinander zu identifizieren" (Max PLANCK). „Die Naturwissenschaft braucht der Arzt zum Erkennen, die Religion zum Handeln." „Die Naturwissenschaft hat die Krone des Aufbaus einer weltanschaulichen Betrachtung gefunden, welche sich im ganzen Geist-Erleben auswirken muß und unsere, durch ein Zeitalter des Rationalismus zermürbte Erde jedenfalls ändern wird, wenn die geistigen Kräfte einen lenkenden Einfluß gewinnen, statt gleichgültig fern zu stehen. Dies wird sich auch in der Heilkunst abspielen."

Auch für NONNENBRUCH war das Sekunden-Phänomen trotz seiner verstandesmäßigen Unwahrscheinlichkeit eine Realität. Eine Realität, wie jener Nebelstreifen in der WILSONschen Nebelkammer. Eine Revolution im medizinischen Denken findet mit dem Sekunden-Phänomen und der gesamten Neural-Therapie ihre experimentelle Begründung. Wenn auch unser ärztlicher Auftrag noch an keiner Stelle zum entscheidenden Durchbruch gelangt ist, so ist es für uns doch ein beglückendes Gefühl zu wissen, daß wir nicht mehr allein stehen. Ich könnte zahlreiche Namen, auch von Universitätsprofessoren nennen, die immer wieder unsere Experimente bestätigen. LAMPERT gehört dazu in der Weserbergland-Klinik Höxter. Diese Klinik wurde einmal von NONNENBRUCH gegründet, um der Neural-Therapie eine Heimstätte zu schaffen. Für uns starb NONNENBRUCH zu früh. NONNENBRUCH war auch der Begründer der Zeitschrift „Neural-Medizin", deren Aufgabe es war, Sprachrohr der Neural-Therapie zu sein. Sein Nachfolger GROSS versuchte noch, dieser Aufgabe gerecht zu werden. Auch im Ausland findet die Neural-Therapie mehr und mehr überzeugte Anhänger. Der Mailänder Internist Prof. Marcello LUSENA weilte einige Tage als Gast in meiner Praxis, als er den Auftrag erhielt, auf dem internationalen Zahnarztkongreß in Bari im Oktober 1953 den Vortrag über das Fokusproblem zu halten. LUSENA sprach damals neun Druckseiten über das Sekunden-Phänomen und erweckte damit auf dem Kongreß große Begeisterung für die neue Erkenntnis, wie mir Freund SINGER aus Meran mitteilte.

Besonders aufgeschlossen für die neue Heilkunst war von Anbeginn die gesamte Zahnheilkunde. Das hängt vielleicht zusammen mit dem schlechten Gewissen, das den Zahnarzt bei zahlreichen seiner Handlungen immer wieder überfällt. Ist er sich doch bewußt, daß die heutige zahnärztliche Praxis unabänderlich in vielen Fällen zur Ausbildung von Störungsfeldern und damit zur Entstehung von schweren Fernstörungserkrankungen führen muß. Der Zahnarzt mag sich trösten. Er steht mit dieser Belastung durchaus nicht allein. Nicht minder zahlreich sind die Fernstörungserkrankungen, die von jedem chirurgischen Eingriff ausgehen können. Nur wissen das die Herren Chirurgen nicht, und es wird gerade mit Aufgabe dieses Buches sein, auch diese Kenntnis genügend zu verbreiten.

Es war Gast in meiner Praxis Prof. BERGER aus Belgrad. Das Ergebnis seiner Beobachtungen hat er in den „Archives Serbes de Médecine" im Jahre 1951 niedergelegt. Die Arbeit ist ein Bekenntnis zu HUNEKE und zum Sekunden-Phänomen. Der Berliner Ordinarius für Zahnheilkunde, Prof. MATHIS, schreibt in seiner Monographie „Probleme der Herdinfektion" auf Seite 45:

„‚Der Impletol-Test' von Dr. F. HUNEKE. ‚Das Genie besitzt eine ganz außerordentliche Fähigkeit geistiger Intuition, eine gewaltige Kraft des Schauens, des Erschauens von Zusammenhängen, ein ganz besonderes Maß produktiver, schöpferischer, erfinderischer Phantasie, verbunden mit der Kraft der originalen Gestaltung und Darstellung des Erschauten und Erfundenen' (Rudolf EISLER). An diese Sätze muß ich mich immer wieder erinnern, wenn ich HUNEKES gedenke. Als ich zum ersten Male HUNEKE sprechen hörte, da fiel es mir wie Schuppen von den Augen, denn wie oft hatten wir nicht selbst die Beobachtung gemacht, daß nach der Anästhesie des Sanierungspatienten dieser uns darauf aufmerksam machte, daß mit einem Schlage die Symptome der Folgekrankheit verschwunden seien, ohne daß wir die Zusammenhänge durchschauten und die Angaben des Patienten für leere Ausflüchte hielten, um sich den peinlichen Sanierungsmaßnahmen zu entziehen."

Ich müßte Hunderte von Zahnärzten nennen, wenn ich alle meine Freunde aufzählen wollte. Man habe Verständnis dafür, wenn ich nur noch die Professoren Eschler in Freiburg, Thielemann in Frankfurt und Grummt im fernen Brasilien als meine Anhänger benenne.

Von der wissenschaftlichen Seite her wurde das neural-therapeutische Denken ausgelöst durch die tier-experimentellen Versuche von Speransky und Ricker. In Kürze unterrichtet man sich über diese immer wieder besprochenen Fragen in den nicht allzu dicken neural-therapeutischen Büchern meines Bruders Walter, von Hubert Siegen und auch in meinem ersten Buche, das unter dem Titel „Krankheit und Heilung, anders gesehen" heute in 11. Auflage vorliegt. Es gibt noch eine ganze Reihe weiterer Buchveröffentlichungen über das Problem der Neural-Therapie. Aber es besteht die Gefahr einer Verwirrung der Geister, wenn man durch das Lesen nicht immer identischer Auffassungen die klare Linie verliert. Darüber hinaus haben viele Hunderte von Veröffentlichungen in medizinischen Zeitschriften dafür gesorgt, daß man die Forderungen der Neural-Therapie nicht mehr überhören kann. Aus meiner Feder allein stammen über 100 Veröffentlichungen.

Neural-Therapie fing nicht mit dem Sekunden-Phänomen an; sie begann auch nicht mit Ricker und Speransky. Sie fing mit einer Zufallsbeobachtung an, wobei es dahingestellt bleiben mag, wie weit ein solcher Zufall im Bereiche toten Causalitätsgeschehens verankert ist. Ich jedenfalls habe immer die bescheidene und zugleich arrogante Vorstellung gehabt, daß sich mit dem Zufall ein Auftrag verband. Diesem Auftrag haben mein Bruder und ich von der ersten Beobachtung an unser ganzes Leben unterstellt. Manchmal will es mir scheinen, als sei unser Kampf um Anerkennung bisher zu vergleichen dem Kampf jenes spanischen Ritters Don Quichotte gegen Windmühlen. Im Grunde genommen sind es doch nur wenige Männer aus dem wissenschaftlichen Lager, die ein schüchternes und dazu manchmal verklausuliertes Bekenntnis zur Neural-Therapie wagen. Um so stärker war die Anziehungskraft des neuen Könnens auf die Männer der Praxis, die die Ohnmacht wissenschaftlichen Denkens auf großen Gebieten immer wieder feststellen mußten.

Diese Aufnahmebereitschaft der Praxis für das neue Denken fand seinen sinnfälligen Ausdruck in der Gründung der „Gesellschaft für Neuraltherapie nach HUNECKE", in der sich heute schon viele Hundert Ärzte zusammengeschlossen haben, obwohl die Gesellschaft nur den engeren Freunden bekannt ist. Ein solcher Zusammenschluß war wohl notwendig, um zu verhindern, daß die neue Kunst allem Einsatz zum Trotz wieder untergehen könnte. Schließlich geht es ja nicht um einige wenige Kranke, sondern um das Heer der chronisch Kranken auf allen Gebieten der Medizin, von denen der neural-therapeutisch erfahrene Arzt einen immer größeren Prozentsatz heilen kann, entsprechend seiner wachsenden Erfahrung.

Aus dieser Verantwortung heraus habe ich es für richtig gehalten, einer heute führenden, ärztlichen Instanz zu schreiben, daß meine zukünftigen Veröffentlichungen und damit auch die vorliegende sich nicht mehr an die gerade regierende Medizin, sondern an den gesunden Menschenverstand wenden, und beides scheint mir nicht identisch zu sein. Es bleibt ja jedem Regierenden völlig unbenommen, diesen gesunden Menschenverstand ebenfalls vorzuweisen. Ich bin heute im 74. Lebensjahr und niemand weiß, wieviele Jahre mir für meinen Auftrag noch beschieden sind. Wer nun glaubt, mich schmähen zu müssen, der versuche erst einmal darüber nachzudenken, was es heißt, ein ganzes Leben für ein täglich bestätigtes Können einzusetzen, um dann festzustellen, daß der Geist der Zeit in seinen amtlichen Repräsentanten noch nicht reif ist, die Notwendigkeit der Revolution zu erfassen. Unser

Auftrag ist lebendige Heilkunst und niemals totes Wissen. Alles Wissen hat nur insofern Sinn für den Arzt, als es zur Heilung führt. Wenn man darüber nachdenkt, wie wenig von dem Wissen unserer Tage dem Vater der Heilkunst, HIPPOKRATES, bekannt war, dann begreift man vielleicht die periphere Rolle, die das Wissen über exakte Teilvorgänge in der Heilkunst spielt. HIPPOKRATES selbst hat uns seine Meinung über das Problem in einem Ausspruch hinterlassen, den ich an gewiß unverdächtiger Stelle, nämlich im Organ des Hartmann-Bundes fand im Jahrgang 3, Nr. 7. Er lautet:

„Zu ärztlicher Tätigkeit sind nur diejenigen befähigt, deren natürliche Anlagen nicht kümmerlich sind und denen ihre Ausbildung nicht hindernd im Wege steht."

In meinen Schriften — und somit auch in diesem Buche — stehen immer wieder Ergebnisse der Grundlagen-Forschung zum Problem der Ganzheit. Man muß sie nur als solche erkennen. Schon das Sekunden-Phänomen selbst ist als Reaktion des Lebendigen ein Grundlagen-Forschungsergebnis. Die aus der praktischen Erfahrung abgeleitete Forderung, nach der es 20 Std. vorhalten muß und bei den Zähnen 8 Std., ist wissenschaftlich mit nichts zu begründen, und das ist so bei jedem Ergebnis lebendiger Grundlagen-Forschung. Daß es für die Auslösung des Sekunden-Phänomens völlig gleichgültig ist, wie lange ein Störungsfeld seine krankmachende Wirkung ausübte, widerspricht ebenfalls jedem wissenschaftlichen Denken. Der Faktor Zeit spielt im Lebendigen nicht die gleiche Rolle wie bei den chemischen Abläufen. Die für die Praxis der Heilkunst wichtigsten Grundlagen-Forschungsergebnisse haben sich verdichtet zu den beiden Sätzen: Jede Stelle des Organismus kann Störungsfeldcharakter annehmen. Von jedem Störungsfeld aus kann es zu krankhaften Erscheinungen in jedem Organ und System des Organismus kommen. Allein diese beiden Sätze als Aussagen einer Wissenschaft vom

Lebendigen bedeuten für die Therapie nicht nur völliges Neuland, sondern ihre praktische Auswirkung ist heute überhaupt noch nicht abzusehen. Es gilt für sie ein Ausspruch von HUEPPE:

„Ein Robert MAYER oder SCHOPENHAUER galten im Leben als Dilettanten und konnten keine Professur bekommen. Nach ihrem Tode leben heute Hunderte von Professoren davon, daß sie ihre Gedanken breittreten."

Aber um auch nur das zu können, muß man erst gelernt haben, die Aussagen des Lebendigen zu sehen.

„Unsere wissenschaftliche Medizin wird noch am Zuvielwissen zugrunde gehen. Nicht die ärztliche Wissenschaft ist das Ziel, sondern die Gesundheit der Menschen" (KOLLATH).

Niemals kommen zwei Störungsfelder als auslösende Ursache eines Krankheitsbildes in Frage. Wohl aber kann ein Störungsfeld zum Auftreten höchst komplexer Krankheitszustände führen. Selbstverständlich können auch gleichzeitig mehrere Störungsfelder im Organismus existieren, die aber dann jeweils nur für ihr spezifisches Krankheitsbild verantwortlich zeichnen. Auch das sind Grundlagen-Forschungsergebnisse, und sie stehen z. T. in direktem Gegensatz zu heute gültigen Lehrmeinungen. Die gekonnte Handhabung dieser Sätze wird zahllosen Kranken, die bisher keine Heilung finden konnten, zu dieser Heilung verhelfen, zumal die fernere Erkenntnis gilt, daß eine störungsfeldbedingte Erkrankung nur über die Ausschaltung des jeweils schuldigen Störungsfeldes geheilt werden kann.

„Du fragst, was ist die Theorie: wenn's gehen soll und geht doch nie! Die Praxis, lieber Freund, frag nicht so dumm, wenn's geht und keiner weiß, warum." Spruch aus der Technik. „Das Allervorzüglichste, das hervortritt, das Allermerkwürdigste, das begegnet, wird so lange verneint, als es möglich ist. Dieser Wahnsinn unserer Zeit ist auf alle Fälle schlimmer, als wenn man das Außerordentliche, weil es geschah, gezwungen zugab und dem Teufel zuschrieb" (GOETHE). „Den Anfang begreift man nur, wenn man vom Ende her denkt" (SCHELLING).

Ziel und Auftrag ärztlichen Tuns ist die Heilung. Nur über die Betrachtung des Heilungsphänomens kommen wir zum Verständnis solchen Geschehens. Wir stehen immer wieder vor der Notwendigkeit, das Lebendige als eine polare Gegebenheit zu erkennen. Da gibt es die wissenschaftliche Seite der toten Teile der Ganzheit und dann gibt es jene andere Seite der lebendigen Ganzheit, die sich uns als Wirkendes im Heilungsphänomen offenbart. „Metanoeite" — ihr müßt umdenken — wenn ihr aus messenden Forschern zu heilenden Ärzten wachsen wollt.

„Wir brauchen eine wesentlich neue Denkungsart, wenn die Menschheit am Leben bleiben soll."

So empfand das auch EINSTEIN, dessen Erkenntnis ihn ebenfalls dem Hintergründigen gegenüberstellte.

Ein merkwürdiger Zufall spielte mir beim Blättern in meinen zahllosen Dokumenten zur Neural-Therapie ein Schreiben der Firma Bayer in die Hand, die Wiedergabe der Worte, die Prof. GROTE, der verstorbene Präsident des Therapie-Kongresses als damaliger Tagespräsident nach meinem ersten öffentlichen Vortrag in Karlsruhe im September 1949 an die Versammlung richtete. Er sagte damals:

„Der Vortrag hat uns alle tief beeindruckt, und ich persönlich hätte den Worten von Herrn HUNEKE gerne noch länger gelauscht. Dieses Erlebnis ist so nachhaltig, daß es schade wäre, diesen Eindruck durch eine Diskussion zu zerstören. Außerdem ist es für die Anwesenden schwer, den theoretischen Vorstellungen über die Wirkungsweise der Behandlungsmethode zu folgen, ohne die von Herrn HUNEKE gemachten Erfahrungen einmal reproduziert zu haben. Auch ich bin skeptisch gewesen, will mich aber von einem Saulus in einen Paulus verwandeln. Ich empfehle den Anwesenden, die Angaben von Herrn HUNEKE nachzuprüfen und zu versuchen, die theoretischen Vorstellungen von Herrn HUNEKE zu untermauern."

In dem Schreiben von Bayer heißt es dann weiter:

„Besonders bemerkenswert war der herzliche Ton, mit dem Prof. GROTE sich an HUNEKE und die Versammlung wandte, und der starke Applaus des Auditoriums."

Seit der Zeit sind nun wiederum 10 Jahre verstrichen und nichts Entscheidendes ist geschehen. Von dem gleichen Prof. GROTE wurde ich dann später vertröstet, es sollten erst einmal Grundlagen-Forschungen von seiten der Schule angestellt werden. Sie werden in hundert Jahren nicht gemacht werden, weil sie wesensmäßig nicht gemacht werden können. Niemand, und zum wenigsten ich selbst, wird Prof. GROTE einer gegnerischen Einstellung zu meinen Beobachtungen verdächtigen. Es ist eben nicht möglich, vom Schuldenken her den Weg zu mir zu finden. Suprema lex salus aegroti. Das Wohl des Kranken ist das oberste Gesetz des Arztes. Ich bin nicht einem einzelnen Kranken verantwortlich. Mir gab das Schicksal den schwersten Auftrag, der überhaupt an einen Arzt unserer Tage zu vergeben war. Mir ward der Auftrag, den Herrschaftsanspruch der exakten Forschung auch in der Krankenbehandlung an den Platz zu verweisen, der einer exakten Denkrichtung zusteht: an die Peripherie unserer Erkenntnisse.

Schon 1928 stand ich der gleichen Einstellung gegenüber. Damals überreichte ich einen Aufsatz an Prof. KRECKE zur Veröffentlichung in der Münch. med. Wschr. KRECKE schickte mir den Aufsatz zurück mit dem Bemerken, daß er wohl geneigt sei, von mir einige Fälle über Krankenheilung zu bringen, aber alle erkenntnistheoretischen Weiterungen möchte ich gefälligst einer dafür allein zuständigen Wissenschaft, sprich Schulmedizin, überlassen. Auch KRECKE war mir persönlich äußerst wohlwollend gesonnen, stammt doch aus seiner Feder die erste Veröffentlichung, die ein Wissenschaftler überhaupt über das *Impletol* geschrieben hat. Nun, ich habe mit meinem Bruder von 1928 bis 1960 zweiunddreißig Jahre auf die Mitarbeit der Schulmedizin gewartet, bis ich einsehen mußte, daß diese Mitarbeit einer exakten Forschung wesensmäßig nicht möglich ist. Sie ist nicht einmal möglich bei den wenigen Gutwilligen, wie z. B. bei Prof. GROTE. Sie ist völlig undenkbar bei dem Heer der Exakten, bei dem ein wohlwollender Prüfungswille von vornherein fehlt. Das ist meine Situation.

Täglich heile ich, meist unter ärztlicher Kontrolle, nach den neuen Erkenntnissen zahlreiche Menschen, die bisher als unheilbar galten. Habe ich angesichts solcher Heilungen das Recht, auf einen Kampf zu verzichten, wie Prof. SPIESS das resigniert tat? Bin ich in alle Zukunft dazu verdammt, im unfruchtbaren Gehege einer Schulmedizin auszuhalten, nachdem ich die Sinnlosigkeit einer solchen Plattform erkannt habe? Ich wiederhole: als Sohn und Enkel von Ärzten sind mir die positiven Leistungen dieser exakten Forschung bestens bekannt. Aber solange noch ganze Rheuma-Forschungsstätten existieren, die das Sekunden-Phänomen für eine Utopie halten, solange an keiner Hochschule dieser Erde die Kunst der Neural-Therapie richtig gelehrt wird, solange besteht für mich die Verpflichtung, alle meine Kraft für eine lebendige Heilkunst einzusetzen. Wenn das nicht mit der Schule geht, dann eben ohne die Schule. Es fällt unter solchen Umständen nicht auf mich zurück, wenn eine „Illustrierte" die Aufgabe der medizinischen Zeitschriften übernimmt. Man nennt so etwas „Flucht in die Öffentlichkeit."

Bis in meine Träume verfolgt mich der Auftrag, so sehr hat er Besitz von mir ergriffen. Einst sah ich mich im Traum tätig an einem wissenschaftlichen Institut. Ich züchtete eine große braune Made, deren Leibesringe ich deutlich in Erinnerung habe. Nach der Verpuppung entstanden daraus zwei Tiere, ein flaches, wanzenähnliches Tier, das in seinen Umrissen an den von KÉKULÉ VON STRADONITZ ebenfalls im Traum gesehenen Benzolring erinnerte, — und ein geflügeltes Wesen wie eine zarte Libelle. Über die Wanze stülpte ich ein Wasserglas (symbolisch wohl ein Reagenzglas). Dann ging ich in einen Nachbarraum, um einem anderen Wissenschaftler die sonderbare Zwiegestalt zu zeigen. Ich konnte dem Wissenschaftler nur noch die Wanze vorführen. Das geflügelte Wesen war nicht mehr da. Es tut mir leid, daß ich im Traum nicht auch die Libelle an die Kette gelegt habe; aber Träume haben ihre eigenen Gesetze. Ich selbst habe in den beiden Tieren die beiden Seiten meines Auftrages erkannt, die Seite exakt nachweisbarer, materieller Vorgänge und deren metaphysische Steuerung, die ich den Exakten nach deren Spielregeln nicht beweisen kann.

Manchmal findet man in solcher Situation Trost in der Geschichte. Diesmal kommt er von KANT, wenn er so treffend schreibt:

„Als PYTHAGORAS seinen berühmten Lehrsatz gefunden hatte, opferte er aus Freude und Dankbarkeit eine Hekatombe (100 Ochsen)." Dazu meint KANT: „Seit der Zeit zittern alle Ochsen, wenn eine neue Erkenntnis in die Welt tritt."

Auch ich würde gern aus ebenso gehabter Veranlassung 100 von den Ochsen opfern, die man, behaglich wiederkauend allenthalben auf den akademischen Gefilden vorfindet.

Wenn ich mir das Wort von den Ochsen noch einmal überlege, dann bin ich eigentlich doch recht gesittet und zahm. Noch SEMMELWEIS, der „Retter der Mütter", der die Natur des Kindbettfiebers erkannte, bezeichnete seine damaligen Gegenspieler als Mörder, womit er ebenfalls recht hatte.

„Es ist immer dieselbe Welt, die der Betrachtung offensteht, die immerfort angeschaut oder geahnt wird, und es sind immer dieselben Menschen, die im Wahren oder Falschen leben, im letzten bequemer als im ersten" (GOETHE).

Wenn der Mediziner das Wort von der Grundlagen-Forschung hört, dann erstirbt er erst einmal in Ehrfurcht vor solchem Ziel. In der Fokus-Forschungsgesellschaft in Nauheim suchte man diesem hohen Ziel dadurch näher zu kommen, daß man z. B. den Bohrmüll aus den Wurzeln toter Zähne höchst wissenschaftlich auf seine Zusammensetzung untersuchte, um so dem Geheimnis der Fernwirkungskrankheiten auf die Spur zu kommen. Kurz vor seinem Tode sagte mir Freund NONNENBRUCH, daß er den ehrenvollen Auftrag erhalten und angenommen habe, vor jener Forschungsgesellschaft in Nauheim den Einführungsvortrag zu halten. Er werde der Gesellschaft empfehlen sich aufzulösen, weil es den Fokus in der bisher gültigen Vorstellung nicht geben kann, seitdem es ein Sekunden-Phänomen gibt. Aber man wird dort voraussichtlich noch von der Streuung von Bakterien und Toxinen sprechen als der Grundlage der Fernstörungserkrankung, wenn die Praxis das nur noch als historische Reminiszenz betrachten wird. Ich kann es verstehen, daß viele Leute von dem Berg ihres Wissens nicht gerne heruntersteigen möchten, um jenseits des Meeres im unbekannten Land neu zu siedeln. Aber jenseits aller Meinungsverschiedenheiten über Weltanschauungsfragen bin ich Prof. THIELEMANN von der Fokus-Forschungsgesellschaft zu Dank verpflichtet, weil er den ersten Sekunden-Phänomen-Film als Zahnarzt gedreht hat. Störungsfeld einige vitale Zähne mit paradentotischen Taschen, davon ausgehende P o l y a r t h r i t i s, die nach Testung der befallenen Zähne via Sekunden-Phänomen verschwand.

Doch wenden wir uns nunmehr zum praktischen Experiment. So wie die moderne Physik nicht wäre ohne die Atomzertrümmerungsexperimente, so wäre auch Neural-Therapie nicht ohne das heilende Experiment. So wie die Physiker zunächst einmal alle verstandesmäßigen Überlegungen ausschalten und sich rein der Beobachtung widmen mußten, so ist es die erste Aufgabe des Neural-Therapeuten, Heilungsphänomene zu sehen und zu sammeln. Dabei haben es die Physiker viel leichter als die Ärzte. Zum physikalischen Experiment gehört das Attribut „exakt". D. h., der Experimentator gibt eine genaue, absolut nachzumachende Beschreibung seiner Versuchsanordnung. Und wenn er richtig beobachtet hat, dann kann jeder Mensch mit dem entsprechenden Laboratorium und Geld einen solchen Versuch bestätigen. Im Bereiche des Lebendigen ist die Situation wesensmäßig anders. Wir befinden uns hier in der Seins-Schicht der Ganzheit, jenseits des Berechenbaren und jenseits des Exakten. Wir sind, ärztlich gesprochen, in der Region des Könnens. Das Können vermittelt die jener Seins-Schicht entsprechende Anordnung des Experiments. Es ist unschwer zu erkennen, daß es sich hier um etwas ganz anderes handeln muß als beim physikalischen Experiment. Schon hier fällt zunächst einmal das Gros aus, ganz einfach, weil es nicht mehr mitkommt. Die Qualifikation zum Mitkommen erteilt nicht die Universität, sondern der Erfolg in der Heilkunst. Vielleicht wird man das später einmal weniger aufreizend in Worte kleiden können, aber ich finde im Moment keine andere Form, um einer Revolution in den Fundamenten ärztlichen Denkens Ausdruck zu verleihen. Aber so ganz im Leeren sind die Fundamente der Neural-Therapie doch nicht begründet. Wenn man erst einmal klarer erkennt, was fester begründet ist, die exakte Forschung oder die Heilkunst, dann könnten spätere Geschlechter sagen, mit der Heilkunst fanden wir zurück zum göttlichen Urgrund allen Seins, und die Eigentümlichkeit der exakten Forschung war, daß sie kein tragendes Fundament hatte. Ihr Fundament war der menschliche Verstand mit seinem logischen Denken. Mit der aufgezeichneten Problematik muß jeder selbst fertig werden.

Das Gleiche empfand auch Max PLANCK, wenn er schrieb: „Und in der Tat, wenn wir etwas näher zusehen und den Aufbau der exakten Wissenschaft einer genauen Prüfung unterziehen, dann werden wir sehr bald gewahr, daß das Gebäude eine gefährlich schwache Stelle besitzt, und diese ist das Fundament."

Die Grundlagen-Forschung zur Heilkunst hat doch schon eine stattliche Reihe von Erkenntnissen und Regeln ergeben, deren gekonnte Anwendung zu immer wieder überraschenden Heilungsphänomenen führt. Nur müssen wir uns den Gegebenheiten einer höheren Erkenntnis unterordnen und müssen erst einmal wieder unverbildet sehen lernen.

„Das Sehen ist etwas, das gelernt werden muß; es ist durchaus nicht so, daß jeder das sieht, was da ist" (WÖLFFLIN).

Erfahrene Zahnärzte haben mir immer wieder berichtet, daß sie das Sekunden-Phänomen häufig gesehen hätten, um es dann doch nicht zu sehen (s. auch bei MATHIS). Bei der Extraktion eines toten Zahnes sah man immer wieder einmal, daß nach der Anästhesierung dieses' Zahnes eine Ischias oder ein Rheuma verschwunden war. Mit der Angst vor dem Zahnarzt experimentierte man dann die klare Beobachtung wieder weg. Das waren jeweils echte Sekunden-Phänomene, die wir nur mit dem Verstande zu verfälschen beliebten mit dem Ergebnis, daß wir das Gesehene nicht mehr sahen. Ein sehr instruktives Erlebnis hatte ich mit einem Assistenten, den mir HOFF einst als Beobachter in die Praxis schickte. Ich glaube, er war 12 Tage Gast meines Hauses und hatte in dieser Zeit sicherlich Gelegenheit, Dutzende von Sekunden-Phänomen zu sehen. Da er aber ein reiner (Reagenzglas-) Mediziner war, konnte er nur das sehen, was sein Verstand a priori gelten ließ. So berichtete er seinem Chef, daß an der ganzen Neural-Therapie nichts wäre, und das war die ehrliche Überzeugung eines Wissenschaftlers, die man genauso als Realität hinnehmen muß, wie ein viel unverständlicheres Sekunden-Phänomen. Ich habe den Eindruck, daß ein großer Teil der exakten Wissenschaftler mit solcher Seelenblindheit geschlagen ist, wobei sich das wohl niemals statistisch wird beweisen lassen. Es sind eben zwei Welten, die zwar nur zwei Betrachtungsformen darstellen, die aber trotzdem nicht zusammenkommen können.

„Mir scheint ein solches An-die-zweite-Stelle-Rücken des Leiblichen nicht statthaft zu sein, es stellt anstelle des überwundenen

Materialismus einen ebenso einseitigen Psychismus oder Spiritualismus! Für die Leib-Seele-Einheit gilt vielmehr, daß Leibliches und Seelisches nur die zwei polaren (d. h. also gleichberechtigten) Erscheinungsweisen eines Geschehens sind, ähnlich dem, wie der modernen Physik Corpuskel und Welle die komplementären Verwirklichungen (eines unserem Geiste nicht zugänglichen letztwirklich Dritten) bedeuten" (Aus „Spur des Lebendigen" von G. H. HEYER).

Die der RUTHERFORD-Beobachtung in der Heilkunst entsprechende Erfahrung war jene erste Zufallsbeobachtung, die ich erlebte, als ich meiner älteren Schwester während eines heftigen M i g r ä n e anfalles irrtümlicherweise *Atophanyl* mit *Novocain*, das nur intramuskulär verwandt werden durfte, intravenös spritzte. Damals machte ich die seltsame Beobachtung, daß die gerade vorliegende schwere M i g r ä n e vor meinen Augen verschwand und auch späterhin nicht wiederkam, nachdem ich die gleiche Injektion am nächsten Morgen noch einmal wiederholt hatte. Ich hätte mich ja wie die Zahnärzte um diese Beobachtung bringen können, indem ich der Vorstellung von der Suggestion Raum gegeben hätte. Aber mir wollte es nicht in den Kopf, daß ich bei der eigenen älteren Schwester, die zudem früher einmal Lehrerin war, solche fabelhafte Suggestivkräfte entwickelt haben sollte, nachdem vorher einige medizinische Kapazitäten mit all ihrer Wissenschaft völlig eindruckslos geblieben waren. Ein wenig muß man wohl schon zum Revolutionär geboren sein. Vom Vater habe ich die unbestechliche Ehrlichkeit und Selbständigkeit des Denkens geerbt, von der tiefgläubigen Mutter das Gespür für das Unerforschliche. In Verbindung mit meinem Bruder Walter, der heute in Stuttgart-Bad Cannstatt als Arzt praktiziert, wurde der Irrtum mit dem *Novocain* klargestellt. Es wurde ferner festgestellt, daß das *Atophanyl* allein solche Phänomene nicht auslöste, sondern daß das heilende Prinzip mit dem *Novocain* gegeben war.

Wer in den Gedankengängen einer exakten Versuchsanordnung befangen etwa glaubt, daß es nunmehr möglich ist, mit der intravenösen Darreichung des entsprechenden Quantums *Novocain* oder *Impletol*, das wir als die wirkungsvollere Substanz seit 1926 verwenden, jede Migräne zu heilen, der wird durch die Tatsachen bald eines anderen belehrt. Das Experiment bei meiner Schwester besagt nichts anderes, als daß es bei der M i g r ä n e meiner Schwester zur Heilung führte. Da sich dieses Experiment im Sinne der exakten Forschung nicht verallgemeinern läßt, folgt daraus, daß sowohl die Migräne als auch der Mensch nicht den exakten Voraussetzungen der physikalischen Experimente entsprechen. Es ist Aufgabe des Arztes, sich der lebendigen Wirklichkeit unterzuordnen, sich einzufühlen in ihre Gesetzmäßigkeit. Es geht nicht an, vom Lebendigen zu fordern, daß es sich nach unseren statistischen Bequemlichkeiten richtet. Das Wort Heilkunst bedeutet, daß die Gesetze der Statistik hier nicht gelten, nicht einmal die Gesetze statistischer Wahrscheinlichkeit aus der Quantenphysik. Bei allen physikalischen Gesetzmäßigkeiten fehlt der Begriff des Lebendigen als eines wesensmäßig Dazugehörigen.

Auch wir wären wohl nicht über unsere erste Beobachtung bei der Schwester hinausgekommen, wenn wir nicht immer wieder das mahnende Phänomen in der eigenen Familie vor Augen gehabt hätten. Nachdem wir als das wirkende Prinzip in diesem Falle das *Novocain* erkannt hatten, entstand in uns die selbstverständliche Vorstellung, daß die bis dahin verpönte intravenöse Anwendung des Medikaments für das sonderbare Heilungsphänomen verantwortlich sei; konnten wir uns zunächst doch nicht vorstellen, daß bei der seit Jahrzehnten geübten Anwendung des Medikaments bei chirurgischen Eingriffen niemals ein Heilungsphänomen gesehen worden sein sollte. Aber offensichtlich waren die Chirurgen in dieser Frage nicht glücklicher als die Zahnärzte. Ich glaube, unsere wissenschaftliche Erziehung war schuld an dieser Blindheit. So ist es denn auch zu verstehen, daß der Forschungsauftrag, den die I.G.-Farbenindustrie vor uns dem Professor SIOLI erteilte, ohne Erfolg blieb. SIOLI prüfte über mehrere Jahre in seiner Klinik die Gruppe der Lokalanästhetica, ob man therapeutisch damit etwas erreichen könne. Er stellte mit seinem ganzen Assistentenstab fest, daß man mit einem Lokalanästheticum nichts heilen könne.

Auch das ist eine Aussage der Statistik, die in diesem Falle sogar zu Recht besteht. Demgegenüber stehen Statistiken erfolgreicher Neural-Therapeuten, die es bei der Behandlung unterschiedlicher Erkrankungen allein mit *Impletol* zu 50%/o Heilungserfolgen und mehr bringen. Über 50%/o berichtete z. B. LAMPERT bei Demonstrationen, die er in Innsbruck machte. Ich selbst hatte bei meiner ersten öffentlichen Demonstration unter Professor Kurt SCHEIDT im Rahmen der Frankfurter Universität folgende Sofortresultate. Es wurden mir im Beisein von einer ganzen Reihe führender Wissenschaftler aus Westdeutschland 29 von mir nicht ausgesuchte Kranke aus unterschiedlichsten Krankheitsgebieten vorgeführt. Ich hatte einen Tag Zeit, um mit dieser Aufgabe fertig zu werden u. zw. immer unter den Augen der anwesenden Wissenschaftler, die die Glaubwürdigkeit meiner Experimente gelegentlich durch bewußte Irreführung auf die Probe stellten. Von den 29 Patienten schied ich 6 als nicht für mich geeignet aus. Bei den restlichen 23 Patienten erzielte ich nach meiner Statistik 17mal, nach der Frankfurter Statistik 18mal ein Sofort-Phänomen im Sinne der Segment-Therapie oder des Sekunden-Phänomens. Eine solche erste Beobachtung besagt natürlich bei strenger Kritik noch nicht, daß alle diese Fälle nun auch bei entsprechender Weiterbehandlung geheilt worden wären. Auf der anderen Seite muß ich demgegenüber für mich in Anspruch nehmen, daß auch der erfahrenste Neural-Therapeut manchmal erst nach dem dritten oder gar zehnten Versuch zum Erfolg kommt. Es wäre also durchaus möglich, daß unter den 6 oder 7 Versagern der damaligen Demonstration bei weiterer Beschäftigung mit dem Fall eine Heilung doch noch möglich gewesen wäre. Was die damalige Demonstration zunächst einmal zeigte, war die Tatsache der Existenz von Phänomenen im Lebendigen, die der Wissenschaft bis dahin praktisch unbekannt waren und die es auch heute noch weitgehend sind. Einige Jahre später hielt ich vor den Zahnärzten in Jena im Raume der Universitätsfrauenklinik einen Vortrag mit Demonstration. Es wurden mir von der Universität 12 Fälle bestimmt, die man nicht nach freundschaftlichen Grundsätzen ausgesucht hatte. Unter ständig wachsender Begeisterung des Auditoriums hatte ich bei allen 12 Fällen Erfolg. Das hat allerdings niemand von den Herren der Universität bestätigen können, weil von dort die Parole ausgegeben war: da geht niemand von uns hin. Und selbst der damalige Vorsitzende der Tagung, dessen persönlicher Gast ich war, hatte an jenem Vortragsabend eine dringende Abhaltung außerhalb. Selbst der jüngste Assistent, der mir die Fälle vorführte und den ich dieserhalb einlud, kam am anderen Tage nicht zur Verabredung. So streng sind dort die Bräuche. Ein solches Erlebnis verdient wirklich festgehalten zu werden.

Mein Freund KRETZSCHMAR aus Los Angeles, der trotz seines hohen Alters und der großen Entfernung 8mal als Beobachter in meiner Sprechstunde weilte, hat die Problematik der Statistik in der Neural-Therapie auf die einzig mögliche Formel gebracht. Sie lautet:

„Jede Statistik in der Neuraltherapie sagt nichts aus über die Heilungsmöglichkeiten mit *Impletol*, sondern sie sagt nur etwas aus über den Grad des Könnens, den der Experimentator erreicht hat."

Ich darf meinen Lesern die beglückende Feststellung mitteilen, daß ich selbst von meinem eigenen Können die Vorstellung habe, daß es noch nicht zum Stillstand gekommen ist. Wir lernen immer noch aus jedem Fall und aus den Berichten unserer vielen Freunde. Es wäre ungerecht, wenn wir heute noch die These vertreten würden, daß die Neural-Therapie allein auf unseren Schultern ruht. Eine Statistik ist sinnvoll im Bereiche der exakten Forschung, im Bereiche der Heilkunst stiftet sie nur Verwirrung.

Die erste Heilungsbeobachtung bei meiner Schwester war das Fundament der Neural-Therapie von 1925 bis 1940. In diesen ganzen Jahren kannten wir nur das, was wir heute „Segment-Therapie" nennen. Im Jahre 1940 machte ich dann eine weitere grundlegende Beobachtung, die unter dem Namen „Sekunden-Phänomen" in die Literatur eingegangen ist. Die Bezeichnung ist vielfach mißverstanden worden und deshalb nicht ganz glücklich. Aber, da Neural-Therapie nur gekonnt wird nach intensivster Auseinandersetzung mit dem Wesen des Geschehens, ist es für die Praxis nicht so bedeutungsvoll. Wenn man sich damit auseinandersetzt, wird die Unterscheidung der beiden Begriffe Segment-Therapie und Sekunden-Phänomen eine Selbstverständlichkeit. Wenn man es bei der oberflächlichen Kenntnisnahme beläßt, dann schadet die falsche Vorstellung sowieso nicht. In Sekundenschnelle vollziehen sich beide Phänomene, weil es sich um Vorgänge in einer elektrischen Struktur handelt. Aber beide Phänomene haben ganz charakteristische Unterscheidungsmerkmale, mit denen sich die nächsten Kapitel auseinanderzusetzen haben. Das vegetative System ist der Übermittler der meisten Heilungsvorgänge und der Hauptträger des Lebendigen überhaupt. Es ist eine der Aufgaben dieses Buches, die zentrale Bedeutung des vegetativen Nervensystems für Heilungsvorgänge im gesamten Krankheitsgeschehen durch entsprechende Heilungsexperimente zu beweisen.

Auf Grund seiner bahnbrechenden Forschung über das „Terminalreticulum" ist der Bonner Anatom Philipp STÖHR wohl besonders befugt, über Bau und Wesen des Vegetativums eine Aussage zu machen. In einem Aufsatz, erschienen im Ciba-Heft vom Juni 1955, sagt er:

„In seiner ungeheuren Kompliziertheit reicht das vegetative Nervensystem in Bau und Funktion an jenen geheimnisvollen Begriff heran, den man das ‚Ganze' im Organismus nennt; es bleibt letzten Endes in seinem Geschehen unerklärbar, erweist sich aber gerade darum einer denkenden Beobachtung würdig, selbst wenn viel schwere Arbeit hierbei vergebens gewesen sein sollte."

Es ist eigentlich erstaunlich, daß gerade durch die Feder von Anatomen immer wieder Aussagen gemacht werden, die über den eigentlichen Bereich der Anatomie herausgehen. Das beste Beispiel für solche Aufgeschlossenheit ist für mich der verstorbene Pathologe von Münster, Prof. SIEGMUND. In Frankreich vertritt die gleiche Einstellung Marcel SENDRAIL, Professor für allgemeine und experimentelle Pathologie an der Universität Toulouse. In den „Ärztlichen Mitteilungen" vom 19. Dezember 1953 findet sich an führender Stelle ein Aufsatz von ihm, betitelt „Die geistige Sendung des Arztes". Ich darf etwas ausführlicher zitieren:

„Das Schauspiel des Lebens enthüllt mehr als das der unbeseelten Dinge die Bestimmung des Weltgeschehens. In Stunden, wo der Arzt mit den ihm zur Verfügung stehenden Mitteln über die großen Gesetze des Seins nachdenkt, fühlt er sich manchmal noch mit einer dritten Sendung beauftragt. Der Arzt, mehr oder weniger Biologe, und oft Biologe wider Willen, nimmt tatsächlich wahr, daß die Biologie in ihrer augenblicklichen Entwicklungsphase einen ihrer entscheidenden Wendepunkte erreicht. Geleitet von der mächtigen und klugen Schuldisziplin waren die Biologen daran gewöhnt, einfach die Tatsachen oder die gewöhnlichen Folgen der Tatsachen einzuordnen, die ihnen die Klinik oder das Experiment lieferten; sie verwahrten sich dagegen, in den erkannten Beziehungen andere als zeitliche Verbindungen zu sehen. Wenn sie sich mitunter bis zum Kausalitätsbegriff aufschwangen, wenn sie sich zufällig über die unermeßliche Kette von Abläufen wunderten, die ihnen die Geschichte der belebten Natur darbot, so war es als Ausdruck eines Determinismus zu erkennen, von dem man annahm, daß er dem Gange der Naturereignisse innewohne. Alle beugten sich blind dem großen Gesetz der physischen Notwendigkeit, wie vor einer letzten Mauer als Grenze der erkennbaren Welt, über die hinweg einen Blick zu werfen Gotteslästerung gewesen wäre. Hüten wir uns davor, abfällig über diese eigensinnige Blindheit zu reden. Sie hat der Wissenschaft ihre Methoden zu begründen erlaubt, und indem sie sich auf unmittelbar erkennbare Objekte beschränkte, hat sie ihr eine Fähigkeit des Eindringens in die Probleme sowie eine Wirksamkeit ohnegleichen gegeben. Wir fühlten jedoch dunkel, welche Verstümmelung des Geistes uns mit der Einschränkung auferlegt war, die die moderne Scholastik uns vorschrieb. Nun hat man im Laufe der letzten Jahre durch die wachsende Anzahl freier Geister, die zu einer eigentümlichen Übereinstimmung kamen, behaupten können — ohne daß man befürchten mußte, die alten positivistischen Verbote zu übertreten —, daß wir kein volles Verständnis für die Naturerscheinungen erwerben können, wenn wir gemäß dem Beispiel unserer Lehrer das Prinzip der Finalität ständig leugnen. In der Tat handelt jeder Gelehrte so, ob er will oder nicht, als ob er an einen vorbedachten Plan glaube, u. zw. so, daß er in jedem Lebensplan die Absicht eines in unvergleichlicher Weise vorausschauenden und scharfsinnigen Schöpfers erkennt. Der Physiologe z. B. stellt die Lehre auf, daß irgendeine Drüse die Aufgabe hat, einen bestimmten Stoff zu sezernieren, und daß dieser Stoff dazu dient, im Organismus diejenige Kette von Wirkungen hervorzurufen, die für die Erhaltung oder die Entwicklung des Lebendigen eine bestimmte Rolle spielt. Selbst unsere Sprache läßt in jedem Augenblick, wir mögen es wahrhaben wollen oder nicht, diesen Finalismus, dem wir nicht entgehen können, durchscheinen."

Man muß wohl den ganzen Aufsatz lesen, um die Weite der Schau zu fassen.

Damit landen wir wieder bei dem doch wohl unverdächtigen KANT. In seinem Werk „Allgemeine Naturgeschichte und Theorie des Himmels" heißt es:

„Man kann das Weltgebäude nicht ansehen, ohne die trefflichste Anordnung in seiner Einrichtung und die sicheren Merkmale der Hand Gottes in der Vollkommenheit ihrer Beziehung zu erkennen. Die Vernunft ... entrüstet sich mit Recht über die kühne Torheit, welche sich unterstehen darf, alles dieses dem Zufall und einem glücklichen Ungefähr zuzuschreiben."

Solche Gedankenverknüpfungen werden bewirkt durch den lebendigen Umgang mit dem Sympathicus in der Heilkunst. Der exakte Forscher, für den nur die meßbare Aussage gilt, weiß nichts vom Lebendigen, und ebensowenig kann er wissen, was der Sympathicus ist. Hier vordringlicher als anderswo wird das „mehr als die Summe der Teile" zum Ereignis. Hier gründet das Erlebnis von der geprägten Form. Es hieße den Auftrag dieses Buches verkennen, wenn darin der Hauptwert auf die Vermittlung des unübersehbaren Wissens gelegt würde, das von einer emsigen Forschung über diesen Grenzbereich des exakten Wissens erarbeitet wurde. Oberhalb dieses Wissens ragt empor der Sympathicus als der hohe Dom, in dem die Vermählung von Wissenschaft und Kunst, von Teil und Ganzem über ein unerforschliches Mysterium sich vollzieht.

Doch möchte ich bei dieser Gelegenheit auf den kurzen Aufsatz hinweisen, den WALTER SCHEIDT in „Medizin heute" unter dem Titel „Der Gespinstmensch" im April 1954 veröffentlicht hat. Er gibt uns zunächst einmal einen kleinen Einblick in die heute faßbare Anatomie des Vegetativums, wenn J. H. SCHULTZ zitiert wird:

„Der Mensch besteht eigentlich nur aus Nervensystem mit ein bissel was anderem drum herum."

Bei SCHEIDT heißt es dann:

„Nicht kurz, aber gut: 20 bis 40 km Blumendraht sind vertan, ehe man auch nur ein linsengroßes Hautstück oder eine Zahnpulpa zustande gebracht hat. Das ganze Netz ausgesponnen mag so ein dutzendmal um den Äquator herumreichen."

Solche Angaben vermitteln uns einen ganz kleinen Einblick vom äußeren Erscheinungsbild des Sympathicus. Aber je mehr ich darüber nachdenke, desto mehr wird es mir unmöglich, mir diesen Sympathicus als geworden aus chemischen und physikalischen toten Kräften zu denken. Er ist der stoffliche Träger der Idee der Ganzheit und selbst von dieser Ganzheit gezeugt.

„Das Gespinst des Sympathicus wird und besteht ja nicht aus sich selbst. Ein solches Sein und seine sinnvolle Ordnungsfunktion ist niemals aus sich selbst zu verstehen" (HEYER).

In einem Brief, den mir G. R. HEYER schon am 8. 12. 1952 schrieb, heißt es:

„Schließlich möchte ich noch erwähnen, wie wohltätig Ihre oben angeführten Gedanken mich berühren. Nachdem ich in Gesprächen und Briefwechsel mit W. SCHEIDT, Hamburg, zwar einerseits dessen, den Ihren so verwandten und aufschlußreichen Auffassungen diskutierte, aber andererseits immer wieder feststellen mußte, daß diesen scharfsinnigen Geist und so sympathisch aufgeschlossenen Menschen (mit viel künstlerischen Qualitäten) nichts davon abbringen kann, das wäg- und meßbare Gespinstgefüge ‚sei' die Seele. Es ist jammerschade, daß SCHEIDT sich hier in einem — man kann es kaum anders nennen — Materialismus verrennt, der seinem hochwichtigen Werk schwer Abbruch tun muß."

Selbstverständlich vertritt demgegenüber SCHEIDT die Vorstellung, daß die mystische und gänzlich unwissenschaftliche Vorstellungswelt von HUNEKE, HEYER usw. für eine klare Weiterentwicklung der exakten Forschung einen bedauernswerten Irrweg darstellt. Wir stehen eben immer wieder vor den zwei Standorten. Aber man versuche einmal, einen Augenblick über folgendes nachzudenken. Wir nehmen das SCHEIDTsche Gespinst, dem er selbst eine Länge von 12 Erdumfängen beimißt, und erleben, wie durch einen sachkundigen Stoß in dieses irgendwie gestörte System im gleichen Augenblick jegliche Störung mit Dauerwirkung von innen her verschwindet. So etwas muß man zunächst einmal als Realität erleben. Dann hätte man ein Leben lang Gelegenheit, darüber nachzugrübeln, wie so etwas über chemische Gesetzmäßigkeiten und dazu nicht als seltene Ausnahme, sondern als Regelvorgang geschehen kann. Die Antwort kann sich jeder Arzt selber geben. So etwas geht über unseren Verstand. Wir stehen hier vor einer spezifischen Selbstverwirklichung jener hintergründig wirkenden Ganzheit, die über das Sekunden-Phänomen als wirkende Realität in Erscheinung tritt.

Die Gedanken KEPLERS über die Beziehung zwischen Geist und Materie wurden erst in neuerer Zeit wieder nach ihrem überragenden Wert bekannt. Der deutsche Physiker und Nobelpreisträger Prof. LENARD schreibt über diese Zusammenhänge:

„Mit Unrecht wurde KEPLERS Suchen nach solchen Beziehungen gering geschätzt, denn sie müssen bestehen, weil Geist und Materie in den Vorgängen des Lebens tatsächlich miteinander verbunden sind. Und wenn in heutigen Werken der Naturforschung solches Suchen kaum mehr merklich wird, so zeigt dies nur deren verhältnismäßig kleine Anlage und auch wohl das Herrschen des Stoffwahns (Materialismus) an, aus dessen engem und verödetem Gesichtskreis die Geisteswelt überhaupt verschwunden ist. Wenn KEPLER etwa sagt: ‚Und immer bin ich eifrig darauf bedacht, durch natürliche Vernunftschlüsse freimütig zu erforschen, worin das Wesen des Geistes liege, vorzüglich, ob denn nicht im Herzen der Welt eine Weltseele waltet, die tiefer an die Vorgänge in der Natur geknüpft ist‘, so werden große Naturforscher vielleicht mit jetzt wesentlich vertiefter und auch verschärfter Bedeutung seine Worte erfassen, ihm doch wohl immer zu folgen vermögen." (Aus dem Buche „Spießbürger gegen Genie", Seite 89.)

Die Frage rührt an das Grundproblem jeder Philosophie. Sie läßt sich nach den Spielregeln einer exakten Wissenschaft genausowenig klären, wie sich Fragen der Quantenphysik mit den Begriffen der klassischen Physik auflösen lassen. Ich bin der Überzeugung, daß man einer geistigeren Auffassung des Seele-Begriffes auch über das naturwissenschaftliche Experiment des Sekunden-Phänomens auf die Dauer nicht ausweichen kann. Das Sekunden-Phänomen bedeutet die experimentelle Überwindung des Materialismus. Die Gegner einer solchen Schau müssen sich allerdings bei dem Versuch der Reproduktion des Sekunden-Phänomens von einem a priori verneinenden Standpunkt freimachen. Auch das Sekunden-

Phänomen muß von seinen ernsthaften Nachprüfern verlangen, daß man die experimentellen Voraussetzungen erfüllt, ohne die es nie zum Sekunden-Phänomen kommt. Es gibt Leute, die sich Professoren nennen, die eine Erfüllung dieser Selbstverständlichkeit bei ihren eigenen Versuchen natürlich fordern, aber der Entdeckung eines praktischen Arztes gegenüber glaubt man mit der akademischen Überheblichkeit auszukommen.

Anläßlich meines 70. Geburtstages hielt mein inzwischen dahingegangener Freund, der Zahnarzt Herbert FISCHER aus Karlsruhe, eine kurze Ansprache „Über die geistesgeschichtliche Bedeutung der Entdeckung des Sekundenphänomens durch HUNEKE". Er verglich die durch das neue Phänomen geschaffene Situation mit einem „Riß im Vorhang".

„Vor dem Vorhang ist der Mensch erkennbar, den wir untersuchen, testen und mit allen dafür von der Wissenschaft gefundenen Methoden analysieren können. Hinter dem Vorhang liegt das Reich der Ideen, wie die Alten (Plato) sagten, eine unserem Zugriff verschlossene Welt...

Ich möchte darauf hinweisen, daß eine neue Situation eingetreten ist. Bislang stand es im Belieben des einzelnen, die griechische Idee, der bei den christlichen Mystikern die Lehre von der Seele entsprach, anzunehmen oder zu verwerfen. Durch das Sekundenphänomen ist zum ersten Male diese behauptete hintergründige Welt, die bislang von den Philosophen erdacht und von den Gläubigen als religiöse Gewißheit angenommen war, in ihrer Realität bewiesen worden. Denn wenn zum Beispiel bei einem Kranken, der lange an A r t h r o s i s gelitten hat, eine *Impletol*-Injektion gemacht wird, plötzlich und für dauernd Freiheit von Beschwerden und Schmerzen auftritt, die nachfolgende röntgenologische Überprüfung aber ergibt, daß die Knochenveränderungen im Gelenk bestehen geblieben sind, das pathologisch veränderte anatomische Substrat also nicht zur Norm gebracht ist, dann taucht hinter dem Menschen wie wir ihn kennen, untersuchen und behandeln ein zweiter auf, der anscheinend autonom ist gegenüber dem Vordergründigen. Durch den Riß im Vorhang sehen wir zum ersten Mal etwas von der von den Philosophen postulierten und von den Frommen bloß geglaubten Welt. Damit aber ist das Sekundenphänomen zu einem geistesgeschichtlichen Phänomen geworden. Wieviel mehr wir durch den Riß im Vorhang von jener bisher verborgenen Welt werden erspähen können, steht dahin. Aber sie hat sich zu erkennen gegeben." (Der Vortrag wurde gedruckt in „Erfahrungsheilkunde" 1962, Heft 3.)

Der Nobelpreisträger W. R. Hess hat über „Die funktionelle Organisation des vegetativen Nervensystems" (erschienen bei Benno Schwabe in Basel 1948) hochwissenschaftliche Aussagen gemacht. Aber das Wesen des Sympathicus umfaßt mehr. Man steht auch hier wieder vor den zwei Betrachtungsmöglichkeiten. Das hat der Arzt und Dichter Karl Ludwig Schleich verstanden, wenn er schreibt:

„Auf den feinsten Nervensaiten
Spielt ein Spielmann sein Gedicht;
Wohl fühlst Du die Finger gleiten,
Doch den Spielmann siehst Du nicht."

Über die universelle Gültigkeit der Heilungsphänomene

„Manche Menschen verdrießt's, daß alles Große so einfach ist"
(GOETHE).

„Wir sind in unserer Wissenschaft an die Grenzen des Erkennbaren gestoßen. Wir wissen einige genau erfaßbare Gesetze, einige Grundbeziehungen zwischen unbegreiflichen Erscheinungen. Das ist alles, der gewaltige Rest bleibt Geheimnis, dem Verstand unzugänglich. Wir haben das Ende unseres Weges erreicht."
(DÜRRENMATT, „Physiker")

Das wissenschaftliche Denken ist ein Denken über Teilerkenntnisse. Das versucht man auch in die Therapie zu übertragen. Man spricht von Nierenkrankheiten, Herzkrankheiten usw. und betrachtet jeden Bereich, als wenn er eigenen Gesetzmäßigkeiten unterstünde. Wir möchten auch das Heilen unserem Verstande unterordnen, und das dürfte der Grund dafür sein, daß wir so vieles nicht heilen können. Es wird doch überall in der Welt über Illustrierte und Rundfunk der Eindruck gezüchtet, wie herrlich weit wir es in der Wissenschaft gebracht haben. Selbstverständlich weiß ich um unsere Fortschritte. Aber gehen Sie doch einmal in eine Rheuma-Klinik, dann wissen Sie, daß es mit dem Fortschritt doch nicht so weit her ist. Immer, wenn ein Arzt selber krank ist, werden ihm die Grenzen seines Könnens am besten bewußt. Es wurden viele meiner ärztlichen Freunde für mich gewonnen, weil es mir gelang, ihre bis dahin unbeeinflußbare Krankheit mit Hilfe der neuen Erkenntnisse zu beseitigen.

Das Heilungsphänomen zeigt dem, der noch sehen kann, immer wieder, daß bei dem Werden von Krankheit und bei ihrer Beseitigung für den ganzen Organismus und jedes seiner Organe universell gültige Gesetzmäßigkeiten oder — sagen wir besser — Regeln bestehen müssen, die sich aus der Struktur des Lebendigen herleiten. Es kann gar nicht oft genug gepredigt werden: die exakte Forschung wurzelt im toten Teil und Heilkunst auf der anderen Seite wurzelt im lebendigen Ganzen. Das ist keine Phrase, wie das dem Reagenzglas-Mediziner erscheinen mag, sondern solches Wissen ist das Fundament jeglicher Heilkunst. Nach der Seite der exakten Forschung hin sind zahllose Atome und Moleküle beteiligt. Mehr oder weniger sind wohl sämtliche existierenden Elemente zur gesunden Funktion des Organismus erforderlich. Nach der Seite der lebendigen Ganzheit hin erscheint alles Geschehen zurückführbar auf eine einheitliche energetische Struktur.

Es sei mir gestattet, einer künstlerischen Schau über diese bemerkenswerte Feststellung Ausdruck zu verleihen. Die heutige Erkenntnis von der Struktur des Atoms zeigt uns jedes Atom als ein energetisches Gefüge. Energie wäre also die andere Seite des Atoms und dieses gleiche energetische Sein tritt in Erscheinung bei der Betrachtung ganzheitlicher Heilungsreaktionen. Bereits im Jahre 1928 zeichnete ich dem damaligen Leiter der pharmazeutischen Abteilung der IG. in Wuppertal, Prof. SCHULEMANN, jene drei Köpfe an die Tafel, die Sie heute noch am Anfang meines ersten Buches vorfinden. Es ist dort ein elektrisches Schema als das Gerüst des Heilungsgeschehens dargestellt. Das war damals nicht so selbstverständlich wie heute. Ich fragte Herrn SCHULEMANN damals, ob er als Wissenschaftler aus seinem größeren Wissen heraus mir den Irrtum meiner schon damals für mich feststehenden Erkenntnis mit ein paar Worten beweisen könne. Ich hätte wohl keinen geeigneteren Mann fragen können als gerade SCHULEMANN. Er sagte mir, daß das durchaus kein Unsinn sei und daß ein anderer, nämlich ein gewisser Rudolf

KELLER in Prag völlig gleichartige Vorstellungen entwickelt habe über die Beobachtung von Farbwanderungen in lebendigen Wasserflöhen. Diese Farbwanderung erfolgte vielfach entgegengesetzt dem bekannten Flüssigkeitsstrom in den Körpern der Daphnien.

Am Rande ist es vielleicht ganz interessant zu erfahren, daß KELLER eigentlich COHN hieß und daß er, ich möchte sagen, selbstverständlich kein Mediziner war, sondern der Redakteur des „Prager Tagblattes", der aus der Erforschung dieser Phänomene bei Wasserflöhen ein lebenausfüllendes Hobby gemacht hatte. Auch KELLER fand also eine im Lebendigen in Erscheinung tretende energetische Schicht. Etwas später wurde ich dann bekannt mit Georg HIRTH, dem Herausgeber der „Münchner Jugend". Der kam über die Beobachtung der Alkoholwirkung zu einer gleichgerichteten Erkenntnis, gemäß welcher der Alkohol als Dielektricum in das energetische Gefüge der Gehirnstruktur störend einwirken müsse. Zu Beginn des letzten Krieges schickte mir dann der finnische Arzt LEIRI seine Monographie „Das Strömungspotential als biologisch wirksame Kraft". Darin entwickelt LEIRI die geistvolle These, daß beim Durchströmen des Blutes durch die Kapillaren im gesamten Organismus in der Kapillarwand fortlaufend ein elektrisches Potential entsteht. Damit stehen wir wieder vor elektrischen Grundphänomenen, deren Existenz und Bedeutung im Lebendigen also von vier völlig verschiedenen Ausgangspunkten erkannt wurde. Heute gibt es eine ganze Industrie, die auf diesen Erkenntnissen aufgebaut ist. Es gibt immer neue Apparaturen, die dieses Potential messen und damit auch der Therapie Anhaltspunkte zum erfolgreichen Handeln bieten wollen. Wir haben solche Geräte mehrfach versucht, und ich glaube, daß ihre Aussagen in Zukunft vielleicht eine bedeutsamere Rolle spielen werden. Aber in unserer eigenen Praxis kamen wir bisher bei der Behandlung von Krankheit allein mit der suchenden Spritze weiter als mit allen Geräten.

Als Fazit dieser ganzen Entwicklung stellen wir also fest: Vor dreißig Jahren galten wir wegen unserer elektrischen Vorstellungen als reichlich verrückt, und heute erinnert man sich nicht gerne daran, daß unsere Beobachtungen den entscheidenden Anstoß zur heutigen Selbstverständlichkeit in diesen Fragen abgaben. In jeder lebenden Zelle sind elektrische Potentiale wirksam, das hat schon KELLER gemessen, und, was für uns wichtiger ist, auch der Nerv repräsentiert sich, physikalisch gesprochen, als ein elektrostatischer Kondensator. Nun, dem Arzt sind diese Begriffe etwas fremd. Wir müssen ja auf den hohen Schulen der Heilkunst ziemlich belanglosen Ballast verdauen. Der Nerv erscheint als eine elektrische Doppelschicht. Im Inneren ist negative elektrische Ladung und außen die entsprechende positive. Dabei handelt es sich nicht um fließende, sondern um statische Elektrizität. Das Bestehen einer solchen elektrischen Doppelschicht wird ermöglicht durch die Existenz einer isolierenden Grenzmembran. Die Forschung hat heute schon eine ganze Reihe von Erkenntnissen geschaffen über die Art, wie es zu einer Reizleitung im Nerven kommt, wo Ionenwanderungen die Übermittler neuralen Geschehens sind, ferner, welche Rolle zum Beispiel Kalium und Calcium und Neurohormone dabei spielen. Das sind alles Einzelheiten, deren Erforschung Aufgabe der Wissenschaft ist, die aber den Arzt nur am Rande berühren. Sie sind auch an so vielen Stellen beschrieben worden, daß ich hier nur darauf hinweisen möchte. Aber diese Erkenntnisse umschließen zugleich die wissenschaftliche Berechtigung zu unserem ärztlichen Handeln.

Die „Frankfurter Allgemeine Zeitung" vom 18. Oktober 1963 berichtet auf Seite 32 über die Verleihung des Nobelpreises in der Medizin an die Engländer HUXLEY und

HODGKIN und an den Australier ECCLES wegen ihrer nervenphysiologischen Forschungen. Die angegebenen Forschungsergebnisse interessieren den Arzt weniger, weil sie uns bei der Behandlung von Krankheit nicht weiterbringen. Für therapeutische, aber nicht meßbare Heilungsvorgänge, die auch im Nervensystem verankert sind, wie z. B. des Sekundenphänomen, fehlt wohl die Antenne.

In dem Zeitungsartikel wird vermerkt, daß die Genannten erstmals im Jahre 1939 die Nervenpotentiale exakt gemessen hätten und zwar in den Riesennervenfasern von Tintenfischen. Wie kurz vorher bemerkt, hat KELLER, Prag, derartige exakte Messungen schon lange vorher, wahrscheinlich um 1920, gemessen. Ich selbst habe die Erkenntnisse von der elektrischen Gebundenheit der Lebensvorgänge in unserer Erstveröffentlichung im Jahre 1928 gebracht.

Entsprechend meinem Werdegang und Auftrag habe ich diese Potentiale natürlich nicht gemessen. Ich habe ihre Realität hergeleitet aus der Beobachtung neuartiger Heilungsphänomene, deretwegen ich damals verlacht wurde, soweit man überhaupt Kenntnis davon genommen hat. KELLER bekam damals für seine Forschungen von der Universität Basel den Dr. med. h. c. Für mich selbst darf ich wahrscheinlich in Anspruch nehmen, der erste Medizinmann gewesen zu sein, der die elektrische Gebundenheit der Lebensphänomene bewußt erlebt und beschrieben hat. Wie dem auch sei, auch die Mitglieder des Nobelkomitees können sich der Herrschaft der exakten Forschung nicht entziehen. Auch für sie ist es schwer, von der toten Teilforschung in die Region des Lebendigen aufzusteigen.

Bei unseren zahllosen Heilungsbeobachtungen erleben wir immer wieder ein Geschehen, das nur als elektrischer Vorgang im vegetativen Nervensystem gedeutet werden kann. Wenn nach der intravenösen Novocain-Injektion die Migräne im gleichen Augenblick mit einer Tendenz zur Dauerwirkung verschwindet, so kann man auch das nicht über den Kreislauf erklären, sondern nur über die elektrische Struktur eines neuralen Gefüges, das den gesamten Organismus durchwest bis in die Intima der Venenwand hinein. Und dieses neurale Gefüge tritt damit, künstlerisch geschaut, als der Träger der Ganzheit in Erscheinung. Eine solche Erkenntnis gewinnt man niemals von den wissenschaftlich erkennbaren Teilvorgängen her, und deshalb hat auch nur derjenige ein Recht, über solche Fragen zu urteilen, der die Voraussetzungen zum Urteilen, nämlich das Können, mitbringt. Die Erkenntnis wächst aus der Fülle der sich immer wiederholenden, letztlich einheitlichen Heilungsphänomene. Ein paar Etappen auf dem Wege zu dieser Erkenntnis möchte ich kurz andeuten. Als ich einst nicht in die Vene hineinkam, sondern paravenös spritzte, verschwand ein Kopfschmerz ebenfalls im gleichen Augenblick. Wenn man bei der Behandlung von chronischen Kopfschmerzen etwas Erfahrung gesammelt hat, kommt man vereinzelt nicht um die Beobachtung herum, daß der bestehende Kopfschmerz nur halbseitig und dann immer nur auf der Seite der Injektion aufgehoben wird. Das ist ein verblüffendes Phänomen, völlig anders, als es unserer bisherigen Vorstellung entspricht. Aber gerade ein solches Phänomen ist bestens geeignet, einem die ganze Welt der Neural-Therapie plastisch vor Augen zu führen. Wenn man dann in die andere Vene spritzt, verschwindet auch der Kopfschmerz dieser Seite.

Unsere Beobachtungen begannen mit solchen Kopfschmerz-Heilungen. Die Erkenntnis, daß es sich dabei um Strukturänderungen im vegetativen System handeln müsse, führte dann bald zu Versuchen bei Schmerzzuständen im gesamten Organismus. Überall wurden gleichgerichtete Heilungsmöglichkeiten festgestellt. Dabei war es durchaus nicht so, daß nun immer alles Geschehen mathematisch erfolgen mußte. Wir waren nie so überheblich, dem lebendigen Organismus zuzumuten, daß er sich nach unseren Vorstellungen richten müsse. Vorerst galt es einmal ganz bescheiden den Versuch zu machen, zur Erkennung von gewissen Regeln im Lebendigen vorzustoßen. Dieses Bestreben wird auch weiterhin zu Recht bestehen und wohl niemals abgeschlossen werden. Das ist zugleich ein Trost für die nach uns Kommenden. Es wird immer wieder Neues zu entdecken geben.

Zunächst klebten wir begreiflicherweise an dem naheliegenden Zusammenhang zwischen Anästheticum und Schmerz. Aber wenn man sich schon einmal der unverbildeten Beobachtung verschrieben hatte, dann konnte es nicht ausbleiben, daß man erlebte, wie auch andere Krankheitsqualitäten den gleichen Heilungsregeln unterstanden. Man sah S c h w i n d e l und S c h l a f l o s i g k e i t ebenso verschwinden wie den Schmerz. Schon früh erlebte ich die Heilung einer Schwerhörigkeit. Und damit begann sich der universelle Heilungscharakter der Impletol-Therapie mehr und mehr abzuzeichnen.

Anfänglich hatten wir die Vorstellung, daß nur funktionelle Störungen auf diese Weise zu beeinflussen seien. Vielleicht sah ich erstmals beim Versuch, den Schmerz einer O t i t i s m e d i a zu beseitigen, daß auch die Mittelohrentzündung selbst durch das *Impletol* geheilt wurde. Heute wissen wir, daß das richtig angewandte *Impletol* am Wesen der Entzündung angreift und nicht etwa am Bazillus, wie die *Antibiotica*. So spielt die Natur des Bazillus für uns praktisch keine Rolle. Wir greifen gleichsam von innen her in das Entzündungsgeschehen ein. Das wissenschaftliche Denken vermag so etwas nur von außen über den Bazillus zu erreichen und zu begreifen. Dabei muß man sich das Wirken der *Antibiotica* einmal kurz vergegenwärtigen. Ein durch irgendwelche Bazillen geschädigter Organismus wird von dem feindlichen Angriff der Bazillen befreit. Damit ist aber schließlich noch keine Heilung bewirkt worden. Die Heilung selbst, d. h. die Wiederherstellung der ungestörten Form, übernehmen dann die dem Lebendigen eigentümlichen Selbstheilungskräfte.

Die Impletol-Heilung ist der Prototyp einer Naturheilung. Man erlebt die Realität des „Archäus" eines PARACELSUS. Man erlebt die Realität eines in uns wirkenden, unbekannten und wissenschaftlich Unfaßbaren, das der große ARISTOTELES als „Entelechie" bezeichnete. Wenn man ein solches Wort zu bringen wagt, dann steht da gleich die überhebliche Feststellung einer heutigen Wissenschaft, daß der Entelechie-Begriff und das ganze vitalistische Gebäude eines Hans DRIESCH nun doch wohl endgültig als abgetan gelten könne. In einem Zeitalter, in dem nur die Ergebnisse der exakten Forschung Gültigkeit haben, wurde eine solche Haltung zur Selbstverständlichkeit. Aber die bescheidene Beobachtung der Aussagen einer lebendigen Seite der Ganzheit kommt an der Gültigkeit solcher Begriffe nicht vorbei. Im Lebendigen treten uns Kräfte ganzheitlicher Natur gegenüber. Ob ich diese Ganzheit nun Seele oder Entelechie oder Archäus oder „Nous" nenne, das sind ja alles nur gestammelte Worte, die jenseits unseres Verstandes beheimatet sind. Aber wir stehen hier im Angesicht der eigentlichen Lebenskräfte, die in jedem Heilungsvorgang die gestörte Form wieder zur Norm zurückführen. Das Bindeglied zwischen solchen Kräften jenseits von Raum und Zeit und den stofflichen Vorgängen im Raum und in der Zeit ist das elektrische Gefüge des formtragenden Systems, des Vegetativums im weitesten Sinne.

Dazu gehören selbstverständlich auch die innersekretorischen Drüsen, die ebenfalls dem Befehle des Vegetativums unterstehen. Ein sehr einfacher Beweis für diese These ist die Beobachtung, daß ein B a s e d o w in der Regel verschwindet, wenn man ein wenig *Impletol* in die erkrankte Schilddrüse spritzt. Das ist immer noch die harmloseste und wirkungsvollste Methode, einen Basedow zu heilen. Die zur Drüse führenden vegetativen Fasern müssen irgendwie die

Übermittlung der Krankheitsimpulse in sich tragen. Diese pathologische Strukturänderung des zugeordneten Vegetativums wird durch einen „Stoß ins System" aufgehoben. Dann bildet sich die Schilddrüse zur Norm. zurück, soweit das anatomisch möglich ist. Das ist keine Frage wissenschaftlicher Überlegung, ob das sein könne oder nicht, sondern das ist eine einfache Feststellung von Tatsachen, denen sich unser Verstand unterzuordnen hat. Das gilt aber nicht nur für die Schilddrüse, sondern das gilt als Möglichkeit generell für das gesamte innersekretorische System.

Der erste Wissenschaftler, der diese Möglichkeit, einen Basedow durch Impletol-Injektionen in die Schilddrüse zu heilen, in einer statistischen Arbeit bestätigte, war mein Schüler, der Internist MOLDENSCHARDT, ehemals Wernigerode. Die Mehrzahl der Basedow-Kranken dürfte auf diese Weise über das Segment heilbar sein.

Aber auch für den Basedow gelten die gleichen Gesetzmäßigkeiten wie für die vielen anderen Krankheitsbilder. Auch ein Basedow kann störungsfeldbedingt sein, und dann gelingt eine wirkliche Heilung nur über dieses Störungsfeld. Dafür ein Beispiel:

Frau Frieda Paul aus Minden i. W., Königsstraße 75, geb. 1914, litt seit Jahren an einem schweren Basedow mit allen Begleitsymptomen. Injektionen in die Schilddrüse und später auch an mutmaßliche Störungsfelder, so auch in den gynäkologischen Raum suprapubisch, führten jeweils zu erkennbarer Erleichterung, aber eben nicht zur Heilung. Diese wurde erzielt mit der ersten Injektion an den Frankenhäuserschen Plexus. Wegen der grundsätzlichen Bedeutung einer solchen Heilung sei es mir gestattet, gekürzt einen Dankesbrief wiederzugeben: „Die letzte Behandlung hat bei meiner Frau Wunder gewirkt. Auf der Rückreise nach Minden redete sie ständig davon, daß sie eine solche Wirkung wie heute noch nie empfunden hätte. Wir sind dann auf Reisen gefahren, Wien, Paris, und haben oft halbe Nächte durchgemacht, um alles zu erleben, was sonst bei der Basedow-Krankheit nicht möglich ist. Auch haben wir viel geschwommen und gesegelt, so daß ich schon Sorge hatte, daß die Krankheit wieder in Erscheinung treten könnte. Aber es ist wie ein Wunder, zumal alle behandelnden Ärzte auf eine Operation gedrängt haben ... Meine Frau und ich sind Ihnen zu größtem Dank verpflichtet, und ich freue mich, daß es Ihnen gelungen ist, die Menschheit von dieser fürchterlichen Geißel zu befreien."

Ein glücklicher Instinkt hat die Frau vor der Operation bewahrt. Unter den obwaltenden Umständen hätte eine Operation an der Schilddrüse nicht helfen können.

Man kann mit der gekonnten Anwendung des Prinzips auch schon einmal einen D i a b e t e s heilen. Es wird aus unterschiedlichen Gründen in der Bauchspeicheldrüse zuwenig Insulin erzeugt, und damit kommt es zum Diabetes-Syndrom. Man gibt das entsprechende Quantum *Insulin,* und dann kommt es jeweils für die Verweildauer des *Insulins* im Organismus zum Verschwinden der Symptome. Für zahlreiche Menschen bedeutet diese wissenschaftliche Großtat Lebensrettung oder -verlängerung und Arbeitsfähigkeit. Diese wissenschaftliche Therapie wird sich auch in Zukunft bei der überwiegenden Zahl der Diabetes-Kranken wohl nicht ändern. Demgegenüber stehen neuartige Einzelfälle, die in das geschilderte Schema nicht passen, die darum aber nicht weniger wahr sind. Eine ganze Reihe meiner Schüler hat mir über echte Heilung von Diabetes sowohl nach Injektionen ins Segment, als auch nach Injektionen an unterschiedliche Störungsfelder berichtet. Es gibt wohl kaum einen älteren Zahnarzt, der nicht das eine oder andere Mal erlebt hätte, wie ein Diabetes nach ordnungsgemäßer Zahnsanierung verschwand, ohne daß eine solche Absicht überhaupt bestanden hätte. Solche zunächst unverständlichen Einzelbeobachtungen werden von der Schule nicht zur Kenntnis genommen, weil sie sich nicht mathematisch wiederholen lassen. Sie sind nicht statistikfähig. Solange man mit rein exakten Vorstellungen an das Problem herangeht, wird man wohl niemals eine Heilung erleben. Als ich vor vielen Jahren einmal auf einem Gut in der Nähe von Detmold schrieb, besuchte mich der Tierarzt des Gutes, um mir seine eigene Heilung zur Veröffentlichung in meinem Buche mitzuteilen. Er mag so um die 50 Jahre alt gewesen sein. Schon als Student habe er immer viel Durst gehabt, aber der Diabetes wurde erst viel später diagnostiziert. Jahre danach habe sich zum Diabetes eine schwere Polyarthritis und ein Myocardschaden gesellt. Dadurch sei er völlig bettlägerig gewesen. Nach jahrelangem Siechtum habe ein befreundeter Hals-Nasen-Ohrenarzt gegen seine Überzeugung auf inständiges Bitten des Kranken die angeblich unverdächtigen Mandeln herausgenommen. Wenige Zeit später sei die Krankheits-Trias D i a b e t e s - M y o c a r d i t i s - P o l y a r t h r i t i s restlos und mit Dauerwirkung verschwunden. Wohlverstanden, ganz ohne *Impletol*. Das Beispiel soll nur zeigen, daß auch ein Diabetes störungsfeldbedingt sein kann, und daß er über die Sanierung des Störungsfeldes in solchem Falle geheilt werden kann.

In meiner Praxis machten wir im vergangenen Jahr eine vielversprechende Beobachtung, die aber offensichtlich durch Antisuggestion eines uneinsichtigen Hausarztes nicht zur Heilung führte. Der Patient kam zur Behandlung nur wegen seiner Narbenschmerzen, die an einer Bruchoperationsnarbe aus dem Jahre 1946 bestanden. Impletol-Quaddeln in die Narbe beseitigten sofort den Schmerz. Vom Diabetes war überhaupt nicht gesprochen worden. Bei der nächsten Konsultation berichtete der Patient hocherfreut, daß zugleich mit den Schmerzen seine Zuckerkrankheit verschwunden sei. Noch bei der letzten Blutzuckeruntersuchung kurz vor der Behandlung habe er die übliche Höhe von 263 mg % gehabt. Ohne jede Änderung der Lebensweise sei der Blutzucker auf 100 mg % gesunken. Dann hörten wir von dem Patienten nichts mehr. Auf mehrfache schriftliche Anfragen konnte man dann aus der Antwort heraushören, daß dem Patienten unter Vorspiegelung von Gott weiß was für Gefahren von einer Fortsetzung der Behandlung abgeraten war. Der Patient war trotz des unwahrscheinlichen Anfangserfolges selbst durch Zusicherung kostenloser Weiterbehandlung nicht zu einer Wiederholung der Injektionen zu bewegen. Zur richtigen Heilung gehört natürlich auch beim Diabetes die genügend häufige Wiederholung der Injektionen an der wirkenden Stelle. Das Beispiel zeigt mit erschütternder Klarheit, zu welcher Geistesverwirrung die Alleinherrschaft exakten Denkens in den Medizinergehirnen führen kann.

Nehmen wir also zur Veröffentlichung ein anderes Beispiel. Am 20. 1. 1959 schrieb mir der Kollege Heinz GRAUPNER:

„Ein Leser von mir hat mir berichtet, daß Dr. LEGER aus Metz ihn als Diabetiker mit *Impletol* geheilt hat, und bittet mich nun händeringend, das zum Wohle der anderen Diabetiker zu berichten. Sie wissen, daß ich gerne ein heißes Eisen angreife. Ich muß aber gestehen, daß mir angesichts der großen Organisation, die hinter dem Diabetiker steht, und der Riesenzahl der an dieser Krankheit Leidenden ein solches Unterfangen als zu riskant erscheint. Ich möchte nicht gern Porzellan zerschlagen und bitte Sie deshalb, mir mitzuteilen, was Sie zu diesem Problem zu sagen haben."

Es handelt sich um den Pat. Paul Richter aus Saarlouis-Fraulautern, Schwabenstraße 5, geb. am 10. 1. 1893. Er litt an einem mittelschweren Diabetes, der seit 1954 bekannt war. Blutzucker ständig erhöht, im Mittel um 150 mg %. 1943 Amputation des li. Unterschenkels, etwa in der Mitte des Schienbeins. 1954/55 Furunkulose an diesem Bein, angeblich durch Irritation der Prothese. Damals wurde auch der Diabetes festgestellt. Am 3. 9. 1958 erfolgte die erste Impletol-Injektion an die Tonsillen, an verdächtige Zähne und an die Amputationsnarben. Am 8. 9. 1958 und am 9. 9. 1958 wurde erstmals seit Jahren je ein Blutzucker von 80 mg % festgestellt. In der Folgezeit nur noch nach einem diätetischen Seitensprung vorübergehend erhöhter Blutzucker. „Ich bin sehr stolz auf diesen Fall", schreibt der Kollege LEGER dazu.

Während aber beim Basedow die Segment- oder Störungsfeld-Therapie mit *Impletol* bei der überwiegenden Zahl der Erkrankungen zur Heilung führt, ist das beim Diabetes doch wesentlich anders. In meiner Antwort an GRAUPNER heißt es:

„Der gute Richter ist also von meinem Schüler LEGER von seinem Diabetes geheilt worden. An der Tatsache kommen wir wohl nicht vorbei. Ich habe die ganzen Unterlagen hier gehabt, und so kommt der Mann in mein neues Buch. Ein ganz anderes

Gesicht bekommt das Problem aber, wenn man nun hinginge und das so ohne Kommentar veröffentlichte. Für die edlen Schulmediziner bedeutet Diabetes eine Diagnose. Für die Heilkunst ist der Zucker nur ein Symptom, das erst zur Diagnose wird, wenn man die Ursache des Diabetes erkennt. Um es kurz zu machen, auch wir haben nur vereinzelt Heilungen beim Diabetes gesehen. Aber es kommt immer wieder einmal vor — und das ist grundsätzlich und erkenntnistheoretisch so bedeutungsvoll. Schreiben Sie zunächst einmal gar nichts darüber."

Mit den Augen der Wissenschaft gesehen wäre also unsere Diabetes-Statistik, abgesehen davon, daß wir keine führen, eine wenig erfolgreiche. Welche der Injektionen im Falle Richter geholfen hat, ist schwer zu sagen. Das war im vorausgehenden Falle und beim Tierarzt einfacher, weil der Diabetes mit Schmerzsymptomen in anderen Organen gekoppelt war, deren sofortiges Verschwinden es wahrscheinlich machte, daß auch der Diabetes zum Störungsfeldbereich gehörte. Ein Störungsfeld kann eben zu vielfältigen Krankheitssymptomen im Gesamtorganismus führen.

In neural-therapeutischer Schau waren die geschilderten Diabetes-Fälle, die sich mit wissenschaftlichen Untersuchungsmethoden von den sonstigen Diabetes-Krankheiten nicht unterscheiden lassen, durch die verschiedenen Störungsfelder ausgelöst, entsprechend dem Grundlagen-Forschungsergebnis, nach dem jedes Störungsfeld zu Krankheitserscheinungen in jedem Organ und System, also auch in der Bauchspeicheldrüse führen kann. Hier hätten Impletol-Injektionen in das Segment der Pankreasdrüse keine Heilung bringen können. Meßbar ist in diesen Fällen der periphere Chemismus. Der eigentliche Heilungsvorgang bleibt uns wissenschaftlich völlig unverständlich. Vom Störungsfeld aus war es über die energetische Struktur des Organs der Ganzheit, über das Vegetativum, zu einer ferngesteuerten, bleibenden Strukturänderung in der vegetativen Versorgung der Bauchspeicheldrüse gekommen. Das erzählt uns völlig eindeutig die Aufhebung des

Krankheitszustandes, das Heilungsphänomen. In diesen Fällen lautet also die Diagnose nicht einfach D i a b e t e s — damit wäre nichts als ein Symptom bezeichnet —, sondern Diabetes, störungsfeldbedingt von dem jeweils auslösenden Störungsfeld. Nur eine solche Diagnose ist sinnvoll, weil sie allein zur Heilung führt. Völlig gleichartig liegen die Verhältnisse bei zahllosen chronischen Krankheitszuständen, bei denen wir keine Heilung erzielen, weil wir es nicht gelernt haben, eine sinnvolle Diagnose zu stellen.

Mein Schüler BREITSOHL aus Salzgitter-Bad beobachtete die Heilung von zwei Fällen von chronischem Diabetes bei dem Versuch, Augenkrankheiten durch Impletol-Injektionen ins Nierenbett zu beeinflussen. Der mit der Injektion gar nicht gemeinte Diabetes verschwand also in beiden Fällen durch diese Injektion ins Segment der Bauchspeicheldrüse.

Ich selbst erlebte das gleiche Phänomen bei der 76jährigen Witwe Z. aus Düsseldorf, deren Diabetes seit 4 Jahren unter ständiger ärztlicher Beobachtung stand. Der Blutzucker schwankte im letzten Jahr zwischen 280 und 320 mg %. Um eine äußerst schmerzhafte Beinerkrankung zu beeinflussen, injizierte mein Mitarbeiter IMM eine Ampulle *Impletol* ins rechte Nierenbett. Damit verschwand sofort für alle Beteiligten völlig überraschend der schwere Diabetes vollständig und bisher mit Dauerwirkung. Auch bei Frau Katharina Milsch aus Rietberg i. W., Klingeshagen 20, geb. 1889, führte die gleiche Injektion zur völligen Beseitigung des seit 5 Jahren bestehenden schweren Diabetes. Gleichzeitig verschwand ein chronisches Rheumaleiden, durch das die Pat. schwer gehbehindert gewesen war.

Da auch wir selbst diese Versuche noch nicht systematisch angestellt haben, dürfte es keine Fehlerwartung sein, daß solche Erfolge doch häufiger ausgelöst werden können, als wir selbst das heute für möglich halten. Dabei ist es selbstverständlich, daß noch genügend funktionstüchtige Substanz der Bauchspeicheldrüse vorhanden sein muß. Aber das läßt sich intra vitam wohl kaum anders feststellen als durch den gekonnten Versuch. Es besteht also auch für den Diabetes grundsätzlich die Möglichkeit einer echten Heilung durch einen

„Stoß ins Vegetativum" im Segment der Erkrankung oder über ein Störungsfeld.

Schon der große Diabetes-Forscher Prof. KATSCH bezeichnete den D i a b e t e s als Regulationskrankheit im vegetativen System. Damit wäre auch für dieses Problem die Verbindung zwischen Neuraltherapie und heute gültiger Wissenschaft gebahnt.

Das gilt auch für die Sexualdrüsen. „Eine ans Wunderbare grenzende Beobachtung" berichtete mir HERSCHKOWICZ aus Brüssel. Es heißt in dem Brief:

„Bei dem Versuch, so viele Störungen von einem Störungsfeld aus zu beeinflussen, hatte ich durch Impletol-Injektionen an die Mandelpole den Erfolg, daß die Libido mächtig geweckt worden ist, so daß er mit seiner Frau am gleichen Abend Hochzeit gefeiert hat, nachdem er sie 2½ Jahre nicht mehr angerührt hatte. Es sei wie in den ersten Jugendjahren gegangen, sagte er mir in der nächsten Sprechstunde. Seine Frau berichtete, ich habe ihren Mann durch die Mandelspritzen um 20 Jahre verjüngt. Er sei äußerst liebenswürdig zu ihr geworden und streichele und umarme sie bei jeder Gelegenheit, wie er dies in den Jugendjahren getan hätte. Libido und Potentia coeundi haben sich bis zum heutigen Tage unverändert erhalten."

Ich habe den Brief mit Vorbedacht etwas ausführlicher wiedergegeben, weil die beschriebenen Einzelheiten für den Einsichtigen wohl geeignet sind, die Erkenntnis zu vermitteln, daß man es hier nicht mit einer isolierten Wirkung auf die Drüsenfunktion zu tun hat, sondern daß hier eine irgendwie gestörte Ganzheit wiederhergestellt wurde. Eine Ganzheit von Leib und Seele unter Einbeziehung auch von gestörten Drüsen. Ich selbst habe solche Potenzstörungen mehrfach verschwinden sehen, teils als Nebenbeobachtung bei der Behandlung anderer Krankheiten, teils auch mit dem bewußten Ziel, solche Störungen bei Mann oder Frau zu beseitigen. Kein Hormonpräparat bringt eine solche Wirkung fertig.

Seine Wirkung bleibt immer eine periphere und damit zeitlich begrenzte.

Nach Impletol-Injektion in ein Ü b e r b e i n am Fußrücken, eine Methode, mit der mein Freund Voss in Heidenheim mehrfach ein solches Überbein selbst verschwinden sah, berichtete der Patient spontan nach Monaten, daß seine seit langem gestörte Potenz von der Injektion an wieder völlig normal sei. Wohlverstanden, die Potenzstörung sollte gar nicht behandelt werden. Man hatte überhaupt nicht davon gesprochen. Damit wäre zum erstenmal beobachtet worden, daß ein Überbein als Störungsfeld wirken kann. Nach einer Wiederholung der Injektion hat die Heilung Bestand gehabt. Auch ein D u p u y t r e n kann Störungsfeld sein (DOSCH). Das unschöne Impfnarben-Keloid meiner Nichte bildete sich zurück durch Impletol-Injektion in die Narben.

Eine wichtige Grunderkenntnis, die nicht mit unseren stoffgebundenen Vorstellungen übereinstimmt, wurde allmählich immer klarer. Das begann schon bei der Beobachtung von Kopfschmerz-Heilungen. Es konnte geschehen, daß die intravenöse Anwendung des Medikaments, die man nach bisheriger Vorstellung als die wirkungsvollste Anwendungsweise betrachtete, keinerlei Eindruck auf die Kopfschmerzen machte, daß diese aber sofort verschwanden, wenn man in den Kopfschmerz-Bereich selbst unter die Kopfschwarte spritzte, mit einer dann wieder nicht selten zu beobachtenden Halbseitenwirkung. Der Ort der Einspritzung des Medikaments ist entscheidend für die Auslösung der Wirkung trotz BODECHTEL. Auch die neuerlichen Veröffentlichungen von Frau Prof. ASLAN können an der prinzipiellen Gültigkeit dieser These für eine künstlerisch verstandene Neural-Therapie nichts ändern. Über die Aslan-Therapie kommt später ein besonderes Kapitel.

Solange man die Bedeutung des Ortes der Injektion für den Heilungsvorgang nicht begriffen hat, hat man das Wesen der Neural-Therapie nicht verstanden. Es handelt sich gar nicht um eine pharmakologische Wirkung. Das erlebt man wiederum über die Feststellung, daß das Quantum des verwandten Medikaments weitgehend belanglos ist. Wenn die Spritze richtig sitzt, kann man das Quantum immer kleiner wählen, ohne daß sich die Wirkung ändert. Man braucht schließlich gar nichts mehr geben, sondern allein die blanke Nadel einstechen —, dann ist man bei der chinesischen Akupunktur, und wir bleiben nur deswegen beim *Impletol*, weil umfangreiche Parallelversuche des Freiburger Akupunkturisten STIEFVATER die Überlegenheit der Nadel in Verbindung mit dem *Impletol* statistisch erwiesen haben. Diese Überlegenheit der Impletol-Injektion gegenüber der reinen Nadel dürfte bei zahlreichen Anwendungsbereichen heilungsentscheidendes Ausmaß annehmen. Am 15.7.1959 rief mich der Arzt-Reporter Dr. MÜLLER-PLETTENBERG an. Er kam gerade von einer längeren Reise, die ihn auch nach Shanghai führte. Dort lernte er einen Dr. med. BONDE-LEE kennen, 992 Nanking-Road. Dieser bezeichnete sich als meinen begeisterten Anhänger, der seit vielen Jahren in Shanghai in Idealkonkurrenz zu der chinesischen Akupunktur mit der Neural-Therapie nach HUNEKE überlegene Erfolge erzielt. Kürzlich hat MÜLLER-PLETTENBERG über diese Erfahrungen von BONDE-LEE auch im „Deutschen Ärzteblatt" berichtet.

In solchem Zusammenhang erinnere ich mich mit Vergnügen jenes Tages, als ich zur Behandlung eines kräftigen Hexenschusses nach Holland gerufen wurde und ich mein ganzes Handwerkszeug samt *Impletol* vergessen hatte. Jene Lumbago beseitigte ich vor den Augen des erstaunten Grafen Metternich durch eine Bindegewebsmassage. Ein halbes Dutzend Impletol-Quaddeln in den Schmerzbereich hätten die gleiche Wirkung gehabt. Alle solche erfolgreichen Heilungsmaßnahmen vollziehen sich über das gleiche System. Ein alter erfahrener Frauenarzt aus der DDR, namens GRÜGER, schickte mir einst eine Arbeit über Erfolge, die er mit der vaginalen Massage nach den Angaben des Schweden THURE BRANDT erzielt hatte. Diese Massage hat sich praktisch in die Therapie nicht einführen können, weil sie zunächst wiederum gekonnt sein will und weil sie unserem wissenschaftlichen Denken nicht gemäß ist. Wir manipulieren in solchen Fällen immer sofort mit dem Begriff Suggestion und wissen im Grunde nicht, wie eine Suggestivheilung zustande kommt. Eine Beobachtung von GRÜGER ist mir besonders wertvoll gewesen. Durch eine vaginale Massagebehandlung einer P a r a - m e t r i t i s   p o s t e r i o r gelang ihm sogar die Schmerzbeseitigung bei einem arthrotischen Hüftgelenk. Das war ein Vorgang, der einem Sekunden-Phänomen entspricht, aber darüber wird später berichtet.

In meiner ärztlichen Praxis verwende ich im großen und ganzen nur *Impletol* und dazu ab und an *Alt-Tuberkulin Koch* in der Anwendungsweise als PONNDORFsche Impfung. Ich erlebte diese Impfung erstmals bei meinem internistischen Lehrer Prof. WESENER in Aachen. Eines Tages erzählte er uns Assistenten, er habe einen so begeisterten Aufsatz über die Heilwirkung der PONNDORFschen Impfung gelesen, daß er doch noch einmal einen Versuch damit machen wolle, obwohl frühere Versuche restlos fehlgeschlagen waren. Die Versuche fielen auch diesmal wieder — ich möchte fast sagen selbstverständlich — negativ aus (s. Prof. SIOLI). Damals ging ich hin und machte mir die ersten PONNDORFschen Impfungen am eigenen Leibe, um persönlichen Kontakt damit zu gewinnen. Von jener Zeit an gehört die PONNDORFsche Impfung in ihrer ursprünglichen Form zu meinem ständigen ärztlichen Rüstzeug. Es handelt sich dabei wiederum nicht um eine spezifische Wirkung des *Tuberkulins*, denn ich kann bei grundsätzlich gleicher Wirkung für das Tuberkulin das gänzlich andere *Baunscheidt-Öl* eintauschen. Zu Beginn meiner Düsseldorfer Tätigkeit sah ich unter meinen Kassenpatienten nicht selten solche, die auf dem Oberbauch multiple Baunscheidt-Narben aufwiesen. Auf Befragen erfuhr ich dann, daß ein Meister im Werk Rheinmetall seine Arbeitskameraden damit nicht selten zu heilen pflegte von chronischen Magen- und Gallenleiden, wenn die Schulmedizin versagt hatte. Über diese Angaben erfahren Sie mehr im Buche meines Bruders. Ich möchte durch ihre Anführung nur das Verständnis für das Wesen des Heilungsgeschehens wecken. Auch PONNDORF und BAUNSCHEIDT kamen, ohne es zu wissen, zu ihren Erfolgen durch einen unspezifischen Stoß in das vegetative System. Grundsätzlich muß zu diesen Heilungsbeobachtungen gesagt werden, sie sind nur dann möglich, wenn das vorliegende Krankheitsbild nicht von einem Störungsfeld ausgeht. Diese Erfahrung gilt quer durch die gesamte Therapie auch der Schulmedizin. In der Praxis sieht sich der Arzt immer wieder anderen Krankheitsbildern gegenüber. Es ist seine Aufgabe, immer wieder Unterschiedliches zu heilen, und das geht auch, weil sich der Heilungsvorgang immer wieder in einer einheitlichen Weise vollzieht. Wir stehen immer wieder vor zwei möglichen Betrachtungsweisen. Der Wissenschaftler sucht das, was er so Diagnose nennt, über periphere Teilerkenntnisse. Der heilende Arzt handelt aus der Erfahrung, daß hinter diesen toten Teilen unfaßbar das Gesetz der Form waltet.

Die Ganzheit

„Immer bleibt Dir das Warum dieser Welt versteckt; klage nicht, Du weißt es nicht, was diese Welt bezweckt."
Arabische Weisheit

Wenn ich nun meine jahrzehntelangen Heilungsbeobachtungen und das, was sie mich über die andere Seite lehrten, in meiner Erinnerung Revue passieren lasse, dann stoßen wir immer wieder auf wissenschaftlich unverständliche Heilungsvorgänge in jedem Organ und System der lebendigen Ganzheit. Daneben gab es restlose Versager bei scheinbar gleichgelagerten Krankheitszuständen. Immer wieder rollt sich das Geschehen vor unseren Augen ab und beweist damit seine Gebundenheit an das elektrische Gefüge des den ganzen Organismus durchwebenden vegetativen Systems, das mit den für uns faßbaren gröberen Anteilen selbstverständlich nicht seine Begrenzung findet. Dieses System ermöglicht eigentlich erst die Ganzheit. Damit soll in keiner Weise gesagt werden, daß den übrigen Teilen der Ganzheit nicht die gleiche Bedeutung zukommt. Aber wenn wir uns mit unserem menschlich beschränkten Verstand dem Problem „Ganzheit" nähern, dann sind wir mit unseren Erkenntnismöglichkeiten und Aussagen diesem unzureichenden Verstande ausgeliefert. Die Realität Ganzheit erkennen wir an ihren Wirkungen, und diese Wirkungen treten in Erscheinung als Wiederherstellung der ungestörten Form, als Heilung. Das elektrische Gefüge, das wir als die Basis des Geschehens erleben, ist nicht identisch mit dieser Ganzheit, schon deshalb nicht, weil es mit wissenschaftlichen Methoden weitgehend meßbar ist oder später einmal sein wird. Alles wissenschaftlich Meßbare gehört aber nicht der anderen Seite an. Wir erleben Erfolge und Mißerfolge und müssen auch den Versuch machen, dem Grund des Mißerfolges auf die Spur zu kommen. Zunächst aber wollen wir den Versuch machen, in lebendiger Schau zu einer Synthese der unterschiedlichsten Heilungsphänomene zu kommen.

Wenn ich *Impletol* injiziere, so kann das zur Heilung führen, und wir sahen, daß das Medikament dabei zwar eine Rolle spielt, aber nicht die entscheidende. Wir sahen, daß die blanke Nadel der Chinesen grundsätzlich gleichartige Wirkungen auslösen kann. Aus den Ergebnissen der Sympathicus-Chirurgie wissen wir, daß man das zarte chinesische Heilverfahren auch im Sinne unseres in die Irre gehenden Verstandes völlig unnötigerweise vergröbern kann. Nachdem wir Klarheit darüber gewonnen haben, daß ein elektrisch-strukturiertes Vegetativum bei all diesen Heilungsvorgängen die führende Rolle spielt, haben wir einen Anhaltspunkt, der uns der Frage näher bringt.

Was geschieht eigentlich bei einer Anästhesie, wodurch kommt sie zustande? Irgendein Wissenschaftler — ich weiß nicht, welcher — hat einmal vor Jahrzehnten, als die Kenntnis der Neural-Therapie noch nicht existierte, das Wort von der „Blockade" geprägt. Nun, mit diesem Wort schien auf einmal alles klar zu sein. Heute immer noch bildet es die billige Erklärung für ein wundersames Geschehen. Fangen wir einmal bei den groben sympathicus-chirurgischen Eingriffen an. Man resezierte also im kranken Segment ein mehr oder weniger ausgedehntes Stück des sympathischen Geflechts und dann konnte man Heilungen erleben, ohne daß sie allerdings die Regel waren. Aus letzterem Grunde hat sich glücklicherweise die Sympathicus-Chirurgie nicht allgemein durchsetzen können. War es doch immer ein grober und manchmal tödlicher Eingriff, für dessen Erfolg niemand garantieren konnte. Wir zerstören also einen Teil eines sicher lebenswichtigen Systems, um damit ein gestörtes Lebendiges wieder ganz zu machen. Bei der Sympathicus-Chirurgie machen wir sicherlich keine Blockade der durchschnittenen Nervenfasern. Wir durchschneiden eine elektrische Doppelschicht und jeder Elektromeister weiß, daß so etwas zu einem Kurzschluß in einem elektrischen System führen muß. Die Sympathicus-„Chirurgie" der Chinesen handelt da viel künstlerischer. Auch die einfache Nadel verletzt bei ihrem Eindringen in lebendes Gewebe Tausende von elektrisch geladenen vegetativen Fasern. Das gibt den gleichen Kurzschluß, ich möchte sagen, in homöopathischer Dosis. Aber Kurzschluß ist Kurzschluß und in beiden Fällen ist es der gleiche, nur mit dem Unterschied, daß die Nadel nicht schaden wird, wenn sie schon keinen Erfolg haben sollte.

Nun lassen wir einen Chirurgen zu Wort kommen, der allgemein anerkannt ist, den leider zu früh verstorbenen Professor LERICHE. Auch LERICHE hat das Stadium der Sympathicus-Chirurgie durchgemacht, bis ihm die Überflüssigkeit eines so großen Eingriffs bewußt wurde. LERICHE ersetzte das Messer durch das *Novocain* und nannte folgerichtig das *Novocain* das „konservative Messer". Da nun aber Messer, Nadel und *Novocain* zu gleichen Endresultaten führen, wäre es lebensfern, dem *Novocain* einen geradezu umgekehrten Wirkungsmechanismus zuzusprechen. Auch das konservative Messer muß einen Kurzschluß machen, sonst könnte es nicht gleichgerichtete Wirkungen auslösen. Wenn heute von wissenschaftlicher Seite, von Prof. FLECKENSTEIN, gemessen wurde, daß das *Novocain* zu einer Verdichtung der Grenzmembran der vegetativen Faser führt — wissenschaftlich ausgedrückt heißt das: die Permeabilität der Grenzmembran der vegetativen Faser wird herabgesetzt —, so liegen dieser Feststellung hochwissenschaftliche Experimente zugrunde. Aber es ist die Eigentümlichkeit solcher komplizierten Experimente, daß sie irgendwo einen Fehler aufweisen könnten, der das Resultat ins genaue Gegenteil verkehrt. Die Wirkung des Anästheticums kann nicht auf einer Verminderung der Permeabilität der Grenzmembran beruhen, weil dann die Heilungsphänomene gar nicht möglich wären. Wir hingegen gehen bei der Aufstellung unserer Meinung vom irrtumsfreien Faktum der Heilung aus. Um aber meiner anders gerichteten Vorstellung auch für den Wissenschaftler ein wenig mehr Überzeugungskraft zu geben und ebenso für diejenigen meiner Freunde, denen es noch schwer fällt, lachend selbständig und anders zu denken, als das gerade einmal regierende System, möchte ich berichten, daß ich zu meiner eigenen Sicherung ein befreundetes Konkurrenzunternehmen von FLECKENSTEIN, das aber begreiflicherweise nicht weiter genannt sein will, in dieser Frage angegangen habe. Da gab man mir folgende Auskunft:

„Wenn Sie wüßten, wie kompliziert solche Messungen sind und von wieviel Faktoren sie abhängig sind, deren jeder ein Anlaß zum Irrtum werden kann, dann würde ich an Ihrer Stelle ruhig an Ihrer Vorstellung festhalten, wenn Ihre Experimente, die ja auch Experimente sind, eine andere Aussage machen."

Vom Heilungsphänomen aus betrachtet und in Verbindung mit den Parallelbeobachtungen bei anderen Therapieformen macht also das *Novocain,* biologisch gesehen, in dem ganzen Raum, in dem es sich in der dazu noch notwendigen Konzentration verbreitet, dieselbe Durchtrennung der vegetativen Faser wie Nadel und Messer, d. h. es macht einen Kurzschluß. Wissenschaftlich ausgedrückt heißt das, es kommt zu einer Aufhebung der isolierenden Fähigkeiten der Grenzmembran für die elektrische Ladung. Dieser Kurzschluß führt zu jenem Stoß ins System, den schon PARACELSUS schaute. Der Begriff vom Stoß ins System ist ja uralter ärztlicher Besitz, der vergessen wurde und den wir uns heute wieder neu erwerben müssen.

Gerade zu dieser Frage schrieb mir Waldemar GRUMMT, Professor an der Universität von Curitiba in Brasilien, den mein Buch zu meinem erfolgreichen Anhänger gemacht hat, 1951 folgendes:

„Da ich seit 1937 außerordentlicher Professor der konservierenden Zahnheilkunde an der hiesigen Universität bin, viele Leitungs-Anästhesien gemacht und gelehrt habe, und das Fokusproblem einem beständig vor Augen steht, konnte ich mit instinktivem Berufsgefühl Ihre Gedankengänge verstehen, besonders Ihre logische Deutung des Phänomens der Anästhesie. Die Definition von der Blockierung mit ihrer allzu komplizierten Erklärung hat mir nie richtig eingeleuchtet. Aber da es nun ein Dogma ist, geht das Lehren eben immer noch in den alten Bahnen weiter. In meiner persönlichen philosophischen Einstellung habe ich immer den Standpunkt vertreten, daß der objektive sichtbare Mensch, wie auch jedes Lebewesen, im Hintergrund von einer vollkommenen Kraftstruktur (ich nenne sie Seele) beherrscht und erhalten wird, die einen Ewigkeitsbestand hat, d. h., als Idee weder der Geburt, noch dem Wachstum, noch dem Tode unterworfen ist. Diese Idee oder Kraftstruktur (der Name spielt ja keine Rolle) ist vollkommen in allen Organen und in allen Funktionen, kann sich aber nicht immer in der stofflichen, sichtbaren Verwirklichung voll und ganz zeigen infolge genetischer Aufbaustörungen. Und da hätten wir eine für uns vorläufige Erklärung für die erblichen oder erblich bedingten Erkrankungen, die vom heutigen Stand der Wissenschaft nicht oder sehr schwer zu heilen sind. Zweitens haben wir die nachträglich erscheinenden Störungen, bei denen die Seele durch äußere oder psychische Einflüsse sich nicht voll und ganz in der körperlichen Form und Funktion äußern kann. Das wären die heilbaren Erkrankungen. Nun können Sie verstehen, wie Ihr Werk meine innere volle Zustimmung bekam. Ihre geniale, wohl vorläufig einzig richtige Deutung des Phänomens der Anästhesie an sich, die wohl so lange zu Recht bestehen wird, als nicht eine bessere dafür gefunden wird (die Aufhebung der Isolierschicht der Nerven mit gleichzeitigem Abfließen der inneren Spannung), habe ich dann in der Praxis erleben können."

Im weiteren Verlauf des Schreibens berichtet GRUMMT dann über die Erfolge, die er mit 8000 Impletol-Injektionen bei den unterschiedlichsten Erkrankungen erreicht hatte. Diese Erfolge entsprechen durchaus den auch von mir erzielten.

Wie für den Blockade-Begriff geprägt erscheint ein Ausspruch von Max PLANCK:

„Irrlehren in der Wissenschaft brauchen 50 Jahre, bis sie durch neuere Erkenntnisse abgelöst werden, weil nicht nur die alten Professoren, sondern auch ihre Schüler aussterben müssen."

Max SPANDAU, ein Neffe von NONNENBRUCH, schrieb mir im Juni 1951:

„Endlich ist mir auch der von Dir so oft mündlich mir gegenüber zum Ausdruck gebrachte Grundsatz in seiner Bedeutung aufgegangen. Der Begriff der Blockade genügte zum Verständnis der Lokalanästhesie. Der Begriff der Permeabilitätserhöhung ist notwendig, um die Heilanästhesie zu verstehen. Mit dieser klaren Formulierung hast Du instinktiv richtig den Weg gewiesen, welcher allein geeignet ist, um zur vollen wissenschaftlichen Klärung des Wirkungsmechanismus Deiner Therapie zu gelangen. Die Änderung der Permeabilität ist eine Funktion des Nervensystems. Ich darf Dich wohl aufmerksam machen auf den schönen Hinweis NONNENBRUCHS (Nierenbuch, Seite 68), wonach STÖHR sagt, daß kein einziges rotes Blutkörperchen durch die Kapillarwand hindurchtreten kann, ohne daß das Nervensystem mitwirkt. Von ihm aus werden Arterien und Venen einheitlich erfaßt, im Dienste einer Gesamtregulation des Kreislaufs. Auf diese Betrachtung hin zielt auch das ganze Lebenswerk EPPINGERs mit seiner Permeabilitäts-Pathologie.

Du experimentierst mit der Ganzheit, der Gestalt, dem Formgefüge oder einer Gruppenreaktion. Was heißt das? Du schenktest mir im vorigen Jahr das klar geordnete Büchlein von NARDI über die ‚Grenzgebiete des Lebendigen'. Hier wird als das Wesentliche des Lebendigen auf Seite 14 die Formulierung von FEUERBORN übernommen, wonach gegenüber dem Toten als das Charakteristische hervorgehoben wird ‚das spezifisch geordnete und geartete Zusammenwirken der Teile im Ganzen'. Diese Ganzheit macht SIEGMUND in seinem auch von Dir mit Recht gebührend hervorgehobenen Aufsatz über das naturwissenschaftliche Denken in der modernen Pathologie wissenschaftlich couleurfähig, indem er sie mit dem Namen Entelechie ansieht als eine höhere Form von physikalisch-mathematischen Gesetzen der statistischen Wahrscheinlichkeit, welche das dynamische Gleichgewicht im Spiele des Lebendigen reguliert (Physiologische Konstanten).

In diese Entelechie stößt Du vor, indem Du die etwa vorhandenen nervalen Störungsfelder als Stratege der Heilkunst entstörst und NONNENBRUCHs Causalität des Ganzen oder STÖHRs Gruppenreaktion zur Wirkung bringst. Du holst die geordnete Ganzheit aus der Verdrängung hervor durch Änderung der Permeabilität und läßt den störenden nervalen Komplex verschwinden, samt seiner Organmanifestation, wenn diese noch nicht zu autonom geworden ist. Du machst also quantenmechanisch-technisch genau das gleiche, was SCHOTTLÄNDER quantenmechanisch-psychisch tut, wenn er beim Versagen der klassisch-mechanischen Organtherapie den biographischen Aspekt in den Vordergrund schiebt und durch die Erkenntnis, wie die Krankheit innerhalb der Lebensgeschichte (Biographie) als Ganzheit verwurzelt ist, auch seine Therapie ansetzt und durch die biographische Hilfestellung auch Tuberkulose und Magenneurose als Organmanifestationen verschwinden läßt. SCHOTTLÄNDER und Du habt die gleiche neuartige Methode gegenüber der klassischen Schulmedizin, das gestörte Formgefüge wieder in Ordnung zu bringen und Krankheiten, welche aus dem Ganzen kommen, wieder aus dem Ganzen zu beseitigen. Damit treibt Ihr diejenige Entwicklungsrichtung vorwärts, zu der BERGMANN in seiner funktionalen Pathologie vom Sprungbrett der klassischen Medizin aus tastend vorstößt.

Und dann noch ein kurzer Hinweis: Bela MEZÖ wird auf Seite 161 im Nierenbuch NONNENBRUCHs angeführt mit seiner ‚Cyclic Anästhesia'. Die von ihm durch Anästhesie erzielte Umstimmung des Organismus wird richtig cyclisch genannt und damit bringt er auf seine Art das zum Ausdruck, was Du Permeabilitätsänderung nennst, indem Du Dich instinktiv richtig gegen den Blockade-Begriff wendest. Damit schließt sich auch der Ring zu HÖRING, den zu nennen ich Dir dringend empfehle. Er hat den vorzüglichen Aufsatz geschrieben über ‚Die Cyclischen Infektionskrankheiten als quantenbiologische Vorgänge'."

Wir sehen also vor unserem geistigen Auge stehen das wundervolle Gespinst, das Prof. SCHEIDT in gleicher Weise konzipiert hat. Dieses System erweist sich über die Erfolge der Therapie als der Regulator des gesamten Lebensgeschehens. Es ist der Träger der Idee der Form. Es ist selbstverständlich nicht selbst die Idee. Das vegetative System mit seiner elektrischen Struktur wurde von mir schon vor Jahrzehnten als das Bindeglied zwischen Stoff und Geist bezeichnet. Dabei brauchen wir durchaus nicht an der Vorstellung einer getrennten Existenzmöglichkeit der beiden Seins-Qualitäten zu haften. Das würde nur bedeuten, daß wir unsere eigenen Vorstellungen in ein nicht Vorstellbares hineintragen würden. Das wissenschaftliche Denken kann über die ihm gemäßen Teilerkenntnisse wesensmäßig nicht zu einer solchen Schau vordringen. Aber das Heilen ist gar keine Wissenschaft, sondern eine Kunst, und die gibt es in der exakten Forschung nicht mehr.

Weil unsere ganzen Heilungsphänomene neural zustande kommen, sprechen wir von der Neural-Therapie im Gegensatz zu der Zellular-Therapie eines VIRCHOW. Frischzellen-Therapie ist wiederum etwas ganz anderes: darauf werden wir noch kurz zu sprechen kommen.

Wir sehen also vor unserem Auge jenes SCHEIDTsche Nervengespinst, das der Träger der Ganzheit ist. Diese Ganzheit lebt schon im Gen-Chromosomen-Gefüge der befruchteten Eizelle. Wie, das wissen wir nicht trotz der vielen wissenschaftlichen Aussagen, die darüber gemacht wurden. Wir wissen, daß durch einen Quantensprung im Gen-Gefüge eine Mutation, eine Änderung der Erscheinungsform des aus dem Ei erwachsenden Tieres resultiert. An der Stellung eines Elektrons im Gen-Molekül haftet also eine grob anatomisch erkennbare andere Form. Das hat man bewiesen, z. B. durch die Beschießung von Drosophila-Larven mit Kathodenstrahlen. Die Physiker und die Biologen wissen, daß ein solcher Kathodenstrahl im Gen-Molekül ein Elektron aus seiner Bahn schießen kann, und das führt dann zu so groben Veränderungen. Ich pflege mir das immer an einem leichter verständlichen Beispiel klar zu machen. Nehmen wir den Kölner Dom, legen wir im untersten Fundament einen Baustein ein wenig schräg und legen wir alle ferneren Bausteine parallel zu diesem Fehler im Fundamente, dann werden die Turmspitzen des Kölner Doms eine meßbare Abweichung von der Idee des Architekten aufweisen. Im übertragenen Sinne geschieht so etwas beim Werden des Lebewesens aus dem bestrahlten Ei. Ebenso sehen wir unsere Impletol-Heilungsphänomene sich vor unseren Augen in einer elektrischen Struktur vollziehen.

Wir machen einen Stoß in die gestörte Struktur und dieser Stoß hat eine bleibende Wirkung, wie wir immer wieder erleben. Es scheint mir durchaus nicht abwegig, diese Änderung der Form auf ein Geschehen zu beziehen, das der Formänderung beim bestrahlten Ei adäquat ist. Aber mögen sich die Wissenschaftler darüber ruhig in die Haare geraten. Ich weiß nicht, ob es jemals möglich sein wird, so etwas direkt zu messen. Aber das geht wohl im befruchteten Ei auch nicht und die ganzen Vorstellungen, die die Wissenschaft in dieser Frage entwickelt hat, sind theoretische Konstruktionen, die dem heutigen Stande der Physik und der Biologie gemäß sind. Auch meine These ist dem heutigen Stande der Physik und der Heilkunst in der Neural-Therapie gemäß. Aber noch ein weiteres zeigen die Heilungsphänomene. Beim Drosophila-Versuch bedeutet die Mutation die Schaffung von etwas letzlich Krankem. Beim Heilungsphänomen mit *Impletol* wird immer die hintergründig wirkende, formende Kraft einer präexistenten Idee in die dreidimensionale Wirklichkeit gesetzt. Wie sollte einer solchen Kraft keine Realexistenz zukommen?

An einem Gleichnis möchte ich das klar machen für den, der es fassen kann. Greifen wir ein wenig vor zum Sekunden-Phänomen. Nehmen wir an, unsere exakte Forschung habe es noch weiter gebracht als heute. Wir wollen also sämtliche Bausteine, die zur Struktur des lebendigen Ganzen benötigt werden, gefunden haben. Des zum Zeichen legen wir 10 000 grüne Erbsen auf einen runden Tisch, dessen Rand ein wenig erhöht ist, damit die Erbsen nicht herunterfallen. Dann haben wir also auf diesem Tisch das lebendige Ganze in seinen Teilen versammelt. Aber es fehlt etwas Entscheidendes, nämlich das formende Prinzip. Um das zu symbolisieren, nehmen wir 1 000 rote Erbsen und verteilen sie je nach Weltanschauung (ich habe das Gleichnis erstmals in der Ostzone in Dessau vorgetragen) als Kreuz oder als Stern in die Masse der grünen Erbsen. So entsteht ein Bild vor uns, das Symbol einer Ganzheit. Die Form wird getragen von den roten Erbsen, die somit dem vegetativen System entsprechen. Die Form wird dadurch gestört, daß rote Erbsen an unterschiedlichen Stellen aus der klaren Linie herausrücken. Da die grünen Erbsen in Tuchfühlung mit den roten stehen, sprich in chemischem Kontakt, rücken sie also nach. Je nach der Stelle, an der ich die roten Erbsen aus der Linie heraustreten lasse, wird das Bild ein anderes, und wir können auf diese Weise im Gleichnis das Krankheitsgeschehen leicht verständlich symbolisieren.

Nun kommt unser betoniertes exakt-materialistisches Weltbild, das im Grunde genommen im Osten und Westen das gleiche ist. Mit einem Hammer klopfen wir an die Tischkante und üben damit einen Stoß in das gestörte System aus, so daß die Erbsen in Bewegung geraten. Es fällt den roten Erbsen durchaus nicht ein, sich wieder zum ungestörten Bilde zurückzubewegen. Im Gegenteil, jeder von uns weiß, daß das Durcheinander immer größer würde und daß man vielleicht Millionen Jahre klopfen könnte, bis die Erbsen einmal hundertprozentig — wollen Sie bitte auf dieses Wort achten — gemäß der Idee Kreuz oder Stern angeordnet sind. Und nun kommt mein Sekunden-Phänomen. Wir haben nicht 11 000 Bausteine, sondern wir stehen vor Milliarden und die Wahrscheinlichkeit einer Wiederherstellung der Ordnung ist entsprechend geringer. Ich übe nun auch in das gestörte Gefüge des Lebendigen einen unspezifischen Stoß aus, wenn auch an der richtigen Stelle. Dann erleben wir etwas, das der Verstand niemals begreifen wird. Wir erleben im gleichen Augenblick die hundertprozentige Wiederherstellung der Idee der Form, repräsentiert im formtragenden vegetativen System. Und die grünen Erbsen, das sind sämtliche Teilbausteine des Lebendigen außerhalb des vegetativen Systems, folgen dem Gesetz der Entelechie nach Maßgabe des Möglichen.

Man kann zu diesem Gleichnis natürlich Stellung nehmen, wie das wissenschaftlich so der Brauch ist, ohne jemals ein Sekunden-Phänomen gesehen zu haben. Die Majorität der heutigen Wissenschaftler wird sowieso kaum Gelegenheit nehmen, eines zu sehen. Aber meine tausend Freunde erleben es jeden Tag, und darunter sind auch nicht wenige Wissenschaftler. Diese Tatsache der sofortigen vollkommenen Wiederherstellung des formenden Fundaments der Ganzheit ist weder aus der Existenz der roten, noch aus der Existenz der grünen Erbsen zu erklären. Man muß darüber wohl ein wenig nachdenken. Das Sekunden-Phänomen ist der experimentelle Beweis für die Realexistenz von formenden Kräften jenseits der stofflichen Teile, die zum Ganzen geformt werden. Anima forma corporis. Hierhin gehört auch der weitere Satz: „Anima est tota in omni parte corporis" (THOMAS VON AQUIN). Damit wird über das Zwischenglied AVICENNA die griechische Naturphilosophie wieder lebendig. Das Sekunden-Phänomen bedeutet somit gleichzeitig die Überwindung des materialistischen Denkens der Naturwissenschaftler, wie auch immer man ein solches Geschehen deuten möge. Wir sind hier im Unerklärbaren; wir können nur ehrfürchtig staunen vor den Aussagen eines Urphänomens im GOETHEschen Sinne. Das Leben ist aus der Summe der stofflichen Teile des Lebendigen nicht zu erklären. In seinem Aufsatz über „Therapie-Schäden", erschienen in „Die Medizinische" 1957, Nr. 17, bringt Ferdinand HOFF einen Ausspruch des geistvollen Spötters VOLTAIRE, der uns wieder der harten Wirklichkeit gegenüberstellt:

„Die Ärzte geben Medikamente, von denen sie wenig wissen, in Menschenleiber, von denen sie noch weniger wissen, um Krankheiten zu kurieren, von denen sie überhaupt nichts wissen."

Aber nicht nur über das Impletol-Heilungsphänomen kommen wir zu Aussagen über die Ganzheit. Über das Versagen der Impletol-Therapie und die Erkennung der Gründe dieses Versagens ergeben sich weitere Erkenntnisse. Zur Verwirklichung einer ungestörten Ganzheit im dreidimensionalen Raum gehören nun einmal die grünen und die roten Erbsen, d. h. die stofflichen Teile der Ganzheit. Wenn ein wesentlicher Baustein fehlt, so macht sich das erkehnbar in unterschiedlichsten Krankheitserscheinungen. So kann das Fehlen von Vitamin B 1 zum Krankheitsbild einer I s c h i a s führen. Für unser wissenschaftliches Erkennungsvermögen unterscheidet sich diese Ischias in keiner Weise von den meisten Ischiasformen, die einfach basieren auf einem gestörten Ordnungsgefüge beim Vorhandensein aller zur ordnungsgemäßen Struktur der Ganzheit notwendigen Bausteine. Von der Heilkunst her gesehen sind also die beiden angenommenen Ischiasformen trotz der Gleichartigkeit ihres Erscheinungsbildes zwei wesensverschiedene Erkrankungen. Man begreift angesichts solcher Sachlage wohl unschwer, daß mit der Bezeichnung I s c h i a s keine Diagnose gegeben ist, die sinnvoll ist. Da muß auch eine statistische Aussage über neural-therapeutische Erfolge bei der Ischias ein schiefes Bild geben.

Im zweiten Falle liegt wesensmäßig eine Mangelerkrankung vor. Eine Mangelkrankheit kann grundsätzlich nicht durch das reine Ordnungsprinzip *Impletol* ausgeglichen werden. Das erkennen wir in der Heilkunst immer wieder quer durch den gesamten Organismus bezüglich aller seiner wesentlichen Bausteine. So wirkt z. B. *Digitalis* oder *Strophanthin* bei gewissen Herzstörungen als fehlender Baustein und nicht etwa als „Herzpeitsche". Im intermediären Leberstoffwechsel hat man digitalisähnliche Glykoside gefunden. Wir machen nun in der Praxis immer wieder die Erfahrung, daß eine Herzkrankheit, die auf *Digitalis* eindeutig anspricht, niemals auf *Impletol* ansprechen kann und umgekehrt. Über die gekonnte Statistik gesehen glaube ich, daß generell beim kranken Herzen die Wirkungsbreite des *Impletols* größer ist als die der *Digitalis*. Bei einem meiner ärztlichen Freunde wirkte bei ausgesprochenen Altersbeschwerden des Herzens weder *Strophanthin* noch *Impletol*, weder Nauheim noch Orb, sondern Vitamin E; d. h. also, das Fehlen des Bausteines Vitamin E führte im Falle meines Freundes zu schweren Herzstörungen, die sich für jede Behandlungsart, außer Vitamin E, als refraktär erwiesen. In der Regel hilft die gekonnte Impletol-Anwendung bei dem Krankheitsbild der M i g r ä n e. Aber es gibt genauso ausschauende Migräneformen, bei denen man mit *Impletol* nicht zum Erfolg kommt. Bei einer ganz schweren Migräne blieb ich einst völlig erfolglos. Später besuchte mich die Patientin, geheilt durch eine Frischzellen-Therapie nach NIEHANS. Hier war das Fehlen eines Bausteines die Ursache der Erkrankung, ohne daß ich angeben könnte, welcher das nun gewesen ist.

Es können aber noch andersartige Gründe zu Störungen der Ganzheit führen. Giftstoffe, die den Organismus und insonderheit das Vegetativum überlasten, können natürlich niemals durch *Impletol* unwirksam gemacht werden. Mißbrauch von Nikotin führt zu Krankheitsbildern, die nur durch das Weglassen von Nikotin geheilt werden können. Das Töchterchen eines meiner Freunde litt seit frühester Kindheit an einem universellen Ekzem, das wir nicht selten z. B. durch Impletol-Injektionen an die Mandelpole verschwinden sehen. In diesem Falle half nach jahrelangen Fehlversuchen die Normalisierung des Coli-Wachstums im Darm. Eine Dysbakterie führte also hier zum chronischen Ekzem. Aber durch noch so viele Möglichkeiten soll man sich nicht entmutigen lassen bezüglich der Heilungsaussichten einer

Impletol-Therapie. Die Erfahrung lehrt doch immer wieder die beglückende Tatsache, daß man bei der Mehrzahl der Erkrankungen Erfolg hat. „Man kann eine Krankheit nur heilen, wenn man die für die jeweilige Krankheit spezifische Ursache erkennt und unwirksam macht."

Mein Neffe, der heutige cand. med. Jürgen Huneke, aus Bad Driburg, wurde von mir vor etwa 5 Jahren einmal wegen eines seit vielen Monaten völlig behandlungsrefraktären schwersten E k z e m s an Händen und Füßen durch Impletolinjektion an die Mandelpole behandelt. Er fühlte sich unmittelbar nach der Behandlung subjektiv völlig frei. In drei Tagen war das Ekzem ohne jede weitere Behandlung bis auf den heutigen Tag restlos beseitigt.

Aber es gibt nicht nur im Mangel von Bausteinen begründete Störungsmöglichkeiten, wie uns wiederum erkennbar wird über den Erfolg oder Mißerfolg der Therapie. Nehmen wir als Beispiel das A s t h m a. Asthma ist genausowenig eine Diagnose wie Ischias. Asthma ist ein Symptom, wie so viele Krankheitsbilder, die wir als Diagnose bezeichnen möchten. Normalerweise heilt man das Asthma mit *Impletol,* indem man multiple Quaddeln auf Brust und Rücken verteilt, wie das in der 10. Auflage meines früheren Buches im Bilde dargestellt ist. Auf diese Weise heilt ein sehr großer Teil chronischer Asthma-Krankheiten, Bronchitiden usw. Selbstverständlich bilden sich zerstörte Alveolar-Septen nicht wieder. Das übersteigt die Selbstheilungskraft des Organismus, an die wir ja immer appellieren. Führt dieser einfache Behandlungsversuch beim A s t h m a nicht zum Erfolg, dann suchen wir zunächst das etwa schuldige Störungsfeld, das an jeder Stelle des Organismus liegen kann. Doch darüber wird später im Zusammenhang gesprochen. Wenn auch dieser Weg nicht zur Heilung führt, dann kann man mit ziemlicher Sicherheit sagen: dieses Asthma dürfte psychogener Natur sein. Den Nachweis für die psychogene Natur dieses Asthmafalles liefern wir dann über seine Heilung durch psychotherapeutische Maßnahmen. Ich glaube, auch Herr JORES dürfte beim störungsfeldbedingten Asthma durch noch so massive Psychotherapie niemals zum Erfolg kommen. So habe ich mich auch mit NIEHANS dahin geeinigt, daß jede Zellular-Therapie sinnlos ist, wenn ein Störungsfeld die Ursache der Erkrankung ist. Eine solche Krankheit kann allein durch Beseitigen des krankmachenden Störungsfeldes geheilt werden. Die zusätzliche Anwendung der Frischzellen-Therapie ist eine sinnwidrige Maßnahme, die direkt als Kunstfehler bezeichnet werden müßte, zumal eine Frischzellen-Therapie durchaus kein gleichgültiger Eingriff ist. NIEHANS selbst hat mir versichert, daß seine Erfolgsstatistik gewachsen ist, seitdem er diese Erkenntnis bei der Anwendung seiner Therapie berücksichtigt. In die Praxis der Heilkunst übertragen heißt das: Vor die Niehans-Therapie gehört in jedem Falle der gekonnte Versuch, eine vorliegende Störung mit der immer ungefährlichen Neural-Therapie zu beseitigen. Zur Behebung einer reinen Ordnungsstörung braucht man keine Frischzellen-Therapie, die allein bei ausgesprochenen Mangelkrankheiten berechtigt ist. Dann allerdings kann sie offensichtlich sehr segensreiche Wirkungen haben.

In seinem Buche „Menschen in Not" bestätigt auch HEYER die gleiche Erkenntnis, indem er schreibt:

„Ich beginne nie eine psychotherapeutische Behandlung, ehe ich nicht ein mögliches Störungsfeld als Ursache ausgeschaltet habe."

Der Ausführungen kurzer Sinn besagt also: wir haben in der Ganzheit eine Gegebenheit vor uns, bei der es in der Peripherie durch Fehlen eines Bausteines zu Mangelerkrankungen kommen kann. Gleichartige Erscheinungsbilder erleben wir auf der Basis von Strukturstörungen im energetischen Gefüge des Vegetativums. Ferner können gleichartige Krankheitsbilder verursacht werden durch Störungen im psychischen Bereich der Ganzheit, der damit wiederum als

Realität sui generis erkennbar wird. Es übersteigt unsere Verstandeskraft, wenn wir nun den Versuch machen wollten, diese drei Bereiche zum Ganzen zu fügen. Es ist das auf keinen Fall ein Additionsproblem, sondern eher vielleicht ein Problem der Integration, wobei ich mir darüber im klaren bin, daß auch das nichts anderes wäre als ein leeres Wort. Wir können die Gegebenheiten nicht getrennt voneinander betrachten, aber über den Erfolg der Therapie erleben wir die unterschiedlichen Hintergründe scheinbar gleichartiger Krankheitsbilder.

Dann kennen wir noch eine Krankheitsform, die wir offensichtlich in eine noch tiefere Seins-Schicht verlegen müssen, und das ist die erbliche Erkrankung. Mehrfach sahen wir eine traumatische Epilepsie durch die richtige Impletol-Anwendung heilen. Wir sahen das nie bei der genuinen Epilepsie. Wir sahen das selbstverständlich auch nicht bei dem Krankheitsbild des hysterischen Anfalls. In dem Buche „Das Herddrama in der Zahnmedizin" von Richard SCHÖNDORF, Düsseldorf, erschienen im Albert Aman-Verlag, München, findet sich auf Seite 25 folgende Notiz: „1937 sollte ein dreizehnjähriger Knabe wegen genuiner E p i l e p s i e sterilisiert werden. Es bestand nebenbei ein elektrocardiographischer Herzbefund. Nach Mandelextirpation verschwanden E p i l e p s i e und H e r z b e f u n d.

Nebenbei können wir aus diesem Bericht lernen, daß eine E p i l e p s i e auch störungsfeldbedingt sein kann, daß sie mit Ausschaltung des Störungsfeldes heilt und daß wir mit den bisherigen Untersuchungsmethoden diese Form der Epilepsie von der echten genuinen nicht unterscheiden können. Bezüglich der Wirkungslosigkeit der Impletol-Therapie bei erblichen Krankheitsbildern, die für mich bisher a priori feststand, sind mir neuerdings begründete Zweifel aufgetreten, seitdem mich mein letzter Karlsruher Vortrag zwang, mich intensiver mit den Augenkrankheiten zu beschäftigen. Doch ist es noch zu früh, darüber jetzt schon mehr zu sagen. Soviel möge uns aus diesen Ausführungen klar werden, daß wir die Ganzheit als ein immanent Wirkendes im Lebendigen erkennen müssen. Über die unterschiedlichen Heilungsvorgänge kommen wir zu gewissen Aussagen über diese Ganzheit, die es uns aber niemals ermöglichen, aus diesen Aussagen ein vorstellbares Gebilde zu schaffen. Die Physiker kennen die gleiche Schwierigkeit bei der Deutung der Struktur des Atoms. Hier kann man vielfältige Aussagen rechnerischer Natur machen, aber das Atom selbst bleibt bezüglich seiner Struktur „unanschaulich". Das gleiche gilt für die Ganzheit einer lebendigen Form mit der Einschränkung, daß hier auch die errechenbare Formel nicht gefunden werden kann.

Beobachtungen zur Segment-Therapie

> *Meßt nicht mit Worten,*
> *Was unermeßlich ist —*
> *Noch senkt das Band des Denkens*
> *In das Unergründliche!*
> *Wer fragt, der irrt —*
> *Wer antwortet, irrt.*
> *... Sagt nichts.*
> GAUTAMA BUDDHA

Nachdem wir so, wie ich hoffe, eine Überschau über die Struktur des Lebendigen mit ihren Erkrankungs- und Wiederherstellungsmöglichkeiten gewonnen haben, möchte ich mich zunächst intensiver beschäftigen mit dem, was man ganz glücklich „Segment-Therapie" nennt. Neural-Therapie von 1925 bis 1940 war ausschließlich Segment-Therapie. Der Name stammt von KIBLER. Seit meinem ersten Sekunden-Phänomen 1940 hat dann die „Neural-Therapie" — die Bezeichnung ist ebenfalls glücklich gewählt und stammt von v. ROQUES — einen doppelten Aspekt bekommen, den so mancher, der sich berufen fühlt, in der Neural-Therapie ein entscheidendes Wort mitzureden, offensichtlich noch nicht ganz erfaßt hat. Nur so kann man die mancherorts in Erscheinung tretenden, nicht immer fairen Rivalitätsäußerungen einigermaßen entschuldigen. Jeder Versuch, die neural-therapeutischen Phänomene im bisher gültigen, wissenschaftlichen Denken einzuordnen, kann nur zu einer Verfälschung neural-therapeutischer Erkenntnis führen.

Schon SCHLEICH erlebte, daß die Intercostal-Neuralgie mit Dauerwirkung verschwinden konnte, wenn er sein Anästheticum an den erkrankten Nerv spritzte. Das gleiche beobachtete schon vor uns LANGE mit seiner Novocain-Injektion an den Ischiadicus-Stamm. Rheumatische Zustände werden vielfach ausgelöscht allein durch einige Intracutan-Quaddeln in den schmerzenden Bereich. Dabei stellen wir immer wieder die Dauerwirkung fest, die nicht pharmakologisch erklärt werden kann. Kopfschmerz, Schwindel, S c h w e r h ö r i g k e i t und die tausend Störungsmöglichkeiten im Bereich des Kopfes organischer und funktioneller Natur beseitigt man vielfach durch intravenöse oder direkt ins Segment der Krankheitserscheinung gemachte Impletol-Injektionen, die im Erfolgsfalle jeweils bis zur endgültigen Heilung wiederholt werden müssen. Wenn ich mich entschlossen habe, unsere Beobachtungen hier gemäß der alten Aufteilung des kranken Organismus in einzelne Organbereiche zur Darstellung zu bringen, so wäre es natürlich ebenso folgerichtig, wenn wir die Erfolgsmöglichkeiten um die einzelnen Injektionsorte gruppieren würden. Diesen letzteren Weg beschritt z. B. in einer äußerst lesenswerten Monographie der Wiener Primarius Guido KRAUCHER („Die intravenöse Anwendung der Lokalanästhetica in der inneren Medizin", Wien 1951, Springer-Verlag).

Eine L u e s c e r e b r i z. B. verliert den rasenden Schmerz unmittelbar nach der Impletol-Injektion intravenös und unter die Kopfschwarte über beiden Scheitelbeinen, sofern die wenigen einschlägigen Beobachtungen, die ich machen konnte, eine solche Verallgemeinerung gestatten. Im Anschluß daran heilt auch die L u e s c e r e b r i, soweit die Selbstheilungskraft des Organismus das im jeweiligen Falle noch fertig bringt: Man lasse sich doch durch einfache Tatsachen belehren und nicht an den Heilungen hindern durch Überlegungen eines Verstandes, der so etwas gar nicht für möglich halten kann.

Mit besonderer Freude erinnere ich mich so mancher Beobachtungen, die mich langsam dazu führten, die heilungsfeindlichen wissenschaftlichen Vorurteile mehr und mehr zu verlieren.

Kam da einst von weit her ein Kind mit einer schweren Littleschen Erkrankung. Es widerstrebte mir zunächst, irgend etwas zu tun, weil mir alles gänzlich aussichtslos vorkam. Dann wiederum aber erschien es mir herzlos, den Eltern einfach brüsk zu sagen, daß jede Behandlung sinnlos sei. So machte ich sämtlichen Beteiligten zum Trost rechts und links unter die Kopfschwarte des kranken Kindes eine Impletol-Injektion von je $^1/_2$ ccm. Das gleiche Quantum spritzte ich para-arteriell an eine Oberarmarterie (bei Kindern spritze ich nie intravenös). Den Eltern sagte ich, daß sie nur wiederkommen dürften, wenn eine solche Änderung des Krankheitszustandes erfolgen würde, daß niemand das übersehen könne. Von mir aus war das eine verklausulierte Ablehnung der Weiterbehandlung. Als sich dann 4 Wochen später die Eltern mit dem kranken Kinde bei mir wieder einfanden, war ich zunächst ungehalten, bis ich mich von den Eltern dahingehend belehren lassen mußte, daß sich die von mir geforderte Änderung des Zustandsbildes in höchst sinnfälliger Weise eingestellt hatte. Wir erzielen selbstverständlich nie eine Heilung des schweren Krankheitsbildes, aber ich sah doch mehrfach so weitgehende Besserungen, daß das Glück der Eltern über den unerwarteten Erfolg wohl verständlich war.

Bei einer Gamsjagd im Revier des Prinzen Lichtenstein bei Rosenbach führte mich ein Förster, dessen Junge an einer solchen Erkrankung litt. Bis dahin konnte das Kind nur auf der Erde herumkriechen. Wenige Minuten nach den Injektionen richtete es sich zum ersten Mal in seinem Leben am Tischbein spontan in die Höhe. Der Prinz schrieb mir später mehrfach: „Wann kommen Sie wieder? Die ganze Gegend wartet auf Sie." Der Laie sieht eben solche Besserungen. Der Wissenschaftler kann sie nicht für möglich halten. Gerne würde ich die Forderungen wissenschaftlichen Denkens erfüllen und meine Angaben mit Statistiken (gekonnten), genaueren Messungen und sonstigen Daten belegen. Aber es ist nicht jeder in der Lage eines Klinikleiters, der seinen staatlich bezahlten Assistenten solche Aufträge zuteilen kann. Meinen Freunden genügt das, wie ich es darstelle; sie werden es nachmachen. SCHACHTSCHNEIDER berichtete im übrigen auf einem

Naturärzte-Kongreß in Pyrmont über gleichartige Erfolge durch Injektion des Mistel-Präparats *Plenosol* unter die Kopfschwarte. Das ist wiederum ein Beweis für die These der Heilkunst, daß nicht die Chemikalie wirkt, sondern der Stoß ins System an der richtigen Stelle.

Mein Freund SCHOELER würde wohl das gleiche erzielen mit der Injektion von *homöopathischem Schlangengift*. Wenn neuerdings die Cortison-Propaganda über besonders erfolgreiche Anwendung des *Cortisons* bei A r t h r i t i d e n berichtet durch Injektionen zirkulär um das erkrankte Gelenk, so widerspricht es jedem wissenschaftlichen Denken, daß das so angewandte *Cortison* optimaler an das kranke Gelenk herankomme, als wenn man es in die Gesäßmuskulatur spritzt. Die Erfahrung der besseren Wirkung stimmt. Aber das ist keine Wirkung des *Cortisons*, sondern man hat bewußt oder unbewußt eine Anleihe bei der Neural-Therapie gemacht. Es ist völlig sinnlos, in solchem Falle das teure und nicht harmlose *Cortison* zu verwenden. Den besseren Effekt hat man auf jeden Fall mit *Impletol*. Wir spritzen seit vielen Jahren bei der A r t h r i t i s Impletol-Quaddeln zirkulär z. B. um ein erkranktes Kniegelenk. Beim Hüftgelenk wirken Cutan-Quaddeln nicht. In diesem Falle muß man die formtragenden Fasern im Periost selbst erfassen in Hüftgelenk-Nähe oder auch am Trochanter major. Damit hatten wir bei zahllosen schmerzhaften Gelenkerkrankungen ausgezeichnete Erfolge, wenn die Krankheit nicht störungsfeldbedingt war. Aber in letzterem Falle hilft auch kein *Cortison*. Vielleicht kommt es jedoch noch dahin, daß man in solchem Falle das *Cortison* an das schuldige Störungsfeld spritzt.

In meinem ersten Buche finden Sie die kurze Schilderung von der Heilung eines unfallbedingten Verlustes von Geruch und Geschmack durch intravenöse und Kopfschwarten-Injektion. Jegliche Form biologischen Geschehens kann in gleichartiger Weise gestört und in ebenso gleichartiger Weise wiederhergestellt werden. Jener Ingenieur, der damals an diesem Geruchs- und Geschmacksverlust litt, brachte ein Gemeinschaftsobergutachten der Universitäten Münster, Düsseldorf und Köln mit, in dem ihm für die Unfallversicherung die bleibende Natur seiner Störung bescheinigt war. Das besagt also gleichzeitig, daß man sich die Heilung einer solchen Störung über wissenschaftliches Denken nicht vorstellen konnte. Und dabei war es so einfach. Um allerdings der lebendigen Ganzheit und der Heilkunst etwas mehr gerecht zu werden, möchte ich doch ein kleines Zwischenspiel bei der Heilung hier einfügen. Es handelte sich zunächst offensichtlich um ein rein traumatisches Krankheitsbild. Der Körper selbst hatte in dem Bestreben, die Störung zu heilen, eine gewisse Geruchs- und Geschmacksempfindung wiedererlangt. Der Kranke roch und schmeckte als einziges wieder Fisch und Zwiebeln, aber nicht als Fisch und Zwiebel, sondern — sit venia verbo — als Scheiße. Mit der wissenschaftlichen Bezeichnung D y s - o s m i e ist ja nichts über das Wesen der Störung gesagt. Damit hatte die partielle Besserung praktisch zu einer Verschlimmerung des Leidens geführt, denn der Reiseingenieur konnte kaum mehr im Hotel essen, da ja bei den meisten Speisen Zwiebeln verwendet werden. In dreimaliger Behandlung erzielte ich zunächst eine weitgehende Besserung. Schon nach der ersten Behandlung lud ich den Patienten zum Abendessen ein; zu gefüllten Zwiebeln, die für ihn zwar noch keine Delikatesse waren, die er aber herunterbrachte.

Bei der vierten Behandlung erklärte er auf einmal, daß alles eigentlich wieder sei wie vorher, vielleicht noch schlimmer, und er wisse ja noch gar nicht, ob ich ihn heilen könne, und die Unfall-Versicherung ... Mit dem letzten Wort war mir alles klar. Zunächst lehnte ich vorerst jede weitere Behandlung ab und das auch für die Zukunft, falls die Verhandlung mit der Unfall-Versicherung auf eine laufende Rentenzahlung abzielte. Ich riet zu einem baldigen Abschluß des

Verfahrens auf der Basis einer einmaligen Abfindung. Der Patient erhielt damals 2 000 DM. Danach führten drei weitere Injektionen unter die Kopfschwarte zur völligen Heilung. Der Korrektheit halber möchte ich noch etwas hinzufügen. Die Injektionen führten nicht nur zur völligen Heilung, sondern der sehr gute Beobachter berichtete mir später spontan, daß Fisch und Zwiebeln heute für ihn Delikatessen wären und das seien sie vor dem Unfall durchaus nicht gewesen. Gemessen an einer Magenresektion ist dies vielleicht nur ein unscheinbares Geschehen. Aber für den Arzt, der zwischen den Zeilen lesen kann, dürfte es ein sehr instruktives Beispiel sein, das uns noch einmal einen kurzen Einblick gewährt in die Ganzheit von Leib und Seele. Außerdem könnte ein solches Beispiel richtungweisend sein für unsere ganze Versicherungsmedizin.

Diese Beobachtung läßt auch eine Deutung der vielleicht gültigen Tatsache zu, auf die mich Voss aufmerksam machte, nach der in der Kassenpraxis die Erfolge der Neural-Therapie geringer sind als in der Privatpraxis. Der selbst zahlende Patient kommt in der Absicht, für sein Geld geheilt zu werden. Beim Kassenpatienten findet man doch nicht selten das Streben nach Krankengeld als führenden Grund zum Besuch des Arztes. Damit werden zwei Formen der seelischen Ausgangslage erkennbar, die auf den Erfolg der Therapie vielleicht nicht ohne Einfluß sind. Eine solche Überlegung ändert aber nichts an der grundsätzlichen Erkenntnis, nach der die Phänomene der Neural-Therapie physikalisch-zwangsläufig erfolgen.

Eine über die Norm hinausschießende Heilwirkung des *Impletols* erlebte ich auch einmal bei einer Schwerhörigen.

Frau v. d. Br., damals 60 Jahre alt, litt seit 20 Jahren an zunehmender, hochgradiger S c h w e r h ö r i g k e i t. Sie wurde dieserhalb in der Düsseldorfer Universitäts-Ohrenklinik nach 3tägiger klinischer Untersuchung von Prof. GAUS im Kolleg als unheilbar altersταυβ vorgestellt. 6 Wochen später kam die gleiche Pat. zu mir, nicht wegen ihrer Schwerhörigkeit, deren Unheilbarkeit ja amtlich beglaubigt war, sondern wegen gleichzeitig bestehender chronischer Kopfschmerzen. Nur von diesen Kopfschmerzen nahm ich Kenntnis und nur diese galt es zu beseitigen. Durch 6 oder 7 intravenöse und Kopfschwarten-Injektionen verschwanden die Kopfschmerzen mit Dauerwirkung und gleichzeitig die gar nicht gemeinte Schwerhörigkeit. Beim Abschluß der Behandlung berichtete mir die Pat. freudestrahlend, daß sie wie eine „Spitzmaus" hören könne.

Da ich mich — wie Sie wohl denken können — in latentem Kriegszustand mit der Akademie befand, schickte ich diese Patientin mit einem schönen Gruß an GAUS.

In der Regel machen wir in solchem Falle die Erfahrung, daß man sich weigert, eine solche Heilung zur Kenntnis zu nehmen. GAUS reagierte anders. Die offensichtliche Hörfähigkeit veranlaßte ihn zu einer genauen Überprüfung, bei der er feststellte, daß die vorher praktisch taube Patientin die Hörfähigkeit einer Zwanzigjährigen aufwies und damit eine relativ übernormale Hörfähigkeit. Für GAUS wurde dieses Erlebnis zur Veranlassung, das Problem aufzugreifen. Er war häufig in meiner Praxis und hat mir später mehrfach bestätigt, daß im gesamten Bereich der Ohrenerkrankungen die unwahrscheinlichsten Heilungen mit *Impletol* ausgelöst werden können.

Zunächst studierte dann Vater GAUS, Landarzt im Münsterland, mein Buch. Gleich bei der ersten Probe heilte er durch intravenöse Injektion eine bis dahin behandlungsrefraktäre M é n i è r e s c h e E r k r a n k u n g. Die fröhlichen Folgezustände dieser Heilung machten sie für mich unvergeßlich. Der Patient schenkte dem Vater GAUS eine Kiste Zigarren. Die Hälfte davon schenkte dieser seinem Sohne, und dieser wiederum gab davon die Hälfte an mich weiter. So kam es, daß in der Städtischen Ohrenklinik zu Düsseldorf das *Impletol* eine Zeitlang zum zentralen Medikament wurde. Als dann der hohe Chef eines Tages zurückkehrte, stellte er das mit Befremden fest, und damit fand das Intermezzo sein Ende. Heilkunst ist für das Vorstellungsvermögen manches Exakten heute so abwegig, daß ihre Ausübung einer Entheiligung seiner Wissenschaft gleichkommt. Die Kranken denken da anders und in diesem Falle auch das Klinikpersonal.

Vor einiger Zeit erfuhr ich zufällig von einer Ménière-Patientin, daß sie in derselben Klinik 42mal je 4 ccm *Impletol* intravenös bekommen habe. Solches Vorgehen führt ja wohl zu einer Steigerung des Impletol-Verbrauchs, aber nicht zum Erfolg. Zudem ist die intravenöse Gabe eines solchen Quantums nicht ganz ungefährlich und — wie die Praxis lehrt — völlig überflüssig. Es handelte sich um Anna Vesper aus Neuß, Eintrachtstraße 32. Die Kenntnisnahme dieser Heilung seitens der Klinik führte wohl zu einem kurzen persönlichen Kontakt, aber dabei blieb es leider. Es ist immer wieder, als ob eine unübersteigbare Mauer bestehe zwischen den Phänomenen der Heilkunst und der exakten Forschung. Nach verschiedenen erfolglosen Injektionen an andere störungsfeldverdächtige Stellen lösten wir durch Testen des gynäkologischen Raumes mehrfach ein gültiges Sekunden-Phänomen aus. Die Patientin war vor Jahren in diesem Bereich operiert worden. Durch eine solche Operation wird recht häufig ein für uns bisher unerkennbares Störungsfeld gesetzt, das seinerseits in jedem Organ- und Systembereich nach vorläufig unbekannten Regeln zu den unterschiedlichsten Störungen führen kann. Seit der vierten Wiederholung dieser Injektion in die äußeren Narben, ferner intraperitoneal oberhalb des Os pubis und an die Frankenhäuserschen Plexus beiderseits von der Scheide aus blieb die Ménièresche Erkrankung verschwunden. Zum Erfolg sind neben der Injektion in die äußere Narbe auch diese tieferen Injektionen unerläßlich, um auch die in der Tiefe sitzenden Narben zu erfassen. Mit den Injektionen in die äußere Narbe allein kamen wir nicht zum Ziel, weil es sich nicht um eine Suggestivwirkung handelt, sondern um die physikalische Ausschaltung des Gesamt-Störungsfeldes. Die sinnvolle Diagnose lautet hier also nicht Ménièresche Erkrankung. Es gehört dazu die Bezeichnung: störungsfeldbedingt im gynäkologischen Raum.

Ein Zustand nach Apoplexie läßt sich manchmal noch nach langer Zeit durch intravenöse und Kopfschwarten-Injektionen — beide auf der gesunden Seite — auffallend bessern. Wenn man mit dem Einwand kommen sollte, zwischen der Kopfschwarte und der gestörten Zone im Gehirn liegt doch der Schädelknochen, so ändert das ja nichts an dem Faktum der Besserung. Außerdem ist auch so ein Schädelknochen lebendige Substanz, und das Vegetativum kennt da keinen Unterschied. Umgekehrt könnte uns aber diese Besserung lehren, daß das ganzheitstragende System von uns erst ganz in der Peripherie erfaßt ist. Manchmal erweist sich eine Stellatum-Injektion auf der gesunden Seite als überlegen.

Mehrfach hatte ich Gelegenheit, bei erfolgreich operierten Hirntumoren zurückgebliebene oder entstandene Beschwerden durch Impletol-Injektionen intravenös und unter die Kopfschwarte zu bessern. Ich erinnere mich eines von TÖNNIS operierten Hirntumors, dessen Diagnose damals gestellt wurde über die von ihm ausgehenden paroxysmalen Schmerzattacken in einem Arm. Ich erkenne sehr wohl die wissenschaftliche Leistung, die eine solche Diagnose ermöglichte. Nach der Operation bekam der Patient ein äußerst quälendes Kältegefühl in einer Brustwand, wohl als Folge eines Operationstraumas. Ein solches Symptom zu deuten, vermag nun die gleiche Wissenschaft nicht. Es gelang mir mit wenigen Injektionen, dieses Symptom zu beseitigen.

Sie werden immer wieder vor neuen Krankheitsbildern stehen und müssen das selbständige Denken gelernt haben. Es ist völlig unmöglich, die buntfarbigen Krankheitsbilder, die wir sahen, auch nur anzudeuten. Aus gegebener Veranlassung berichtete mein Freund OCKEL, Karlsruhe, in einem offenen Brief an BODECHTEL über folgenden Fall.

Ein 3jähr. Junge mit allen Zeichen einer schweren Mittelohrentzündung, mit hohem Fieber und einer beginnenden Hirnhautreizung erhält von ihm ½ ccm *Impletol* aufs Periost hinter das kranke Ohr. Am nächsten Tag ist das schwere Krankheitsbild verschwunden. Wenn man solche Tatsachen doch endlich zur Kenntnis nehmen wollte! Ein etwa 4jähr. Junge wurde von seiner Mutter, der ich schon im Jahre 1925 die zeitlebens bestehenden Kopfschmerzen geheilt hatte, mit einer ebensolchen Otitis media zu mir gebracht. Unmittelbar nach der Injektion hinter das Ohr sagte das Kind: „Tut nicht mehr weh." Im Anschluß heilte dann die Otitis. Als nach längerer Zeit das gleiche Kind auf der anderen Seite wieder eine Otitis bekam, sagte es: „Onkel Doktor gehen, Spritze machen." Und wieder half die gleiche Injektion. Als sich nach vielen Jahren wieder eine Otitis einstellte, half die gleiche Injektion nicht. Diesmal wirkte eine Impletol-Injektion ins Nierenbett, wie sie von WISCHNEWSKY und neuerdings von meinem Freunde KRETZSCHMAR häufig als wirkungsvoll bei Ohrenleiden gefunden wurde. Das Kind hatte zwischenzeitlich eine Gelbsucht überstanden, die ein Störungsfeld hinterlassen hatte. Die heilende Wirkung des *Impletols* erlebt man aber nicht nur bei akuten Mittelohrentzündungen, sondern auch bei chronischen Mittelohreiterungen. Das vielleicht 12jähr. Töchterchen des Magdeburger Zahnarztes GRUHL wurde von mir anläßlich einer Vortragsreise an einer doppelseitigen, seit Jahren bestehenden Eiterung im Gefolge einer Scharlacherkrankung behandelt. Durch mehrere Injektionen intravenös und hinter die Ohren verschwand die Sekretion völlig und die Hörfähigkeit wurde auffallend gebessert. Als ich nach Jahresfrist wiederum in Magdeburg sprach, empfing mich das Töchterchen Gruhl mit einem großen Chrysanthemenstrauß am Eingang zum Vortragssaal.

Mit der Demonstration dieses Falles hatte ich dann eine wirkungsvolle Einleitung meines Vortrages. Ich könnte aus eigenen Erfahrungen und denen meiner Freunde über Hunderte solcher Fälle berichten; ein einziger sollte eigentlich genügen, um die Sachverständigen aufhorchen zu lassen. Wie manche Operation könnte hier unterbleiben. Einer meiner Freunde hat einmal den Sachverständigen charakterisiert als den Mann, der das grundsätzlich Neue als letzter begreift, und damit dürfte er wohl recht haben. Es ist die schwerste Aufgabe alles Neuen, die Sachverständigen zu überzeugen. Im Testament des bedeutenden amerikanischen Architekten WRIGHTs findet sich der Satz:

„Fachleute sind Menschen, die aufgehört haben zu denken, weil sie schon alles wissen."

Mein Schüler KNABE aus Jena berichtete als erster auf dem Neural-Therapeuten-Kongreß 1960 in Freudenstadt die von ihm mehrfach beobachtete Heilung der Parotitis epidemica durch intravenöse Impletol-Injektionen auf der gleichen Seite. Alle solche Beobachtungen sind im Grunde selbstverständlich. Das *Impletol* heilt nicht die Otitis oder die Parotitis, sondern die Entzündung, wo immer sie in Erscheinung tritt.

Über eine charakteristische Kopfschmerzheilung möchte ich berichten.

Es war während des Krieges, da schrieb mir ein Winzer von der Mosel, seine Frau leide an solchen Kopfschmerzen, verbunden mit Schwindelzuständen, daß sie nicht mehr allein auf der Straße gehen könne. Ich weiß vorher natürlich nie, ob ich in einem bestimmten Falle etwas erreichen kann, weil das gar keine Frage des Wissens ist. So antwortete ich denn, daß ich es für einen Kunstfehler halten würde, wenn der Versuch unterbliebe. Die Pat. war nacheinander je drei Wochen in drei verschiedenen deutschen Universitäten. An allen 3 Stellen wurde nach dem bekannten Ritus eine wissenschaftliche Untersuchung mit Lufteinblasung, Encephalogramm und allen sonstigen Untersuchungsmöglichkeiten vorgenommen. An allen drei Stellen wurde kein objektiver Befund erhoben. Der Ehemann berichtete, daß man diesem gefundenen Nichts an allen drei Stellen einen unterschiedlichen Namen gegeben habe. Und da man nichts gefunden hatte, konnte man auch keine Behandlung einleiten, denn das wäre gleichbedeutend gewesen mit Kurpfuscherei. Ich habe nur 3mal zu behandeln brauchen mit Injektionen intravenös und unter die Kopfschwarte, dann war die Kranke geheilt.

Nichts gegen die klassischen Untersuchungsmethoden der Kliniken. Es könnte ja wirklich einmal ein Tumor vorliegen, der zudem noch operabel sein könnte. Aber nachdem man in solchem Falle das ganze Rüstzeug wissenschaftlicher Diagnostik in Anwendung gebracht hat, sollte man doch soweit ärztlich denken, einen so einfachen therapeutischen Versuch nicht zu unterlassen.

Aber ganz so einfach ist die Behandlung chronischer Kopfschmerzen und verwandter Leiden durchaus nicht immer.

Manchmal verschwindet ein Kopfschmerz allein durch die Stellatumanästhesie. Eine Wiederholung hat natürlich jeweils nur dann Sinn, wenn der erste Versuch sofort zu einem, wenn auch nur vorübergehenden Ergebnis geführt hat. Ein anderer Kopfschmerz des Vorderhirns verschwindet vielleicht auf die Injektion ans Ganglion sphenopalatinum oder ans Ganglion ciliare. Selbstverständlich kann auch der Kopfschmerz wie jedes Krankheitsbild störungsfeldbedingt sein. Dann hilft nur das gekonnte Sekunden-Phänomen. Darüber wird später berichtet.

Vereinzelt gibt es auch Kopfschmerzen, wie die sog. M i g r a i n e c e r v i c a l e , die man durch einen chiropraktischen Eingriff heilen kann, und dann nur durch diesen. So etwas gibt es auch, wenngleich man die Häufigkeit nicht überschätzen soll. Ich glaube, mein Freund DRUSCHKY hat in diesem Zusammenhang recht. Er ist ausgebildeter Chiropraktiker und Neural-Therapeut und berichtete auf einem Naturärzte-Kongreß in Pyrmont, daß man bei einschlägigen Wirbelsäulen-Symptomen mit der gekonnten Neural-Therapie eine größere Zahl von Heilungen erzielen könne, als sie mit der Chiropraktik möglich sind. Selbstverständlich sind vertebragene Hinterhauptsmigränen mit *Impletol* nicht zu beeinflussen. Heilen kann man immer nur, wenn man die Ursache einer Erkrankung abstellt. Das Röntgenbild ist ein höchst unsicherer Faktor, wenn es darum geht, die wirkliche Ursache von Störungen zu erkennen. Die Diagnose von Bandscheibenschäden und Wirbelveränderungen als Ursache bestehender Schmerzen ist heute ganz große Mode. Man sollte bei jeder solchen Diagnose die Vertrauensfrage stellen: Führt eure Diagnose auch zur Heilung? Wenn sie das aber nicht tut, möge man dem Arzt gestatten, die Gültigkeit einer solchen Diagnose zu bezweifeln.

Im Laufe der Jahre haben wir so viele röntgenologisch gesicherte B a n d s c h e i b e n s c h ä d e n über ein schuldiges

Störungsfeld geheilt, daß das Röntgenbild in solcher Frage für uns keine Sicherheit mehr bedeutet. Das Röntgenbild lügt natürlich nicht, aber die Sachverständigen, die es deuten, irren glücklicherweise sehr häufig. Bedauerlich ist es nur immer wieder, wenn ein Röntgenbild zu größeren operativen Eingriffen führt, ohne daß man die Erkenntnis der Neuraltherapie zur Klärung des Falles vorher in Anwendung brachte. Ich erinnere mich an ein 20jähriges Förstertöchterchen, bei dem die Diagnose S p o n d y l o l i s t h e s i s zum erfolglosen Versuch einer Knochenspanoperation geführt hatte. Sämtliche Beschwerden verschwanden für dauernd mit einem Paar Quaddeln in eine Blinddarmnarbe. PAYR wird der Situation in etwa gerecht, wenn er schreibt: „Es gibt eine A r t h r o s i s d e f o r m a n s , ohne daß Veränderungen im Röntgenbild zu sehen sind, und es gibt stärkste Veränderungen im Röntgenbild, ohne daß klinische Erscheinungen vorhanden sind." (Zitiert aus „Der Landarzt" vom 10. Februar 62, Heft 4, aus dem Aufsatz von EICHLER.)

Etwas schwieriger ist das Problem der Heilung von S c h l a f l o s i g k e i t , weil man ohne erkennbares Sofort-Phänomen behandeln muß. Im Prinzip handelt es sich bei der Schlaflosigkeit wesensmäßig um die gleiche Störung wie beim Kopfschmerz. Selbstverständlich ist das *Impletol* kein Schlafmittel im pharmakologischen Sinne. Nach seiner Anwendung wird also niemals ein Patient sofort in Schlaf verfallen. Man kann damit auch keine Schlaflosigkeit seelischer Natur beeinflussen, wie sie etwa durch Finanzamtssorgen ausgelöst sein könnte. Es ist der Sinn der Neural-Therapie, bei bestehender chronischer Schlaflosigkeit die im Schlafzentrum existierende Strukturstörung durch den an der richtigen Stelle ausgelösten Stoß ins System zu beseitigen. Diese richtige Stelle kann an jeder Stelle des Organismus liegen wie beim Kopfschmerz, bei dem das Sofort-Phänomen die Richtigkeit der Stelle anzeigt. So ist es verständlich, daß der

Anfänger die Beseitigung der Schlaflosigkeit in der Regel zunächst als zufällige Begleitfolge bei der Behandlung andersartiger Störungen erlebt, wie das auch bei uns der Fall gewesen ist. Trotz aller Schwierigkeiten ist aber auch die Behandlung der Schlaflosigkeit für den erfahrenen Neural-Therapeuten eine dankbare Aufgabe.

Die Trigeminus-Neuralgie, auch wenn sie viele Jahre bestehen sollte, kann man in der Regel durch die wiederholte Injektion ans Foramen ovale beseitigen. Es ist fast immer überflüssig, zu so schweren Eingriffen wie einer operativen Entfernung oder auch nur Verkochung des Ganglion Gasseri zu greifen, zumal diese schweren Eingriffe eine Heilung auch nicht garantieren können. Bei der Neuralgie des ersten Astes des Trigeminus genügt häufig die periphere Injektion an diesen Ast. Viele Wissenschaftler können sich eine Heilung dieser Krankheit nur durch eine Ausrottung des kranken Nervs vorstellen. Auch bei der Trigeminus-Neuralgie, und das dürfte weitgehend unbekannt sein, fanden wir als auslösende Ursache nach dem Versagen der Injektion ins Segment vielfach ein schuldiges Störungsfeld, das nicht notwendigerweise im Bereich des Kopfes liegen muß, sondern das entsprechend den allgemeinen therapeutischen Erfahrungen an jeder Stelle des Körpers liegen kann. Wir sahen Trigeminus-Heilung z. B. über Injektionen in den gynäkologischen Raum oder ins Nierenbett oder in eine Narbe. In solchem Falle würde kein chirurgischer Eingriff am Ganglion Gasseri Erfolg gehabt haben. In der Heilkunst muß man immer wieder von der anatomischen Vorstellung auf lebendige Erfahrung umschalten. Das gelingt auch bei uns nicht immer auf Anhieb, aber mit der zunehmenden Erfahrung wächst der Meister.

In meinem ersten Buche finden Sie schon recht früh die Heilung einer Herz-Wassersucht stärksten Ausmaßes beschrieben.

Die etwa 60jähr. Pat. litt an zunehmenden Ödemen. Es bestanden auf dem Höhepunkt der Krankheit elephantiastische Beine, ebensolches Genitale, schwerer Ascites, Pleura-Transsudate und schon ausgeprägtes Ödem beider Arme. Das Wasser stand ihr also buchstäblich bis zum Hals. Damals konnte auch ich mir noch nicht vorstellen, daß man eine so schwere Herzstörung mit *Impletol* beeinflussen oder gar heilen könne. Ich gab also *Digitalis, Strophanthin, Euphyllin* und *Salyrgan*. Ich versuchte eine Carrel-Kur und alles, was man in solchem Falle tun kann, praktisch ohne Wirkung. Die Harnausscheidung näherte sich dem Nullpunkt, so daß ich die noch möglichen Lebenstage an den Fingern hätte abzählen können. In dieser Situation gab ich, ohne viel Hoffnung, als letzten Versuch 1 ccm *Impletol* intravenös und den zweiten ccm als Intracutan-Quaddeln beiderseits neben das obere Brustbein. Was dann geschah, hätte ich mir auch im Traum vorher nicht denken können. Die Diurese begann unmittelbar danach und hörte erst auf, als im Verlauf einiger Tage ohne jede weitere Behandlung etwa 30 l Flüssigkeit ausgeschieden waren. Die Pat. stand nach 14 Tagen völlig gesund auf und hat noch 19 Jahre gelebt. Es wurde nie ein Elektrokardiogramm gemacht und auch keinerlei feinere Diagnostik. Das alles hätte uns in diesem Falle nicht einen Schritt gefördert. Das war Frau Classen, Flurstraße 75 in Düsseldorf.

Vielleicht hält ein Medizinmann diese Angaben für so bedeutungsvoll, daß er sich die Wahrheit des Gesagten an Ort und Stelle von den Kindern berichten läßt. Man vergibt sich damit nichts. Wollen Sie sich bei der Gelegenheit daran erinnern, daß die Kenntnis der Digitalis-Wirkung von einem englischen Kräuterweib stammt, und daß damals ein Arzt so einsichtig war, das Wissen jenes Kräuterweibes für bedeutungsvoll zu halten. WITHERING hat sich auf jeden Fall mit dieser Aufgeschlossenheit ein Denkmal gesetzt. Die Beobachtungsgabe eines Kräuterweibes sollte man mir als Kollegen eigentlich zubilligen.

Schon früher sahen wir, daß eine Herzkrankheit, die eindeutig auf *Digitalis* anspricht, mit *Impletol* nicht erfolgreich behandelt werden kann. Auf das Wort eindeutig lege ich dabei allerdings besonderen Wert, denn wir erleben immer wieder, daß herzkranke Patienten manchmal mit vielen Hunderten von Strophanthin-Spritzen behandelt wurden, um dann mit wenigen Impletol-Injektionen, die allerdings richtig angewandt werden müssen, geheilt zu werden. Ich bin ein Gegner der Misch-Spritze von *Strophanthin* und *Impletol*, obgleich sich die beiden Stoffe gut miteinander vertragen, aber eine solche Mischung schließt jede klare Erkenntnis aus über das, was nun geholfen hat. Bei vielen Hunderten von organischen und funktionellen Herzerkrankungen unterschiedlichster Diagnose erlebten wir immer wieder, daß die Heilungsmöglichkeiten mit der gekonnten Impletol-Anwendung größer sind als die Möglichkeiten der Digitalis-Therapie. Ich verlange ja gar nichts Unmögliches vom Mediziner. Versuche er doch einmal diese Therapie, wenn er mit seinem Latein am Ende ist. Aber wenn er den Versuch macht, dann muß er vorher das ganze Problem studiert haben, genauso wie man es von uns verlangt, daß wir die Technik der Chirurgie gelernt haben, ehe wir uns an eine Magenresektion heranwagen. Nicht die Spritze hilft, sondern nur die gekonnte Spritze. Im übrigen dürfen wir nicht übersehen, daß die Wirkungsweise auch der Digitalis-Therapie heute noch unbekannt ist. Es ist eine empirische Erfahrung, daß *Digitalis* helfen kann, und die gleiche Einstellung beansprucht das *Impletol*. Die Indikation zur Anwendung der *Digitalis* hat man heute in gewissem Umfange erarbeitet, aber durchaus nicht so weitgehend, wie manche Leute sich das einbilden. Bei dem erstbeschriebenen Fall z. B. hätte man nach unseren Vorstellungen eine Digitalis-Wirkung wohl erwarten dürfen. Man helfe mir doch, auch die Indikation für die Impletol-Therapie klarer abzugrenzen.

Ich sprach einmal mit Prof. DERRA über das Problem. Er sagte mir: „Von der Herzkräftigung vor einer Operation durch *Strophanthin* halte ich nichts; wir nehmen *Novocain* intravenös." Als ich ihn fragte, woher er diese Kenntnis habe, da stammte sie ausgerechnet aus Amerika. Prof. DERRA ist mir persönlich wohlgesonnen und er ist der letzte, von dem ich die Kenntnis meiner Beobachtungen verlangen könnte. Aber müssen ausgerechnet die deutschen Kliniker mit ihrer Einsicht so lange warten, bis eine spezifisch deutsche Entdeckung und Erkenntnis uns in anderem Gewande vom Ausland offeriert wird? Man wird DERRA ja schließlich keine gute Beobachtungsgabe absprechen können. Das Problem gilt aber nicht nur für die Chirurgie. Immer wieder hören wir doch von Herzkranken, daß man wegen „zu schwachen Herzens" eine Badekur erst einleiten durfte, nachdem das Herz durch einige Strophanthin-Spritzen „gekräftigt" worden war. In einem Vortrag, den Prof. MANDL, Wien, in der „Wiener Klinischen Wochenschrift", Nr. 6, 1953, veröffentlicht hat, heißt es zu dieser Frage:

„Ein besonderes Anwendungsgebiet der intravenösen Procain-Injektion von größter Bedeutung ist aber im Bereich der modernen Narkose und Anästhesie gelegen. BURSTEIN beschreibt schon 1940 die außerordentlich wichtige und interessante Wirkung des *Procains* bei Rhythmusstörungen des Herzens während der Operation. Die intravenöse Novocain-Injektion, die BURSTEIN in 1%iger Lösung verwendet, macht den Puls regelmäßig, senkt eine etwaige Hypertension und läßt das ventrikuläre Fibrillieren verschwinden. Diese Beobachtung von BURSTEIN wurde von einer ganzen Reihe von Autoren bestätigt."

Es wird heute immer wieder darauf hingewiesen, daß akute Arrhythmien während ausgedehnter Operationen, besonders aber während der großen Herzoperation, am sichersten und raschesten durch intravenöse Novocain-Infusion behoben werden können. Die Bereitstellung des *Novocains* zu intravenöser Injektion gehört heute bereits zu den selbstverständlichen und unentbehrlichen Vorkehrungen des Anästhesisten. Nach EICHHOLTZ ist *Novocain* zur Behandlung der Irregularitäten des Herzens besonders wirksam. Wir müssen als ziemlich sicher annehmen, daß *Novocain* die Gefahren des Kammer-Flimmerns herabsetzen kann. Wenn man in dieser Frage nun noch über die pharmakologische Wirkungsvorstellung hinauswachsen würde und statt der mehr oder weniger großen Infusionen unsere kleinen Dosen verwenden würde, weil sie genau die gleiche Wirkung haben, dann würde man den Segen dieser neuen Einstellung nur vergrößern, weil man ein gewisses Gefahrenmoment beheben würde, das mit größeren Infusionen immer verbunden ist. In der Literatur wird immer wieder einmal ein Todesfall nach solchen Infusionen beschrieben. Bezüglich des *Impletols* gibt es einen solchen Todesfall seit dem Bestehen des Präparats bis heute nicht, wie mir die Firma Bayer kürzlich ausdrücklich bestätigte. Die vorschriftsmäßige Verwendung des *Impletols* gehört zu den ungefährlichsten Behandlungsmethoden, die es überhaupt gibt, und zu den erfolgreichsten.

Da wir gerade DERRA erwähnt haben, möchte ich über zwei Beobachtungen aus dem Bereiche der Herzchirurgie berichten.

Vor einiger Zeit behandelte ich eine Pat. aus meiner Nachbarschaft mit segmentalen Impletol-Injektionen wegen eines mir und auch den vielen vorbehandelnden Ärzten nicht ganz klaren Bildes einer organischen Herzerkrankung. Es handelte sich um eine Stenose mit pectanginösen Begleitsymptomen. Meine Injektionen führten jeweils zu einer dankbar empfundenen Erleichterung. An der Grundkrankheit änderte sich natürlich nichts. Eines Tages erfuhr ich, wie ich gestehen muß, zu meiner Überraschung, daß die Kranke von DERRA wegen ihres Herzleidens mit Erfolg operiert worden war. Seit der Zeit sehe ich die Pat. öfter und ich kann nur immer wieder bestätigen, daß die moderne Herzchirurgie in diesem Falle ein Wunder vollbracht hat.

Und nun dazu einen Parallelfall. Hans Weiler aus Witten an der Ruhr, Ruhrstraße 21, wurde am 14. 1. 1959 erstmals wegen seines schweren organischen Herzleidens von mir behandelt. Die Krankheit wurde in mehrfachen fachärztlichen Untersuchungen ähnlich gedeutet wie bei der vorgenannten Pat. Eine Herzoperation allein konnte Heilung bringen. 1942 hatte der Kranke einen Gelenkrheumatismus überstanden, der ja manchmal solche Krankheiten zur Folge hat. Und nun wartete der Pat. auf Abruf zur Operation. Nach der heute herrschenden wissenschaftlichen Meinung mußte zunächst in diesem Falle ein Versuch mit *Impletol* als sinnlose Handlung erscheinen. Da der Pat. aber ganz klar angab, daß er seine Herzstörung erst bemerkt habe, nachdem er im Jahre 1953 wegen einer schweren Gelbsucht ein Vierteljahr im Krankenhaus gelegen hatte, dachte ich an die Möglichkeit, hier die Ursache der Herzerkrankung zu suchen. Nun benötigt die Entwicklung einer Stenose nach Gelenkrheumatismus ja manchmal Jahre, so daß der bis dahin angenommene Entstehungsweg auch durchaus möglich war. Ich injizierte *Impletol* an den Grenzstrang im re. Nierenbett und präperitoneal in die Magengrube je eine Ampulle *Impletol*. Der Pat. empfand sofort eine subjektive Umstimmung in seinem Gesamtbefinden und 5 Min. später erklärte der zutiefst erschütterte Patient, daß er sich völlig gesund fühle. Der Zustand hielt volle 5 Tage an. Danach kam es zum Wiederauftreten sehr viel leichterer Krankheitserscheinungen, die wenige Minuten nach der zweiten Behandlung wiederum völlig verschwanden. Der Pat. bemerkte von sich aus, daß er seit der Gelbsucht nie einen so gesunden Hunger gehabt habe wie jetzt. Auch das ist ein sehr bemerkenswertes Allgemeinsymptom, das die Richtigkeit meiner Vorstellung zu bestätigen schien. Aber die weitere Beobachtung des Krankheitsbildes führte dann doch zu Zweifeln an der Gültigkeit des ersten Sekunden-Phänomens. Auf nochmalige eindringliche Befragung äußerte der Pat., daß er sich nach der ersten Injektion doch wohl nicht vollkommen frei gefühlt habe, daß er aber das Gefühl der subjektiven Befreiung so überwältigend empfunden habe, daß er seine Aussage in gutem Glauben gemacht habe. Da weitere Injektionen keine zusätzliche Besserung des Befindens brachten, mußte ich meine Vorstellung fallen lassen, daß hier vielleicht doch eine Fehldiagnose der Voruntersucher vorgelegen habe. Deshalb riet ich meinerseits dem Pat., der auf Grund der subjektiven Besserung keine rechte Neigung zur Operation mehr hatte, sich sobald als möglich in die Hände von DERRA zu begeben.

Es ist natürlich auch für den Neural-Therapeuten selbstverständlich, daß mit *Impletol* keine Stenose im Bereich des Herzens beseitigt werden kann. Aber ein Gutes hat mein Irrtum doch gehabt. Das Allgemeinbefinden des Kranken wurde durch die Injektionen so auffallend gehoben, daß die Erfolgsaussichten der Operation sicher sehr viel besser sind. Und ein weiteres zeigte der Erfolg. Die Besserung trat nicht ein durch die intravenöse Gabe großer Mengen von *Novocain* im Sinne eines pharmakologischen Medikaments. Auch bei der Beurteilung der Herzwirksamkeit des *Impletol*s in solchen Fällen gelten die allgemeinen Regeln der Neural-Therapie.

Bei der A o r t i t i s l u i c a ist trotz aller *Antibiotica* das *Impletol* das wirkungsvollere Prinzip. Heute sehen wir das

Krankheitsbild ja selten. Ich sah jahrzehntelange Beschwerden für ebenso lange Zeit völlig symptomfrei werden. Durch Impletol-Injektion ins Segment, d. h. also in diesem Falle intravenös und intracutan neben das obere Brustbein, heilt eben die Entzündung in der Tiefe, gleichgültig, was auch die Ursache ist. Für Leute, denen nun einmal Kritik Lebensinhalt ist, sei gesagt, daß eine luetische Aortitis natürlich nur unter Hinterlassung von Narben in der Aortenwand ausheilen kann. Aber für die Funktion ist es ein himmelweiter Unterschied, ob ich eine luetische Entzündung in der Aortenwand habe oder eine entzündungsfreie Narbe. Die letztere besteht vielfach symptomlos. Vor einiger Zeit behandelte ich einen Patienten, der seit etwa 20 Jahren allerstärkste Beschwerden von seiten seiner luetischen Aortitis hatte. Er konnte nur wenige Schritte jeweils machen und mußte dann wegen auftretender Schmerzen stehen bleiben. Nach der ersten Behandlung berichtete er mir hochbeglückt, daß er mit seiner Frau einen mehrere Kilometer langen Fußmarsch unternommen habe und daß seine Frau „nicht mitgekommen" sei. Voller Erschütterung nach so vielen Jahren des Leides kniete der Mann vor mir nieder, um mir die Hand zu küssen. Ich bitte um Entschuldigung, daß ich solche Einzelheiten wiedergebe, aber vielleicht wirken die doch auf den einen oder anderen so, daß man wenigstens vielleicht einmal einen Versuch macht.

Ich sprach darüber einmal mit meinem Freunde Hans Sylvester aus Philadelphia, der 5mal als Besucher in meiner Praxis war. In der Unterhaltung vertrat ich die Meinung, daß ein Aorten-Aneurysma selbstverständlich so nicht beeinflußt werden könne.

„Woher weißt Du das so sicher?", war seine Antwort, und dann sagte er weiter: „Ich habe ein beginnendes, aber eindeutig erkennbares Aneurysma durch Impletol-Injektion mit feinster Nadel direkt an die Aortenwand vom Jugulum aus sich völlig zurückbilden sehen."

Diese Beobachtung würde nur dasselbe besagen, was zahlreiche entsprechende Beobachtungen bei andersartigen Entzündungen immer wieder bestätigen.

Auch die Beschwerden eines Herzinfarktes, die subjektiven und die objektiven, sind in der Regel weitgehend zu beeinflussen. Da die Erkrankung im Segment ausgelöst wurde, ist sie auch über das Segment behandelbar. 1 ccm *Impletol* intravenös — mehr geben wir grundsätzlich nicht bei der intravenösen Injektion und darum sehen wir keine schädlichen Folgen, wenn man davon absieht, daß es nach der schnellen Injektion, wie wir sie handhaben, schon einmal zu bald vorübergehenden Schwindelzuständen kommen kann. Den 2. ccm geben wir intracutan rechts und links neben das obere Brustbein als Quaddeln. Manchmal kann man die Wirkung verstärken, wenn man von den Quaddeln aus in die Tiefe gehend präpleural zusätzlich injiziert. Damit kommt man offensichtlich in eine andere neurale Zone. Tritt danach eine erkennbare Sofortwirkung ein, dann wiederholt man diese Injektion 1- oder 2mal wöchentlich, solange eine weitere Wirkung erkennbar ist. Tritt diese Wirkung nicht ein, dann pflegen wir Erfolg zu haben mit der wiederholten Injektion an das Ganglion stellatum. Die Heilungsmöglichkeiten über dieses Ganglion sind so vielfältig, daß ein Neural-Therapeut, der diesen Ehrentitel beansprucht, die Technik der Injektion beherrschen muß. Sie ist praktisch harmlos, wenn man die kleinen Dosen verwendet wie wir, wenn man langsam injiziert und dabei auf jede Angabe des Kranken achtet, um gegebenenfalls die Injektion zu stoppen. Man darf natürlich nicht in den Liquor-Raum kommen und man soll nach Möglichkeit nicht in die Pleura stechen; das wird aber jedem einmal passieren. Bei unseren weit über 3000 Stellatum-Injektionen sahen wir keinen ernsthaften Zwischenfall, wohl aber viele prachtvolle Heilungen. Man findet in der Literatur schon einmal die Angabe oberflächlicher Beobachter, daß diese

Stellatum-Anästhesie grundsätzlich bei allen Herzerkrankungen die wirkungsvollste Methode sei. Das ist eine völlige Verkennung der Wirklichkeit, das ist anatomisch gedacht, aber nicht lebendig. Wenn z. B. eine M y o c a r d i t i s von einem Zahn aus ferngesteuert ist, nutzen noch so viele Stellatum-Injektionen nichts. Und solcher Möglichkeiten gibt es eine ganze Reihe. So nützt auch die Stellatum-Injektion selbstverständlich nichts bei allen Herzkrankheiten, die zum Digitalis-Kreis gehören.

Ursprünglich suchte ich die Nähe des Ganglion stellatum vom Rücken aus. Diese Technik ist heute wohl allgemein aufgegeben. Der gebräuchlichste Weg geht in entsprechender Höhe von vorne, medial vom Musculus sternocleidomastoideus direkt auf das Ganglion. Aber auch bei dieser Methode ist gelegentlich ein Anstechen der Lunge nicht zu vermeiden. Meistens ist das nicht so tragisch zu nehmen, aber angenehm ist es nie. Heute übe ich die Technik, wie sie von dem Franzosen DE SÈZE angegeben wurde. Mit leicht überhängendem Kopf legt man den Patienten auf den Rücken und dreht den Kopf um 45° nach der Gegenseite. Dann kann man praktisch lateral vom Musculus sternocleidomastoideus in nicht zu großer Tiefe die erste Rippe fühlen. Auf der Vorderseite des Rippenköpfchens liegt das Ganglion, das man bei einiger Vertrautheit mit der Nadel nicht verfehlen kann. Seitdem wir diese Technik üben, ist die sonst nicht ganz gefahrlose Injektion für uns eine völlig harmlose alltägliche Maßnahme geworden. Man muß in Kontakt mit der Rippe sein, vor der Injektion ansaugen und, besonders wenn etwas Blut kommen sollte, Vorsicht walten lassen. Zunächst gibt man nur wenige Tropfen *Impletol*, und wenn die vertragen werden, eine ganze Ampulle. Mehr zu geben wäre überflüssig. Das Hornersche Symptom braucht nicht unbedingt aufzutreten. Der Erfolg tritt in der Regel ein, auch wenn das Ganglion nicht voll getroffen ist.

In der Zeitschrift „Neural-Medizin", 2. Jahrgang, Heft 1, erschien von meinem Schüler MÜCKE, Essen, „Ein Beitrag zur Behandlung organischer und funktioneller Herzkrankheiten mit Impletol". Darin schildert er, wie er sein eigenes schweres organisches Herzleiden mit Schenkelblock und Reizleitungsstörungen nach dem Versagen jeder anderen Therapie mit *Impletol* ausheilen konnte. Weiter heißt es dann:

„Ich habe nun im Laufe von ungefähr zwei Jahrzehnten etwa 300 Fälle von Herzerkrankungen organischer und funktioneller Natur behandelt und geheilt, bei denen die üblichen Therapien nicht mehr ansprachen."

Unter diesen 300 Erkrankungen befanden sich genauso wie bei unseren eigenen Kranken die unterschiedlichsten Erscheinungsformen von Herzstörungen. Es würde dem Geiste der Neural-Therapie nicht entsprechen, wenn ich nun hinginge und diese einzelnen Krankheitsbilder mit ihren jeweiligen wissenschaftlichen Bezeichnungen hier anführen würde. Heilkunst steht oberhalb solcher Nomenklatur. Wollen Sie bei den Erfolgen von MÜCKE nicht übersehen: am Anfang stand seine eigene Heilung, und dieses Erlebnis machte aus ihm den erfolgreichen Herz-Therapeuten.

Als den Schwerpunkt der heutigen Betrachtung von Herzkrankheiten kann man ja wohl das Elektrokardiogramm bezeichnen. Nichts gegen diese Untersuchungsmethode, aber daß man sie zum Schwerpunkt unserer Betrachtungsweise gemacht hat, ist charakteristisch für den Standort der Wissenschaft auch in der Frage der Herzerkrankungen. Schließlich basieren die Aussagen auch dieser Methode, mit der man die elektrischen Aktionsströme des Herzens messen kann, ja ebenfalls auf der vor über 30 Jahren von mir in die Medizin eingeführten Erkenntnis, nach der alle Lebensvorgänge über elektrische Phänomene verlaufen. Das Elektrokardiogramm ist ein Sonderfall für eine allgemeingültige Feststellung. Aber für alle elektrischen Meßergebnisse gilt unsere weitere Feststellung, daß alle Aussagen einer messenden Wissenschaft letztlich nur zur Peripherie einer lebendigen Ganzheit Beziehung haben. Für die Heilkunst haben alle diese Ergebnisse wenig zu bedeuten.

In einem Aufsatz „Arzt oder Mediziner" mit dem bezeichnenden Untertitel „Zur geistigen Situation der Heilkunde" nimmt Friedrich DEICH Stellung zu diesem Problem. Ich möchte daraus einiges zitieren:

„Ein Mann fühlt sich nicht wohl und geht zu einem Arzt. Dieser untersucht ihn mit eindrucksvollen Apparaten und sagt dann zu ihm: ‚Ihre T-Zacke ist zu hoch; Sie müssen jetzt auf sich acht geben.' Damit ist der Mann entlassen. Mit dieser Anekdote kennzeichnen die Ärzte selber ihre Situation und die der Medizin. Sie sind der analytischen Gelehrsamkeit verfallen und haben den Kontakt mit dem Kranken verloren ... Kann der Kranke mit der Auskunft, die ihm der Arzt gibt, noch etwas anfangen?

Dieser Super-Spezialist, so sagte kürzlich der Züricher Kliniker Prof. LÖFFLER auf dem Internisten-Kongreß in München, denkt nur noch im Elektrokardiogramm. Er findet nicht einmal den Weg zum Herzen hin, geschweige denn zum Menschen ... Die Welt der analytischen Gelehrsamkeit ist nun aber keine in sich geschlossene Welt, sondern sie ist in unzählige Spezialgebiete aufgesplittert, die wie Inseln in einem großen Meer schwimmen. Auf jeder Insel lebt eine Gruppe von Spezialisten, die die Sprache ihrer Kollegen auf der Nachbarinsel schon nicht mehr verstehen, geschweige denn die vielen Inseln zu einem ganzen Land vereinigen können. Das ist die Tragödie der Spezialisten ... Für wen ist der riesige Fortschritt der wissenschaftlichen Medizin mit vielen Millionen von Analysen in den Laboratorien gemacht worden? Für den Arzt, damit dieser mit seinem vielen Wissen zum Kranken geht und ihm hilft. Das Wesen des Arztes aber hat sich seit HIPPOKRATES nicht gewandelt ...

Die Kluft zwischen Forschung und Praxis wird immer größer. So groß ist sie geworden, daß erstmalig auf dem letzten Internisten-Kongreß, wo diese Probleme in aller Öffentlichkeit diskutiert wurden, von einer Vertrauenskrise des praktischen Arztes gegenüber den Universitäten gesprochen wurde. Der dieses Wort aussprach, war kein Dr. med. Anonymus, sondern der Präsident des ‚Deutschen Ärztetages', Prof. Dr. med. Hans NEUFFER, im Nebenberuf allerdings praktischer Arzt in Stuttgart. Als dieses harte Wort von der seit Jahren am Horizont heraufkommenden Gewitterspannung zwischen akademischer und angewandter Medizin fiel, erhob sich seitens der ansehnlichen Versammlung von Ordinarien medizinischer Lehrstühle kein Widerspruch. Darin liegt zugleich ein Trost für die kranke Menschheit, daß alle Ärzte um die Krise wissen und daß sie alle nach Kräften bemüht sind, dem Übelstand abzuhelfen."

Soweit möchte ich mich an den Aufsatz von DEICH halten. Meine Schlußfolgerung und Hoffnung tendiert allerdings in eine andere Richtung. Das gilt nicht nur für das Elektrokardiogramm und die Herzkrankheiten, es handelt sich vielmehr um generelle Notwendigkeiten. Kürzlich fand ich irgendwo eine Aufstellung über heute gültige Laboratoriums-Untersuchungsmethoden bei Leberleiden. Es waren etwa einhundertfünfzig. Dazu käme dann noch die in den Kliniken so beliebte Leberpunktion. Auch da stehen wir wieder vor der Frage, was nützt all dieser Aufwand letztlich dem Kranken? Es gilt nicht mehr, an den Symptömchen herumzudoktern. Wir müssen in den Fundamenten umdenken. Wir müssen das Phänomen der Heilung selbst zum Mittelpunkt unserer Betrachtung und Überlegung machen. Die Heilungsphänomene im Gefolge gekonnter Neural-Therapie hätten uns soviel zu sagen, daß damit das Denken kommender Generationen ausreichend Beschäftigung finden dürfte.

Auch im Lungenbereich gibt es selbstverständlich bei den unterschiedlichsten Erkrankungen immer wieder diese Erfolgsmöglichkeiten. Beim Asthma, das natürlich genausowenig wie die meisten anderen Erkrankungen eine einheitliche Krankheit darstellt, beginnen wir mit der intravenösen Injektion und gleichzeitig geben wir, wie das in verschiedenen neural-therapeutischen Büchern bildlich dargestellt ist, Intracutan-Quaddeln auf Brust und Rücken. Mit diesem Verfahren, selbstverständlich bei entsprechender Wiederholung, heilt zunächst einmal ein großer Prozentsatz von A s t h m a völlig aus, manchmal mit einer Behandlung. Wer es als Arzt in solchem Falle nicht zur Dauerheilung bringt, der möge an sich die Frage stellen: Was hast Du falsch gemacht? Die Vorstellung der Wissenschaft von der überragenden Bedeutung der Asthma-Allergene erweist sich bei unserem Vorgehen praktisch als bedeutungslos.

Anläßlich meiner letzten Wiener Vortragsreise hatte ich dort eine Unterhaltung mit meinem Freunde Prof. PISCHINGER, in der er die Frage aufwarf, was ist überhaupt Allergie? Man gestatte mir die Antwort über die erfolgreiche Anwendung der Neural-Therapie zu geben. So gesehen, ist Allergie die Auswirkung einer Strukturstörung im Vegetativum. Man reguliert dieses Vegetativum durch einen Stoß ins System an der richtigen Stelle, sei es nun im Segment oder über ein schuldiges Störungsfeld, dann verschwindet die allergische Reaktionsweise. Katzenhaare, Hausstaub, Bettfedern und wie die Asthma-Testmittel alle heißen mögen, erweisen sich in der Praxis der Neural-Therapie als bedeutungslos.

Der Innsbrucker Dozent Dr. KUX hat sich einen Namen damit gemacht, daß er das chronische Asthma heilt durch einen kleinen chirurgischen Eingriff, indem er den Grenzstrang durchtrennt. Fest steht zunächst einmal, daß das Verfahren in vielen Fällen — und das nicht nur beim Asthma, sondern auch bei zahlreichen weiteren Erkrankungen wie M a g e n u l c u s , A n g i n a p e c t o r i s usw. — ausgezeichnet helfen kann. Es hilft nicht bei den Fällen, die störungsfeldbedingt sind und beim psychogenen Asthma. Aber genau den gleichen Effekt haben wir mit der gekonnten Anwendung des völlig gefahrlosen konservativen Messers, mit dem *Impletol*. Außerdem erlaubt das konservative Messer die unter Umständen doch notwendige Wiederholung des Eingriffs. Ferner zeigt uns gleich der erste Versuch, ob das jeweils vorliegende Krankheitsbild überhaupt auf die im

Segment vorgenommene Behandlung ansprechen kann. Man muß Herrn Kux und der Klinik zunächst dankbar sein, daß man dort wieder eine erfolgreiche Therapie ausübt. Aber wir halten dieses Vorgehen angesichts des so viel einfacheren Weges, den die Neural-Therapie gewiesen hat, für überholt. Die besseren Resultate weist das konservative Messer auf, weil es auch die Fälle zu erfassen gelehrt hat, die für das Messer des Chirurgen wesensmäßig unangreifbar sein müssen.

Es verschwindet auf die gleiche Weise manche chronische B r o n c h i t i s. Es wird weitgehend symptomfrei die bis jetzt praktisch unbeeinflußbare S i l i c o s e. Die ersten Beobachtungen über diese Frage machte ich vor Jahren in meiner Praxis im Beisein von Siegen, und in dessen Buche sind sie auch zuerst veröffentlicht. Selbstverständlich kann man auf diese Weise keine Silicose heilen, aber mit mehr oder weniger andauernder Wirkung pflegen die Symptome zu verschwinden, und wenn sie wiederkommen, kann die Behandlung mit Erfolg neu zur Anwendung gebracht werden. Im Saargebiet und besonders in Ungarn hat man diese Therapie erfolgreich aufgegriffen. Mein ungarischer Freund Miscolczy, der ein großes Buch über die Silicose herausgegeben hat, berichtete darüber auf dem Therapie-Kongreß. Den deutschen Sachverständigen stehen wohl ihre anatomischen Vorstellungen noch im Wege. Bei der Silicose erzielt man den Erfolg immer über das Segment durch intravenöse Injektion und Quaddeln auf Brust und Rücken. Hier kommt ein Störungsfeld als auslösende Ursache ja nicht in Frage. Bei der Behandlung der Silicose muß man ferner darauf Rücksicht nehmen, daß es sich um ein Rentenleiden handelt. Die Kranken müssen vor der Einleitung der Behandlung die absolute Sicherheit haben, daß diese Rente auch bezüglich ihrer Höhe in keiner Weise durch den Erfolg betroffen wird. Auch wir machten die Erfahrung, daß die Kranken nach anfänglichem Erfolg häufig unter Bezugnahme auf die Rente diesen Erfolg abstritten, und das ist menschlich zu begreifen.

Wenn aber ein Asthma oder eine Bronchitis auf die angegebene Weise nicht anspricht, dann suche man das schuldige Störungsfeld, das beim Asthma nicht selten in einer alten Kieferhöhlenentzündung gefunden wird. Aber es kann selbstverständlich an jeder Stelle des Organismus liegen, eine Auffassung, für die ich zahlreiche Belege anführen könnte. Sollte auch ein Störungsfeld nicht auffindbar sein, dann dürfte es sich in der Regel um ein psychogenes Asthma handeln, und dann hilft bekanntlich das *Impletol* nicht. Auf Grund vielfacher Beobachtungen halten wir die Quaddel-Therapie für die z. Z. erfolgreichste Therapie des K e u c h h u s t e n s. Im Prinzip kommt sie ja auf den Brustumschlag und den Senfwickel hinaus, die durch die Impletol-Beobachtungen erst ihre gültige Deutung finden. Ein L u n g e n e m p h y - s e m ist natürlich nicht heilbar, weil die Selbstheilungskraft des Organismus, an die wir appellieren, die zerstörten Alveolarsepten nicht neu wachsen lassen kann. Aber der Versuch einer symptomatischen Beeinflussung begleitender Beschwerden dürfte angebracht sein.

Vor Jahren, anläßlich eines Vortrages bei ZABEL, gaben mir die Berchtesgadener Ärzte, die alle meine Freunde waren, ein Fest. Bei dieser Gelegenheit berichtete mir der Chefarzt des Versehrten-Krankenhauses, daß er und die Kranken die Furcht vor einer Lungenblutung weitgehend verloren hätten, seitdem sie in solchem Falle *Impletol* intravenös gäben. Die Blutung stehe in der Regel unmittelbar danach. Ich hatte persönlich keine Gelegenheit, das nachzuprüfen, aber ich habe auch keinen Grund, diese Angabe zu bezweifeln. In einer Zuschrift aus dem Versehrten-Krankenhaus heißt es: „In den meisten Fällen sind die Blutungen durch das *Novocain* zu beherrschen. Versager erleben wir bei massiven Blutungen, bei Hochdruck und Stauungslunge" (ARTMANN). Ob es möglich ist, auch den tuberkulösen Lungenprozeß selbst auf diese Weise anzugehen, wage ich nicht zu sagen. Einige Versuche mit der Stellatum-Injektion in Verbindung mit Intracutan-Quaddeln im

Segment bei Spitzenprozessen sprechen für die Möglichkeit des Erfolges. Man kann zu solchen Fragen wohl nur Stellung nehmen unter dem Gesichtswinkel einer den ganzen Organismus umfassenden Heilkunst. In einem „Heil-Anästhesie" betitelten Vortrag, den MANDL im Jahre 1952 auf der van-Swieten-Gesellschaft in Salzburg hielt, fand ich den Satz: „BECKER glaubt, sieben von zehn Lungenembolien durch intravenöse Novocain-Injektionen gerettet zu haben."

Freund DOSCH in Wittenberg berichtete mir kürzlich, daß er bei seinem eigenen Sohn einen akut aufgetretenen tuberkulösen Spitzenprozeß so auffallend schnell zur Rückbildung brachte, daß auch der Sanatoriumsleiter dadurch tief beeindruckt war. An sich mußte man ja die Wirkung erwarten. Man sollte in den Heilstätten gekonnte Serienversuche anstellen, zumal man damit ja wohl kaum schaden kann. DOSCH hat seine große neuraltherapeutische Erfahrung in seinem „Lehrbuch der Neuraltherapie nach HUNEKE" bei HAUG herausgebracht. Gerade dieses Buch füllt durch das umfangreiche Bildmaterial zur Technik der Injektionen eine Lücke aus. Für Anfänger und Fortgeschrittene dürfte es unentbehrlich sein.

Um noch einmal auf den K e u c h h u s t e n zurückzukommen, so berichtete mir kürzlich einer der mich besuchenden Kollegen, daß er den schweren Keuchhusten seines Kindes durch Intracutan-Quaddeln auf Brust und Rücken sofort kupieren konnte. Es handelt sich um eine entzündliche Erkrankung im Segment, die man über das Segment heilen kann, manchmal natürlich erst über mehrfache Wiederholung. Intracutan-Quaddeln sind etwas schmerzhaft. Aber mit feinster Nadel ausgeführt und mit etwas energischem Zupacken dürfte der Eingriff mit Rücksicht auf den sicheren Erfolg der Billigung durch die Eltern sicher sein. Am besten läßt man sie natürlich draußen, damit sie durch das Geschrei des Lieblings nicht belastet werden.

Gehen wir nun im Segment ein Stockwerk tiefer. Magen, Gallenblase, Leber, Nieren, Bauchspeicheldrüse und Darm.

Gemeinsamer Angriffspunkt für die unterschiedlichsten Erkrankungen in diesem Bereich ist für uns der Grenzstrang im Nierenbett unterhalb der Pleura. Wir verwenden dazu eine 11 cm lange Nadel, Stärke 0,9 mm, und gehen in dem Winkel, der leicht tastbar zwischen der Unterkante der 11. Rippe und den langen Rückenmuskeln gebildet wird, so weit nach medial in die Tiefe zwischen Wirbelsäule und Niere, bis wir mit der Nadelspitze deutlich erkennbar ins Leere kommen. Manchmal berührt man dabei zunächst die Wirbelsäule, dann geht man etwas mehr lateral. Und sollte man wirklich einmal die Niere anstechen, was macht uns das schon, die wir heute gewohnt sind, die ganze Niere herauszuluxieren, um sie mitsamt der Kapsel zu spalten. Wir müssen die Unterlassungen der hohen Schulen, die uns solche Technik nicht vermittelten, in der Praxis nachholen. Wir machen diese Injektionen seit Jahrzehnten täglich mehrfach. Dabei sah ich einmal die Entwicklung eines Hämatoms in der Tiefe, das dann auch von selbst wieder verschwand. Wir pflegen diese Injektionen jeweils zu kombinieren mit einer Injektion ans Peritoneum von der Magengrube aus. Beide Injektionen sind praktisch schmerzlos und bedeuten für uns nicht mehr als eine Intracutan-Quaddel, die nicht selten mehr Schmerzen verursacht. Für ganz ängstliche Gemüter sei gesagt, daß man mit der Intracutan-Quaddel am Oberbauch und eventuell im Rücken paravertebral auch schon schöne Resultate erzielen kann. Aber wir suchen nicht schöne Resultate, wir wählen grundsätzlich den nach unserer Erfahrung wirkungsvollsten Weg.

Besonders in diesem Segment kann der Neural-Therapeut den Ruf einer jungen Praxis begründen —, ob die Diagnose nun lautet: Magenulcus, Gastritis, Magenneurose, Sekretionsanomalie, Gallenblasenentzündung oder -steine, Hepatitis oder Ikterus, Banti'sche Lebercirrhose, Pank r e a t i t i s , c h r o n i s c h e V e r s t o p f u n g. Vor die Anwendung des Messers gehört auf jeden Fall der Versuch mit der Spritze. In der Mehrzahl der Fälle bei all diesen Erkrankungen, mögen sie 20 Jahre und länger bestehen, kommt man mit der angegebenen Technik ohne jede weitere Diät oder sonstige Vorschrift zum bleibenden Erfolg. Wir sahen auf diese Weise im Laufe der Jahre viele Hundert solcher Krankheitsbilder, die manchmal Jahrzehnte bestanden hatten, oft schon nach der ersten Spritze restlos verschwinden. Man darf natürlich kein C a r c i n o m übersehen, man kann auch nicht erwarten, daß eine narbige Stenose des Magenausgangs sich ausweitet. Es verschwinden keine Gallensteine und ein penetrierendes Ulcus würde ich auch nicht über Gebühr konservativ behandeln. Mein Freund DOSCH, vielbeschäftigter Praktiker in Wittenberg, schrieb trotz seiner vielen Arbeit in der Begeisterung des Erlebens darüber einmal einen Aufsatz, den er betitelte: „Neural-Therapie vor Cholecystektomie". Es waren darin wirklich herzerfreuende Heilungen beschrieben. Diesen Aufsatz erhielt er von einer wohlbekannten medizinischen Zeitschrift mit dem Bemerken zurückgesandt, daß diese Zeitschrift kein „Märchenbuch" sei. Der Schriftleiter hat insofern völlig recht, als unser wissenschaftliches Denken solche Erfolge gar nicht für möglich halten k a n n. Das ändert aber nichts an der Realität dieser „Märchen", die von den Praktikern in aller Welt immer wieder bestätigt werden.

In der Münch. med. Wschr. von 1951, Nr. 48, berichtete der verstorbene Kinderarzt LEMKE, von dem die Humana-Milch stammt, nachdem er einige Tage in meiner Praxis geweilt hatte, auf meine Anregung hin seine positiven Erfahrungen über „Die Novocain-Behandlung des P y l o r o s p a s m u s im Säuglingsalter". Die früher übliche Weber-Ramstedtsche Operation durchtrennt den Schließmuskel des

Magens, aber bei Licht besehen, dürfte diese Operation doch reine Neural-Therapie sein.

In der Chirurgie gibt es statistische Arbeiten über 10 000 Magenresektionen nach Billroth I oder II. Auch solche Magenresektionen dürften letztlich nichts anderes sein als ein neuro-chirurgischer Eingriff, der mit völlig gleichem Effekt, nur gänzlich harmlos und ohne weitere Kosten mit dem konservativen Messer, dem *Impletol,* erzielt werden könnte. Versuchen wir doch einmal künstlerisch zu denken, man kann auch sagen biologisch oder ganzheitlich, das kommt doch alles auf dasselbe heraus. Kein vernünftiger Neural-Therapeut denkt daran, das Messer auszuschalten. Ich würde mich hüten, beim perforierten Magenulcus eine Spritze zu wagen. Es wäre auch töricht, zu meinen, wir könnten nun irgendeine Form der heute gültigen Diagnostik entbehren. Nur auf der Grundlage eines ordnungsgemäßen, schulmedizinischen Studiums kann man ein Neural-Therapeut werden. Aber dem Praktiker ist mit dem *Impletol* und der Kenntnis seiner Wirkung eine ungeheuer weitreichende Möglichkeit gegeben, nicht mehr nur Handlanger der verschiedenen medizinischen Disziplinen zu sein. Die Neural-Therapie schafft wieder den Arzt! Ich appelliere an das Arzttum meiner Kollegen, wenn ich es für einen Kunstfehler halte, diese Möglichkeiten weiterhin zu übergehen. Es ist in jedem Falle ärztlich richtig, bei allen Krankheitszuständen in diesem Segment, bei denen nicht aus den angeführten Gründen das Messer unumgänglich ist, die Nadel zur Anwendung zu bringen. Und dann die vielen Krankheiten in diesem Bereich, bei denen das Messer gar keinen Angriffspunkt findet und unsere bisherige konservative Therapie praktisch auch nicht.

Ich sprach einmal zu diesem Problem in Reichenhall. Da erhob sich der dortige führende Internist und erklärte, das sei längst an den hohen Schulen bekannt. So habe er einmal unter Geheimrat VON MÜLLER eine große Serie von epidemischer Hepatitis durch Novocain-Injektionen an den Grenzstrang in wenigen Tagen ausheilen sehen. Es ist immer wieder das gleiche, die Entzündung heilt nach Impletol-Injektionen ins Segment. Mein Freund SPANOPOULOS aus Zypern hat folgenden Fall veröffentlicht. Ein Mann mit Banti'scher Lebercirrhose lag 42 Tage im Krankenhaus zu Nikosia. Man punktierte wiederholt den Ascites, der sich natürlich sofort wieder bildete. Ante exitum wurde der Patient nach Hause verlegt, aus den bekannten Gründen, und kam in diesem Zustand in die Behandlung von SPANOPOULOS. Mit 5 oder 6 Injektionen an den Grenzstrang, ohne jede weitere Therapie, heilte das schwere Krankheitsbild völlig aus, der Bauchumfang verminderte sich um 17,5 cm. Der Mann wurde daraufhin wieder Soldat. Man kann solche „Märchen" natürlich leugnen, man kann in wissenschaftlichem Hochmut darüber zur Tagesordnung übergehen, aber man dokumentiert damit nur die eigene Rückständigkeit. Wir Praktiker haben nicht die Zeit und die Möglichkeit, ausgedehnte Krankengeschichten und Statistiken zu führen, die man uns — nebenbei gesagt — ja doch nicht glauben würde. Die hochfieberhafte, akute Gallenblasenentzündung würde ich als alter Chirurg heute immer zunächst mit den angegebenen Injektionen behandeln. Man wird dann in der Regel erleben, daß das Fieber schon nach Minuten verschwindet und daß nach einigen weiteren Injektionen die ganze Krankheit nicht mehr da ist. Ich glaube, daß mancher Patient heute noch am Leben wäre, wenn die verantwortlichen Ärzte diese Möglichkeit gekannt hätten.

Wenn z. B. bei einer chronischen Cholecystitis die angegebenen Injektionen zu keinem Erfolg führen sollten, dann würde wahrscheinlich auch das Messer keinen Erfolg haben. Den Chirurgen ist bekannt, daß es nach der Operation der unkomplizierten Cholecystitis in mindestens 40% der Fälle zum Wiederauftreten der alten Beschwerden kommt.

Man hat dafür die billige Erklärung geschaffen, daß sich „Verwachsungen" gebildet hätten. Der Irrtum dieser Vorstellung ist leicht zu beweisen. Man suche das schuldige Störungsfeld, das zum Bilde dieser Cholecystitis geführt hat, und spritze in dessen Bereich, dann wird man erleben, daß die „Verwachsungen" mit Dauerwirkung verschwinden, wenn man die Injektion genügend häufig wiederholt. Vor Jahren behandelte ich eine angehende Medizinerin wegen solcher cholecystopathischer Dauerbeschwerden. Die chirurgische Verwandtschaft drängte zur Operation. Nachdem 3malige Injektionen an den Grenzstrang im Nierenbett keinerlei Einwirkung auf die Krankheit zeigten, suchte und fand ich das schuldige Störungsfeld an den Mandeln. Da den Chirurgen ein Opfer gebracht werden mußte, ließ ich die Mandeln entfernen. Das ist keinesfalls verkehrt und die junge Kollegin wurde auf diese einfache Weise geheilt, wohingegen die Entfernung der Gallenblase mit Sicherheit zu „Verwachsungsbeschwerden" geführt hätte. Eine solche störungsfeldbedingte Erkrankung kann in jedem Organ sitzen. Ein chronisches Magenleiden, eine ebensolche A p p e n d i c i t i s oder A d n e x i t i s kann ebenso störungsfeldbedingt sein. Auch dann hilft keine Operation, sondern wiederum die richtige Diagnose. Aus meinen Lehrjahren in der Chirurgie erinnere ich mich einer unglücklichen Frau, bei der man 7mal Verwachsungsbeschwerden im gynäkologischen Raum operativ zu lösen versuchte. Schließlich hing man der Ärmsten dann noch die Diagnose H y s t e r i e an, um damit die eigene Erfolglosigkeit zu erklären. Heute, nach so vielen Jahren, bin ich sicher, daß man auch in jenem Falle die Krankheitszusammenhänge nicht richtig erkannt hatte. Aber jene Zeit war für ihr Versagen entschuldigt, weil die dazugehörige Erkenntnis noch nicht gewonnen war. Heute würde eine solche Entschuldigung in meinen Augen keine Gültigkeit mehr haben.

Den Chirurgen möchte ich für ihr Handeln auch noch folgendes zu bedenken geben. Mit jeder, auch der primär geheilten Narbe können Sie im Organismus ein Störungsfeld setzen. Das kann vielleicht erst nach 50 Jahren manifest werden. Von jedem Störungsfeld, also von jeder Operationsnarbe aus kann es in jedem Organ und System des Organismus zu manchmal schwersten Krankheitserscheinungen kommen. Wenn man die Beobachtungen in meiner Praxis überschaut, bei wie vielen Menschen ihr bis dahin unbehandelbares Leiden auf einen früher überstandenen chirurgischen Eingriff zurückzuführen ist, dann muß das dazu führen, daß man sich doch überlegt, ob man nicht anstelle des chirurgischen Messers das „konservative Messer" zu nehmen hat. Ich glaube fast, daß ein Viertel der chronischen Erkrankungen älterer Frauen, die mich in der Praxis aufsuchten, ihre Krankheit solchen überstandenen Operationen zu verdanken hat.

Ich bat meinen Freund Voss in Heidenheim, den heutigen Präsidenten der „Internationalen Gesellschaft für Neuraltherapie nach HUNEKE", mir für dieses Buch einige besonders ausgezeichnete Krankengeschichten aus seinem Beobachtungskreis zu liefern. Vor mir liegt sein langer Bericht, der erfreulicherweise gar keine Raritäten enthält, sondern sich mit dem Schwerpunkt der Therapie befaßt, mit den alltäglichen chronischen behandlungsrefraktären Krankheiten im ganzen Organismus unter Betonung der Erkrankungen im Oberbauch. Jede dieser Krankengeschichten könnte für den orthodoxen Schulmediziner eine Offenbarung bedeuten. Zugleich beweist der Brief eigenständiges Denken, indem er von einer neuartigen Technik spricht, die zeigt, daß es auch andere Wege zum Erfolg gibt als den von mir vorgezeichneten. Nur das Prinzip bleibt gewahrt. Ich gebe einige Stellen aus dem Bericht wieder in der Hoffnung, daß ein aufgeschlossener Schriftleiter einmal den ganzen Bericht druckt:

„In meiner Praxis, die ursprünglich fach-internistisch, jetzt eine internistisch ausgerichtete Hausarztpraxis mit schulmedizinischer Kritik, großem Labor usw. ist und von der echten Leidenschaft des Heilenwollens angetrieben wird und mich fast verzehrt, treibe ich seit Jahr und Tag begeistert und erfolgreich Neural-Therapie nach HUNEKE, ohne Risiko, ohne Zwischenfälle.

ad 1. Zur Neural-Therapie gehört Leidenschaft und Intuition. Ist eines von beiden mal nicht vorhanden, so betreibt man an jenem Tage besser keine als eine schlechte Neural-Therapie.

ad 2. Zur Neural-Therapie scheiden von vornherein die Patienten aus, denen die Krankheit Zweck ist. So alle hysterisch Stigmatisierten, alle Krankengeld-Neurotiker und alle Renten-Neurotiker.

ad 3. Zur kritischen Neural-Therapie ist eine vorherige Persuasion unnötig, ja unzweckmäßig. Die freudige Überraschung des geheilten Patienten ist immer ein erneuter Antrieb auch für den Therapeuten, der sich ja die Not des Patienten zu seiner eigenen gemacht hat. Ärztliche Leidenschaft, Intuition und medizinische Kritik geben die Veranlassung zur kritikbeständigen Neural-Therapie mit all ihren Überraschungen, Sekunden-Phänomenen, unerklärlichen Heilerfolgen, die tagtäglich neue Leidenschaft, Intuition und verfeinerte Diagnostik hervorrufen.

Bei den chronisch rezidivierenden Oberbauch-Erkrankungen, den ulcerösen und praeulcerösen Gastro-Duodenitiden, resultiert auf eine einmalige Injektion von 0,2 bis 1 ccm *Impletol* am linken Rippenbogen, dem Orte der von VOGLER (Charité Berlin) beschriebenen Periostdelle, oft ‚der' Erfolg! VOGLER bezeichnet die dortige Knochenatrophie nach exakten Kontrollen als echtes morphologisches Substrat beim Ulcus-Kranken. Er betreibt dort die Periost-Massage.

Schlagartig, wie beim Sekunden-Phänomen, fühlt sich der Patient, dort neural-therapeutisch behandelt, beschwerdefrei. Oft schon am selben Tage verträgt er ‚Diät-Sünden'. Einige Beispiele von vielen.

Fall 1: Gastwirt, Jahrgang 1907. Seit 1950 Ulcus duodeni recid. Seit 20. 7. 1957 hochakute Beschwerden, Nüchternschmerz, Erbrechen. Entsprechender Befund einer ulcerösen Gastro-Duodenitis. 27. 7. 1950 *Impletol* an den Voglerschen Punkt um 10.30 Uhr. Abends 18.30 Uhr Schweinsschnitzel und Kartoffelsalat. Seither keinerlei Rückfall, keine Diät, keine Medikamente.

Fall 2: Buchhalter, Jahrgang 1904. Seit 1951 Gastro-Duodenitis, Roemheld usw. Seit Anfang September 1957 akuter Nüchternschmerz usw. Diät hilft nicht. 16. 9. 1957: 0,3 ccm *Impletol* an den Voglerschen Punkt, seither o. B., ohne Diät, ohne Medikamente.

Fall 3: Arbeiter, Jahrgang 1931. 1952 Ulcus duodeni, immer wieder Recidive. Juni 1958 gut linsengroßes Ulcus mit erheblicher Bulbus-Deformierung. Deswegen Operation empfohlen. 12. 6. *Impletol* 1 ccm am Voglerschen Punkt. Trotz der allgemeinen vegetativen Dystonie ohne besondere Diät seither beschwerdefrei.

So habe ich viele Patienten allein von diesem Voglerschen Punkt aus geheilt. Bereits operierte Patienten sollten bei S t u m p f g a s t r i t i d e n, U l c u s p e p t i c u m usw. neben der Behandlung am Voglerschen Punkt stets einige Injektionen in die Operationsnarbe erhalten. Wieder ein Beispiel von vielen.

Fall 4: Betriebsratsvorsitzender, Jahrgang 1920. 1944 Ulcus duodeni, laufend Recidive. 1950 Operation (Billroth II). Seit 1956/57 immer wieder Magenkrämpfe, Nüchternschmerz, Brechreiz, Gewichtsabnahme. Mitte Juli 1957 *Impletol* 1,1 ccm an Vogler und Narbe. Seither o. B.

Bei den Cholecysto- und Hepatopathien ist sowohl die Injektion am rechten Rippenbogen oberhalb der Gallenblase sehr erfolgreich, oder auch die Injektion an den Nervus supraorbitalis rechts. (Der chinesische Punkt für Galle und Leber [Verf.].) Die Cholecysto- bzw. Hepatopathie ist bei sehr vielen Patienten die Ursache für hartnäckige Kopfschmerzen. Es empfiehlt sich eine sorgfältige Anamnese und dann die entsprechende Impletol-Injektion. Danach verschwindet sehr häufig jeglicher Kopfschmerz und es resultiert eine allgemeine Eutonie.

Einige Beispiele von vielen:

Fall 5: Pensionär, Jahrgang 1885. L e b e r c i r r h o s e seit vielen Jahren. Seit Anfang September 1958 akuter Kopfschmerz mit Schwindel. 16. 9.: 0,5 ccm *Impletol* supraorbital. Sofortige und bleibende Befreiung von allen entsprechenden Symptomen.

Fall 6: Kaufmännischer Angestellter, Jahrgang 1926. Seit vielen Jahren T r i g e m i n u s - N e u r a l g i e n bzw. M i g r ä n e. Sofortige Beseitigung des Anfalls durch supraorbitale Injektion. Nach längerer beschwerdefreier Pause Injektion an den re. oberen Nierenpol, mit gleichem Erfolg. Später dasselbe durch Injektion am re. Rippenbogen. Pat. gibt selber an, beobachtet zu haben, daß sein Kopfschmerz tatsächlich mit der Galle zusammenhängt.

Fall 7: Es gibt so unendlich viel zu berichten. Ich habe meiner eigenen Mutter, Jahrgang 1880, die schwer leidend ist (u. a. schwerste O s t e o - p o r o s e, S p o n d y l o s e, S p o n d y l a r t h r o s i s, Aufbrauch fast aller Zwischenwirbelräume, sekundäre Kyphoskoliose, hartnäckige Wurzelneuralgien) und jahrelang kaum noch einen Schritt machen konnte, ein fast normales Gehen und freies Treppensteigen mittels *Impletol* ermöglicht. Ich habe mir selber bei meinen recidivierenden Ulcera duodeni mittels Voglerscher Punktbehandlung die volle strapazierteste Arbeitsfähigkeit erhalten, meinen Mitarbeiterinnen bei schwersten D y s m e n o r r h o e n mittels peritonealer Injektionen die Weiterarbeit ermöglicht usw.

Fall 8: Eine Frau, Jahrgang 1886, mit schwerster S k o l i o s e , S p o n d y l a r t h r o s i s usw., monatelang bettlägerig, alle Behandlungen vergebens. Erhielt am 8. 7. 1957 in ihrer Wohnung *Impletol* in die Blinddarm- und Gallenblasennarben, worauf sie sofort besser aufstehen konnte. Am 17. 7. die gleichen Injektionen und zusätzlich am Os pubis. Seither voll bewegungsfähig und so belastungsfähig, daß sie täglich ihre Briketteimer vom Keller in den 4. Stock trägt und in der Stadt ‚lustwandelt'.

Der Neural-Therapie gehört die Gegenwart bei noch wenigen vielleicht, aber die Erfolge können nicht übersehen werden. Der Neural-Therapie gehört die Zukunft bei allen den Ärzten, die leidenschaftlich getrieben heilen wollen. Die anderen sollen es bleiben lassen, sie können es auch nicht ohne die Leidenschaft, die die ärztliche Intuition beflügelt." So schließt der Bericht von Voss.

Der Internist PIEPER aus Münster berichtete auf einer Fokus-Forschungstagung in Nauheim, nachzulesen in den „Nauheimer Berichten", daß er die hochfieberhafte Mandelentzündung seiner eigenen Frau durch Impletol-Injektion an die unteren Mandelpole in wenigen Minuten fieberfrei gemacht habe und daß seine Frau mit ihm am gleichen Abend den Faschingsball besucht habe. Um eine örtliche zusätzliche Stichkanal-Infektion im schwer infizierten Gewebe zu vermeiden, hatte PIEPER auf jeder Seite 10 000 Einheiten *Penicillin* dem *Impletol* zugefügt. Es ist ohne weiteres ersichtlich, daß dieses Quantum *Penicillin* bestenfalls den Stichkanal schützen konnte. Freund PIEPER wollte mit diesem Beispiel beweisen, daß ein Sekunden-Phänomen manchmal mehrere Minuten benötige, um zur Auswirkung zu kommen. Aber es handelte sich hier gar nicht um ein Sekunden-Phänomen, sondern um einen klassischen Fall von Segmentheilung. Wenn ich mich recht entsinne, hat von Roques einmal etwas Ähnliches beschrieben, indem er eine Diphtherie durch eine Stellatum-Injektion zur Abheilung brachte.

In Zürich wurde ich vor Jahren zur Schwester eines Freundes gerufen, die mit einer hartnäckigen fieberhaften Pyelitis seit vielen Wochen bettlägerig war. Für den nächsten Tag hatte die Patientin einen Fahrschein zur Teilnahme an einer Gesellschaftsreise nach Italien. *Penicillin* und andere *Antibiotica* waren vorher erfolglos geblieben. Ich spritzte an den Grenzstrang im Nierenbett; die Pat. wurde vor unseren Augen fieberfrei, stand auf und konnte die Fahrt mitmachen.

Mein inzwischen im Dienst an den Kranken gestorbener Freund und getreuer Gefolgsmann Hohenhövel aus Hamm berichtete mir vor einiger Zeit, daß ihm von einem dortigen Krankenhaus ein Mann mit einer Nierenentzündung in aussichtsloser Verfassung zur Betreuung bis zum Ende überwiesen worden sei. Mit wenigen Impletol-Spritzen an den Grenzstrang wurde diese Nephritis durch Hohenhövel geheilt. Mit jeder erfolgreichen Spritze lösen wir die Selbstheilung aus. In dieser Feststellung stecken zugleich die Grenzen der Heilungsmöglichkeit. Das Endstadium einer Schrumpfniere oder einer echten Lebercirrhose kann natürlich auch durch *Impletol* nicht mehr beeinflußt werden. Beim letzten Zusammentreffen in Freudenstadt berichtete mir Hohenhövel über drei weitere Heilungen schwerer Fälle von Nephritis und Nephrose. Bezüglich der Therapie besteht zwischen beiden kein wesentlicher Unterschied.

Angesichts des Fehlens einer spezifischen Therapie für die Nierenentzündung bedeutet die hier aufgezeichnete Möglichkeit die Rettung für manchen Kranken. Die bisherige Behandlungsmethode konnte ja im Grunde auch nichts anderes, als auf die Selbstheilung zu warten, eine Selbstheilung, die doch recht häufig ausblieb oder in den Anfängen stecken blieb. Mit der richtig angewandten Neural-Therapie wird diese Selbstheilungskraft physikalisch zwangsläufig in optimaler Form in Wirksamkeit gesetzt. Der praktische Arzt Dr. Joseph

WARTHA aus Oberviechtach berichtet mir, daß er die Heilung seiner eigenen schweren akuten Glomerulonephritis im Sommer 1953 durch Impletol-Injektion an die chronisch entzündeten Mandeln erzielt habe. Nach wenigen Injektionen besserte sich sein Sediment-Befund nach wochenlangem Stillstand rasch, und die vorgesehene Tonsillektomie konnte unterbleiben. Prof. Gabriele TEDESCHI an der Universität Neapel schrieb mir aus Freude über seine Erfolge spontan am 16. 3. 60, daß er bei zwei Fällen von schwerer chronischer Nephritis, nachdem jede andere Therapie erfolglos blieb, mit der wiederholten Impletol-Injektion an die Mandeln Heilung erzielen konnte unter objektivem Nachweis der Normalisierung des pathologischen Nierenchemismus. Aus der Feder von TEDESCHI und DE VITA stammen zwei Arbeiten über ihre einschlägigen Beobachtungen (s. Literaturverzeichnis).

GALLMETZER aus Eppan bei Bozen berichtete mir die Heilung der zehnjährigen Margot K. von schwerer c h r o n i s c h e r N e p h r i t i s. Wegen des desolaten Zustandes der Patientin hatte es der Otologe abgelehnt, die verdächtigen Mandeln herauszunehmen. In diesem Zustand übernahm GALLMETZER die Behandlung. Mit wiederholten Mandelpolinjektionen wurde das Kind in Kürze völlig gesund. Im Urin war nichts Krankhaftes mehr nachweisbar. Aus Vorsicht ließ GALLMETZER jetzt die Mandeln entfernen. In der Hand des vorbehandelnden Arztes war das Kind dem sicheren Tode verfallen. Die Mandeln konnten wegen des Allgemeinzustandes nicht entfernt werden. Der Allgemeinzustand wurde aber zwangsläufig durch das Störungsfeld Mandeln fortlaufend schlimmer.

KLAGHOLZ aus Heilbronn, der mehrere Jahre im Inneren Persiens auf einer Land-Ambulanz zugebracht hatte, berichtete mir, daß ihm kurz hintereinander 6 Kleinkinder mit schwerer Nephritis im comatösen Zustand gebracht wurden. Bei allen bestand eine völlige Anurie. Das erste Kind behandelte er noch, wie er das auf der Schule gelernt hatte, mit dem zu erwartenden Ausgang. Als dann die anderen Kinder mit den gleichen Krankheitserscheinungen gebracht wurden, sagte er sich vielleicht nicht mit Unrecht, wenn er diese Kinder alle mit dem gleichen Mißerfolg behandele, dann könne das auch ihn das Leben kosten. Er spritzte jedem Kind eine Ampulle *Impletol* ins Nierenbett mit dem Ergebnis, daß die Diurese kurze Zeit danach einsetzte und alle Kinder genasen. In längstens 2 Std. war bei allen Kindern die vorher bestehende tiefe Bewußtlosigkeit beseitigt und die Diurese auf dem Höhepunkt. Die Vertreter der Auffassung, daß es sich bei den Impletol-Erfolgen um reine Suggestivwirkungen handelt, dürften hier eines Besseren belehrt werden. Die heute regierende Medizin könnte auf die Idee kommen, auch bei so kleinen Kindern eine Nierenkapsel-Spaltung vorzunehmen, um so den Spannungsdruck zu beseitigen. Auch diese Kapselspaltung der Niere ist nichts anderes als ein neuraltherapeutischer Eingriff, den man mit dem konservativen Messer, nämlich *Impletol,* mit der gleichen Wirkung, aber ohne die Gefahr einer solchen Operation erreichen kann.

Wie weitreichend eine solche Grenzstrang-Behandlung zum Erfolg führen kann, dafür bringt der Zahnarzt ISKRAUT in seinem im Staufenverlag erschienenen Buch ein aufschlußreiches Beispiel. Im fernen China erkrankte der chinesische Diener eines Weißen an Cholera. Als es ans Sterben ging und der europäische Arzt die Weiterbehandlung für sinnlos erklärte, holten die chinesischen Boys einen chinesischen Arzt. Der behandelte den Sterbenden nur mit der blanken Nadel und wenig später war er genesen.

Das alles sind keine Suggestivwirkungen; das sind physikalisch zwangsläufige Vorgänge, die man als Arzt kennen und können muß.

Der Wuppertaler Gynäkologe Prof. ANSELMINO veröffentlichte, daß die chronische O b s t i p a t i o n bei seinen

Patientinnen in der Regel durch diese Grenzstrang-Injektion geheilt werden konnte. In der gleichen Weise läßt sich der chronische D u r c h f a l l regulieren, wenn nicht Ursachen dafür existieren, die mit dem Wirkungsmechanismus des *Impletol* nicht korrespondieren. Das Medikament heilt ja nicht Obstipation oder das Gegenteil, sondern es beseitigt überall im Organismus die gestörte Ordnung im form- und funktionstragenden vegetativen System. Sowohl mein Bruder als auch ich haben in der Klinik ANSELMINOS vor Jahren einmal einen Vortrag gehalten. Ich erinnere mich noch sehr wohl, daß ich mit Vorbedacht nur über die Heilung von einfacheren Krankheitszuständen berichtete, um die Glaubensfähigkeit meiner Hörer nicht zu überfordern. Es war mir dann eine erfreuliche Genugtuung, ANSELMINO zur Diskussion zu hören. Er brachte nämlich eine ganze Reihe von eindrucksvollen Heilungsbeobachtungen, die meinen Vortrag äußerst wirkungsvoll ergänzten. Man muß wohl vorerst immer noch daran erinnern, daß es selbstverständlich auch eine Obstipation als Folge eines Störungsfeldes gibt. In solchem Falle hilft die Spritze an den Grenzstrang natürlich nicht:

Fall 1: 20jähr. Pat. aus New York, quälende Obstipation, die sich nach einer Blinddarmoperation einstellte. Durch Injektion in die Blinddarmnarbe erfolgte prompt die Heilung.

Fall 2: Frau E. aus Lüttich, 52 Jahre alt, nie ernstlich krank gewesen, insbesondere keine Störungen der Magen-Darm-Passage. 1945 wegen „Kollaboration" verhaftet und zu 3 Jahren Einzelhaft verurteilt. Im Anfang vom Personal sehr schlecht behandelt, wird sie zur bis dahin gewohnten, täglichen Defäkation nicht aus der Zelle herausgelassen. Hielt anfangs den Stuhl 6 bis 10 Tage gewaltsam zurück, ehe sie sich entschloß, die Zelle zu beschmutzen. Diese Mißhandlung dauerte monatelang, bis sich schließlich eine habituelle Obstipation einstellte und die Entleerung nur noch durch künstliche Eingriffe möglich war. Nach 1 Jahr entlassen. Trotz diätetischer Maßnahmen, Abführungs- und Gleitmittelbehandlung war eine spontane Entleerung kaum noch möglich. Auch Darmbäder brachten nur teilweise Entleerungen des absteigenden Dickdarms und Quercolons. Ileusartige Erscheinungen machten mehrfach sogar manuelle Ausräumung erforderlich. Rö-Aufnahmen des Dickdarms (Kontrastierung teilweise per Os, teilweise per Rectum) zeigen ein stark vergrößertes, überfülltes, paralytisches Colon ascendens und ein Quercolon mit sehr schlechter Haustrierung. Wegen der andauernden ileusartigen Erscheinungen mit zunehmenden Allgemeinstörungen wird vom Chirurgen schließlich eine Teilresektion des Colons mit Anastomose zum Ileum vorgeschlagen. Der Hausarzt überweist die Pat. noch zu einem neural-therapeutischen Behandlungsversuch an Dr. SIEGEN. Am 22. 7. 1952 Injektionen an den Grenzstrang (an den Plexus coeliacus) beiderseits. Am gleichen Tage spontane Entleerung großer Kotmengen. Von da ab regelmäßige Stuhlentleerung jeden Morgen wie vor der Haft. Am 25. 7. 1952 Wiederholung der Injektion an beide Grenzstränge. Nach 8 Wochen stellt sich die Pat. verabredungsgemäß zur Rö-Kontrolle des Dickdarms vor. Der Dickdarm zeigt bei retrograder Füllung auch im Bereich des Colon ascendens und Quercolons ein normales Volumen und einen normalen Tonus bei guter Haustrierung. Die Pat. ist bis heute ohne jede Nachbehandlung und ohne diätetische und medikamentöse Maßnahme beschwerdefrei.

Prof. RATSCHOW veröffentlichte vor einigen Jahren, daß er — ich glaube — sieben Fälle von beginnender D a r m - g a n g r ä n als Ausdruck einer damals grassierenden Infektion durch Paravertebral-Injektionen habe ausheilen können. Es ist ein chirurgischer Erfahrungssatz, daß nach Operationen in Lumbal-Anästhesie keine paralytischen Darmlähmungen auftreten. Die operationsbedingten mechanischen Darmreizungen können offensichtlich im zugeordneten Neuron zu bleibenden Strukturänderungen führen, wie wir sie immer wieder als Ursache von Krankheit erkannten. Zu dieser Strukturänderung im Neuron kommt es erst gar nicht unter der Einwirkung der Lumbal-Anästhesie. Ist es aber nach Operation in Narkose zu einer solchen Darmlähmung gekommen, dann vermag sie eine rechtzeitig angewandte Lumbal-Anästhesie aufzuheben.

Aus besonderer Veranlassung hielt ich mich vor etwa 2 Jahren erstmals für berechtigt, eine akute A p p e n d i c i t i s mit allen dazugehörigen Symptomen durch Impletol-Injektion am McBurneyschen Punkt zu behandeln. Ich machte zunächst eine Quaddel und ging dann infiltrierend bis aufs Peritoneum. Die Beschwerden mitsamt dem Brechreiz verschwanden sofort, um jeweils leichter wiederzukommen. Mit drei Behandlungen war der Chauffeur des Hauses, in dem ich dieses Buch begann, wieder voll dienstfähig. Ich kann auch da auf keine Statistik verweisen. Aber jede noch so große Statistik beginnt ja mit der Erfahrung des ersten Falles. Der Kollege EISLER aus Karl-Marx-Stadt (früher Chemnitz) schickte mir einen Neujahrsglückwunsch, dem ich folgendes entnehme:

„Ich hätte Ihnen gerne davon erzählt, daß ich mit den Impletol-Quaddeln seit 1½ Jahren die frische A p p e n d i c i t i s bei Erwachsenen wie Kindern angegangen habe und keinen Fall zur Operation zu bringen brauchte. Es war auch keine Intervall-Operation nötig."

Der Arzt und Schriftsteller Heinz GRAUPNER berichtet in der „Neuen Illustrierten" vom 8. 2. 1958, daß eine hochfieberhafte akute B l i n d d a r m e n t z ü n d u n g allein mit der chinesischen Akupunkturnadel durch Einstich in ein schmerzhaftes Knötchen am rechten Unterschenkel ohne jede weitere Maßnahme konservativ geheilt wurde. Alle solchen Vorstellungen sind uns ungewohnt. Hier regiert ein gänzlich anderes Denken, aber darum kann man doch eine solche Beobachtung nicht einfach überhören. Wenn wir mit dem Messer in der Hand die Wirkung der Impletol-Injektion beobachten, kann ja schließlich nicht viel passieren. Entzündung bleibt ja schließlich Entzündung, auch am Appendix. Als ehemaliger Chirurg möchte ich allerdings selbst davor warnen, daß sich nun jeder Anfänger für berufen hält, eine Massenspritzerei bei der Appendicitis zu beginnen. Aber meinen erfahrenen Freunden möchte ich diese Beobachtungen zur Kenntnis geben. Wie mir Voss berichtete, gelang ihm die Heilung der A p p e n d i c i t i s bisher mehrfach u. zw. ohne Versager mit der Impletol-Injektion ans Köpfchen der rechten Fibula, den Akupunkturpunkt für A p p e n d i c i t i s.

Aus einem Brief des Kollegen ZAUCK aus Wohlsdorf-Anhalt zitiere ich folgende Sätze: „Bei dieser Gelegenheit möchte ich Ihnen in meinem Namen und im Namen ungezählter Patienten danken, denen ich mit Ihrem *Impletol* helfen konnte."

„Etwas Interessantes habe ich auf meiner vorjährigen Reise nach China erlebt. Ich besuchte dort einige Zentren, in denen die Akupunktur ausgeführt und gelehrt wird. Dort wird die alte Heilmethode wissenschaftlich erforscht und ergründet. Der Andrang der Bevölkerung zu diesen Behandlungsstellen war weit größer, als zu den anderen. Als Beispiel sei nur erwähnt, daß die A p p e n d i c i t i s mit Akupunktur von einem Professor der Chirurgie, dessen Ausbildung in Belgien erfolgte, mit Erfolg behandelt wird. Er selbst sagte mir, daß er vor Jahren noch jeden Blinddarm operiert hätte." Wirklich höchst interessant, daß ein in Europa ausgebildeter Chirurg wieder zur Therapie seiner Ahnen zurückkehrt.

Auch im gynäkologischen Bereich, und das dürfte ja nun wohl langsam selbstverständlich sein, bestehen vielfältige gleichgerichtete Heilungsmöglichkeiten. Prof. GOECKE, Münster, berichtete in „Ärztliche Praxis" vom 23. 6. 1951 über seine Behandlungserfolge der C e r v i x h y p e r s e k r e t i o n. Unsere Technik ist anders als die der Münsterschen Klinik. Wir pflegen bei der Behandlung gynäkologischer Erkrankungen oberhalb der Mitte des Pecten ossis pubis intraperitoneal zu spritzen. Das ist in der Praxis einfacher. Bei GOECKE heißt es noch, daß wir präperitoneal spritzen, aber wir injizieren nunmehr seit vielen Jahren intraperitoneal, ohne jemals einen Zwischenfall gesehen zu haben. Wir suchen zunächst mit entsprechend langer Nadel etwa in der Mitte das Os pubis und rücken dann mit der Spitze der Nadel am oberen Rande des Knochens vorbei, so daß sie gerade intraperitoneal liegt. GOECKE spritzt entsprechend der anderen

Praxis der Gynäkologen vaginal an den Frankenhäuserschen Plexus, indem er beiderseits der Portio 1 ccm ins Parametrium eingeht. Die beiden Injektionsorte führen zu nahezu gleichartigen Ergebnissen. Bei GOECKE heißt es:

„Es lag daher nahe, sich auch bei der Hypersekretion der Cervix die Erfahrungen der Neural-Therapie zunutze zu machen ... Es sei vorweg bemerkt, daß wir bei unseren Fällen keinerlei Schäden oder Nachteile von den Injektionen gesehen haben, wie sie von anderer Seite gelegentlich bei der sog. Sympathicus-Blockade durch Anwendung größerer Mengen einer 1%igen Novocain-Lösung beobachtet worden sind. Besonders empfindliche Frauen reagieren unter Umständen, zumal bei wiederholten Injektionen, mit einem kurzdauernden Schwindelgefühl ... Mit dem eben beschriebenen Verfahren sind bisher 65 Frauen mit einer z. T. hochgradigen Hypersekretion der Cervix behandelt worden. Zum allergrößten Teil waren die Frauen schon seit Monaten oder Jahren von anderer Seite, aber auch von uns selbst, mit den verschiedensten Mitteln erfolglos behandelt worden ... Was die Zahl der Injektionen von *Impletol* oder *Symprocain* angeht, so ist die Mehrzahl der Fälle mit 3 Injektionen behandelt worden. Nur eine geringe Anzahl von Frauen hatten mehr Injektionen (bis zu 9) notwendig. Im allgemeinen wurde 2mal wöchentlich injiziert. Über die Behandlungserfolge ist folgendes festzustellen ... Unter unseren 65 Fällen sind 2 Versager gewesen ... Die restlichen 63 Fälle können als Behandlungserfolg angesehen werden. 34 Frauen hatten bereits nach 1 oder 2 Injektionen keinen Ausfluß mehr. Diese Erfolge sind so eindrucksvoll, daß in der Tat von ‚Blitz-Heilungen' gesprochen werden kann. Die Frauen haben hierbei schon nach der ersten Impletol-Injektion angegeben, daß der Ausfluß schlagartig im Laufe des Nachmittags aufgehört habe, und daß sie sich seit Jahren noch nie so wohl befunden hätten. Es sei angemerkt, daß auch das Allgemeinbefinden oder auch besonders unangenehm empfundene Kreuzschmerzen sich nach der Novocain-Behandlung wesentlich gebessert haben oder vollständig verschwunden sind. Zur Sicherung des Behandlungserfolges halten wir es indessen auch bei den Blitz-Heilungen für zweckmäßig, sich in derartigen Fällen nicht mit 1- oder 2maligen Injektionen zu begnügen. Wir haben im allgemeinen 4 Injektionen abwechselnd in das linke und rechte Parametrium in 2- bis 3tägigem Abstand vorgenommen. Die bei einer Hypersekretion als Folge des dauernd abfließenden

Cervixsekretes vorhandene Mazerationserosion an der Portio heilt im übrigen meist ohne besondere Behandlung ab, wie wir uns immer wieder haben überzeugen lassen. Auf Grund unserer Erfahrungen mit *Impletol* oder *Symprocain* glauben wir die ‚Neural-Therapie' für die Behandlung der H y p e r s e k r e t i o n der Cervix empfehlen zu können."

Diesen Aussagen brauche ich wohl nichts hinzuzufügen, außer vielleicht folgende Bemerkung. Bei den 2 Mißerfolgen von GOECKE würde ich heute nach dem schuldigen Störungsfeld fahnden, denn nach unseren Erfahrungen kann ein Störungsfeld in jedem Organ und System zu Störungen führen, also auch zur Hypersekretion der Cervix. Und diese Formen sind dann nur durch Ausschaltung des Störungsfeldes heilbar.

Aber auch schwere Krankheitsbilder im gynäkologischen Bereich können auf beiden Behandlungswegen vielfach mit Erfolg behandelt werden. Dabei ist es vereinzelt notwendig, an beiden Injektionsorten, also von der Scheide aus und oberhalb des Os pubis gleichzeitig zu spritzen. Es entspricht das der an anderen Orten gemachten Erfahrung, nach der z. B. die gleichzeitige Injektion ins Nierenbett und präperitoneal in diesem Segment auch dann noch Erfolg bringt, wenn eine der beiden Injektionen allein erfolglos sein sollte. Eine Schwägerin, Frau eines Arztes, war vor Jahren von ANSELMINO an einer einseitigen A d n e x - T u b e r k u l o s e operiert worden. Zwei Jahre später entwickelte sich das gleiche Krankheitsbild auf der anderen Seite. Der Operationstermin war bereits festgesetzt. Der Zufall führte die Kranke vorher noch einmal zu uns. Ich injizierte *Impletol* ans Peritoneum suprapubisch. Der stinkend eitrige Fluor war am gleichen Nachmittag restlos verschwunden und nach einigen weiteren Injektionen konnte auch ANSELMINO keinen Grund zu einer Operation mehr finden. An dieser Heilung ändert auch nichts die Tatsache, daß die Patientin nach Jahren auf dieser Seite doch noch an einer infektionsfreien Cyste operiert wurde, die sich offensichtlich aus dem tuberkulösen Prozeß entwickelt hatte.

GALLMETZER war der erste Arzt, der bei verzögerter Austreibung die Geburt praktisch immer durch Injektion von 4 ccm *Impletol* in den verkrampften Uterusring in kürzester Frist beenden konnte. Vor mir liegen 3 Krankenblätter, nach denen die Hebamme ihn jeweils nach etwa 36stündigem Bestehen der Wehen gerufen hatte. In spätestens 20 Minuten war das Kind ohne jede weitere Maßnahme geboren. Heute weiß die Hebamme Bescheid und es kommt nicht mehr zu den langen Wartezeiten.

Zunächst war es Zufall, der uns die Beobachtung machen ließ, daß wir nach Injektionen in diesen Raum, die aus anderen Gründen vorgenommen wurden, wenig später eine S c h w a n g e r s c h a f t feststellten. Als wir das mehrfach gesehen hatten, haben wir bewußt die U n f r u c h t b a r k e i t der Frau auf diesem Wege beseitigen können. Wir haben so eine nicht kleine Zahl von „Impletol-Kindern" in die Welt gesetzt. Ein sehr instruktives Beispiel möchte ich dazu bringen. Ich behandelte eine etwa vierzigjährige verheiratete Zahnärztin wegen ihrer seit Jahrzehnten bestehenden M i g r ä n e u. zw. mit ausgezeichnetem Erfolg durch Injektionen in den gynäkologischen Raum. Vier Monate später kam diese Patientin mit der Bitte zu mir, ihr die M i g r ä n e zurückzugeben. Auf meine Frage warum, erklärte sie, weil sie in Hoffnung sei. Nun, ich kann weder die M i g r ä n e zurückgeben, noch das andere verhindern. Die Heilung dieser Migräne kennzeichnet sie als eine Fernstörungserkrankung, und die Schwangerschaft muß als ein segmentaler Erfolg bezeichnet werden. Damit sind selbstverständlich die Erfolgsmöglichkeiten im gynäkologischen Raum nicht erschöpft. Eine leichte Geburt soll sich damit erzielen lassen, aber ich habe keine persönliche Erfahrung. Es ist Aufgabe der Gynäkologen, dieses Gebiet sachkundig zu erweitern. Meine Schülerin

Hanna FRESENIUS, Landärztin in Steinau in Hessen, berichtete mir, daß sie ein M y o m mit dem CROONschen Verfahren habe verschwinden sehen. Auch das ist Neural-Therapie.

Wenn es einmal an unseren Universitäten so weit gekommen ist, daß man das exakt-wissenschaftliche diagnostische Denken durch das therapeutische Denken ergänzt und sublimiert, dann dürfte es für viele selbstverständlich sein, daß auch der therapeutische Effekt der Strahlen in der gleichen Richtung zur Auswirkung kommt. Der Röntgenstrahl z. B. ionisiert seinen Weg, d. h. der Strahlenweg wird leitend für Elektrizität, auch für die Elektrizität in der vegetativen Faser, die mit der Neural-Therapie angesprochen wird. So verstehen wir auch die synonyme Wirkung von Röntgenstrahl und Impletol-Spritze. Auch die Röntgen-Therapie wirkt über das vegetative System und beim C a r c i n o m über das entsprechende Strukturgefüge im Zellkern. Nur in diesem letzteren Falle ist der Röntgenstrahl der Spritze überlegen. Beim Carcinom-Geschehen in der Zelle endet die ordnende Kraft des Vegetativums. Aber bei den meisten anderen Krankheitsbildern, die wir bisher mit mehr oder weniger Erfolg der Röntgenbehandlung zuführten, dürfte die Spritze eindeutig überlegen sein, weil sie mit viel massiverer Wirkung unmittelbar an den Krankheitsbereich herangebracht werden kann. Dazu kommt ein weiterer Vorzug der Spritze, der uns erst im Atomzeitalter so recht bewußt geworden ist, nämlich die gänzliche Harmlosigkeit der Spritze, ob wir nun ein E k z e m behandeln oder eine A r t h r o s i s c o x a e oder was auch immer. Der Versuch wird jedem objektiven Beobachter die Überlegenheit der Impletol-Therapie gegenüber der Röntgen-Therapie unmittelbar vor Augen führen.

Beim Mann spricht die chronische P r o s t a t i t i s ausgezeichnet an auf Impletol-Injektionen in die Prostata selbst, was auch immer die Ursache der Entzündung sei. So können jahrzehntealte Beschwerden auf einfachste Weise beseitigt werden. Wir gehen vom Damm aus unter Leitung des im Rectum liegenden Fingers, damit man die Darmschleimhaut nicht verletzt, mit 8 cm langer Nadel rechts und links von der Mittellinie bis in die Prostata selbst und injizieren an beiden Stellen je 1 ccm *Impletol*. Die P r o s t a t a - H y p e r t r o p h i e der alten Männer bildet sich mit dieser einfachen Methode bei der Mehrzahl der Kranken ausgezeichnet zurück. Die Notwendigkeit des häufigen Wasserlassens in der Nacht hört auf. Wahrscheinlich wird auf diese Weise ein Großteil der Operationen überflüssig. Nach der Injektion erscheint im Urin manchmal etwas Blut; das ist selbstverständlich und harmlos. Man macht aber tunlich vor der Behandlung darauf aufmerksam, denn für den Kranken ist das vielfach ein Grund zur Beunruhigung. Der Münchener Urologe MAY hat vor Jahren über seine Erfolge mit dieser Methode berichtet. Auch wir haben immer wieder ausgezeichnete Ergebnisse mit dieser so einfachen Methode.

Die ersten Versuche machten wir bei Patienten, deren Operation vom Urologen wegen zu hohen Alters oder aus anderen Gründen abgelehnt worden war. So konnten wir einem etwa neunzigjährigen Patienten, der jede Nacht über zehn Mal hinausmußte zum Urinieren, durch wiederholte Impletol-Injektionen in die Prostata die ungestörte Nachtruhe zurückgeben. Die Drüse wird zusehends kleiner bis zur Norm, ganz wie bei der Behandlung der Schilddrüse, ob es sich nun um einen B a s e d o w oder um eine einfache S t r u m a handelt. Man darf natürlich kein Carcinom übersehen.

Eventuelle Mißerfolge dieser einfachen Therapie können wiederum nur aus den allgemein gültigen Regeln der Ganzheit verstanden werden. Dafür ein höchst eindrucksvolles Beispiel aus der jüngsten Zeit. Herr v. Sch. soll wegen zunehmender Prostata-Beschwerden operiert werden. Die Impletol-Injektion in die Prostata führt zu keinerlei Änderung, auch nicht bei der Wiederholung. Patient hatte vor vielen Jahren einen Ikterus überstanden. Die Injektion ins Lebersegment führte sofort zu einem völligen Entspannungsgefühl im Bereich der Prostata mit Nachlassen des nächtlichen Harndrangs. Jeweils weitere Besserung bei der Wiederholung der Injektion. Solche Zustände kann man durch Operation an der Drüse selbst gar nicht heilen. Ein Störungsfeld an anderer Stelle ist nicht selten die Ursache des Versagens einer Operation im Erscheinungsbereich der jeweiligen Krankheit. Auch Prostatahypertrophie bedeutet eben in solchen Fällen nur ein Symptom und keine Diagnose. Die chronische Prostatitis ist, wie jede Entzündung, durch Injektion ins kranke Segment, in diesem Falle also in die Prostata, zu heilen.

Prof. KUHLENKAMPFF veröffentlichte in der Münch. med. Wschr. vom 23. Juli 1937 seine Beobachtungen über „Örtliche Betäubung zu Behandlungszwecken besonders der akuten Epididymitis". KUHLENKAMPFF berichtet, wie Novocain-Injektionen an den Samenstrang die Entzündung des Nebenhodens schlagartig zum Abklingen bringen. Ich selbst sah schon vorher mehrfach die Heilung von Hoden-Tuberkulose durch Impletol-Injektionen, die ich allerdings an den Hoden selbst machte. Auf Veranlassung von Prof. HUEBSCHMANN war ich im Jahre 1932 drei Tage bei KUHLENKAMPFF zu Gast, um ihn für meine Erkenntnis zu gewinnen. So dürfte die Veröffentlichung von KUHLENKAMPFF wohl auf meinen Besuch zurückzuführen sein. Das Prinzip ist immer das gleiche; ob es ein Gonococcus ist oder ein Tuberkelbazillus, das bleibt sich gleich. Der biologische Mechanismus der Entzündung wird in gleicher Weise durch die Impletol-Injektion ins Segment aufgehoben. Wir kommen zum Verständnis solchen Geschehens vorerst nicht über unser gewohntes wissenschaftliches Denken, sondern über die Feststellung der Tatsachen, und solche Tatsachen wird jeder immer wieder bestätigen, wenn er sie finden will.

Vor langen Jahren fragte ich einmal Prof. SIEGMUND: „Wo bleiben eigentlich in solchem Falle die Bazillen?" Und SIEGMUND fand die einzig mögliche Antwort, indem er sagte: „Sie bleiben wohl da, wo sie auch bleiben, wenn es zu einer Selbstheilung kommen sollte." Diese Selbstheilung ist es ja immer wieder, die wir aus einem langsam sich vollziehenden Geschehen oder aus dem Zustand der Erstarrung in ein Sofort-Phänomen umschalten können. Das chronische E k z e m ist häufig heilbar durch wiederholte Impletol-Quaddeln in den Ekzembereich. Waldemar GRUMMT, Professor an der Universität Curitiba in Brasilien, schickte mir unter dem 26. 1. 1951 einen umfangreichen Bericht über seine bisherigen Impletol-Erfahrungen. Darunter befanden sich zahlreiche Heilungen von A s t h m a , M i g r ä n e , N e u r a l g i e n usw., darunter auch ein Ekzemfall. Es heißt in dem Brief:

„Geheilt ein Ekzem-Kranker mit einer paravertebralen und einer Venen-Spritze. Das Ekzem ging vom Nabel bis an beide Kniescheiben, war stark nässend und bedeckte die ganze Vorderseite des Körpers und die Geschlechtsteile. In 24 Std. waren Schmerz, Jucken und Absonderung verschwunden und die Haut war trocken." Es heißt dann weiter in dem Brief: „Auf jeden Fall hat mir Ihr Verfahren wieder Freude am ärztlichen Beruf gebracht, besonders in den Fällen, bei denen man nicht mehr weiß, was man machen soll und einen das niederdrückende Gefühl überfällt, ein Quacksalber zu sein. Jetzt hat man das Empfinden, positiv auf die Faktoren einzuwirken, die Form und Funktion im Körper erhalten, die Sympathicus-Nerven. — Da ich mir eine klare Vorstellung machen kann, welchen Kampf Sie zu führen hatten, um sich Anerkennung zu verschaffen, glaube ich, Ihnen mit meiner Darstellung eine Freude zu bereiten und die Gewißheit zu geben, daß auf der anderen Seite unseres Erdballes ebenfalls Kollegen sind, die Ihre Sache begreifen, begutachten und vertreten und so mitarbeiten, um durch das Impletol-Phänomen die Ärzteschaft aus der materialistischen Sackgasse heraus zu einer höheren, geistigeren Lebensbetrachtung zu bringen. Am mitleidigen Lächeln so mancher Kollegen habe ich es selbst erfahren, wie weit die Begriffsunfähigkeit gekommen ist durch die allzu mechanistisch-verstofflichte Lebensauffassung unserer Zeit. Es wird lange dauern, denn lange hat es gedauert, bis das menschliche Denken in der Wissenschaft in der materialistischen exakten Forschung endete."

Da wir gerade in Brasilien sind, noch einige Worte eines Dr. KICHLER aus Brasilien:

„Vor kurzem fiel mir Ihr Buch ‚Krankheit und Heilung, anders gesehen' in die Hände. Für mich war es eine wahre Offenbarung. Ich habe sofort mit Ihrer Behandlungsmethode begonnen und die schönsten Behandlungserfolge erzielt. Mein therapeutisches Arsenal ist um 50% gewachsen."

Hier möchte ich noch kurz berichten über die zweite Heilungsmöglichkeit, die selbstverständlich auch im Falle eines Ekzems besteht.

Frau Sch., 28 Jahre alt, von Kind an E k z e m am ganzen Körper. Mit Milchschorf fing es an. Als 3jähr. Kind lag sie $1/2$ Jahr in der Hautklinik Jena, davon $1/4$ Jahr angebunden an Händen und Füßen. Sie sei immer mit schwarzer Salbe eingerieben worden und habe ihren Eltern von Kind an viel Geld gekostet. Mit 23 Jahren bekam sie dazu ein Gallen-Leber-Leiden, das man operieren wollte. Es heißt in ihrem Bericht: „Wenn ich wollte die Medizin aufschreiben, die ich geschluckt und gespritzt bekommen habe, müßte es ein dickes Buch werden. Ich habe mich Tag und Nacht gekratzt, ich habe mich vor mir selbst geekelt, ich war so fertig mit mir, daß ich manchmal am Ende war. Ich bekam Stärkungsspritzen, Kalk- und Vitaminspritzen, Pulver, Salben und Tabletten. Ich habe Diätkuren gemacht, durfte mich nicht waschen und durfte nur pflanzliche Nahrung zu mir nehmen und keine Milch trinken. Wegen des Gallen- und Leberleidens durfte ich keinen Kohl und kein Schweinefleisch essen. Ich hatte keine Verdauung, nur alle 4 oder 5 Tage Stuhlgang, keinen Appetit und litt an S c h l a f l o s i g k e i t. Seitdem ich nun bei Ihnen in Behandlung bin, bin ich ein ganz anderer Mensch geworden. Ich leide an nichts mehr. Auch das Gallen- und Leberleiden ist verschwunden, ich habe keine Koliken mehr, ich habe guten Appetit und gute Verdauung. Ich gehe jetzt freudig an die Arbeit und kann gut schlafen." Und diese ganze Zustandsänderung wurde nach 28jähriger Krankheit bewirkt durch einige Impletol-Injektionen an die Mandelpole. Ich habe den Bericht etwas ausführlicher wiedergegeben, da er so recht geeignet ist zu zeigen, daß es nicht einzelne Symptome sind, die wir behandeln, und daß Krankheit eine Störung der Ganzheit ist, deren Wesen man nur künstlerisch erfahren, aber niemals wissenschaftlich darstellen kann. Bei den angeführten Behandlungsversuchen ist die Röntgentherapie nicht genannt worden. Ich brauche meinen aufgeschlossenen Lesern wohl nicht zu sagen, daß sie in diesem Falle ohne Erfolg geblieben wäre.

Anläßlich einer Vortragsreise in Spanien bat mich ein Chirurg in Madrid um Behandlung seines vierjährigen Jungen wegen chronischen Milchschorfs. Mit zweimaliger Mandelpol-Injektion wurde die Krankheit beseitigt. In solchem Falle wirkt die Milch als „Zweitschlag" im Sinne von SPERANSKY. Ein latentes Störungsfeld wird dadurch offenkundig.

Einen Direktor der Firma Schiess behandelte ich vor etwa 20 Jahren an einem seit 17 Jahren bestehenden nässenden Ekzem einer Hand, die er ständig mit einem Verband bedeckt hatte, mit mehrfachen Intracutan-Quaddeln im Ekzem-Bereich. Das E k z e m verschwand restlos für dauernd. In diesem Falle dürfte auch eine Röntgen-Bestrahlung des Ekzems gewirkt haben. Aber die Spritze macht das viel einfacher. Man sieht aus dem Beispiel, daß auch Ekzem und Ekzem nicht dasselbe ist. Die wirkliche Diagnose erleben wir erst über das Heilungs-Phänomen.

Es gibt eine ganze Reihe von Hautkrankheiten, die unter höchst wissenschaftlichem Namen die Lehrbücher füllen, ohne daß deswegen ihr Wesen bekannt wäre. Diesem Nichtwissen entspricht auch in der Regel der Erfolg unserer Therapie. Man lasse sich doch durch solche Bezeichnungen nicht abhalten, die universell gültigen Erfahrungen der Neural-Therapie zumindest zu versuchen. Man versuche es mit Quaddeln im Segment oder über ein Störungsfeld. Es ist immer wieder der gleiche Weg, dessen Erfolg in der Tatsache begründet ist, daß nun einmal das Vegetativum der Träger des Form-Geschehens ist.

Eine handflächengroße, am Hals lokalisierte S k l e r o d e r m i e bei der Sekretärin einer Papierfabrik schmolz sichtbar zusammen unter mehrfach wiederholten Impletol-

Injektionen in den Krankheitsbereich. Es blieb übrig eine kleine reizlose Narbe von Markstückgröße.

Der Herpes zoster spricht in der Regel an auf Intracutan-Quaddeln im Herpes-Bereich. Die Schmerzen verschwinden sofort und die sichtbaren Krankheitszeichen sehr viel schneller als mit jeder anderen Behandlungsmethode. Einen Lichen ruber planus sah ich verschwinden nach einer Impletol-Injektion an die Mandelpole.

In der Zeitschrift für Haut- und Geschlechtskrankheiten 1951, Band 11, findet sich folgende Veröffentlichung von K. REUTER, aus der Poliklinik der Stadt Weidenau:

„Spontanheilung eines Kranken mit Pemphigus vulgaris nach Herdsanierung. Bei dem 60jährigen Mann mit ausgedehnten, im Verlauf der Erkrankung zunehmenden, typischen Pemphigus-Blasen vorwiegend im Bereich der rechten Thorax-Hälfte und beider Unterschenkel war trotz längerer Puder- und Salbenbehandlung, auch mit Acridin- und Arsen-Verbindungen sowie Sulfonamiden, erst nach erfolgter Herdsanierung (Extraktion von 10 Zähnen) rasches Verschwinden der Symptome und Heilung unter Pigmentierung der ehedem kranken Stellen eingetreten. Bisher — seit 1 Jahr — ist ein Recidiv ausgeblieben."

Dieter GROSS beschrieb vor Jahren in der Zeitschrift „Neural-Medizin", die einmal von NONNENBRUCH als Sprachrohr für die Neural-Therapie gegründet wurde, unter Beifügung von Photos die Heilung eines Falles von schwerer Psoriasis arthropathica. Er konnte das bis dahin unbeeinflußbare Krankheitsbild durch wiederholte Mandelpol-Injektionen völlig ausheilen. Also auch das bezüglich der Genese so dunkle Krankheitsbild der Psoriasis kann störungsfeldbedingt sein und dann über dieses Störungsfeld geheilt werden. Aus mehrfacher Erfahrung möchte ich allerdings davor warnen, diese Möglichkeit allzu optimistisch zu sehen. Wir hatten meistens keinen Erfolg. Aber an einen fast 20 Jahre zurückliegenden Fall erinnere ich mich doch mit besonderer Freude. Die Patientin hatte eine ausgedehnte

Psoriasis, von deren Existenz sie ihrem Verlobten noch nichts gesagt hatte. In wenigen Wochen sollte die Hochzeit sein. Bis zu diesem Termin glückte es mir, die Krankheit völlig auszuheilen. Vor kurzem sah ich die Patientin noch einmal aus anderem Grunde. Dabei erfuhr ich, daß die Heilung vorgehalten hat. Ich kann leider nicht mehr feststellen, über welches Störungsfeld der Erfolg eintrat. Die Patientin bekam damals viele Injektionen und weiß es auch nicht mehr.

MERCKELBACH berichtete mir die Heilung einer jungen Frau von einer universellen Ichthyosis-Erkrankung durch Impletol-Injektion an eine kleine Narbe auf dem Fußrücken. Ich sehe noch vor mir den Dankesbrief der Geheilten und das darin stehende Wort: „Ich schneie nun nicht mehr." Immer wenn sich die Kranke entkleidete, war der Boden mit weißen Hautschuppen übersät. Vielleicht begreift man die Tragödie, die sich hinter diesem Wort verbarg. Und vielleicht begreift man auch. daß es keinen anderen Weg geben konnte, diese Krankheit zu heilen. Einen gleichartigen Fall von schwerer Ichthyosis heilte mein Schüler FICHTER aus Freiburg bei Frau Gerda Jung aus Freiburg, Hugstetterstraße 19. Die Krankheit bestand seit der Kinderzeit und wurde im Laufe der Jahre immer schlimmer, so daß die Patientin allabendlich eine Kaffeetasse voll Schuppen mit einer harten Bürste entfernen mußte, nachdem vielfache Behandlungsversuche nichts genutzt hatten. Injektionen in die Blinddarmnarbe und in den gynäkologischen Raum heilten nicht nur die scheußliche Krankheit, sondern auch die gefährdete Ehe. Diese wenigen Beispiele mögen den Blick weiten für das ganze Kapitel.

Und nun zu den zahllosen rheumatisch-neuralgischen Erkrankungen und zu den Arthritiden. Ein ganz großer Prozentsatz solcher Erkrankungen läßt sich mit Dauerwirkung durch Intracutan-Quaddel-Behandlung in den schmerzhaften Bereich, durch Injektionen an Nervenstämme oder durch Injektionen ans Periost in

Gelenknähe für dauernd schmerzfrei machen, d. h. also heilen. Bei der Arthritis des Kniegelenks z. B. genügen in der Regel fünf einfache Intracutan-Quaddeln zirkulär um den Gelenkspalt, um den therapeutischen Effekt auszulösen. Einige Wiederholungen der gleichen Behandlung pflegen dann zur Dauerheilung zu führen. Man soll sich auch durch den positiven Befund eines Röntgenbildes, das vielleicht sogar hochgradige Veränderungen am Gelenk aufweist, von dieser Therapie nicht abhalten lassen. Hinterher begreift man dann, daß die Aussagen eines Röntgenbildes für die Therapie gar nicht so bedeutungsvoll sind, wie unser Verstand das wahrhaben möchte. In der Monographie von Egon FENZ aus Wien heißt es, zur Anästhesie-Behandlung des Kniegelenks brauche man etwa 150 ccm Novocain-Lösung. Auch FENZ geht noch von der alten Vorstellung aus, daß die Novocain-Lösung zu einer „Quellung" des erkrankten Gelenkgewebes führt und daß dadurch die Heilung ausgelöst werde. Wie man sich das allerdings vorstellt, ist mir reichlich unerfindlich. Wir verwenden ganze 2 ccm und kommen mit dem Gelenk gar nicht in Berührung. Ähnlich verhält sich das bei den meisten Gelenken.

Beim Hüftgelenk, bei der Arthritis sowohl als bei der Arthrosis, kommt man praktisch mit der Quaddel-Behandlung nicht zum Ziel. Man spritzt vielmehr mit langer Nadel oberhalb des Trochanter major in die Tiefe gehend in Gelenknähe ans Periost. Auf diese Weise habe ich, mit den entsprechenden Wiederholungen natürlich, viele Kranke mit einer C o x a r t h r o s i s von häufig Jahrzehnte währenden Beschwerden befreit. Am Röntgenbild ändert sich selbstverständlich nichts. Das Verfahren ist in jedem Falle wirkungsvoller als die von der Schule vielfach geübte Röntgen-Therapie, von der Extensions-Behandlung ganz zu schweigen, die bestenfalls zu kurzfristigen Erleichterungen führt. Eine Wiederholung der Behandlung hat auch in diesen Fällen natürlich nur Sinn, wenn bei der ersten Behandlung eine sofortige Wirkung erkennbar wird. Tritt diese nicht ein, so suchen wir wieder nach dem eventuell auslösenden Störungsfeld, das wir recht häufig als die eigentliche Ursache der Erkrankung feststellen können. Aber es darf nicht verschwiegen werden, daß wir selbstverständlich auch bei solchen Hüftgelenkserkrankungen — wie überall im Organismus — in nicht wenigen Fällen zu keinem Ergebnis kommen. Wo der Grund dieses Versagens zu suchen ist, weiß ich nicht. Vielleicht handelt es sich in solchen Fällen um eine Mangelkrankheit und vielleicht könnte uns NIEHANS hier weiterhelfen. Aber solche Gedanken sind vorerst Spekulation. Ich halte es für richtig, sie zu äußern, damit meine Freunde Veranlassung nehmen, bei solchen Versagern mit dem Niehans-Prinzip Versuche zu machen.

Nach S c h e n k e l h a l s - F r a k t u r zurückgebliebene Dauerbeschwerden verschwinden in der Regel durch einmalige Impletol-Injektion ans Periost des Schenkelhalses. In solchem Falle liegt ein im Segment entstandenes Leiden vor, das man natürlich in der Regel nur über das Segment auslöschen kann. Die Dauerbeschwerden im Gefolge einer angeborenen oder erworbenen H ü f t g e l e n k s - L u x a t i o n lassen sich in der Regel durch Impletol-Injektionen ans Periost der Beckenschaufel in die Nachbarschaft des Gelenkkopfes für Monate beseitigen. Dann kann man ja die Injektion jeweils wiederholen. Die Nachbehandlung nach F r a k t u r e n kann durch Injektionen ans Periost in Frakturnähe sehr viel schneller und schmerzloser gestaltet werden als bei der bisher üblichen Therapie (Voss, Heidenheim).

Bei der hartnäckigen S e h n e n s c h e i d e n e n t z ü n d u n g versuche man doch die Injektion in den Bereich der Entzündung und man wird erleben, daß auch die traumatische Entzündung einer T e n d o v a g i n i t i s c r e p i t a n s ausgezeichnet anspricht. Das wochenlange Tragen einer Gipsschiene wird überflüssig.

Eine bemerkenswerte Überraschung bedeutete es für meine chirurgische Vorstellungswelt, daß auch die Dupuytrensche Kontraktur ausgezeichnet auf die wiederholte Injektion in den Krankheitsbereich anspricht. Man kann die Wirkung gar nicht übersehen, so schnell erfolgt sie. Aber auch dieses Krankheitsbild kann störungsfeldbedingt sein. Ich erinnere mich an die Heilung einer solchen Kontraktur nach Impletol-Injektion in oberflächliche Narben proximal vom Handgelenk, die nach einem Autounfall zurückgeblieben waren. Die Kontraktur selbst war natürlich erst nach dem Unfall in Erscheinung getreten.

Wenn es sich um polyarthritische Erscheinungen handelt, dann führt die Quaddelbehandlung einzelner Gelenke häufig zum Verschwinden der Beschwerden auch an den anderen Gelenken. Das führt selbstverständlich immer nur dann zum Erfolg, wenn die vorliegende Krankheit nicht durch ein Störungsfeld bedingt ist, und auf solche Zusammenhänge schließen wir aus der Erfolglosigkeit der Segment-Therapie. Die Segment-Therapie bei chronischen Erkrankungen der Gelenke pflegen wir durch einige Ponndorfsche Impfungen, die wir nach der Original-Methode von PONNDORF mit unverdünntem *Alt-Tuberkulin Koch* durchführen, zu beschleunigen. Die Wirkungsweise von Spritze und Impfung halten wir für synonym. Es ist nicht der Stoff, der heilt, sondern der an der richtigen Stelle geführte Stoß in das lebende Gefüge. Und die richtige Stelle ist häufig die Projektion der Störung auf die Haut, über die jene cutiviscerale Beeinflussung innerer Krankheiten möglich ist, über die auch DITTMAR geschrieben hat. Aber ob das nun Eingeweide oder Gelenke sind, bedeutet für das Vegetativum das gleiche.

Über einen schönen Fall möchte ich aus der Erinnerung berichten.

Es war im Jahre 1927, da behandelte ich eine Frau Z. an unbestimmten Dauerschmerzen im Beckenbereich, die seit der Geburt ihres 7jähr. Sohnes bestanden und für die zahlreiche Ärzte und auch Naturheilkundige keine Erklärung gefunden hatten. Auch ich hatte damals keinen Erfolg. Im letzten Kriege fragte die Pat. aus Berlin bei mir an, ob sie nicht noch einmal einen Versuch machen solle, da sie immer noch die gleichen, das Leben verbitternden Schmerzen hätte. Sie habe wieder Hoffnung bekommen, nachdem sie meinen Namen mehrfach in der Presse gelesen habe. Ich antworte ganz kurz, daß ich inzwischen etwas dazugelernt hätte, und sie solle kommen, wenn ihr diese Auskunft genüge. Meine nunmehrige Diagnose lautete Arthrosis sacro-iliaca. Warum damals keiner der vielen Sachverständigen die Diagnose gestellt hatte, ist mir heute unverständlich. Auf jeden Fall gelang es mir nun, in 6 Behandlungen die seit über 20 Jahren bestehenden Beschwerden mit Dauerwirkung zu beseitigen. Ich spritzte ans Periost in die Nachbarschaft des erkrankten Gelenks vom Rücken aus und dazu, neben dem Steißbein eingehend, im Sinne der Pendlschen Injektion an die Vorderfläche des Kreuzbeins. Der Rö-Befund hat sich natürlich nicht geändert. Der Rö-Befund ist aber nicht die Krankheit, wie im Grunde genommen ja alle unsere peripheren Befunde nicht die Krankheit sind. Im Gegenteil, diese Befunde haben es vielfach bewirkt, uns von der Erkenntnis des Wesens der Krankheit mehr und mehr zu entfernen.

Zur Abrundung des Kapitels nun noch das gewohnte Sekunden-Phänomen.

Etwa 60jähr. Patient aus Zürich, seit vielen Jahren Beschwerden im Sinne einer Arthrosis coxae. Impletol-Injektion ans Hüftgelenk zeitigte keinen Erfolg. Deshalb Suche des etwa schuldigen Störungsfeldes. Einige Zeit vor dem Beginn der Hüftgelenkschmerzen war der Pat. am Blinddarm operiert worden. Injektion in diese Operationsnarbe ließ sofort jeglichen Schmerz am Hüftgelenk verschwinden.

Hierher gehört auch der Fall, den SCHOELER in seiner Antwort an BODECHTEL in der Münch. med. Wschr. veröffentlicht hat. Die 70jähr. Bäuerin hatte seit 45 Jahren eine Polyarthritis fast aller großen und kleinen Gelenke und wurde mit 2maliger Mandelpol-Injektion völlig geheilt. Solche Fälle kennt jeder meiner Schüler. Wir werden sie aber nur dann in eigener Praxis finden, wenn wir mit wirklicher Sachkenntnis danach suchen.

Aus der Fülle der Beobachtungen und Mitteilungen möchte ich nur einen Brief zitieren, der mir in meinem Arbeitsurlaub nachgeschickt wurde und der mir viel Freude gemacht hat. Ich kenne die Patientin gar nicht und weiß nicht einmal, an welches Störungsfeld gespritzt wurde. Aber es handelt sich um ein charakteristisches Sekunden-Phänomen, wie es jeder Arzt täglich in seiner Praxis auslösen könnte. Der Brief lautet:

„Sehr geehrter Herr Doktor HUNEKE, im Juni bekam ich von Ihnen die Anschrift Ihrer Schülerin Dr. BORNEMANN, Berlin. Weil ich durch die Veröffentlichung im ,Neuen Blatt' von Ihrer Methode gelesen hatte, bat ich Sie um die Möglichkeit einer Behandlung in Berlin. Am 23. Juni erhielt ich die Adresse. Am 24. Juni um 11.30 Uhr ging ich hin. Um 12 Uhr stellte ich meine Stöcke in die Ecke, die ich seit 20 Jahren benutzen mußte und mit denen ich mich unter quälenden Schmerzen nur mühselig fortbewegte. Ich bin bis heute (Oktober) ohne Schmerzen geblieben und kann weiterhin ohne Stöcke laufen. Ich bin der glücklichste Mensch von der Welt. Allen Menschen erzähle ich, daß ich nur durch Ihre Methode geheilt worden bin. Wie soll ich Ihnen danken? Worte sind zu arm, um meinen Dank und meine Empfindungen zum Ausdruck zu bringen. Sie können allen meine Adresse geben, damit ich ihnen von Ihrer Methode erzählen kann. Ich will Ihren Namen in die Welt hinaustragen. Ich rufe Ihnen ein Gott befohlen zu und bin immer Ihre dankbare Berta Schneider, New York, 231 Broadway 80 Street."

Es wäre ein leichtes, über das ungeheure Gebiet rheumatischer Erkrankungen ein dickes Buch zu schreiben, ohne sich zu wiederholen. Der Arzt wird doch immer wieder vor einem neuen Krankheitsbild stehen, bei dem ihn nur selbständiges Denken zum Erfolg führen wird. Man kann das Kapitel nicht gut abschließen, ohne seiner Verwunderung darüber Ausdruck zu geben, daß heute noch sog. wissenschaftliche Rheuma-Forschungs- und -Behandlungsstätten existieren, die das Sekunden-Phänomen nicht kennenlernen wollen. Der öffentliche Gesundheitsdienst könnte viele Millionen sparen, es würden zahlreiche Betten zu anderer Verwendung frei, der ärztliche Stand würde verlorenes Ansehen zurückgewinnen und nicht zuletzt würden viele Menschen, die sich hoffnungslos in ihr Schicksal ergeben haben, zu neuem Leben erweckt werden. Ich wiederhole auch an dieser Stelle meine immer wieder ausgesprochene Einladung an sämtliche Ärzte der Welt, in meiner Sprechstunde die Wahrheit meiner Aussagen zu erleben.

Die Durchblutungsstörungen z. B. der Beinschlagader sind wesensmäßig ja wohl die gleichen, wie wir sie auch am Herzen als Ursache pectanginöser Störungen häufig mit bestem Erfolg mit dem im Segment angewandten *Impletol* verschwinden sehen. Die degenerativen Prozesse des Organismus unterstehen ebenso wie die entzündlichen weitgehend dem Gesetz des formenden Prinzips. Daher war es denn auch selbstverständlich, daß entsprechende Altersveränderungen in allen Bereichen des Organismus rückläufig gestaltet werden können. Mein Bruder hat darüber mehrfach geschrieben. Am Schluß des Buches komme ich darauf noch zurück.

Diese heilende Kraft reicht selbst in Organe hinein, in denen unser anatomisches Können keine Nerven mehr nachweisen kann. Ein lehrreiches Beispiel erfuhr ich kürzlich von einem 80jährigen Bekannten. Bei ihm hatte sich aus unbekannter Ursache ziemlich rasch ein schwerer D i a b e t e s entwickelt und dieser Diabetes hatte einen g r a u e n S t a r zur Folge. Nach einiger Zeit verschwand dieser Diabetes aus ebenso unerfindlichen Gründen von selbst und dann hellte sich die Linse ohne jedes Dazutun, also auch ohne *Impletol*, völlig wieder auf. Eine solche Beobachtung sagt dem denkenden Arzt ja mehr als unsere wissenschaftlichen Gel- und Sol-Vorstellungen, mit denen wir solche Ausfällungen in der Linse wissenschaftlich erklären. Solche Gel-Vorgänge sind im ganzen Organismus rückbildungsfähig, in Grenzen selbstverständlich, und auf solcher Rückbildung beruht die Möglichkeit, auch s k l e r o t i s c h e Vorgänge der Gefäße zu beeinflussen.

Bei den Durchblutungsstörungen der Beinschlagader versuchen wir die Behandlung zunächst im Segment durch Injektion von einer Ampulle *Impletol* in oder an die Arteria femoralis. Der Erfolg wird manchmal augenfälliger, wenn wir zusätzlich eine Injektion an den unteren Grenzstrang in Beckenkammhöhe vornehmen. Die vielen Methoden, die man heute bei der Behandlung solcher Krankheiten zur Anwendung bringt, dürften im Prinzip alle auf den gleichen Stoß ins System herauslaufen, den man in optimaler Weise mit *Impletol* auslösen kann. Dazu gehört die Sauerstoff-Behandlung, dazu dürfte auch die Behandlung nach WEHRLI gehören. Aber komplizierte und teure Apparaturen ziehen immer noch Kranke und Ärzte in ihren Bann.

Sollte die Injektion an die Arterie kein sofort erkennbares Ergebnis zeigen, dann kleben wir natürlich mit unseren Injektionen nicht an dieser Stelle. Ich überblicke eine ganze Reihe von Heilungen, bei denen vielfach auch eine voraufgegangene operative Sympathicus-Resektion gänzlich erfolglos geblieben war. Wenn die Spritze nicht hilft, hilft auch die Operation nicht und sei sie noch so umfangreich. Ich werde darauf in einem späteren Kapitel zurückkommen. Heilen kann man natürlich auch diese Störungen nur, indem man die jeweilige Ursache erkennt und ausschaltet. Wenn der Zigaretten-Wahnsinn unserer Zeit, wie das häufig der Fall ist, der Anlaß zu solchen Störungen ist, dann ist beim Herzen und bei der Beinschlagader das erste Gebot der sofortige völlige Verzicht auf Nikotin. Aber bei den Gefäßerkrankungen des Beines führt auch die gekonnte Impletol-Anwendung relativ häufig nicht zum Erfolg. Von einigen meiner Freunde weiß ich, daß sie dann häufig mit der Niehans-Therapie gute Resultate hatten. Ich habe damit keine persönlichen Erfahrungen, weil ich mich mit vollem Bewußtsein, wenn Sie wollen, „monoman" auf meinen eigentlichen Beobachtungskreis beschränke. Meine Praxis ist ausgesprochene Lehrwerkstätte für Neural-Therapie mit *Impletol*, und die wollen die besuchenden Kollegen bei mir lernen.

Die akute und chronische P h l e b i t i s ist mit der sinnvollen Anwendung des *Impletols* vielfach in zauberhafter Weise zu heilen. Es heilt eben immer die Entzündung, ob sie sich nun in den Venen äußert oder sonstwo, das macht dem heilenden Prinzip nichts aus. In Zürich behandelte ich einmal einen Meister, der 20 Jahre unter solchen entzündlichen Beschwerden der tiefen Unterschenkelvenen gelitten hatte. Der einfache Mann berichtete mir, daß er Tausende von Franken ohne jeden Erfolg bisher verpulvert habe. Ein Dutzend Impletol-Quaddeln in den Ausstrahlungsbereich der Beschwerden — und die Krankheit war nicht mehr da. Auf der ersten Tagung der „Gesellschaft für Neuraltherapie" in Freudenstadt berichtete einer der Kollegen, daß er sich selbst in einer Nacht in einen akuten Entzündungsbereich der tiefen Unterschenkelvenen mit hohem Fieber und sehr starken Schmerzen eine Impletol-Injektion in die Tiefe, in den Krankheitsbereich selbst gemacht habe. Am anderen Morgen sei von seiner Krankheit nichts mehr dagewesen.

Mein Baden-Badener Freund DEPPE, auf dessen Veranlassung ich vor der dortigen Zahnärzteschaft gesprochen habe, brachte mich bei dieser Gelegenheit zu einem Pastor, der an einer hochfieberhaften P h l e b i t i s d e r S a p h e n a litt. Ich fand einen dickentzündlich veränderten Venenstrang, so dick wie ein Daumen, im Bereich des ganzen Beines. Mit je 5 cm Abstand machte ich längs des ganzen Venenverlaufs Intracutan-Quaddeln. Man kann in solchem Falle darauf warten, wie das Fieber aufhört und wie die entzündliche Geschwulst verschwindet. Meist sind nur wenige Wiederholungen erforderlich. Kein Blutegel bringt das mit dieser Eleganz fertig. Die Wirkung der Blutegel beruht ja auch nur auf dem Stoß ins System und nicht auf einer pharmakologischen Wirkung des Hirudins. Außerdem sind die Blutegel manchmal nicht leicht zu dirigieren. Es sind nicht gerade appetitliche Tiere, und wenn ihr Biß auch erfahrungsgemäß wohl kaum zu einer Infektion führt, so hinterläßt er doch vermeidbare kleine Narben. Zudem lassen sich Blutegel nicht so leicht in die Praxis mitnehmen wie die Impletol-Ampulle. Der größte Sachverständige der Blutegelbehandlung und Kenner der tiefen Phlebitiden besonders im Halsbereich, der verstorbene MEYER aus New York, zeigte sich anläßlich mehrfacher Besuche in meiner Praxis für meine Version sehr aufgeschlossen.

Manche Formen von B e i n g e s c h w ü r e n sprechen auf zirkuläre Impletol-Injektionen in Form der Quaddeln, evtl. verstärkt durch Injektionen an die Femoralis und den unteren Grenzstrang, ausgezeichnet an. Vor einiger Zeit sah ich einen Knecht aus Ostpreußen, den in seiner Jugend ein Schwein ins Bein gebissen hatte und der davon seit 50 Jahren ein großes, jeder Behandlung trotzendes Ulcus zurückbehalten hatte, mit wenigen Injektionen gesund werden. Zunächst verschwanden die ständigen Schmerzen des Ulcus und dann konnte man die Heilung sichtbar verfolgen. Es stellt sich die Form wieder her nach den überall gleichen Gesetzen. Schon SPIESS hat vor uns berichtet, daß man einen K a r b u n k e l mit Novocain-Umspritzung schneller ausheilen sieht. Bei der Operation von Mandeln stellte er entzündungsfreien Heilungsverlauf fest, wenn er in Lokalanästhesie operierte. Das therapeutische Prinzip gilt eben bei jeder Entzündung, und es ist nur eine Frage der Technik, wie man an die richtige Stelle herankommt.

Je mehr man von der Gültigkeit dieser Schau überzeugt ist, desto mehr weitet sich die Anwendungsmöglichkeit des *Impletols* aus. Eine alte Dame in meiner Nachbarschaft, Fräulein Kaulhausen, Leo-Statz-Straße 8, bei der die mich besuchenden Kollegen vielfach wohnen und dabei Gelegenheit haben, diese Angaben sich bestätigen zu lassen, kam vor Jahresfrist zu mir mit einem frischen P a n a r i t i u m o s s a l e eines Fingergliedes. Sie kam gerade vom Chirurgen, der die Operation für den nächsten Morgen angesetzt hatte. Der Finger war 3mal so dick wie in der Norm. Ich injizierte 2 Ampullen *Impletol* an die Fingerbasis nach der Methode von OBERST. Der Schmerz verschwand sofort. Zwei Wiederholungen der Injektionen ließen das Panaritium völlig ausheilen, ohne Anwendung des Messers, worüber sich der Chirurg sehr verwunderte. Das war das erste Panaritium, das ich auf diese Weise behandelte, weil auch mein Chirurgengehirn da zunächst nicht heranwollte. Wahrscheinlich glückt das nur im Frühstadium, ehe es zu einer Abscedierung gekommen ist. Aber ein Versuch kann ja nie schaden. Man vergesse nur nicht die Wiederholungsregel.

Die Cisternen-Injektion

„*Bei der Erforschung des Lebendigen gilt der Primat der Heilkunst vor der exakten Forschung.*"

Wir stellen trotz BODECHTEL immer wieder fest: der Ort der Impletol-Anwendung ist entscheidend für den Erfolg. Ein völlig neuartiger Injektionsort wurde uns vor einigen Jahren durch das Wissen und den Wagemut eines 70jährigen Neurologen aus der Ostzone bekannt, der jetzt Mitarbeiter meines Schülers DRUSCHKY in Bad Rappenau ist. Es handelt sich um den Neurologen Georg REID. Er injizierte erstmals zu therapeutischen Zwecken *Impletol* durch das Hinterhauptsloch in die Cisterne. Als REID mir damals anläßlich eines Naturärztekongresses in Freudenstadt über seine Versuche berichtete, dachte ich allen Ernstes, der Mann sei geistesgestört. Aber ganz offensichtlich ist er das nicht mehr als ich auch. Die ersten Versuche machte REID in der Stille, indem er 1 ccm *Impletol* nach vorheriger Verdünnung mit Liquor langsam cisternal gab. Etwa ein Jahr nach unserem ersten Zusammentreffen demonstrierte er in meiner Praxis einen jungen Mann, der an einer zentralen, für unsere Wissenschaft unbeeinflußbaren H ö r s t ö r u n g litt. REID hatte als Vertreter eines Praktikers in Hamm diesen jungen Mann schon einmal so behandelt und der Patient hatte für einige Tage sein Gehör zurückgewonnen.

Bei mir waren damals zufällig einige Ärzte Zeugen der Injektion. Wir haben uns wohl 1 Std. beraten, ehe wir den Mut aufbrachten, den Versuch zu gestatten, und wir willigten zum Schluß nur deshalb ein, weil uns der Patient glaubhaft versicherte, daß ihm die fragliche Spritze gar nichts ausgemacht habe. So verlief denn die Injektion ohne aufregende

Begleiterscheinungen. Puls und Blutdruck und die beobachtbaren Gehirnfunktionen waren nur unwesentlich beeinflußt. Der Patient fühlte sich für 10 Min. etwas schlecht und nach einer halben Stunde fühlte er sich wieder völlig normal bei guter Hörfähigkeit. Es wurden damals von uns Versuche gemacht, geeignete wissenschaftliche Stellen für Tierversuche zu gewinnen, die wir für äußerst wichtig gehalten hätten. Aber für solche Ideen von anderen Leuten waren so kostbare Tiere nicht vorhanden, obgleich sie wahrscheinlich durch die Versuche in keiner Weise gelitten hätten.

REID selbst überschaut bisher etwa 250 Versuche. Es sind mir einige weitere meiner Schüler bekannt, die ebenfalls Versuche gemacht haben. Diese verlaufen nicht immer ganz so harmlos, wie das in den drei Fällen, die ich persönlich sah, vor sich ging. Aber ein Exitus, den alle „Sachverständigen" als selbstverständlich voraussahen, ist bisher nicht erfolgt, zumindest nicht in dem Sinne, daß er dem Verfahren hätte zur Last gelegt werden müssen. REID gelingt es mit dieser Methode offensichtlich, e n c e p h a l i t i s c h e P r o z e s s e und vielleicht auch in gewissem Umfang degenerative Gehirnprozesse, die uns bisher therapeutisch unzugänglich waren, in günstigem Sinne zu beeinflussen. Es wäre wirklich eine dankenswerte Aufgabe der Kliniken, wenn man sich mit dem Gefühl für das Mögliche und mit wirklicher Kenntnis der ganzen Problematik an die Aufgabe heranmachte, die Indikation für dieses neue Behandlungsprinzip herauszuarbeiten. REID blieb ja gar nichts anderes übrig, als seine Versuche ambulant vorzunehmen, obgleich es in diesem Falle sicher richtiger wäre, wenn man sie vorerst auf die Klinik beschränkte.

REID selbst ist schon zu gewissen fest umrissenen Vorstellungen über die Möglichkeiten dieser Therapie gekommen. Er hat darüber schon gesprochen und geschrieben, und man liest diese Veröffentlichungen am besten nach. Für mich ist es immer wieder erfreulich zu beobachten, wie REID von seiner Idee besessen ist. Nur so wird neue Erkenntnis. Ich selbst habe aus begreiflichen Gründen vorerst davon Abstand genommen, mich in die Versuche einzuschalten. Ich stehe zu sehr im Angriffsfeld, als daß ich mir im Interesse meines Auftrages einen immerhin denkbaren, unglücklichen Zufall gestatten könnte. Aber dieses Buch wäre unvollständig, wenn ich nicht auf kommende Heilungsmöglichkeiten durch diese Methode hinwiese. Ich darf diejenigen Wissenschaftler, die willens sind, die Angaben von REID nachzuprüfen, ausdrücklich darauf hinweisen, daß REID besonderen Wert auf die Coffein-Komponente des verwandten Medikaments legt. Es ist überflüssig, daß man eine solche Entdeckung durch unzeitgemäße Versuchsabänderung verfälscht und dann eventuelle Zwischenfälle dem Reidschen Verfahren zur Last legt. Ich spreche da aus Erfahrung.

Am 10. 3. 1958 schickte mir DRUSCHKY einen Bericht über einen ungewöhnlichen Erfolg, den er mit dieser Therapie hatte.

„Ein 43jähr. Metzgermeister hatte vor 2½ Jahren eine A p o p l e x i e mit rechtsseitiger Lähmung und Lähmung des Sprachzentrums erlitten. Er konnte nur noch kaum verständlich stammeln. Nach der Injektion von 1 ccm *Impletol* in die Cisterne konnte der Kranke 1½ Std. später fast normal laufen und die Praxis verlassen. Schon um diese Zeit war eine auffallende Besserung der Sprache unverkennbar. Vom Mittag bis zum Abend des gleichen Tages normalisierte sich die Sprache so weitgehend, daß er gegen Abend nach Ludwigshafen telefonieren konnte, zum größten Erstaunen seiner Angehörigen. Er konnte seit 2½ Jahren zum ersten Mal wieder mit Messer und Gabel, also mit dem rechten Arm essen, während er bisher diesen Arm nicht hochgebracht hatte. Der Heilungserfolg der Behandlung über die Cisterne hat zunächst einmal vorgehalten und die Kliniker, die ihn seinerzeit wegen der Apoplexie behandelt hatten, in großes Erstaunen versetzt."

Bei einem anderen Fall von Zustand nach Apoplexie erzielte DRUSCHKY nur einen Teilerfolg, dem gegenüber er diesen Fall als Haupttreffer bezeichnete. Dazu wäre von mir aus noch zu sagen, daß ich bei dieser Krankheit so weitgehende

Besserungen mit der von mir geübten Technik der intravenösen und Kopfschwarten-Injektion nicht gesehen habe. Bessere Resultate erzielt man manchmal mit der Stellatum-Injektion. Angesichts des bedauernswerten Zustandes solcher Patienten halte ich einen Versuch mit der neuen Therapie für gerechtfertigt, selbst wenn es einmal zu einem unglücklichen Ausgang kommen sollte, der sich aber bisher noch nicht ereignet hat. Wegen viel geringfügigerer Störungen werden immer wieder kranke Menschen bei jeder Operation einem größeren Risiko ausgesetzt. Außerdem scheint mir eine solche Beobachtung eine zwingende Veranlassung dafür zu sein, unsere theoretischen Vorstellungen über die zwangsläufig unabänderliche Natur solcher Krankheitszustände einer Revision zu unterziehen.

Einen weiteren ungewöhnlichen Heilungsfall durch eine Cisternen-Injektion kenne ich von Dieter GROSS. Es handelte sich um eine Patientin, die seit vielen Jahren an schwersten M i g r ä n e - Attacken litt, die mit tetanischen Zuständen verbunden waren. Zunächst versuchte MERCKELBACH bei dieser Kranken jede bis dahin als sinnvoll erkannte Therapie, *Impletol* ins Segment und an jedes mögliche Störungsfeld. Als das nicht half, versuchte er, entsprechend der therapeutischen Regel, eine Substitutions-Therapie mit Frischzellen. Alles ohne jeden Erfolg. Darauf Überweisung an GROSS. Dieser fand dann in der Anamnese heraus, daß die Patientin in der Kinderzeit eine unklare E n c e p h a l i t i s überstanden hatte. Entsprechend der von REID aufgestellten Indikation gab GROSS 1 ccm *Impletol* in die Cisterne. Diese einmalige Injektion genügte zur Dauerbeseitigung sämtlicher Krankheitserscheinungen. Von REID selbst kenne ich noch einen weiteren ungewöhnlichen Heilungserfolg. Es handelte sich um einen Mann, der seit Jahren an einem schweren T o r - t i c o l l i s   s p a s t i c u s litt. Das ganze Krankheitsbild wurde mit einer Cisternen-Injektion praktisch beseitigt. Ich selbst hatte bei einem ähnlichen Fall mit der von mir bisher geübten Neural-Therapie gar keine Wirkung. Einer meiner Schüler berichtete mir über einen Heilungserfolg bei dieser Erkrankung durch Injektion an ein schuldiges Störungsfeld. Man erlebt immer wieder die Bedeutung des Ortes der Injektion und der Anamnese, die zur Wahl des rechten Injektionsortes führt. Ferner erkennt man immer von neuem, daß man die ganzen Heilungs-Phänomene im Grunde mit dem Verstande nicht begreifen kann.

Neuerdings hat Professor HARRER in Salzburg das Problem der Cisterneninjektion aufgegriffen, um sine ira et studio darüber zu beobachten und zu berichten. Diese vorurteilslose Sachlichkeit ist leider nicht überall zu Hause.

Wenn hier die Erfolgsmöglichkeiten, die ein bisher nie versuchter Injektionsort bietet, zur Kenntnis gebracht wurden, so möchte ich im Folgenden Nachprüfungen anregen zu einer Beobachtung, die ein bisher reichlich dunkles Krankheitskapitel in einem gänzlich anderen Lichte erscheinen läßt. Der Einfachheit halber bringe ich den Wortlaut des Berichts, den mir mein Anhänger Waldemar JUNK aus München unter dem 19. 10. 1958 schickte.

„Abortive Tetanus - Behandlung im Prodromal-Stadium durch Sekunden-Phänomen. Pat. Katharina K., 31 Jahre alt, schnitt sich am 5. 9. 1958 beim Mähen mit einer Sichel in den linken Zeigefinger, schräg oberhalb des Nagels. Am Abend des 14. 9. 1958 verspürte sie Schmerzen in der bereits völlig verheilten Wunde, die durch den Arm bis zum Kopf ausstrahlten. Zugleich wurde sie schwindelig, Hinterkopf und Kinn wurden pelzig, die Füße und Hände schliefen aufwärts ein. Der Brustkorb schnürte sich unter Luftmangelbeschwerden im besonderen gegen 6 Uhr des 15. 9. 58 ein. Herzbeklemmen. Die Angehörigen haben mich dann angerufen. Gegen 8 Uhr verabreichte ich in die vermeintliche Wunde bzw. Narbe ca. 0,5 ccm Novocain-Lösung. Schlagartig hörten die ganzen Beschwerden auf. Da ich den Erfolg von dem Sekunden-Phänomen nur intuitiv erwartete und die Sache zu eilig war, habe ich den Reflexbefund nicht erhoben, sondern ich wies die Pat. umgehend zur Serumbehandlung in die Klinik ein. Bei der Ankunft im Krankenhaus war sie noch beschwerdefrei, so daß die Ärzte das Geschehene nicht fassen konnten.

Gegen 10 Uhr, zu Beginn meiner Sprechstunde, hat man mich verabredungsgemäß angerufen. Auf meine Erklärung, daß die Symptome auf eine Injektion nach HUNEKE in die Narbe verschwanden, haben sie sich Sekunden-Phänomen-kundig gezeigt und sich bereiterklärt, die im Augenblick symptomlose Pat. unter Beobachtung zu behalten. Wie die Pat. nachträglich erklärte, bekam sie gleich nach der Aufnahme 2mal Tetanus-Serum (30 000 E). Später am Nachmittag setzte Kopfweh mit zeitweiligem Schwindel ein. Die übrigen Symptome blieben aus. Die Anamnese wurde auch im Krankenhaus als Tetanus-verdächtig anerkannt. Klinisch konnte man durch einschlägige Untersuchungen nichts ermitteln. Am 19. 9., also am 5. Tag, wurde die Pat. zur ambulanten Kontrolle entlassen. Am 23. 9. kam sie zu mir mit Kopfschmerzen, die auf Novocain-Injektion in die Narbe umgehend und endgültig verschwanden. Sie hat darauf nur eine Zeitlang ein Ziehen in der Herzgegend verspürt.

Die bisherige Erfahrung in der Tetanus-Therapie, nach der das Serum am wirksamsten in der Nähe der Eintrittspforte ist, wird auf unspezifischem Wege durch das Sekunden-Phänomen im Prodromal-Stadium bekräftigt. Das spezifische bzw. bakterielle Element in der Tetanus-Therapie wird dadurch teilweise erschüttert und die Eintrittspforte wird aus einem streuenden Herd zu einem überwiegenden Störungsfeld umgewandelt, das im Zentral-Nervensystem die lebensgefährdenden trophischen Reflexe auslöst. Die Vaccinationsstörungen bei Pocken, Poliomyelitis, das spezifische Element bei Rabies mit dessen Vaccinationsstörungen sind wahrscheinlich vom Ausgangspunkt aus auch durch Sekunden-Phänomen umstimmbar."

So der Bericht von JUNK.

Das ist eine erstmalige Beobachtung. Jede Neuerkenntnis fängt mit der ersten glückhaften Beobachtung an, die in diesem Falle meines Erachtens sehr gut in die therapeutische Schau dieses Buches paßt. Wenn auch der objektive Nachweis der Tetanus-Natur des geschilderten Krankheitsfalles nicht erbracht wurde, so spricht doch vieles für die Diagnose von JUNK, eine Diagnose, der sich dann auch die aufgeschlossene Klinik anschloß.

Zu diesem Problem teilte mir BRÜCK, Herausgeber der Zeitschrift „Medizin heute", unter dem 15. 6. 1960 folgendes mit:

„Eben lese ich im Tagungsbericht ‚Neuraltherapie nach Huneke in der Alltagspraxis', Freudenstadt 1959, daß JUNK bei Tetanus *Impletol* spritzt. Für mich war so etwas nichts Neues, und es zeigt mir wieder, daß man auch Einzelbeobachtungen rechtzeitig veröffentlichen soll. Ich habe mich nur das seinerzeit nicht getraut. Ich habe in meiner früheren Landpraxis von 1945 bis 1952 kein Tetanus-Serum gespritzt, habe dafür aber stets 5 ccm *Impletol* bzw. *Novocain* segmental zur Wunde gegeben u. zw. im allgemeinen 10 cm von der Wunde entfernt... Obgleich im selben Ort, wo ich praktizierte, bei anderen Kollegen Tetanus vorgekommen ist, habe ich das in meiner Praxis niemals beobachtet. Das ist zwar kein Beweis, jedoch glaube ich, daß durch meine Art der Prophylaxe eben niemals ein Tetanus ausgebrochen ist, obgleich ich an dem Ort praktisch die meisten bäuerlichen Unfälle zu behandeln hatte."

So BRÜCK. Dazu wäre noch zu sagen, daß ja im Grunde genommen die Vorgänge bei einer Tetanus-Infektion durchaus ungeklärt sind. Die mysteriöse Toxin-Wanderung in den Neurilemmscheiden kann niemand beweisen. Sinn hat allein der Erfolg in der Therapie oder auch in der Prophylaxe, wenn er einer breiteren Nachprüfung standhält. Kürzlich erhielt ich die Mitteilung, daß in Rußland die Tetanusbehandlung durch Novocaininjektion an die Eintrittspforte der Krankheit weit verbreitet ist. Diese Bestätigung seiner Beobachtung hat JUNK leider nicht mehr erlebt.

Schon SPIESS hat berichtet, daß die Wirkung eines Wespenstichs durch Novocain-Injektion in die Stichstelle aufgehoben wird. Das konnte der praktische Arzt GEISINGER aus Mundelfingen in Baden letzthin bestätigen, als er die Folgen eines Wespenstichs in die Zunge durch Impletol-Injektion in die Zungenwurzel aufhob.

In meiner Erinnerung bewahre ich eine Angabe, nach der in einer Schlangenfarm ein Schlangenbiß durch Impletol-Injektion an die Bißstelle ebenfalls sofort neutralisiert wird. Es handelt sich **um weitgehend ungeklärte Reaktionen** des

Vegetativums. Der Bericht stammt von H. ALANDER und findet sich in der Münch. med. Wschr. Nr. 95 vom Jahre 1953.

In der „Wiener Klinischen Wochenschrift" von 1953, Heft 6, bringt Prof. MANDL, Wien, eine ausgezeichnete Übersicht über die ihm bekannten Möglichkeiten der Heilanästhesie. Er bestätigt dort weitgehend unsere Beobachtungen, insonderheit auch das Sekunden-Phänomen. Für uns völlig neu sind seine Versuche mit Novocain-Infiltrationen, die er durch ein Bohrloch ins Stirnhirn macht. Er injiziert 5 ccm einer 0,5%igen Lösung fächerförmig und konnte damit bei über 50% der Fälle Schmerzzustände bei peripheren Carcinomen günstig beeinflussen bzw. beseitigen. Damit ist wieder ein grundsätzlich neuer Injektionsort gewiesen mit vorerst noch nicht absehbaren Wirkungen. Aus theoretischen Überlegungen möchte ich glauben, daß man die Wirkung einer chirurgischen Durchtrennung des Stirnhirns, der Leukotomie, so auf konservative Weise erzielen kann, u. zw. ohne die persönlichkeitszerstörende Wirkung der Operation. Entsprechende Versuche können aber nur in einer Klinik gemacht werden.

Beobachtungen und Gedanken zum Carcinom

> *„Immer bleibt die Geltung der physikalischen Wirkgesetze als Untergrund unbestritten, aber auch die Tatsache, daß die Physik allein, d. h. mit allen uns bekannten physikalischen Gesetzen keine lebende Einheit hervorbringt."* FRIEDRICH DESSAUER

Wenn ich mich für berechtigt halte, einiges zum Carcinom-Problem zu sagen, so möchte ich gleich vorausschicken, daß wir nicht an die Heilbarkeit des C a r c i n o m s durch Impletol glauben. Es macht nicht den Eindruck, daß die Befehlsgewalt des vegetativen Systems bis in die Gesetzmäßigkeit des Chromosomengefüges der Zelle hineinreicht. Damit steht zugleich fest, daß Neural-Therapie und Neural-Pathologie nicht, wie das SPERANSKY meinte, die „Basis für die Theorie der Medizin" schlechthin sein können. Das Lebendige ist überhaupt nicht aus seinen Teilen faßbar; und das Vegetativum wäre ja wiederum nur ein Teil. Als Basis für die Theorie der Medizin wird eine spätere Zeit vielleicht einmal jenes hintergründig Wirkende anerkennen, das auch über das Neurale in Erscheinung tritt, das aber ebenso, u. zw. unabhängig vom Neuralen, das wirkende Prinzip in jeder einzelnen Zelle ist. Damit dürfen wir natürlich nicht die Bedeutung des Gesamt-Vegetativums der Bedeutung einer einzelnen Zelle gleichsetzen. Solche zahlenmäßigen Vorstellungen haben im metaphysischen Bereich wohl kaum einen Sinn.

„In der Physik ist die Zahl alles, in der Physiologie ist sie wenig, in der Metaphysik ist sie nichts" (ROBERT MAYER [zit. nach MITTASCH]).

Wir Ärzte freuen uns, daß man auf der Neural-Therapie fußend so vielen kranken Menschen helfen kann. Es liegt uns nichts ferner, als einen objektiv faßbaren Teil der lebendigen Ganzheit zum Götzen zu erheben. Auch am Gen-Gefüge haftet trotz aller wissenschaftlichen Feinarbeit wesensmäßig unverkennbar das Gesetz der Form. Grundsätzlich gelten wahrscheinlich auch in der Einzelzelle gleichgerichtete Gesetzmäßigkeiten wie im Neuralen.

„Die Formulierung WEISMANNS, nach der man die Chromosomen als Gehirn der Entelechie, als materielles Instrument eines Nicht-Materiellen auffassen kann, halte ich für sehr glücklich. Dieses Gehirn geht dann freilich sehr materialistisch-chemisch vor, indem, wie neue Forschungen bestätigen, jeweils verschiedene Scheibchen der Chromosomen im Verlauf der Ontogenie und in den einzelnen Organen ‚planmäßig‘ in Aktion treten (beobachtbar an der unterschiedlich lokalisierten Verdickung an den Chromosomen-Stäben). Gerade ein kritischer Neo-Vitalismus legt es nahe, daß die Entelechie, das metaphysische Prinzip des Lebens, dauernd ein physiologisch faßbares Instrument zur Verfügung haben müsse, da es zweifellos falsch ist, die Entelechie selber als Katalysator aufzufassen. Sie bedient sich vielmehr des allgegenwärtigen ‚Katalyse-Gehirns‘ der Chromomere. Der Neo-Vitalismus sollte diese Unterscheidung nicht verwischen. Der Entelechismus kann nur eine metaphysische Theorie sein, wenn auch durch die biologischen Fakten nahegelegt. Sobald man wesentlich erklärt, muß man philosophisch erklären. Die Biologie hat eben außer der physiologischen auch eine philosophische Seite. Wann endlich werden die Anti-Vitalisten das einsehen?" (NICKEL. Aus der Zeitschrift „Natur und Kultur", in der man häufig Aufsätze über eine mehr durchgeistigte Deutung des Lebendigen findet als in unseren Fachzeitschriften.)

Der Impletol-Stoß über das Neuron reicht also nicht in die Wesensstruktur des Carcinoms hinein. Die der Impletol-Wirkung gleichgerichtete Kraft der Röntgenstrahlen führt aber manchmal zu einer Carcinomheilung. Man gestatte mir, daß ich aus einer therapeutischen Gesamtschau die Röntgeneinwirkung auf die Carcinom-Zelle anders sehe als das derzeitige wissenschaftliche Denken. Es erfolgt ein adäquater Stoß in das System der Zelle. Er wirkt, analog dem Impletol-Stoß **über das Vegetativum, über die Quantenstruktur des Gens.**

Dieser Stoß wirkt sich aus als Appell an die Wiederverwirklichung der Idee der Form einer aus der Form geratenen, entarteten Zelle. Nach meiner Auffassung zerstört der Röntgenstrahl nicht eine empfindlichere Carcinomzelle, sondern er veranlaßt sie, sich auf ihre inneren Formkräfte zurückzuziehen und sich damit dem Ganzen wieder sinnvoll einzufügen. Wie dem auch sein möge, ich betrachte es nicht als meinen Auftrag, auch in solcher Frage Recht zu haben. Das sind so Überlegungen am Rande, die sich aus einer Betrachtung des Lebensgeschehens von der anderen Seite her einstellen müssen. Wohl aber ist zur Praxis der Carcinom-Therapie einiges über Impletol-Beobachtungen zu sagen.

Schon in Heft 30 der Münch. med. Wschr. des Jahres 1928 brachten Prof. KRECKE und sein Oberarzt PACHER eine ganz interessante Beobachtung, die zudem die erste Veröffentlichung zur Impletol-Therapie aus der Feder eines anerkannten Wissenschaftlers war. In dieser Arbeit stellen die beiden Autoren fest, daß die Anwendung von *Impletol* bei den Endstadien des Carcinoms morphiumsparend wirkte. In meinem ersten Buche habe ich mitgeteilt, daß es mir einmal gelungen sei, ein kleines C a n c r o i d durch zahlreiche Injektionen von *Impletol* in das kleine Geschwülstchen selbst zum Verschwinden zu bringen. Aber das ist die einzige Beobachtung geblieben, weil ein Röntgenstrahl das ja viel eleganter fertigbringt.

Vor Jahren schon erzählte mir Edwin BIRCHER in Zürich, daß er bei einem Fall von inoperablem M a g e n a u s g a n g s - C a r c i n o m mit schweren Stenose-Erscheinungen und entsprechenden Schmerzen durch eine Impletol-Injektion in der Magengrube, bis aufs Peritoneum eingehend, sofort den Schmerz beseitigt habe. Nach kurzer Frist, die sich in Minuten ausdrücken ließ, sei der Patient dann in der Lage gewesen, wieder zu essen und zu trinken, was vorher praktisch kaum mehr möglich war. Der Patient habe sich dann im Laufe der folgenden 4 Wochen wunderbar erholt, habe 20 Pfund echte Gewichtszunahme aufgewiesen und habe in der Vorstellung gelebt, daß er nun auf dem Wege zur Gesundung sei. Nach etwa 4 Wochen hätten sich dann die alten Beschwerden langsam wieder eingestellt. Eine Wiederholung der Spritze habe nur für Stunden gewirkt und der Patient sei wenig später ad exitum gekommen.

Diese Beobachtung von BIRCHER wurde für mich zur Veranlassung, ebenfalls in Zürich, wo ich gerade einen Vortrag hielt, eine etwa 60jähr. Künstlerin zu behandeln. Der von mir vorher aufgesuchte behandelnde Chirurg berichtete mir, daß irgendwo im Unterleib ein Carcinom gesessen habe, das er wegen der massiven Verwachsungen nicht habe lokalisieren können und das nur noch die traurige Möglichkeit zugelassen habe, durch einen Anus praeter eine vorübergehende Entlastung zu bringen. Man gab der Patientin nur noch wenige Lebenstage. Ich fand sie bettlägerig, seit langem mit großen Schmerzen und starken Ödemen beider Beine. Es fehlte jeglicher Appetit. Ich fand eine Sterbende vor. In dieser Situation gab ich der Kranken beiderseits an den Grenzstrang in Beckenkammhöhe je eine Ampulle *Impletol*. Danach verschwand zunächst einmal sofort jeglicher Schmerz, so daß sie unmittelbar darauf aufstehen konnte. In der darauffolgenden Nacht verlor sich das Ödem durch entsprechende Wasserausscheidung. Am nächsten Abend hatte die Kranke selbst für uns beide einen kleinen Imbiß zurechtgemacht, den sie, am Tisch sitzend, zusammen mit mir einnahm. Die Frau hat dann 2½ Monate gänzlich beschwerdefrei gelebt, so daß auch sie mit dem Gedanken spielte, noch einmal gesund zu werden. Dann begannen die alten Beschwerden langsam von neuem. Eine nochmalige Injektion hatte nur Stundenwirkung, und wenige Tage später starb sie. Ich werde niemals jenen kleinen Satz vergessen aus dem Brief, den mir die feinempfindende Frau schrieb: „Es ist so gut, daß es Dich gibt."

In der Universität Münster gelang es mir vor etwa 2 Jahren, eine gleichartige Wirkung in der Klinik zu demonstrieren. Es war die junge Frau Clasen, 28 Jahre alt. Sie hatte Carcinom-Metastasen in der Lunge, die weiter keine Schmerzen verursachten, und ferner erkennbare Metastasen in den Beckenknochen, die solche Dauerschmerzen verursachten, daß die Klinik sich außerstande sah, sie erfolgreich zu bekämpfen. Der Sitz des Primär-Tumors war nicht bekannt. So ließ man es denn zu, daß ich geholt wurde. Man hatte sich das wohl so gedacht, daß ich als „Kurpfuscher" zunächst einmal selbstverständlich von allen Kollegen peinlich gemieden wurde. Und dann rechnete man auch wohl mit der Selbstverständlichkeit, daß ich hier die Blamage eines Mißerfolges öffentlich einstecken müßte. Aber schließlich hatte der Oberarzt doch soviel Einsicht, daß er mitsamt den Röntgenbildern auffindbar war. An Hand dieser Röntgenbilder machte ich dann ans Periost in den Metastasen-Bereich einige Impletol-Injektionen. Die Schmerzen verloren sich sofort völlig für 3 Tage. Eine Wiederholung der gleichen Injektionen nach 8 Tagen beseitigte dann sämtliche Schmerzen bis zum Tode, der Wochen später erfolgte. Die fromme Kranke wußte um ihre Krankheit, und der Brief, den sie mir kurz vor ihrem Tode schrieb, rechnet zu den glücklichsten Briefen, die ein Arzt bekommen kann. Ich weiß, daß das ganze Personal der Klinik und auch einige jüngere Assistenten immer wieder das Wunderzimmer aufgesucht haben. Ich weiß nicht, ob mein Erfolg zu den Ohren des Chefs gedrungen ist. Schade, daß es so schwer ist, die Augen der Beauftragten zu öffnen. Unter dem 5. 9. 1958 schrieb mir der Ehemann Adolf Clasen aus Münster i. W., Auf der Draun 74:

„Ich bin selbstverständlich damit einverstanden, daß Sie den Krankheitsfall meiner verstorbenen Frau Christa in Ihrem Sinne verwerten. Meine Frau war in der Universitätsklinik Münster in der medizinischen Abteilung. Oberarzt war Dr. HEGEMANN, heute Prof. HEGEMANN. Ich bestätige Ihnen nochmals meinen besonderen Dank, daß Sie meiner Frau die grausamen Schmerzen nehmen konnten. Weder die Klinik Göttingen (Prof. EWIG), noch die Klinik in Münster waren in der Lage, meiner Frau diese Qualen zu nehmen. Wenn die Schmerzen besonders stark waren, war auch mit *Morphium* keine Linderung zu erreichen."

Die Namensnennung des Prof. HEGEMANN bedeutet hier und auch, wenn es anderenorts geschieht, keinerlei Vorwurf gegen die jeweils genannten Kollegen. Es soll damit nur gekennzeichnet werden, daß der heutige Stand wissenschaftlichen Denkens solche Erfolge der Neural-Therapie aus ehrlicher Überzeugung gar nicht für möglich halten kann. Das war immer so, wenn neue Erkenntnis in die Welt trat. Außerdem bürgt der Name für die Wahrheit meines Berichts.

Wenn ich es in diesem und in vielen anderen Fällen für richtig hielt, den Krankenbericht unter voller Namensnennung zu bringen, so geschieht das selbstverständlich mit Einwilligung der Betroffenen. Mich führte dabei die Vorstellung, daß die Berichte überzeugender wirken. Nachdem man meine seit Jahrzehnten fortgesetzten Veröffentlichungen an den maßgeblichen Stellen immer wieder überhört, bringt es diese Methode vielleicht fertig, mir Gehör zu verschaffen. Mit diesem Carcinom-Beispiel möchte ich auf keinen Fall den Eindruck erwecken, daß der Erfolg immer so eindeutig ist. Aber bei den genannten Fällen war es so. Es dürfte damit wahrscheinlich sein, daß ein ähnlicher Erfolg auch in anderen Fällen erreichbar ist.

Die Gültigkeit dieser Vorstellung wurde mir bei meinem heutigen Besuch meines derzeitigen Nachbarkollegen F. HESSE, Badearzt in Norderney, der sich nebenbei in der Carcinom-Forschung einen Namen gemacht hat, erneut bewußt. HESSE berichtete mir zur Veröffentlichung an dieser Stelle, daß er vor Jahren bei einem etwa 55jährigen Patienten mit einem S p e i s e r ö h r e n k r e b s, dessentwegen der Kranke praktisch nichts mehr schlucken konnte, vom Rücken aus in Abschnittshöhe mit langer Nadel verdünntes *Impletol* beiderseits der Wirbelsäule an den Grenzstrang gespritzt habe. Der bestehende Schmerz verschwand sofort und nach wenigen Minuten konnte der Patient wieder schlucken. Dieser Zustand hielt etwa 6 Wochen vor. Der Kranke war während der ganzen Zeit völlig schmerzfrei und erholte sich zusehends. Dann trat langsam der alte Zustand wieder ein. Eine Wiederholung der Injektionen fand nicht statt. Noch in den letzten Tagen hatte ich Gelegenheit, die quälenden Dauerschmerzen eines bestrahlten Unterleibs-Carcinoms bei einer Frau in mittlerem Alter völlig zu beseitigen. Ich gab *Impletol* an beide Grenzstränge in Beckenkammhöhe und, weil damit keine völlige Schmerzbeseitigung erzielt wurde, zusätzlich zwei weitere Injektionen in den gynäkologischen Raum oberhalb der Mitte des Os pubis. Über die Dauer der Wirkung kann ich noch nichts aussagen.

Was besagen diese Beobachtungen? Für mich besagen sie folgendes: Die Masse des Tumors besteht im Anfang zum größten Teil aus einer entzündlichen Umwallung, die den Versuch des Organismus darstellt, das Wachstum des Tumors zu hemmen. Diese entzündliche Masse verschwindet durch das sinnvoll angewandte *Impletol* vor unseren Augen. Der Tumor schrumpft damit manchmal auf einen Bruchteil der ursprünglichen Masse zusammen. Drüsenpakete, die den Abfluß der Gewebsflüssigkeit aus den Beinen verhindern, schmelzen ein, der Druck auf benachbarte Nervenstämme hört auf und damit auch die Schmerzen. Ich hoffe, daß die vier Beispiele doch für den einen oder den anderen Arzt Veranlassung werden, diese Therapie zu versuchen.

Auch für den Chirurgen ergeben sich aus meinen Feststellungen wahrscheinlich weiterreichende Möglichkeiten. Wie oft ist die Anlegung eines Anus praeter notwendig, um in zweizeitiger Operation einen Darmtumor zu entfernen. Durch die zeitweilige Ausschaltung des mechanischen Reizes, den der passierende Speisebrei auf den Tumor auslöst, erwartet man eine, wenn auch nicht große Rückbildung der entzündlichen Begleiterscheinungen des Tumors und damit eine entsprechende Mobilisierung und leichtere Operabilität. Könnte man nicht mit *Impletol*, das man allerdings an der richtigen Stelle einspritzen müßte, vor einer solchen Operation eine hundertprozentige Beseitigung entzündlicher Prozesse vornehmen und dann unter ganz anderen Voraussetzungen einzeitig operieren? Angesichts der Schnelligkeit, mit der die Rückbildung der entzündlichen Prozesse verläuft, könnte man sogar nach Öffnung des Bauches *Novocain* in den entsprechenden Abschnitt des Mesenteriums spritzen und damit wahrscheinlich die richtigste Stelle zur Injektion finden. Die 5 Minuten, die man auf die Wirkung zu warten hat, lohnen sich immer. Mir als langjährigem chirurgischem Assistenten will das selbstverständlich scheinen, aber ich habe keine Möglichkeit mehr, eine solche Frage in der Praxis selbst zu klären. Wenn man aber so etwas prüfen will, dann muß man zunächst einmal Ja sagen zur Neural-Therapie als Ganzem. Vielleicht gibt es auch unter den Chirurgen noch Ärzte, die so etwas fertigbringen.

Inzwischen erhielt ich die erste Bestätigung meiner Vorstellung. Mein Schüler HOPFER, Wien, berichtete mir über den Krankheitsverlauf bei seiner Schwiegermutter, Frau Anna Hild, geb. 1883:

„Im Alter von 75 Jahren Auftreten von Ileuserscheinungen, die nach einigen Wochen bedrohliche Formen annahmen. Die Rö-Untersuchung ergab ein Ca der Ileocoecalgegend. Da der Operationstermin sich wegen Platzmangels hinauszögerte, traten bedrohliche Ileus-Erscheinungen auf (Dauersingultus und Erbrechen). Impletol-Injektion an den Grenzstrang, ans re. Nierenbett und präperitoneal in die Magengrube. Unmittelbar darauf allgemeines Wohlbefinden bis zur Operation, die 14 Tage später erfolgte. Die Operation erfolgte einzeitig. Tumor von Pflaumengröße ohne entzündliche Erscheinung. Nach 2jähriger Nachkontrolle keine Metastasen."

Ich brauche dem Bericht wohl nichts hinzuzufügen.

Auf der letzten Tagung der „Internationalen Gesellschaft für Neuraltherapie nach Huneke" in Freudenstadt im September 1960 sprach der Krebsforscher Winfried HERBERGER, der Chefarzt der Hufelandklinik in Wittenberg, über seine umfangreichen Beobachtungen mit der symptomatischen Behandlung des Krebses mit *Impletol* bzw. *Novocain*. Er bestätigte an einem größeren Krankenmaterial die Möglichkeit, Carcinom-Schmerzen und sonstige Begleitfolgen mit langdauernder Wirkung zu lindern oder ganz zu beseitigen. Man muß wohl diese Ausführungen eines kritischen Beobachters im kommenden Kongreßbericht selbst nachlesen. Außerdem empfehle ich dringend das Studium seines Buches „Behandlung und Pflege inoperabler Geschwulstkranker" (erschienen im Verlag Theodor Steinkopff).

An vielen Stellen der Erde sind Wissenschaftler aller Schattierungen damit beschäftigt, dem Wesen des Krebses näherzukommen. Vielleicht sind auch meine Aussagen geeignet, als lebendiger Wissenskeim befruchtend zu wirken. Ein Gedanke von PLANCK scheint mir ein geeigneter Abschluß dieses Kapitels zu sein:

„Aber so bedeutend auch die erzielten Erfolge sein mögen und so nahe vielleicht das erstrebte Ziel winkt, es bleibt stets eine vom Standpunkt der exakten Wissenschaft aus unüberbrückbare Kluft zwischen der phänomenologischen und der metaphysischen realen Welt bestehen, und diese Kluft erzeugt eine beständig wirksame, niemals auszugleichende Spannung, welche in dem echten Forscher als unversiegbare Quelle seines Wissensdrangs sich auswirkt. Zugleich aber gewahren wir hier die Grenze, welche die exakte Wissenschaft nicht zu überschreiten vermag." (Aus „Natur und Kultur", 49. Jahrgang 1957, Seite 161.)

Das Sekunden-Phänomen

„*Die Kette unseres Wissens endigt überall
zuletzt in etwas Unbegreiflichem*"
(BERZELIUS).

Es ist immer mißlich, wenn die fehlende Darstellungsmöglichkeit lebendiger, ganzheitlicher Vorgänge den Arzt zwingt, an Diagnosen und Teilerkenntnissen zu kleben, weil es anders nicht möglich scheint, eine komplexe, ganzheitliche Erkenntnis verständlich zu machen. Wenn ich jetzt den Versuch mache, ein weiteres Fundament therapeutischen Denkens zu entwickeln, so ist auch eine solche Zäsur in gewissem Sinne willkürlich. Das geht schon daraus hervor, daß in allen vorausgegangenen Kapiteln immer schon auf das jetzt Kommende hingewiesen werden mußte, wenn die Behandlung der einzelnen Krankheitsbereiche vollständig sein sollte. Bisher haben wir also mit kleinen Ausblicken auf das jetzt Folgende erlebt, wie ein gestörter Organismus durch einen Stoß im Erscheinungsbereich der Krankheit geheilt werden konnte.

Wenn wir einmal den Versuch machen, uns das Segment-Phänomen künstlerisch und ganz primitiv vorzustellen, dann sehen wir vor unserem geistigen Auge das SCHEIDTsche Nervengespinst, das den ganzen Menschen durchwebt und das nun einmal die Rolle hat, für Ordnung unter den Teilen zu sorgen. Fehlt ein Baustein, so empfindet das die Ganzheit als Störung. Führt man dem Organismus diesen fehlenden Baustein zu, so wird er unter der Oberleitung des Vegetativums an die entsprechende Stelle geleitet. Das ist Erlebnis-Aussage der Heilkunst. Es ist aber auch möglich, daß beim ordnungsgemäßen Vorhandensein aller Bausteine der eine oder andere in das Gebäude der Ganzheit schief eingebaut ist. Wenn das im Fundament der lebendigen Form, im Nerv selbst geschieht, dann führt auch das zu groben Konstruktionsfehlern. Wenn wir nun in geeigneter Weise an dem genannten Gespinst rütteln, dann erleben wir, daß so ein schief gesetzter Baustein die richtige Lage einnimmt, und damit rücken alle weiteren Bausteine, die auf diesem schiefen Stein im Fundament weiter aufbauten, ebenfalls in die Ordnung des Ganzen.

Das ist, künstlerisch gesehen, das Wesen des Stoßes in ein gestörtes System. Diese Schau setzt ein ordnendes Prinzip voraus, das nicht identisch sein kann mit den Steinen, die zum Ganzen gefügt werden. Begreifen können wir so etwas letztlich nicht, aber die Heilungsphänomene führen zwangsläufig zu einer solchen Vorstellung. Die Bezeichnung „Segment-Therapie" trifft das Geschehen ausgezeichnet. Aber immer wieder machen wir die Feststellung, daß von zwei völlig gleich ausschauenden Krankheitsbildern der eine Fall auf den Stoß ins Segment anspricht und der zweite aus unerklärlichen Gründen nicht. Wir erfuhren schon, daß erbliche Krankheiten so wohl nicht beeinflußt werden können, daß Mangelkrankheiten, die unter einem ähnlichen Erscheinungsbild verlaufen können, nicht ansprechen, daß psychogene Störungen in einer anderen Seins-Schicht verankert sind. Ich möchte diese Gruppe von nicht ansprechenden Erkrankungen dahingehend erweitern, daß auch Narbenzustände nicht geheilt werden können. Narben bedeuten einen abgeschlossenen Heilungsprozeß, wenn auch eine nicht ganz ideale Heilung. In diesem Sinne müssen als Narben auch aufgefaßt werden die Endzustände einer Schrumpfniere und einer Lebercirrhose, die mit *Impletol* nicht heilbar sind, weil das *Impletol* natürlich nur die Selbstheilungskraft in Wirksamkeit zu setzen vermag. Aber Narben im Gehirn, z. B. nach einer Apoplexie, oder im Herzen, nach einem Infarkt, dürfen wir uns nicht nur als tote, scharf abgegrenzte Gebilde vorstellen. Sie sind wohl ebenfalls, wenn auch nicht so ausgesprochen wie das

Carcinom, von einem entzündlichen Reaktionswall umgeben, und diese Entzündung ist es wohl, die wir beseitigen können. Vielleicht gewinnt das formende Prinzip des Organismus nach Beseitigung der Entzündung darüber hinaus noch Möglichkeiten, die Infarktmasse selbst weiterhin einzuengen. Besonders beim Herzinfarkt sind die Besserungsmöglichkeiten durch die Stellatum-Anästhesie meist recht auffällig. Auch der vorbeschriebene Apoplexiefall von DRUSCHKY fordert geradezu eine solche Möglichkeit.

Nachdem wir so noch einmal die Nichterfolgs-Indikationen aufgezeigt haben, erleben wir aber bei der Anwendung der Neural-Therapie im Segment immer wieder weitgehend identische Krankheitsbilder, die man vielleicht einmal vorübergehend beeinflussen kann, die sich aber der Heilung als nicht zugänglich erweisen. Ob das nun Arthritiden sind oder Herzstörungen oder Magenstörungen oder Ekzeme — solche Mißerfolge sind bei jedem Krankheitsbild möglich, das wir in den voraufgegangenen Kapiteln als grundsätzlich beeinflußbar erkannt hatten. Man stand immer wieder vor einem Rätsel, das unlösbar schien. Da half mir eines Tages im Jahre 1940 wieder eine zufällige Beobachtung. Die Schwester jenes Bochumer Ingenieurs, dessen Geruchs- und Geschmacksverlust ich heilen konnte, litt an einer äußerst schmerzhaften Kapselarthritis des linken Schultergelenks. Etwa ½ Jahr lang hatte man in einer ausgezeichneten Breslauer Klinik alle in solchem Falle möglichen Versuche unternommen, diese Krankheit zu heilen. Spritzen, Pillen, Massagen, Wärme, Bestrahlung — nichts nutzte. Auch an einen Fokus hatte man gedacht und verdächtige Mandeln und Zähne entfernt, ebenfalls ohne Erfolg. Da aber die ungewöhnlich heftigen Schmerzen ein Resignieren nicht zuließen, trug man sich mit dem Gedanken, den rechten Unterschenkel zu amputieren, in dessen Schienbein vor 30 Jahren eine Osteomyelitis operiert worden war. Nach der

Operation war es viele Jahre gut gegangen. Aber in den letzten 5 Jahren war es alljährlich zu einer kurzdauernden entzündlichen Aufflackerung im Operationsbereich gekommen. In der Regel pflegten einige Tage Hochlage und feuchte Umschläge den entzündlichen Schub zu beseitigen. Die Erfolglosigkeit jeglicher Therapie des Schultergelenks ließ nun schon in Breslau die Vorstellung aufkommen, daß in diesem operierten Schienbein möglicherweise der streuende Herd zu erblicken sei, von dem die Schultergelenkserkrankung ausgehen könnte.

Man weiß, wenn auch noch nicht allgemein, daß *Antibiotica* bei solchen angeblich streuenden Herden niemals zur Beseitigung der Fernstörungserkrankung führen. Man sollte diese Feststellung nicht einfach überlesen. Auch sie trägt bei zu der Erkenntnis, daß die heute in der ganzen Welt herrschende Vorstellung der Wissenschaft, nach der ein Fokus durch Streuung von Bakterien Fernstörungserkrankungen zur Folge hat, nicht richtig sein kann. Die Größe der Schmerzen und die Unmöglichkeit, sie mit anderen Mitteln zu beseitigen, rechtfertigten in vorliegendem Falle auch einen heroischen Eingriff, wie er in ähnlich gelagerten Fällen auf Veranlassung von VEIL, Jena, mehrfach mit Erfolg durchgeführt wurde. So, wie man den Mandelfokus und den Zahnfokus bereits entfernt hatte, wollte man in gleicher Weise den Schienbeinfokus entfernen, und das bedeutete, den Unterschenkel amputieren. In dieser Situation fragte mich der geheilte Bruder, ob auch ich das für richtig hielte. Ich hielt es für richtig, zunächst einmal einen Versuch mit der Neural-Therapie zu machen, u. zw. nach den Erkenntnissen, die ich bis dahin erworben hatte, also nach dem Prinzip der Segment-Therapie.

Ich spritzte also *Impletol* intravenös, ans Gelenk und ans Ganglion stellatum, ohne daß die geringste Änderung der Schmerzen beobachtet wurde. Deshalb lehnte ich also eine

Weiterbehandlung als sinnlos ab. Bezüglich der Aussichten einer Amputation erklärte ich mich für nicht kompetent. Aber es kam glücklicherweise nicht so weit.

Nach 14 Tagen erschien die Patientin noch einmal in meiner Sprechstunde, zeigte mir ihr Schienbein in leicht entzündlichem Zustand und fragte mich, ob ich nicht wenigstens das in Ordnung bringen könne. Das war eine ganz andere Aufgabe. Es galt also die tiefliegende Entzündung im Schienbein über das Segment zu beseitigen. Zu diesem Behufe machte ich 5 oder 6 Quaddeln in die alte Operationsnarbe. Als die Patientin aufstand, war das Schultergelenk der anderen Seite vollkommen schmerzfrei und beweglich. Das war eine so absonderliche Beobachtung außerhalb des Rahmens jeder bisherigen Denkmöglichkeit, daß man es wohl verstehen kann, wenn selbst aufgeschlossene Forscher sich darüber mit der Phrase „Suggestion" hinwegtäuschen. Aber warum wirkte die viel eindrucksvollere Injektion ans Ganglion stellatum nicht suggestiv zu einer Zeit, als die Patientin noch voller Hoffnung war, daß ich ihr ebenso helfen würde, wie ich ihrem Bruder geholfen hatte? Im Gegenteil, ich hatte ihr nach den vergeblichen Versuchen im Segment betont erklärt, daß sie nicht wiederkommen solle, weil ich ihr nicht helfen könne. Sowohl die Kranke als auch ich selbst erwarteten von dem neuen Versuch bestenfalls eine Beseitigung der chronisch-rezidivierenden Entzündung im operierten Schienbein.

Auf jeden Fall konnte ich die Tatsache der sofortigen völligen Beseitigung der starken Schultergelenksschmerzen nicht übersehen. NONNENBRUCH hat dazu einmal gesagt:

„Der Huneke hat dreimal in seinem Leben etwas gesehen, was andere vor ihm übersehen hatten. Zunächst sah er bei seiner Schwester das Verschwinden der M i g r ä n e , als er das falsche *Atophanyl* intravenös spritzte. Dann beobachtete er das Verschwinden der K o p f s c h m e r z e n bei jener Krankenschwester, als er neben die Vene spritzte, und als letzte und schönste machte er diese Beobachtung."

Ich bin begreiflicherweise stolz auf diese Aussage meines Freundes NONNENBRUCH, aber es ist nicht so sehr dieser Stolz, der mich veranlaßt, das hier zu sagen. Ich hoffe jedoch, damit diesen oder jenen Leser zum Nachdenken zu bringen.

Mit einer Segment-Wirkung konnte die beobachtete Fernwirkung unmöglich erklärt werden. Als Segment-Wirkung ergab sich zusätzlich, daß die Entzündung im Schienbein in den folgenden Jahren nicht mehr auftrat. Mein Freund, der Zahnarzt Herbert FISCHER in Karlsruhe, nannte einmal diese Beobachtung eine Sternstunde der Medizin und mit dieser Bezeichnung dürfte er recht haben. Damals stand ich zunächst vor etwas Unfaßbarem, aber die Tatsache selbst konnte ja nicht geleugnet werden. Ich bestellte also die Patientin in 8 Tagen wieder und stellte fest, daß das Schultergelenk immer noch schmerzfrei war. Das war mein erstes „Sekunden-Phänomen". Die Beobachtung hat mich damals im Innersten aufgewühlt. Ich erinnere mich noch, daß ich mit dem Fahrrad ins Bergische Land fuhr, um durch körperliche Anstrengung meine Seelenruhe zurückzugewinnen. Ständig kreiste das Erlebnis in meinem Gehirn. Auf einer solchen Fahrt kam mir die Idee, daß hier erstmals der konservative Nachweis eines Zusammenhangs zwischen Fokus und davon ausgehenden Störungen gelungen sei. Gleichzeitig wurde mir klar, daß ich vor einer grundsätzlichen Erkenntnis stand und daß es in analoger Weise möglich sein müsse, solche Zusammenhänge bei jedem Fokus nachzuweisen.

Blitzartig leuchtete die Erkenntnis auf, daß mit diesem Sekunden-Phänomen der experimentell gültige Nachweis geliefert war, daß Fernstörungserkrankungen, die von einem Fokus ausgehen, nicht durch Streuung von Bakterien oder Toxinen zustande kommen können. Es war ein gedankliches Kartenhaus zusammengestürzt, in dem heute noch ganze Medizinerstämme weiterhin wohnen möchten, obgleich es längst durch das nicht mehr vorhandene Dach hereinregnet.

Aber nichts hält sich in der Medizin hartnäckiger als der Irrtum, und das Dogma bleibt gültig, nachdem seine Haltlosigkeit längst erwiesen ist. Sicherlich kann ein Fokus Bakterien und Toxine streuen, aber diese gestreuten Corpuskeln verursachen nicht die Krankheitsbilder, die wir durch Beseitigung eines Fokus treffen wollen und auch häufig treffen. Aber, um da folgen zu können, muß der Mediziner wohl erst ein gültiges Sekunden-Phänomen selbst ausgelöst haben, um am eigenen Erleben die neue Wirklichkeit zu begreifen. NONNENBRUCH hatte sie sofort begriffen und er gedachte auch, die Konsequenzen daraus zu ziehen. Wir erleben auch hier wieder die Realität des SCHEIDTschen Gespinstmenschen. Weil die Fernstörung auf diese Weise in einer Sekunde und dann gleich hundertprozentig und mit Dauerwirkung verschwunden war, konnte sie nur auf neuralem Wege in das Schultergelenk ferngesteuert sein, ganz einfach deswegen, weil sie durch Aufhebung der Fernsteuerung verschwand. Das ist eine grundlegende Erkenntnis im Bereich der lebendigen Ganzheit, eine Aussage der Grundlagen-Forschung im Lebendigen.

Es geht auch nicht an, wie man das heute immer noch versucht, einen Teil der Fernstörungserkrankungen als Streuungsfolge und den anderen als neuralbedingt aufzufassen. Gerade bei diesem ersten Sekunden-Phänomen waren alle Voraussetzungen für die Streuungstheorie gegeben. Das geschilderte Heilungsexperiment ist der eindeutige Beweis für die neurale Natur solchen Geschehens. Die Streuungs-Vorstellung ist niemals exakt bewiesen worden, ganz einfach deshalb nicht, weil sie als Irrtum nicht zu beweisen ist. Es scheint mir für manche Frage der Praxis entscheidend, hier endlich Klarheit zu schaffen.

Umfangreiche Experimente zur Klärung dieses Problems bestätigen immer wieder durch gleichgeartete Erfolge die erste Beobachtung. In der Folgezeit konnte zunächst mein

Bruder meine Beobachtung und Erkenntnis bestätigen. Als nächsten Versuch spritzte ich *Impletol* in verdächtige Mandeln. Heute müßte ein solches Vorgehen als Kunstfehler bezeichnet werden, denn es kommt danach vereinzelt zu schweren Phlegmonen im Mandelbereich. Nachdem ich das 2- oder 3mal erlebt hatte, glücklicherweise ohne bleibende Schädigung der Patienten, kam ich auf die Idee, in den neuralen Bereich der Mandeln an die oberen Pole zu spritzen, ohne die Mandeln selbst zu berühren. Ich hatte ja bei dem erkrankten Schienbein auch nicht in das entzündete Schienbein selbst gespritzt, sondern in seine neurale Projektion, in die Narbe. Durch die Injektion an die Mandelpole werden die Entzündungsvorgänge in den Mandeln weitgehend ausgeschaltet. Im späteren Verlauf der Beobachtungen erwies es sich dann als richtig, bei der Testung der Mandeln grundsätzlich an die oberen und unteren Pole gleichzeitig je $1/2$ oder 1 ccm *Impletol* zu spritzen. Bei diesem Vorgehen wurde der Prozentsatz der gültigen Sekunden-Phänomene sichtbar größer, so daß wir uns für berechtigt hielten, die Gefahr in Kauf zu nehmen, durch die gehäuften Injektionen doch einen entzündlichen Prozeß auszulösen. Aber solche Zwischenfälle sind heute selten, und sie verlaufen auch offensichtlich harmloser als bei der Injektion in die Mandeln selbst.

Heute wissen wir, daß auch die Aussagen dieser Teste kein absolutes Resultat über die Schuldhaftigkeit der Mandeln für vorliegende Fernstörungen ergeben, so daß wir nur von einer an Sicherheit grenzenden Wahrscheinlichkeit sprechen. Die Gegner unseres Verfahrens haben uns hier weitgehend gefördert, wenn sie unsere Prüfung nicht anerkannten und dann schon einmal recht hatten, wenn sie trotz negativen Sekunden-Phänomens mit der Herausnahme der Mandeln zum Erfolg kamen. Aber diese Gegner wissen ihrerseits nicht, daß durch die noch so subtile Herausschälung der Mandeln, bei der also der Fokus restlos entfernt wird, nicht mit Notwendigkeit, auch bei bestehender Fokusnatur der entfernten Mandeln, eine Beseitigung der Fernstörungen erreicht wird. Wenn man in solchem Falle sog. Reststümpfe der Mandeln nachoperierte, dann führte die zweite Operation schon einmal zum Erfolg, und den führte der Operateur dann ganz folgerichtig von seinem Standpunkt aus auf die nunmehrige restlose Fokus-Entfernung zurück.

Uns erscheint heute die Herausschälung der Mandeln als ein neuro-chirurgischer Eingriff, der mit Notwendigkeit sämtliche zur Mandel führenden vegetativen Fasern durchtrennt. Diese Durchtrennung führt zu dem gleichen Stoß in das zugehörige System, wie ihn auch die Mandelpol-Injektion ausübt. Daß unsere Vorstellung die richtigere ist, beweisen zwei Feststellungen. Erstens kann man in der Regel die Operation überflüssig machen, wenn man die Mandelpol-Injektionen mehrfach wiederholt. Wir tun das mit 8tägigen Zwischenräumen, um etwaige leichte Infiltrate nicht zu übersehen. Zweitens: wenn die Mandeln wirklich restlos herausgeschält sind, behält das Mandelbett relativ häufig seinen krankmachenden Charakter. Es ist eine führende Regel der neural-therapeutischen Praxis, bei jedem Patienten, dem wegen irgendwelcher Erkrankung die Mandeln herausgeschält worden sind, je 1 ccm *Impletol* nunmehr natürlich nicht mehr an die Mandelpole, sondern mitten ins Mandelbett oberflächlich zu injizieren. Dann beobachten wir vielleicht in 30% der Fälle ein Sekunden-Phänomen, das die Schuldhaftigkeit des Mandelbetts für die jeweiligen Fernstörungen beweist. Wenn man ferner noch dem Gedanken Raum gibt, daß durchaus nicht alle entfernten Mandeln wirklich schuldig waren, dann erhöht sich damit der Prozentsatz der Operationsversager um eine beträchtliche Zahl, deren Größe man nur schwer angeben kann.

Die Herausnahme der Mandeln bedeutet also im Prinzip den gleichen Eingriff in die gestörte Ganzheit wie die Impletol-Injektion an die Mandelpole. Wohl glauben wir, daß der einmalige chirurgische Eingriff wirkungsvoller sein kann als die einmalige Impletol-Testung. Aber das *Impletol* ist dem Messer überlegen durch die Möglichkeit der beliebig häufigen Wiederholung. Wir sind also durchaus keine Gegner der Mandeloperation. Wir betrachten es als unseren Auftrag, Tatsachen klarzustellen, und dann mag jeder nach seinem Gewissen handeln. Auf jeden Fall führte die Erkenntnis, daß im Grunde genommen gar nicht der streuende Fokus das Krankmachende ist, sondern elektrische Strukturänderungen im zugeordneten Neuron, zur Schaffung des Begriffes „Störungsfeld" durch SCHEIDT, Hamburg. Diese Namensänderung ist eine Notwendigkeit, weil die neuen Experimente das ganze Problem in einem völlig anderen Lichte erscheinen lassen.

Dieter GROSS, der langjährige Oberarzt von NONNENBRUCH in der Weserbergland-Klinik, möchte die Bezeichnung „Irritations-Zentrum" anstelle der Bezeichnung Störungsfeld einführen. Das hätte seine Vorzüge, besonders bei Übersetzungen in fremde Sprachen, aber in Deutschland hat sich der Begriff Störungsfeld inzwischen so eingebürgert, daß wir ihn belassen möchten, schon um durch die Vielzahl von Bezeichnungen keine weitere Verwirrung anzustiften. Es ist ja auch nicht so wesentlich, ob jemand für eine neue Erkenntnis den Namen geliefert hat. Die unbestreitbaren Verdienste von NONNENBRUCH und GROSS liegen auf gänzlich anderem Gebiet. Im weiteren Verlauf dieses Buches wollen wir also nicht mehr vom Fokus sprechen, sondern vom Störungsfeld, womit gleichzeitig zum Ausdruck gebracht wird, daß es sich um elektrische Feld-Vorgänge handelt.

Die doch recht einfache Testung der Mandeln und damit auch die jedes anderen Störungsfeldes hat zunächst einmal zu der Erkenntnis geführt, daß kranke Mandeln viel häufiger

Fernstörungserkrankungen auslösen, als man bisher annahm. Ferner wurde offensichtlich, daß es von kranken Mandeln aus nicht nur zu den bisher anerkannten Fernstörungserscheinungen kommen kann, sondern, um das Ergebnis langjähriger Beobachtungen vorwegzunehmen: es kann vom Mandel-Störungsfeld aus praktisch zu Fernstörungserscheinungen in jedem Organ und System des erkrankten Organismus kommen. Man muß sich wohl erst einmal vergegenwärtigen, was das bedeutet. Das ist wiederum ein Grundlagen-Forschungs-Ergebnis zum Problem störungsfeldbedingter Erkrankung. Wir sehen also das SCHEIDTsche Gespinst vor uns, das den gesamten Organismus durchwebt. Durch Vermittlung dieses Gespinstes kann es an jeder Stelle dieses Gespinstes und im zugehörigen Organbereich zu funktionellen und organischen Störungen unterschiedlichster Prägung kommen.

Wenn wir uns dazu die Erfahrung vergegenwärtigen, die uns schon das erste Sekunden-Phänomen lieferte, daß zunächst einmal die damalige Schultergelenkserkrankung durch keinerlei Maßnahme zur Heilung gebracht werden konnte, bis es schließlich gelang, die Ursache des vorliegenden Falles zu erkennen und abzustellen, so ist das eine Aussage, die grundsätzlich für das ganze Störungsfeld-Geschehen Gültigkeit hat. Wenn also irgendeine Erkrankung vorliegt, die nicht unter die Nichterfolgs-Indikationen gehört, welche am Eingang dieses Kapitels noch einmal zusammengefaßt wurden, und wenn ferner der Versuch, die Krankheit über das Segment zu beeinflussen, erfolglos bleibt, dann suchen wir das schuldige Störungsfeld, welchen Namen auch immer die vorliegende Krankheit tragen möge. Und dieses Störungsfeld finden meine Freunde und ich heute schon so häufig, daß allein damit die ganze Therapie gerechtfertigt werden könnte. Es dreht sich ja nicht darum, daß man so etwas ganz vereinzelt einmal zu Gesicht bekommt. Das Sekunden-Phänomen ist wahrscheinlich das häufigste Phänomen in unserer Praxis.

Für diejenigen Kollegen, die absolut eine statistische Angabe wünschen, sei gesagt, daß wir das Sekunden-Phänomen vielleicht bei 40% unserer Klientel auslösen können. Aber es handelt sich bei unserer Klientel wohl um einen besonderen Fall. Und Sekunden-Phänomen ist für uns gleichbedeutend mit der Heilungsmöglichkeit der durch dieses Sekunden-Phänomen in ihrem Wesen aufgedeckten Erkrankung. Für unsere Haltung ist entscheidend allein der ärztliche Erfolg und nicht irgendwelche mehr oder weniger eindeutigen elektrischen Phänomene, die für den Kranken bedeutungslos bleiben. Noch ein Wort zu den Mandeln. Sie sind auch heute noch, trotz gänzlich geänderter Schau, das häufigste Störungsfeld. Dafür ein unverdächtiges Beispiel.

Der meinen Freunden bestens bekannte Franz MERCKELBACH, Orthopäde in Rotterdam, kam etwa 1951 in meine Sprechstunde mit der üblichen Bitte, er wolle bei mir zuschauen. Nach 8 Tagen, in der Stunde seines Abschieds, sagte er: „Ich komme ja gar nicht zum Zusehen. Ich habe selbst ein schauderhaftes Leiden. Zunächst hatte ich Jahre eine Kapsel-Arthritis eines Schultergelenks, die ich als Orthopäde nicht in Ordnung brachte. Schließlich riet mir jemand, die Mandeln herausnehmen zu lassen, und damit kam das Schultergelenk praktisch in Ordnung. Aber 6 Wochen später begann eine andere Krankheit, die in ihren Auswirkungen fast noch schlimmer war als die vergangene. Ich bekam ein juckendes und nässendes Ekzem vom Nabel abwärts bis weit herunter. Ich habe 2 Jahre die Sachverständigen Europas konsultiert, ohne jeden Erfolg. Schließlich riet mir ein ganz Kluger, ich müsse den Beruf wechseln. Das ständige Jucken machte mir ein ordnungsgemäßes Operieren unmöglich."

Mit dem Wort chronisch juckendes Ekzem ist ja die Diagnose eines solchen Leidens nicht gegeben. Diagnose heißt Durchschau zum Wesen der Krankheit. Das gleiche galt schon für die Schulterarthritis. In beiden Fällen handelte es sich um eine symptomatische Krankheitsbezeichnung. Deshalb sind auch eventuelle statistische Angaben über Behandlungserfolge bei solchen Krankheiten sinnlos. Für unser wissenschaftliches Denken mag das angehen, aber sobald es sich um Heilung handelt, gilt der künstlerische Erfahrungssatz, daß unser Handeln dem jeweiligen Einzelfall gerecht werden muß. Für das Handeln kommen ganz andere Überlegungen in Frage, als sie für den wissenschaftlichen Statistiker bedeutungsvoll sein mögen.

„Der Gelehrte sammelt rezeptiv unablässig Material; der Künstler schafft produktiv immer neue Gedankenverbindungen. Während jener bei einem gewissen Maß von Kenntnissen darin erstickt, schöpft dieser daraus immer neue Inspiration. Also lernen Sie, soviel Sie können! Aber Ihr Wissen soll nicht Selbstzweck sein, sondern nur Material für Ihre Kunst. Ein wenig weniger Wissen, ein wenig mehr Kunst, meine Herren!" (TROUSSEAU).

Man hatte MERCKELBACH vor 2 Jahren die Mandeln herausgenommen. Für jeden erfahrenen Neural-Therapeuten war es selbstverständlich, die erste Injektion in die Mandelbetten zu machen. Unmittelbar nach der Mandelbett-Injektion war der Patient auch schon geheilt. Spannung und Jucken in der Haut waren restlos verschwunden, das sichtbare Ekzem natürlich erst am folgenden Tage, und das hat bis heute vorgehalten. Als ich damals in Greifswald im Rahmen der Universität einen Vortrag hielt, stieß sich der anwesende Dermatologe an dieser Formulierung. So ein E k z e m brauche Monate, bis es in seinen Resten nachweisbar aus der Haut verschwunden sei. Das könne man mit mikroskopischen Schnitten beweisen. Nun, wir haben bei MERCKELBACH keinen mikroskopischen Schnitt gemacht, aber jedem Sachverständigen sei gesagt, daß es ein sehr großer Unterschied ist, ob ich mit Salben oder Diät einen solchen Prozeß langsam fortquäle oder ob ich dem formenden Prinzip den gekonnten Auftrag erteile, im Hause wieder Ordnung herzustellen. Über das Neuron verschwindet ein E k z e m genauso schnell wie eine Entzündung, und darauf kann man gegebenenfalls warten. Nicht nur die Heilung hat bei MERCKELBACH vorgehalten, sondern auch die erlebnisgebundene Erkenntnis, daß für den Arzt, der heilen will, der Weg zum Erfolg mit der Neural-Therapie vorgezeichnet ist. So wurde MERCKELBACH zu meinem erfolgreichsten Schüler in Holland; ständig aufgesucht von Ärzten, die, durch seine Erfolge aufmerksam geworden, ihm nacheifern möchten. Die Zahl der erfolgreichen Jünger in diesem Lande ist wie überall in erfreulichem Ansteigen. MERCKELBACH hat mehrfach veröffentlicht, daß er bei seinen orthopädischen Patienten, und das scheint ja zunächst einmal eine ausgefallene Sparte der Medizin zu sein, in 60 bis 80% der Fälle nach dem neural-therapeutischen Prinzip behandelt, und daß damit der bis dahin gültige Brauch, mit Korsetts, Einlagen oder dem Messer zu behandeln, einer sinnvolleren Berufsauffassung gewichen ist.

Ich darf daran erinnern, daß MERCKELBACH ein ganz interessantes Phänomen gefunden hat, das er den „Großzehen-Reflex" nennt. Dieser Reflex besagt, daß beim Vorliegen eines Störungsfeldes irgendwo im Organismus die maximale dorsale Beugung der Großzehe im Grundgelenk zu einem schmerzhaften Abwehrreflex der mimischen Gesichts- und Halsmuskulatur führt. Dieser Reflex erlischt in dem Augenblick, in dem man *Impletol* an das schuldige Störungsfeld spritzt. Sollte sich dieser Reflex allgemein bewähren, so wäre damit eine sehr wertvolle praktische Erkenntnis gewonnen. Es dürfte bekannt sein, daß auch der verstorbene Orthopäde Prof. SCHÜLLER, Düsseldorf, für zahlreiche orthopädische Leiden einen „Fokus" als Ursache annahm. Wenn er damit in Deutschland auch ziemlich allein stand, so besagt das ja gar nichts. Neue Erkenntnis wird immer von einzelnen geschaffen, und die müssen sogar Humor haben wie SCHÜLLER, und der ist manchmal wichtiger als ein Berg von totem Wissen.

In Verfolg seiner ersten Stellungnahme zum Problem der Neural-Therapie brachte „Der Stern" vom 15. 3. 1958 einen kurzen Artikel eines mir unbekannten Freundes, des Hamburger Kollegen Wolfgang BRANDT:

„Es ist ein beglückendes Erlebnis, mit der Neural-Therapie in allen den Fällen helfen zu können, wo die üblichen Heilmethoden versagen oder die eine lange Behandlungsdauer erfordern. Was läßt sich z. B. nicht alles von den Mandeln her, oft im Sekunden-Phänomen, heilen bei Menschen, die dafür prädisponiert sind: **rheumatische Beschwerden, Ischias, Hexenschuß, Neuralgien, Gallen-Beschwerden, chronische Verdauungsstörungen, Regelstörungen, Kopfschmerzen, Asthma, Ekzeme, Appetitlosigkeit und Konzentrationsstörungen, Schwierigkeiten im Entwicklungsalter, depressive Verstimmungen, Schilddrüsen-Überfunktionen und das Heer der vegetativen Störungen**, die heute unter dem Sammelnamen ‚vegetative Dystonie' laufen. Die Impletol-Spritze in der Hand des — wohlgemerkt: geübten und mit der Methode vertrauten — Arztes ist imstande, vielen chronisch leidenden Menschen Hilfe zu bringen!"

Um meinen Lesern eine kleine Sonderfreude zu bereiten, möchte ich nicht verfehlen, auch das zu berichten, was ausgerechnet ein Kandidat der Medizin aus Freiburg an der gleichen Stelle zu schreiben sich für berechtigt hielt. Er schreibt:

„*Impletol* ist natürlich auch in der sog. ‚Schulmedizin' sehr wohl bekannt und es hat seine genau umschriebenen Anwendungsmöglichkeiten. Aber es ist kein Allheilmittel und keineswegs die ultima ratio, als die Sie es hinstellen. Gerade vor einer Einspritzung in die Mandeln oder um die Gaumenmandeln herum ist zu warnen. Man hat oft nach solchen Eingriffen Gaumensegel-Lähmungen erlebt, was wegen der engen Nachbarschaft der Gaumensegel-Nerven zu den Mandeln nicht weiter verwunderlich ist. Eine solche Gaumensegel-Lähmung, die monatelang dauern kann, ist subjektiv sehr unangenehm und durchaus nicht ungefährlich."

Vielleicht ist der junge Adept der Medizin, dessen Name in seinem Interesse schämig verschwiegen sei, doch noch zu retten. Jeder Kenner des Problems weiß, daß aber auch jedes seiner Worte Unsinn ist. Zunächst ist das Medikament *Impletol* selbstverständlich den Schulmedizinern bekannt. Aber praktisch unbekannt ist dieser ganzen Denkrichtung die richtige Anwendungsweise des Medikaments, und die erst macht das *Impletol* aus. Wie weit es Allheilmittel ist, erfährt man aus diesem Buche; dabei bin ich fest überzeugt, daß darin nur ein Bruchteil der möglichen Heilungserfolge angeführt ist. Eine Gaumensegel-Lähmung habe ich bei meinen vielen tausend Mandelpol-Injektionen nie gesehen, und ein solches Vorkommnis ist mir auch von keinem meiner zahllosen Freunde berichtet worden. So etwas ist auch theoretisch a priori unmöglich. Ein solches Ereignis könnte ich mir nach einer operativen Entfernung der Mandeln vorstellen. Aber auch da ist mir kein Fall bekannt.

Es ist ganz belustigend, wenn man darüber nachdenkt, wie so ein junger Mann wohl zu einer solchen Aussage kommt. Nur wegen dieser Hintergründe nehme ich überhaupt Notiz davon. Es genügte doch eigentlich, wenn die sog. Sachverständigen immer wieder ihre gänzliche Unkenntnis des Problems bloßstellen. Aber zu den Sachverständigen wird sich der junge Mann ja wohl selbst noch nicht rechnen. Vielleicht wird er es einmal gerade deswegen weit bringen, trifft doch auf ihn das Wort von BEHRING zu, das ich in „Der deutsche Arzt" vom Mai 1952 fand.

„Wenn Sie etwas leisten wollen, vergessen Sie alles, was Sie bisher gelernt haben; es ist so gut wie alles Unsinn. Behalten Sie auch nicht zu viel Fachliteratur, auch die ist zum allergrößten Teil Unsinn. Wenn Sie jedoch schnell vorwärtskommen wollen, dann machen Sie den Unsinn mit — aber nicht bei mir."

Wenn BEHRING uns einen solchen undogmatischen Ausspruch hinterlassen hat, dann darf ich ihn ja wohl zitieren.

Woher der junge Mann seine Weisheit und seinen Mut bezogen hat, sagt uns das Lehrbuch des Freiburger Internisten Prof. HEILMEYER. Das ganze Problem erscheint auch diesem Wortführer so bedeutungsvoll, daß er sich gleich auf der ersten Seite seines Lehrbuches damit auseinandersetzt. Es heißt dort:

„Viele erfolgreiche Heilungen sind so auf Grund völlig irriger Grundlagen gelungen. Das zeigen heute noch manche erfolgreiche Kuren von Homöopathie, Magnetopathie, Akupunktur und ähnlicher gedanklicher Systeme, die sich heute noch neben der Schulmedizin erhalten haben. Die moderne Schulmedizin erhebt allerdings mit guten Gründen den Anspruch, über diese psychologischen Wirkungen eines Lehrgebäudes hinaus Grundlagen geschaffen zu haben, die einen objektiven Wert besitzen. Seit dem Eindringen der Naturwissenschaften in das medizinische Denken sind über den rohen Empirismus der vergangenen Jahrhunderte hinaus objektive Fortschritte in der Erkennung und Behandlung von Krankheiten in einem früher unbekannten Ausmaß erzielt worden" (HEILMEYER: Lehrbuch der Inneren Medizin, Seite 1).

Es ist Herrn Prof. HEILMEYER offensichtlich unbekannt, daß die Académie Française seit mehreren Jahren die Akupunktur als vollgültige Therapie anerkennt. Die Neural-Therapie, die Herr HEILMEYER ja wohl mit dem Wort „ähnliche gedankliche Systeme" meint, ist die moderne Form der Akupunktur, bereichert um das den Chinesen unbekannte Sekunden-Phänomen. Ich hatte einmal Gelegenheit, in der Praxis von MERCKELBACH in edlem Wettstreit mit einem Original-Chinesen die grundsätzliche Überlegenheit der Neural-Therapie über die alte Form der Akupunktur unter Beweis zu stellen. Das Erlebnis war für den Chinesen so eindrucksvoll, daß er mir seitdem alljährlich aus Hongkong zum neuen Jahr gratuliert. Im übrigen sind die Heilwirkungen von Akupunktur und Neural-Therapie keine psychologischen Phänomene, wie HEILMEYER in Unkenntnis des Problems voraussetzt, sondern physikalisch-zwangsläufige Geschehnisse, wie schon oberflächliche Beschäftigung mit den Phänomenen jedem Beobachter beweist. Kein vernünftiger Arzt leugnet den Fortschritt, den auch das Eindringen der Naturwissenschaften in das medizinische Denken zur Folge hatte. Aber „die neugeschaffenen Grundlagen, die einen objektiven Wert besitzen", sind doch in der Regel tote Laboratoriumsergebnisse, die zum Wesen der Krankheit kaum mehr Beziehung haben. Die von Herrn HEILMEYER angeprangerten Behandlungsmethoden beweisen diese Beziehung zum

Wesen der Krankheit täglich durch unterschiedlichste Heilungen. Darum setzen sie sich auch durch, trotz aller Widerstände von akademischer Seite. Sie stellen letztlich den Aufstand des Arzttums dar gegen eine sich im toten Teil verlierende exakte Forschung. Der wirkliche Fortschritt in der Heilkunde kommt heute mehr aus den Reihen der Praktiker, weil die hohen Schulen im materialistischen Denken erstarrt sind.

Jener Kandidat der Medizin hat bei der Aufzählung von möglichen Schädigungen durch Impletol-Injektion an die Mandelpole die einzige mir in Jahrzehnten bekannt gewordene Möglichkeit übersehen. Es gibt eine solche Möglichkeit, die aber so selten ist, daß sie den meisten Neural-Therapeuten ebenfalls unbekannt ist. Hin und wieder kommt es nach Injektion an die Mandelpole zu einem entzündlichen Infiltrat, das sich in der Regel in Kürze zurückbildet. Nur ganz selten kommt es einmal zu einer richtigen Phlegmone, die man am besten in die Hand des Spezialisten übergibt. Bisher hat ein solches Vorkommnis meines Wissens immer noch zum guten Endausgang geführt. Es dürfte sich dabei gar nicht um eine hineingetragene Infektion handeln. Nach wohlbegründeter Auffassung entspricht eine solche Entzündung dem Aufflackern einer chronisch latenten Entzündung hinter den Mandeln. Ein Parallel-Geschehen erlebt man manchmal weniger dramatisch bei der Behandlung des chronisch laufenden Ohres. Es kann dabei zu einer akuten Verstärkung der entzündlichen Erscheinungen kommen, die sich in auffallend vermehrter Sekretion aus dem Ohr äußert. Das Phänomen ist beim Ohr immer günstig zu beurteilen und entspricht in massiver Form dem, was wir unter „Bade-Reaktion" verstehen. Bei den Mandeln findet das Geschehen nicht den entsprechenden Abflußweg vor. Wahrscheinlich ist das Auftreten einer solchen Entzündung ein Zeichen dafür, daß es an der Zeit war, die Mandeln zu entfernen. Aber wie schon gesagt, es kommt glücklicherweise nur selten vor. Wer als Arzt eine solche Möglichkeit fürchtet, dürfte keine Mandeln operieren lassen und keinen Blinddarm, kurz er dürfte überhaupt keinen operativen Eingriff vornehmen, denn bei allen solchen Eingriffen ist die Möglichkeit eines programmwidrigen Geschehens größer als bei der Injektion an die Mandelpole. Ich habe etwas ausführlicher dazu Stellung genommen, weil der nachbehandelnde Facharzt erfahrungsgemäß dazu neigt, hier einen Fehler des Prinzips zu erkennen, eine Vorstellung, die ihm bei eigenen Zwischenfällen niemals kommt. Diese Haltung dürfte von dem Augenblick an unmöglich sein, in dem der Segen der vorausgegangenen Tausenden von geglückten Injektionen allgemein bekannt ist.

Wie weitreichend die krankmachende Wirkung eines Störungsfeldes sein kann, erlebte ich einmal vor Jahren, als es mir gelang, eine l y m p h a t i s c h e L e u k ä m i e durch Mandelpol-Injektionen zu heilen. Das Blutbild des Kranken wies vor der Behandlung 150 000 Lymphocyten auf. Bei einem zweiten Fall, den mir der Geheilte schickte, blieb ich erfolglos. Es ist eine künstlerische Aussage und vorerst keine wissenschaftliche, wenn wir die These aufstellen, daß ein Störungsfeld in jedem Organ und System des gesamten Organismus krankmachende Wirkungen auslösen kann. Schon NONNENBRUCH hat beschrieben, daß man bei weniger ausgeprägten Störungen der Blutzusammensetzung durch Störungsfeld-Ausschaltung häufig zu einer Normalisierung kommt. Leukämie wäre also in diesem Falle auch nur ein Symptom und keine Diagnose. Wenn man es an den Kliniken mit ihren schönen Laboratorien und den billigen Arbeitskräften erst einmal begriffen hat, solche Heilungsvorgänge auszulösen und wissenschaftlich auszuwerten, wird noch manches Überraschende zutage kommen.

In der „Österreichischen Zeitschrift für Stomatologie", Heft 12, Jahrgang 1956, hat PISCHINGER in einem Aufsatz

„Neue Auffassungen über das Vegetativum, seine Organisation und Bedeutung für das Herdgeschehen" Vorstellungen entwickelt, die weitgehend in meine Richtung tendieren.

Zunächst bestätigt er dort wiederum mehrfach die Existenz des Sekunden-Phänomens. In solchem Zusammenhang heißt es: „Ich habe übrigens bereits 7 Min. nach Eintritt eines Sekunden-Phänomens einen charakteristischen Umbau im Differentialblutbild (Verschwinden der großen Lymphocyten: Reizformen nach Klima, Stresslymphocyten nach FRANK und DAUGHTEDY) gesehen, ein Zeichen dafür, wie tiefgreifend das gesamte Vegetativum bis in den zellularen Regulationsbereich hinein vom Störfeld aus erfaßt wird." Weiter heißt es: „Natürlich kann auch eine chronische Irritierung des Zahnfleisches ein Störfeld mit allgemeinen Auswirkungen (fälschlich Streuung genannt) bilden." „Es kam nicht nur darauf an, für Diskussionen um das ‚Herdproblem' eine neue Basis, umfassender als bisher, zu schaffen. Es ging auch darum, die Herdlehre — besser müßte man jetzt von einer Störfeldlehre sprechen — einer eingehenderen Würdigung zuzuführen, denn so betrachtet, wie hier dargelegt, dürfte sie medizinisch von allgemeinerer Bedeutung sein, als vielfach noch angenommen wird."

Der Satz von der ubiquitären Anwesenheit des vegetativen Systems und der darauf basierenden Störungsmöglichkeit ist zunächst eine künstlerische These. Der Einzelmensch lebt nie lange genug, um für eine solche These für jeden möglichen Fall selbst den exakten Nachweis zu liefern. Aber eines schönen Tages steht diese Erkenntnis vor dem geistigen Auge des heilenden Arztes und dann kommen nachträglich immer wieder Einzelheilungen, die die Gültigkeit der These bestätigen. Einen schönen Beweis für die Gültigkeit dieser Vorstellung erlebte MERCKELBACH. Er berichtete mir, daß er einen seit 10 Jahren bestehenden Zustand von T h o m s e n scher Erkrankung durch Mandelpol-Injektion in einer auch für ihn völlig überraschenden Weise ausheilen sah. Der Mann geht heute wieder seiner Arbeit nach.

Es lohnt sich wohl, die näheren Umstände dieser Heilung zu berichten. Der Patient war Kapitän der Luftfahrt. Die Diagnose wurde 10 Jahre vorher von einer holländischen neurologischen Universitätsklinik gestellt. Angesichts der Natur des Leidens wurde eine Behandlung als sinnlos abgelehnt. Der Kranke war natürlich völlig arbeitsunfähig. Aus dieser Situation heraus fand er einen neuen Beruf. Die Luftfahrtgesellschaften gewährten ihrem alten Kapitän freie Fahrt. So flog er denn von einer Universität der Erde zur nächsten, um sich als interessanten und seltenen „Fall" im Kolleg demonstrieren zu lassen, selbstverständlich nachdem jeweils vorher die Diagnose noch einmal bestätigt worden war. Das war 10 Jahre sein Beruf.

Dann suchte er MERCKELBACH auf, der auch nicht an eine Behandlungsmöglichkeit glaubte. Aber entsprechend den allgemeinen Erfahrungen der Neural-Therapie machte er doch einen Versuch mit Mandelpol-Injektionen. Diese eine Behandlung beseitigte die Krankheit zur größten Überraschung auch von MERCKELBACH. Im Anschluß daran stellte sich der Geheilte auch in jener Klinik vor, in der vor 10 Jahren die Diagnose gestellt worden war. Als jener Professor dann hörte, daß die Krankheit von MERCKELBACH mit *Impletol* geheilt worden war, erklärte er seine eigene Diagnose zur Fehldiagnose. Solche merkwürdigen Windungen hat ein Medizinergehirn. Der Geheilte gab die einzig mögliche Antwort: „Zahllose Universitäten haben Ihre Diagnose bestätigt, Herr Professor."

Der Internist KUNIG aus Gottleuba berichtete mir, daß er in einem Fall von a m y o t r o p h e r L a t e r a l - S k l e r o s e durch Mandelpol-Injektionen ein Sekunden-Phänomen auslösen konnte. Der Kranke konnte die bis dahin kaum beweglichen Arme unmittelbar nach der Injektion bis zur Waagerechten heben. In einem weiteren Schreiben von KUNIG heißt es, daß er die Injektionen noch 2mal wiederholt habe und daß die Besserung Bestand hatte. „Natürlich keine hundertprozentige Heilung, die ja auch bei der weit fortgeschrittenen Muskel-Atrophie nicht zu erwarten war. Leider kann ich den weiteren Verlauf nicht mehr verfolgen, da Patient jetzt entlassen wurde." So erlebt der Neural-Therapeut immer einmal wieder etwas noch nie Dagewesenes. Von vielen Vorgängen erhalte ich Kenntnis. Wenn man sie später einmal alle zusammenstellen wird, dann weiß man, daß meine künstlerische Schau nicht nur äußerst fruchtbar ist, sondern daß sie auch der Wirklichkeit entspricht.

Unter den von IHLENFELDT mitgeteilten Beobachtungen finden sich zwei grundsätzlich bedeutungsvolle Heilungen, die bis jetzt in der Literatur noch nicht erwähnt wurden. Ein Elektromeister hat seit 10 Jahren wöchentlich ein bis zwei Fieberattacken von 40 bis 41 Grad. Vielfache Krankenhausbeobachtungen auch im Tropeninstitut brachten keine Klärung. Die einmalige Injektion an die Mandelpole und ans Mastoid beseitigte mit Dauerwirkung das bis dahin völlig ungeklärte Krankheitsbild. Der zweite Fall war im Prinzip der gleiche.

Die Frau meines Bundesbruders B., damals vielleicht 32 Jahre alt, kam vor Jahren zu mir mit folgendem Krankheitsbild. Seit 4 Monaten nahm sie in jeder Woche 4 Pfund an Gewicht ab, „das Herz tat ihr weh" (es tut mir leid, aber sie gebrauchte diese unwissenschaftliche Bezeichnung), die Glieder waren schwer und sie mußte den ganzen Tag weinen. Eine vernünftige Erklärung des Gesamtbildes existierte nicht. Der Internist machte eine Grundumsatzbestimmung und mehrere Elektrokardiogramme. Der Orthopäde war ratlos und der Psychotherapeut erfolglos. So ein Krankheitsbild steht ja auch gar nicht im Lehrbuch. Umgekehrt bin ich fast versucht zu sagen, die im Lehrbuch aufgezeichneten Krankheiten existieren häufig nicht in der freien Wildbahn. Das ist sicher übertrieben, aber es tut manchmal gut, den tierischen

Ernst toten Wissens durch befreiendes Lachen aufzulockern. Immer, wenn ein Krankheitsbild, mag es nun im Lehrbuch stehen oder nicht, ohne Erfolg behandelt wird, dann lassen Sie doch einmal die These gelten, daß ein Störungsfeld jedes Krankheitsbild machen kann. Ein einziges Störungsfeld kann sogar ein höchst komplexes Krankheitsbild auslösen, wie z. B. das vorliegende. Aber niemals lösen zwei verschiedene Störungsfelder das gleiche Krankheitsbild aus. Wenn Sie also bei der Behandlung einer solchen Krankheit mit den bisherigen Methoden erfolglos bleiben, dann werden Sie im Interesse des Kranken, Ihres ärztlichen Rufes und auch Ihres Geldbeutels richtig handeln, wenn Sie das schuldige Störungsfeld suchen. Das muß man allerdings können, und dieses Können uns zu vermitteln, wäre die edelste Aufgabe unserer hohen Schulen. Aber solange man dort im exakten Denken aufgeht, müssen andere Stellen das wohl übernehmen.

Die Behandlung beginnt mit der Anamnese. Sie gibt dem Neural-Therapeuten die wichtigsten, häufig die entscheidenden Auskünfte. Röntgenbild und Laboratorium treten dagegen an Bedeutung zurück. Im vorliegenden Falle ergab die Anamnese keinerlei Anhaltspunkte. Das ist a u c h eine Aussage der Anamnese. Wenn man hier schon ein Störungsfeld für möglich hielt, war es richtig, mit der Testung der Mandeln als der häufigsten Störungsfelder zu beginnen. Die klinische Untersuchung der Mandeln kann, wie das auch SLAUCK mehrfach betont, einen etwa an der Rückseite befindlichen Eiterherd nicht feststellen. Außerdem kann die übliche Untersuchung der Mandeln ja wohl die Aussage machen, daß sie chronisch entzündet oder sonstwie verändert sind, aber das besagt ja noch nicht, daß sie nun auch das schuldige Störungsfeld für eine vorliegende Erkrankung sind.

Ich testete also die vier Mandelpole. Nach einigen Sekunden, wie sie nötig waren, um der Patientin die Änderung ihres Zustandes bewußt zu machen, sagte sie spontan: „Ich verstehe gar nicht, warum ich immer geweint habe." Man muß sich einmal kurz darüber klar werden, was eine solche Aussage bedeutet. Die schwere Melancholie war in dem Moment nicht mehr da. Dann fragte ich nach dem wehen Herzen und nach der Gliederschwere; beide Symptome bestanden nicht mehr. Nur der Gewichtsverlust war natürlich noch vorhanden, aber auch der nicht mehr nach 4 Monaten. Von jetzt ab nahm die Patientin ohne jede weitere Behandlung in jeder Woche 4 Pfund an Gewicht zu, bis sich das Gesetz der Form erfüllt hatte. Wer will ein solches Geschehen mit wissenschaftlichen Einzelangaben erklären? Wenn aber solche Phänomene immer wieder Realität sind, dann ist es Aufgabe des Arztes, sie auszulösen und zum Gegenstand der Überlegung zu machen. Man kann lange darüber nachdenken, um das Geschehen zwar nicht zu begreifen, wohl aber mit dem Ergebnis, vor dem Wunder der lebendigen Ganzheit wieder die Ehrfurcht zu empfinden, die der Mutterboden jeder Heilkunst ist. Freund DIEZ aus Blankenhain berichtete mir kürzlich, daß er mit einer intravenösen Impletol-Injektion einen Zustand von K a t a t o n i e mit Dauerwirkung verschwinden sah.

Wir sahen, wie in unserem Falle die Auswirkung eines Störungsfeldes von höchst objektiven organischen Erscheinungen bis in den seelischen Bereich hinein reichte. Der aufmerksame Beobachter wird immer wieder vor der Feststellung stehen, daß auch eine seelische Störung geheilt wurde. Es sind das niemals psychogene Störungen, wenn sie auch manchmal so aussehen. Mein Bruder berichtete schon vor langer Zeit über zwei Fälle von S c h i z o p h r e n i e , die er durch Mandelpol-Injektionen geheilt hat. Die gleiche Beobachtung veröffentlichte danach der Kollege BRÜCK, der Herausgeber der Zeitschrift „Medizin heute". Von einem weiteren Fall berichtete mir mein Schüler ROSCHER aus Groß-Schönau. Bei all diesen Fällen war eine voraufgegangene Schock-Therapie erfolglos geblieben. In diesen Fällen hatte

also ein Störungsfeld zum Krankheitsbild der S c h i z o -
p h r e n i e geführt. Solche Fälle sind nur über die Therapie
von der erblichen S c h i z o p h r e n i e zu unterscheiden. Vor
Jahren unterhielt ich mich über das Problem mit Prof.
STURM, dem als langjährigem Oberarzt von Prof. VEIL, Jena,
solche Krankheitszusammenhänge sehr wohl bekannt waren.
Ich würde also in jedem Falle von S c h i z o p h r e n i e , bei
dem eine Schock-Therapie zu keinem Resultat geführt hat,
ein etwa schuldiges Störungsfeld suchen. Das braucht natürlich nicht immer in den Mandeln zu liegen. Es kann an jeder
Stelle des Körpers liegen, wie mir eine ganze Reihe von
Beobachtungen in meiner Praxis bewiesen hat.

Folgende Heilung, die ich persönlich in der Praxis von
GALLMETZER miterlebte, bestätigt diese Auffassung. Ein 48-
jähriger Italiener kam wegen quälender Magen- und Kopfschmerzen, die seit 8 Jahren bestanden, zur Behandlung. Auf
der Stirn sah das neuraltherapeutisch geschulte Auge von
GALLMETZER sofort eine knapp linsengroße Impressionsnarbe
aus dem 4. Lebensjahr. In diese Narbe wurden einige Tropfen
Impletol gespritzt. Unmittelbar darauf waren die Magen-
und Kopfschmerzen verschwunden und zwar für dauernd.
Bei der 2. Konsultation nach 8 Tagen berichtete der Patient
von sich aus, daß er wegen pathologischer Eifersucht zweimal
in eine Anstalt gebracht worden sei, weil er mit einem Messer
auf seine Frau losgegangen sei. Dort habe er ohne jede Wirkung 40 Schockbehandlungen erhalten je zur Hälfte Insulin-
und Elektroschocks. Er sagte wörtlich: „Herr Dokter, was
haben Sie mit mir gemacht? Nicht nur meine Magenbeschwerden und Kopfschmerzen sind verschwunden, sondern auch
meine Eifersucht, über die ich heute nur noch lachen kann."
Auch die juristische Seite des Falles veranlaßte mich, ihn zu
bringen.

In meinem ersten Buche steht ganz kurz die Heilung des
Tierarztes K. aus L. Ich schrieb damals in der Nähe von

Detmold auf einem wunderschönen Gut, dessen Tierarzt mich in meiner Klause aufsuchte, als er von meiner Anwesenheit hörte. Zur Veröffentlichung in meinem Buche schilderte er mir seine eigene Krankheitsgeschichte. Schon als Student habe er immer viel Durst gehabt, er habe aber diesen Durst studentisch erklären wollen. Der schwere D i a b e t e s wurde erst im 39. Lebensjahr erkannt. Damals 7 %/o Harnzucker, um 250 mg %/o Blutzucker, häufig Aceton, ausgeprägte Sehstörung und alle weiteren Erscheinungen eines schweren Diabetes. Täglich erhielt er von da ab 60 Einheiten *Insulin*. Dann trat ein schwerer G e l e n k r h e u m a t i s m u s hinzu, der den Kranken völlig bettlägerig machte und chronisch wurde. Zu guter Letzt gesellte sich zum Krankheitsbilde eine A n g i n a p e c t o r i s , um das Schulbeispiel zur Erkennung der Krankheitszusammenhänge vollständig zu machen. Schließlich gelang es dem Kranken, einen befreundeten HNO-Arzt zu bewegen, die angeblich unverdächtigen Mandeln herauszunehmen. Wenige Zeit später verschwanden der D i a b e t e s , die P o l y a r t h r i t i s und die A n g i n a p e c t o r i s restlos. *Impletol* kam hier nicht zur Anwendung. Ich bin ja auch nicht Propagandachef für *Impletol,* wenngleich wir bei unseren Heilungen selbstverständlich darauf fußen. Es ist mein Auftrag, Ihnen die lebendige Ganzheit vorzuführen und Ihnen zu zeigen, wie man vieles heilen kann, wo man es bisher nicht konnte. Die gleiche Trias: D i a b e t e s , P o l y - a r t h r i t i s und M y o c a r d i t i s erlebte ich in meiner Praxis auch einmal. Damals gelang es mir, das Krankheitsbild auf konservativem Wege zu klären und zu beseitigen.

Die Begleitumstände dieser Heilung lassen die Frage aufkommen: Kann die bisher gültige wissenschaftliche Untersuchung der Mandeln bindenden Aufschluß über die Störungsfeld-Natur der Mandeln geben? Man kann dazu nur nein sagen. Auch beim Impletol-Test der Mandeln ist die Aussage erst gültig beim zweimaligen positiven Ausfall. Da in der Regel Sekunden-Phänomen und Schuldhaftigkeit der Mandeln zusammenfallen, besteht bei der richtigen Anwendung des *Impletols* zumindest in der weitaus überwiegenden Zahl der Testungen die Sicherheit eines Krankheitszusammenhanges. Alle noch so komplizierten bakteriologischen Untersuchungen z. B. stellen keinerlei Beweis dar. Viel mehr beweisend ist schon die praktische Erfahrung eines HNO-Arztes. Es liegt mir nichts ferner, als die Erfahrung der anderen in Zweifel zu ziehen, aber ich habe auch nicht das Recht, vor den Kranken dieser Erde ein neues Können immer weiter totschweigen zu lassen. Die wenigen ermunternden Worte, die der Neural-Therapie vereinzelt auch aus den Kliniken gespendet werden, bedeuten ja keine Anerkennung des Prinzips. Neural-Therapie ist ein Ganzes: man begreift sie entweder — dann gilt sie in vollem Umfang des von mir Beobachteten — oder man verschone mich mit den Brosamen, die gar nichts bedeuten und von denen das Heer der Kranken nichts hat. Die Brosamen, die vom Tisch des Materialismus abfallen, können die junge Heilkunst nicht am Leben halten. Dieses alles können die toten Augen der Wissenschaft nicht sehen, und darum gibt es eine Krise der Medizin, die man eben auch nicht sieht, weil man den Kontakt mit dem Leben verloren hat. Die Wissenschaft reitet mit ihren exakten Ergebnissen ein totes Pferd. Heilkunst aber gibt es nur im Lebendigen. Der kranke Organismus selbst bietet dem Arzt das lebendige Pferd immer wieder zur Benutzung an. Das Pferd heißt Sympathicus, und nur als Reiter dieses Pferdes kommt der Arzt an das Ziel, das seine alleinige Aufgabe ist.

Einer meiner Münchener Freunde berichtete mir von einer sehr schönen Krankheitsheilung. Er behandelte einen Kollegen, Chef der Röntgen-Abteilung eines großen Münchener Krankenhauses. Durch eine schwere Ménièresche Erkrankung war er seit langer Zeit völlig arbeitsunfähig. Es dürfte ja wohl selbstverständlich sein, daß der Kranke, ehe er sich mit seinem Leiden zu einem einfachen Praktiker begab, alle Kapazitäten aufgesucht hatte. Durch dreimalige Impletol-Injektion an die Mandeln wurde die Krankheit geheilt. Auch Ménière bedeutet somit keine Diagnose, sondern ein Symptom, wie diese Heilung beweist.

Nachdem so die Gaumenmandeln als sehr häufiges Störungsfeld für das Entstehen von unterschiedlichsten Krankheitsbildern erkannt wurden, ist es für mich eine erfreuliche Feststellung, daß einer meiner Schüler, Victor LÉGER in Metz, eine an sich selbstverständliche Folgerung aus den vorgeschilderten Beobachtungen gezogen hat. Da existiert ja noch eine 3. Mandel, die Rachenmandel. Warum sollte die nicht auch Störungsfeld sein können? Die von ihm ausgedachte Technik ist im Grunde sehr einfach. Man geht mit 10 cm langer, kurzgeschliffener Nadel (das ist wichtig) durch die Mittellinie des weichen Gaumens direkt unterhalb des harten Gaumens hindurch, bis man auf knöchernen Widerstand stößt. Dann ist man im Bereich der 3. Mandel. Wir hatten garnicht so selten die Freude, ein echtes Sekundenphänomen auszulösen, besonders in den Fällen, bei denen die bisher geübte Mandelpolinjektion eine deutliche Reaktion, aber eben kein vollgültiges Sekundenphänomen zur Folge hatte. Seitdem ist der „Léger" in unserer Praxis eine täglich mehrfach geübte Injektionsform. Die 3. Mandel ist nicht selten das allein wirkende Störungsfeld, das wie jedes andere zu den unterschiedlichsten Krankheitsbildern im gesamten Organismus führen kann. Es gelten auch hier die allgemein gültigen Regeln.

LÉGER hat übrigens das erste Buch in französischer Sprache über die Neuraltherapie geschrieben. Prof. R. FONTAINE schrieb dazu die einführenden Worte. Das Buch hat den Titel „Neuraltherapie, en particulier celle d'après Huneke, Le Phénomène instantané". Das Buch ist nicht nur für die Franzosen, sondern für jeden Neuraltherapeuten äußerst lesenswert. Man bestellt es über den Autor, Dr. Victor LÉGER, Metz, 8. rue François de Curel.

Ein Weiteres erzählte uns schon das erste Sekunden-Phänomen. Ich sagte bei seiner Schilderung, die Schmerzen im Schultergelenk waren völlig — und damit keinerlei Zweifel aufkommt, sei es noch einmal mit der Zahl gesagt —, sie waren hundertprozentig verschwunden. Verschwinden die Symptome nur neunundneunzigprozentig, so ist das für uns kein Sekunden-Phänomen. Die Erfahrung lehrt nämlich, daß dann in der Regel die zur Heilung der Krankheit notwendige Wiederholung der Injektion kein so gutes Resultat mehr ergibt, und daß mit jeder weiteren Wiederholung die Intensität der Wirkung nachläßt, falls es überhaupt noch zu einem Phänomen kommen sollte. Also, Grundlagen-Forschungs-Ergebnis: Nur die absolute Hundertprozentigkeit des Sekunden-Phänomens zählt. Finden wir sie nicht, so sitzt entweder das schuldige Störungsfeld an anderer Stelle, oder aber es liegt vielleicht ein gänzlich andersartiges Krankheitsgeschehen vor.

Wenn man darüber nachdenkt, welche anscheinend harmlosen Ereignisse vor Jahrzehnten vielleicht zur Ausbildung eines Störungsfeldes geführt haben können, von denen dann schwerste Krankheitsbilder ausgelöst werden können, dann ist es ohne weiteres verständlich, daß auch der erfahrenste Neural-Therapeut immer wieder einmal nicht auf die richtige Spur kommt. Einer meiner Freunde, dessen Name mir leider entfallen ist, berichtete mir, daß er in einem störungsfeldverdächtigen Krankheitsfall dieses Störungsfeld nicht finden konnte. Darauf machte er eine Cutanprobe mit *Spenglersan*. Diese Probe hatte eine auffallende Reaktion in einem vorher stummen Venenabschnitt am Unterschenkel zur Folge. Darauf wurde dieser Venenbereich mit Intracutan-Quaddeln von *Impletol* behandelt und damit die Fernstörungserkrankung via Sekunden-Phänomen geheilt. Auf diese Weise können schwer auffindbare Störungsfelder evtl. auch durch den Ganslmeyer- oder Bottyan-Test aufgedeckt werden, ein Verfahren, das auch vom Zahnarzt ADLER in Spanien propagiert wird. Dabei darf man aber eines nicht übersehen: die genannten drei Tests dürften wirkliche Fokus-Tests sein, d. h. sie bringen latente entzündliche Prozesse in Bewegung. Da ein solcher Fokus alter Vorstellung aber sehr häufig in seinem zugeordneten Neuron ein Störungsfeld entwickelt, kommen in solchen Fällen der echte Fokus-Test und der Störungsfeld-Test mit *Impletol* zum gleichen Resultat.

Mein derzeitiger Mitarbeiter Alfred FISCHER hat neuerdings bei vermutetem, aber nicht auffindbarem Störungsfeld hin und wieder Erfolg mit der *Spenglersan D-* und *Dx-* Testung. Man wird den Erfolg allerdings auch nur dann haben, wenn man sich an die Vorschriften hält. Der Patient Walter M., 46 Jahre alt, wurde wegen seiner seit 10 Jahren bestehenden Rückenschmerzen von uns siebenmal vergeblich behandelt. Deshalb Spenglersan-Test. Nach etwa 24 Stunden auffallendes Ziehen und Brennen in der linken Handfläche, Druck auf dem entsprechenden Handrücken und Ziehen im linken Unterarm. Dadurch wurde der Patient daran erinnert, daß er vor 16 Jahren in der Hohlhand eine Verletzung mit einem rostigen Nagel erlitten hatte. Eine Narbe war beim besten Willen nicht erkennbar. Der bewußte Mensch vergißt schon einmal, wo das Vegetativum nicht vergißt. Multiple Impletolinjektionen in die Handfläche lösten das heilende Sekundenphänomen aus. Nach der Beseitigung der Rückenschmerzen berichtete der Patient spontan, daß eine seit dem 1. Januar 1963 bestehende völlige Potenzstörung ebenfalls verschwunden war.

Wenn aber das Störungsfeld z. B. in einer vor Jahrzehnten erfolgten primär geheilten Frakturstelle besteht, dann dürfte nach meiner Erfahrung jeder Fokus-Test versagen, weil hier eben ein reines Störungsfeld vorliegt. Dafür ein geeignetes Beispiel, das mir der Medizinal-Direktor SCHOTTKE, Gronau, aus seiner Praxis berichtet hat:

Frau R., etwa 50 Jahre alt, litt seit drei Jahren an einer schmerzhaften Lähmung des ganzen rechten Armes. Der Arm war zu jeglicher Tätigkeit völlig unbrauchbar, selbst zu einer einfachen Unterschrift. Bevor die Kranke zu ihm in Behandlung kam, war sie verschiedene Jahre laufend in Behandlung in den verschiedensten Kliniken, darunter im Hyfferstift in Münster. Die Anamnese ergab in diesem Falle, daß die Patientin einige Jahre vor dem Beginn der Erkrankung eine Fraktur des kleinen Fingers erlitten hatte. Impletol-Injektion ans Periost in der Frakturgegend beseitigte sofort jegliche Krankheitserscheinung. Es heißt in dem Bericht des Kollegen SCHOTTKE ausdrücklich: „Nach zwei Tagen hatte die Frau große Wäsche."

Ein Weiteres lehrte das erste Sekunden-Phänomen. Gleich die erste Behandlung führte zur Dauerheilung des Schultergelenks. Diese Aussage des ersten Experiments ist aber keine zu fordernde Regel. Aus vielen Tausenden von Sekunden-Phänomenen haben wir bezüglich des Zeitfaktors folgende Erfahrung abgeleitet: Wir verlangen eine hundertprozentige Symptomfreiheit für mindestens 20 Std. Aber erst dann ist das Sekunden-Phänomen für uns gültig, wenn diese Zeit auch bei der Wiederholung erfüllt ist. Alleinige Ausnahme bildet das Zahn-Störungsfeld, bei dem erfahrungsgemäß 8 Std. genügen, um ein vollgültiges Sekunden-Phänomen zu beweisen. Auch hier selbstverständlich mit der Wiederholungsregel. Auch Prof. MATHIS bekennt sich in seiner Monographie zu dieser Störungsfeld-Regel bei den Zähnen. Eine ganze Reihe Veröffentlichungen von anderer Seite bringt durch andere Stundenangaben Verwirrung in diese klaren Aussagen. Ich glaube, man handelt vorerst doch richtig, wenn man unsere größere Erfahrung gelten läßt. Aber gerade unsere Erfahrung würde uns selbstverständlich nicht daran hindern, bei einem 18stündigen Vorhalten der Wirkung eines Sekunden-Phänomens einen zweiten Versuch zu machen.

Bezüglich des Zeitfaktors machen wir noch weitere Beobachtungen, die mit unserem verstandesmäßigen Denken nicht so recht in Einklang zu bringen sind. Nehmen wir jenes klassische Sekunden-Phänomen, das SCHOELER, Karlsruhe, in seiner Antwort an BODECHTEL veröffentlichte.

Eine 70jähr. Bauersfrau, die seit ihrem 25. Lebensjahr an einer zur Versteifung neigenden P o l y a r t h r i t i s zahlreicher Gelenke litt, verlor durch Mandelpol-Injektion sämtliche Krankheitserscheinungen über ein Sekunden-Phänomen zunächst für 6 Wochen. Dann Wiederholung der Injektionen mit dem Erfolg einer Dauerheilung. Die Patientin kam in gebückter Haltung unter Schmerzen in die Praxis. Sie konnte sich nicht selbst ausziehen, sie konnte nicht selbst essen, sie konnte sich nicht kämmen und nach dem Stuhlgang nicht selbst reinigen. Unmittelbar nach der ersten Behandlung konnte sie sich selbst ankleiden und nach der zweiten Behandlung arbeitete die Kranke nach 45jähriger Invalidität bei der Heuernte mit.

Es scheint völlig gleichgültig zu sein, wie lange eine Krankheit besteht. Das Phänomen vollzieht sich unabhängig vom Faktor Zeit. Daß es dem Verstande Schwierigkeiten bereitet, alle diese Sonderbarkeiten zu verstehen, ist begreiflich. Aber wir haben uns ja am Anfang dieses Buches mit der grundsätzlichen Frage beschäftigt: Ist der menschliche Verstand überhaupt in der Lage, das Sein in der ganzen Tiefe des Begriffes zu erfassen? Wir kamen zu dem Bescheidenheitsergebnis: Nein. Da aber das Sekunden-Phänomen eine Realität ist u. zw. eine heilende Realität und dazu eine ungemein häufige in der Hand dessen, der es auszulösen versteht, müssen wir diese Realität wohl gelten lassen, auch wenn wir sie nicht begreifen. Wir müssen uns aber nicht nur damit abfinden, sondern wir müssen den Umgang mit dem Sekunden-Phänomen lernen. Das ist eine Forderung der Heilkunst, aber auch ein Anspruch der Kranken. Dieses Buch würde den Umfang eines vielbändigen Lexikons annehmen, wenn ich nun für jedes Störungsfeld immer wieder von neuem feststellen müßte, daß man alle die Krankheitszustände, die wir über die Testung der Mandeln verschwinden sahen, gegebenenfalls auch von jedem anderen Störungsfeld aus verschwinden sieht.

Auch bei der Prüfung der Zähne auf eventuellen Störungsfeld-Charakter leistet das Sekunden-Phänomen wertvollste Dienste. Ich möchte mit einem sehr instruktiven Fall beginnen. Eine etwa 40jährige äußerst energische Kaufmannsfrau aus Krefeld litt seit einigen Jahren an einer fortschreitenden, zur Versteifung neigenden P o l y a r t h r i t i s zahlreicher Gelenke. Ich sei der zehnte Arzt, und mein Vorgänger, ein Internist, habe ihr gesagt: „Ich kann Ihnen auch nicht helfen, aber ich möchte Ihnen wenigstens einen menschlich guten Rat geben: Machen Sie sich noch zwei Jahre Freude im Leben, denn in zwei Jahren liegen Sie für Ihr ferneres Leben völlig versteift im Bett wie Ihr Bruder." Ich weiß nicht, ob das so ein Trost ist, wie er offensichtlich gemeint war. Bei der Besichtigung des Mundes zeigte sich, daß die Patientin im Oberkiefer vier Jacketkronen über den Schneidezähnen trug. Sie sahen sehr gut aus und sonst fand sich im Mund nichts Verdächtiges. Ein Röntgenbild habe ich nicht gesehen. Als erste Maßnahme spritzte ich also je 0,3 ccm *Impletol* mit der Carpulenspritze (das ist die schonendste Methode bei den Zähnen) lingual und buccal ans Periost des Oberkiefers in Höhe der Wurzelspitzen aller vier Zähne. Das geschah vor etwa 2 Jahren. Die Patientin stand auf, völlig schmerzfrei und gesund, und das ist sie bis heute, ohne daß irgend etwas weiteres erfolgte.

Sie ging daraufhin zu dem letztbehandelnden Arzte, demonstrierte ihm ihre schmerzfreien Gelenke in voller Funktion und sagte folgendes — und das ist verständlich: „Sie haben mir gesagt, bei mir würde die Verkalkung im Rücken aufsteigend langsam alle Gelenke erfassen. Bei Ihnen fängt die Verkalkung oben an." Anstelle dieses ungenannten Kollegen mögen sich Tausende von Ärzten und ganze Kliniken von diesem Ausspruch getroffen fühlen, dann hätte er seinen

Sinn erfüllt. Wie lange soll es eigentlich noch dauern, bis es zum strafbaren Kunstfehler wird, wenn eine so einfache Untersuchung immer noch nicht gemacht wird! Mir sind Hunderte solcher Fälle bekannt. Sie brauchen nicht immer so elegant zu verlaufen. Auch bei uns bleiben leider genügend Fälle übrig, bei denen wir nicht zum Ziel kommen. Wenn man es nicht des Kunstfehlers halber tut, so sollte man es um seiner ärztlichen Reputation willen, um der Freude am Beruf und um der kranken Menschen willen tun, und aus letzterem Grunde werde ich so deutlich.

Um das Jahr 1952 war ein flandrischer Kollege bei mir unter dem Vorgeben, er wolle in meiner Praxis zuschauen. Nach 3 Tagen rückte er dann mit seinem besten Stück heraus, mit seiner Frau, die schon im Jahre 1940 in der Universitätsklinik Brüssel an der berüchtigten Bandscheibe operiert worden war wegen schwerster Ischias-Erkrankung. Man hatte vier Wirbelbögen reseziert, einen Fremdknochenspan implantiert und an der ganzen Krankheit nichts geändert trotz der technisch bewundernswerten Operation. Die Frau war Morphinistin geworden und hatte sicherlich 50 floride Morphiumabscesse an ihrem Körper. Auch in diesem Falle wurde das Fundament zur Heilung in einer Sekunde gelegt. Als ich sie aufforderte, ihren Mund aufzumachen, meinte die Patientin, sie habe doch die Schmerzen an einer ganz anderen Stelle. So meinen auch heute noch zahlreiche Universitätskliniken. Irgendwo tut es weh und also sitzt dort die Krankheit. Gerade diese Vorstellung ist ein höchst bedeutungsvoller Irrtum, auf dem zahllose Fehlbehandlungen und Operationen beruhen, die nicht zu dem gewünschten Erfolg führen.

Man hatte in der Universitätsklinik Brüssel der Patientin niemals auch nur in den Mund geschaut. Sie hatte 17 tote Zähne. Es war für mich sehr naheliegend, hier die Ursache der chronischen Ischias zu vermuten. Um das zu beweisen, spritzte ich also — man höre bitte genau zu, denn jedes andere Vorgehen ist falsch — in der gleichen Sitzung an sämtliche 17 Zähne, lingual und buccal an jeden einzelnen Zahn, das angegebene Quantum *Impletol*. Ich weiß, das ist eine Quälerei, aber eine heilsame. Die Patientin stand auf und fühlte sich einige Minuten völlig schmerzfrei. Dann aber zeigten sich wieder geringfügige Schmerzen in der Gegend des Steißbeins, also auch im zugeordneten Bereich. Mit dem Sekunden-Phänomen war es also anscheinend nichts. Von der Hundertprozentigkeit meines Sekunden-Phänomens konnte ich nicht abgehen. Aber mir wollte es nicht in den Kopf. daß diese Zähne nicht die Ursache der Ischias-Beschwerden sein sollten und so fragte ich die sehr schwere Frau, ob sie bei den bestehenden Schmerzen und dem vorliegenden Morphinismus nicht vielleicht einmal auf ihr Steißbein gefallen sei. Das bestätigte sie eindeutig. Darauf spritzte ich *Impletol* an das Periost des Steißbeins und brachte damit das zusätzliche Krankheitsbild einer traumatischen Coccygodynie sofort zum Verschwinden. Hier lag also die Überschichtung von zwei wesensmäßig verschiedenen Krankheitsbildern im gleichen Raum vor. Das ferngesteuerte Bild einer Bandscheibenerkrankung und das segmental verankerte Bild des Steißbeinschmerzes.

Diese letztere Erkrankung ist genauso wie die Epicondylitis durch einfache oder wiederholte Injektion ans Periost in dem Schmerzbereich zu heilen. Bei der Epicondylitis spritzen wir mitten ins Schmerzzentrum, ins Periost. Auch dazu verwenden wir die Carpulenspritze, weil man damit einen höheren Druck zur Anwendung bringen kann. Die Injektion pflegt in der Regel vorübergehend zu verstärkten Schmerzen zu führen, auf die man die Patienten tunlich vorher hinweist. Man läßt dann die Beschwerden einige Tage abklingen. Wir benötigten bei diesem hartnäckigen Krankheitsbild nie mehr als 5 Injektionen. Die Epicondylitis ist nur selten störungsfeldbedingt. Der von mir hochverehrte

Prof. GROTE heilte eine solche Epicondylitis durch Impletol-Injektionen in zwei Durchschuß-Narben am anderen Ellbogengelenk. GROTE schrieb mir damals dazu: „Wunder?" Das ist kein Wunder, sondern ein physikalisch zwangsläufiges Phänomen in einem wunderträchtigen Geflecht. Inzwischen habe ich noch zwei Fälle von Epicondylitis erlebt, die einwandfrei störungsfeldbedingt waren, wie ihre Heilung über das jeweilige Störungsfeld bewies. Die Praxis ist in solchem Falle gar nicht so schwierig. Man beginnt im Segment mit der Injektion ins Periost im Schmerzmittelpunkt über dem Epicondylus. Führt das nicht zur sofortigen Schmerzbeseitigung oder bleibt diese im Wiederholungsfalle aus, dann liegt der dringende Verdacht vor, daß hinter dieser E p i c o n d y l - i t i s ein Störungsfeld steht. Das gilt es dann zu finden, wie bei jedem anderen Krankheitsbild auch. Die Regeln der Heilkunst sind immer die gleichen und im Grunde einfach. Wir müssen uns nur freimachen von unserer sklavischen Bindung an Diagnosen, die keine sind.

Wenn man die Zähne testen will und es liegt überhaupt nur ein verdächtiger Zahn vor, dann ist das natürlich einfach. Man spritzt lingual und buccal in der angegebenen Weise und beobachtet entweder ein Sekunden-Phänomen oder nicht. Das Röntgenbild kann uns ja niemals einen etwa bestehenden Krankheitszusammenhang erkennbar machen. Damit stellt man fest, daß ein Zahn wurzelbehandelt ist oder daß ein erkennbares Granulom vorliegt, aber mehr doch nicht. Es ist weitgehend gleichgültig für die Therapie, ob ein erkennbares Granulom da ist. Es wirkt heute direkt komisch, wenn man ab und an immer noch hört: an dem Zahn ist nur so ein kleines Granulom, das kommt in keinem Fall als Ursache eines so schweren Krankheitsbildes in Frage. In der Struktur des Lebendigen, bei der es sich doch letztlich wohl um Quantengeschehnisse handelt, müssen solche grob anatomischen Vorstellungen als primitiv bezeichnet werden. Nicht einmal tot braucht der Zahn zu sein. Eine einfache Amalgam-Füllung kann selbst beim vitalen Zahn schon einmal als Störungsfeld wirken. Desgleichen ein intracanaliculäres Dentikel beim lebenden Zahn, wie mir erstmals der Hamburger Zahnarzt JAFFKE berichtete.

Wenn ich auch hier immer wieder die Wissenschaft auffordere, an der Klärung solcher Fragen mitzuwirken, dann kann das natürlich nur dann einen Sinn haben, wenn der Prüfende zunächst einmal um die Fülle der Möglichkeiten überhaupt weiß. Sodann muß er das Sehen-Können, das den meisten Menschen unserer Zeit abhanden gekommen ist, erst wieder gelernt haben. Wenn er so zum bescheidenen Schüler einer lebendigen Wirklichkeit geworden ist, dann möge er sich mit dem Bewußtsein um die Schwere des Auftrags ans Werk wagen.

Wenn mehrere verdächtige Zähne vorliegen, wie das unter gütiger Beihilfe einer ganzen Zahnarzt-Generation in der Regel der Fall ist, dann kann man natürlich Glück haben, wenn man nur einen Zahn testet, vielleicht auf die Aussage eines Röntgenbildes hin. Aber wir lehren als Behandlungsregel, den mehr gesicherten Weg zu gehen, und testen gleich in derselben Sitzung sämtliche verdächtigen Zähne. Denn wenn wir etwa nach der Testung des ersten Zahnes sofort das Verschwinden sämtlicher Fernsymptome feststellen sollten, so wissen wir ja nicht, ob dieses Phänomen von 8stündiger Dauer sein wird. Zunächst ist es einmal wichtig, generell die Zähne auf ihren Störungsfeld-Charakter zu prüfen. Sollte dann die weitere Behandlung die Entfernung von Zähnen erforderlich machen, so ist immer noch Zeit, den oder die wirklich schuldigen Zähne herauszutesten. Bei der flandrischen Kollegenfrau habe ich selbstverständlich von einer Wiederholung der Testung Abstand genommen, sondern gleich alle 17 Zähne entfernen lassen. Danach war dann die B a n d s c h e i b e n e r k r a n k u n g geheilt.

Wenn wir bei den Zähnen ein gültiges, achtstündiges Sekunden-Phänomen erleben und das auch in der Wiederholung, dann ist dadurch mit einer an Sicherheit grenzenden Wahrscheinlichkeit die Schuld der Zähne erwiesen. In der „Therapie-Woche", Heft 1-2 vom Oktober 1956, heißt es im Referat von STÜERMANN:

„Für mich war das Sekunden-Phänomen nach HUNEKE das schonendste Test- und gleichzeitig das erfolgreichste Therapie-Verfahren."

Dazu schreibt STRANSKY aus Tata in Ungarn:

„So lapidar ausgedrückt habe ich diese Wahrheit noch nirgendwo gelesen."

Wenn wir das Sekunden-Phänomen bei der Zahntestung nicht erleben, so ist das kein absoluter Beweis, daß die Zähne unschuldig sind. Aber wir würden dann niemals zu einem verstümmelnden Eingriff raten, ehe wir nicht die vielen anderen Störungsfeld-Möglichkeiten ausgeschaltet haben.

Wie mir der Wiener Zahnarzt HOPFER berichtete, gelang es ihm mehrfach, einen störungsfeldbehafteten Zahn, wenn es sich z. B. um einen kosmetisch wichtigen Frontzahn handelte, nachdem seine krankmachende Natur durch einen Impletol-Test erwiesen war, durch ordnungsgemäße Wurzelfüllung oder Wurzelresektion und evtl. anschließende Impletol-Behandlung von seinem Störungsfeld mit Dauerwirkung zu befreien. Es verschwanden also die zahnbedingten Fernstörungen unter Erhaltung des Zahnes. Die Feststellung eines krankmachenden Zahnes fordert also nicht grundsätzlich dessen Entfernung. Es sind der konservativen Kunst des Zahnarztes immer noch Möglichkeiten gegeben.

Bei seinem letzten Besuch meiner Praxis — es sind nicht wenige Kollegen, die mich immer einmal wieder aufsuchen, um ihr Wissen und Können aufzufrischen — äußerte HOPFER die Erfahrung, daß der Zahn-Test mit *Impletol* bei schuldigen Zähnen nur in etwa 60% der Fälle positiv ausfalle. Das entspricht auch meinen Erfahrungen. Warum es bei den restlichen 40% trotz genau gleicher Versuchsanordnung nicht zu einem gültigen Phänomen kommt, wissen wir noch nicht. Die Klärung dieser Frage wäre eine lohnende Aufgabe der Kliniken. Aber man wird sie niemals klären, wenn man nicht von dem toten Pferde heruntersteigt. Wer nun etwa meint, mit diesen 60% sei ihm nicht gedient, der weiß nicht, was Heilkunst ist. Auch Heilkunst kann nur als ein immerwährendes Ringen um weiteren Fortschritt verstanden werden. Das hat sie mit der exakten Forschung gemein, die auch niemals zum Ende kommen kann.

Aus einer Arbeit meines Züricher Freundes WANNENMACHER „Die Bedeutung der Herd-Infektion beim fliegenden Personal", erschienen in der „Zahnärztlichen Praxis" vom 15. Juli 1959, bringe ich folgende Angaben. Ich schrieb sie nieder in dessen wunderschönem Berghaus, in dem ich im Angesicht des Mythen aus der Tell-Sage wieder einmal an diesem Buche schrieb:

„Wie eingangs schon angedeutet, werden Weisheitszähne, die in der Zahnreihe nicht eindeutig entwickelt sind, konsequent entfernt. Es haben sich mehrere Fälle ereignet, wo ein unvollständig durchgebrochener Weisheitszahn, der vorher nie irgendwelche Beschwerden verursachte, während eines einzigen Fluges und durch denselben („Zweitschlag" [Verf.]) plötzlich in ein hochakutes Stadium mit Schmerzen und sofortiger Reduktion des Gesamtzustandes des Piloten eintrat, so daß die Beendigung des Fluges Schwierigkeiten bot. Es bot sich interessanterweise mehr das Bild einer Gesamt-Intoxikation als nur das Bild einer lokalen Störung."

WANNENMACHER fußt hier noch auf der alten Vorstellung von der Intoxikation. Aber die sofortige Reduktion des Gesamtzustandes müssen wir heute als neurale Fernsteuerung im Vegetativum und nicht als Streuungsfolge auffassen. Deshalb gilt auch die gleiche Folgerung für verlagerte, nicht infizierte Weisheitszähne. Weiter heißt es in der Arbeit von WANNENMACHER:

„Insbesondere die letzten fünf Jahre, in denen alle früheren Erfahrungen voll zur Verfügung standen, brachten in relativ großer Anzahl Erkrankungen praktisch aller Organe des menschlichen Körpers, die durch Eliminierung von Zahnherden spontan abheilten: Schädigung des Herzens, des Kreislaufs, pathologische EKG-Befunde, E x t r a s y s t o l i e n , N i e r e n e r k r a n k u n g e n (bes. H e r d n e p h r i t i d e n), R h e u m a , v e g e t a t i v e S t ö r u n g e n , Erkrankungen der Augen, der Haut usw. Bei dem speziellen Krankengut stehen die Kreislaufstörungen eindeutig im Vordergrund. Dabei erreichten die dentogenen Fälle Zahlen, die nicht allzuweit hinter Sanierungserfolgen durch Tonsillektomie zurückstehen. In weitem Abstand folgten vereinzelte Fälle von Sinusitis chronica, Appendicitis chronica, Cholecystitis chronica."

Zwei seiner Fälle möchte ich als besonders charakteristisch wiedergeben:

„40jähr. Pilot, früher nie krank, plötzlich starke E x t r a s y s t o l i e , die ihn auch subjektiv sehr beängstigte. Einstellung des Flugdienstes. Bei der Suche nach Herden bezeichnete der Privatzahnarzt den Zahnstatus als o. B. Tonsillektomie, Appendektomie und Entfernung der Gallenblase führten zu keiner Besserung (Anm. d. Verf.: die drei Operationen wären überflüssig gewesen, wenn man die Regeln der Neural-Therapie zur Anwendung gebracht hätte). Wenige Tage nach der Resektion eines oberen Molaren und eines unteren Prämolaren war die Extrasystolie verschwunden und der Allgemeinzustand normalisiert.

35jähr. Pilot leidet plötzlich an unspezifischer U r e t h r i t i s , die mehrere Wochen lang jeder Behandlung widerstand. Der erste li. obere Frontzahn stand schon vorher wegen tiefer Taschen in Behandlung. (Tiefer Biß, traumatische Schädigung, keine Karies, keine Füllung, völlig vital.) Bei erneuter Prüfung reagierte der Zahn auf Vitalitätsproben nicht mehr und wird in Leitungsanästhesie extrahiert (Pulpaverfall von den Taschen her). 48 Std. später ist die U r e t h r i t i s völlig verschwunden.

Zusammenfassend läßt sich die Feststellung treffen, daß auch das ‚Fliegerärztliche Institut' auf der Basis des ausgesuchten Patientenkreises von Militärpiloten überzeugt ist vom dentogenen Herdgeschehen. Die gesamte Zahnärzteschaft muß mit ihrem beruflichen Können das Entstehen von Herden prophylaktisch verhindern und, wo trotzdem solche festgestellt werden, sie sanieren, auch wenn noch keine intermedizinischen Herde feststehen."

Der kritische Leser wird festgestellt haben, daß WANNENMACHER nur vom Fokus spricht und entsprechend handelt.

Als Leiter der zahnärztlichen Betreuung der schweizerischen Luftwaffe kann er es nicht als seine Aufgabe betrachten, seinen Dienst zu komplizieren durch eine theoretische Stellungnahme, die den Widerspruch der nun einmal regierenden Wissenschaft hervorruft. Wesentlich ist das richtige Handeln, und es kommt in seiner Lage weitgehend auf das gleiche heraus, ob er vom Fokus spricht oder vom Störungsfeld. Daß das aber nicht ganz dasselbe ist, erkannten wir schon bei meiner Stellungnahme zu den überflüssigen Operationen und ferner daran, daß eines der häufigsten Störungsfelder, nämlich die Narbe, gar nicht genannt ist. Darunter fällt auch die Narbe, die zwangsläufig bei jeder Zahnextraktion gesetzt wird. Auch diese Narbe kann Störungsfeld-Charakter annehmen, wenn das auch offensichtlich selten ist.

Nicht selten genügt auch beim toten Zahn die Dauerausschaltung davon ausgehender Fernstörungserscheinungen durch die einmalige oder wiederholte erfolgreiche Testung des Zahnes mit *Impletol*. Mit dieser heilenden Wirkung können wir bei den meisten anderen Störungsfeldern erfahrungsgemäß rechnen. Einem Schreiben meines Schülers ADLER aus Spanien aus dem Jahre 1951 entnehme ich folgende Stelle:

„Nur einen Fall möchte ich in Kürze schildern, der ebenfalls unsere alte Pathologie über den Haufen wirft: Eine U r t i c a r i a nach Erdbeergenuß heilte mit allen gewohnten Mitteln nicht aus. Eine einzige Injektion an einen toten (behandelten) Zahn brachte sofort das Ende des lästigen Juckens und am Tage darauf verschwanden sämtliche Hautausschläge, welche den ganzen Körper bedeckten."

Wir erleben auch hier wieder, daß U r t i c a r i a im Sinne der Heilkunst keine Diagnose ist. Der angeführte Krankheitsfall konnte erst geheilt werden, nachdem die wirkliche Diagnose gestellt war. Alle anderen Versuche, das Krankheitsbild zu beseitigen, mußten, wie das für den einsichtigen Arzt selbstverständlich ist, fehlschlagen. Erst durch die Existenz des toten Zahns kam es überhaupt zum Ausbruch der

Erkrankung. Der Genuß von Erdbeeren muß als „Zweitschlag" im Sinne von SPERANSKY bezeichnet werden. Es wird darüber später noch einmal berichtet werden.

Die Vorstellung, daß man beim Vorliegen von 17 toten Zähnen zunächst einmal 6 Zähne des rechten Oberkiefers testet, um aus einem verständlichen Mitgefühl heraus die weitere Testung auf folgende Tage zu verteilen, ist von vornherein zum Mißerfolg verurteilt. Die gleiche Erfahrung liegt ja schon lange, wenn auch in ihrem Wesen unerkannt, in der Wissenschaft vor. Sie verknüpft sich mit den Namen ASCOLI und SLAUCK und mit dem Begriff der „Anachorese". Diesem Begriff liegt die Erfahrung zugrunde, daß die Krankheitserscheinungen nicht verschwinden, wenn man von 6 schuldigen Zähnen etwa nur 5 entfernt. Man deutete den Mißerfolg im Fokus-Zeitalter folgendermaßen: Der zurückgelassene Zahn ist mit seinem Granulom in der Lage, die im Blut kreisenden Bakterien zusammenzurufen (das bedeutet Anachorese) und dann mit der Stärke der 6 Zähne weiterhin krankmachend zu wirken. Im Zeitalter der Störungsfeld-Erkenntnis sieht das folgendermaßen aus: Das Störungsfeld um die 6 Zähne, an dessen Zustandekommen selbstverständlich Bakterien und Toxine beteiligt sein mögen, entspricht in seinem Wesen einer irgendwie gearteten elektrischen Kurzschluß-Situation. Wenn nun der Elektriker von einem durchgeschmorten Draht von 6 cm Länge nur 5 cm ersetzt, dann wirkt der restliche Zentimeter in unveränderter Stärke als Kurzschluß weiter. Das mag nicht so wissenschaftlich klingen wie die Anachorese-Vorstellung, aber es dürfte der lebendigen Wirklichkeit etwas näher kommen.

Schon bei den Zähnen kann man offensichtlich erfahren, daß die Infektion zur Bildung eines Störungsfeldes völlig überflüssig sein kann. Das schmälert in keiner Weise das Verdienst von PÄSSLER, der schon 1911 als Vorkämpfer des Fokus-Begriffs auftrat, geschmäht und verlacht von einer unwissenden Menge, wie das immer so ist. Was kümmert's uns, die wir nur den Auftrag sehen! Es folgten auf PÄSSLER Wellen des Exodontismus und des Gegenteils. Beide Richtungen konnten statistische Beweise für ihre Einstellung vorbringen. Wir suchen keine statistischen Beweise, sondern die Heilung von Krankheit in jedem Einzelfall, und heute muß als blind bezeichnet werden, wer diese Heilungen immer noch nicht auslösen kann. Oder will man mir etwa die hier angeführten Heilungsbeispiele, die jederzeit auf Tausende ergänzt werden könnten, mit rabulistischen Redensarten wegdiskutieren? Man wird bei den Geheilten auf wenig Verständnis stoßen. Wohl aber wird man das Mißtrauen gegen das Können der Schule nur weiter vertiefen.

Noch ein Beispiel dafür, daß die Unkenntnis solcher Zusammenhänge nicht nur vor 19 Jahren an der Universität Brüssel galt, sondern daß sie auch heute noch an unseren Universitäten üblich ist. Jedermann weiß natürlich um solche Zusammenhänge, wenn man ihn auf Herz und Niere prüft. Aber es fehlt die Übertragung dieses Wissens in die Praxis. Mein Schüler DÖHRN veröffentlichte im „Rheinischen Ärzteblatt" vom Februar 1954 folgende Heilung:

Ein etwa 60jähr. Mann litt seit längerer Zeit an täglich mehrfach auftretenden pectanginösen Dauerfällen. Die übliche Therapie der Internisten, die in diesem Falle mal wieder auf die laufende Anwendung von *Strophanthin* nicht verzichten konnte, war gänzlich ohne Erfolg. Daran konnten selbstverständlich auch wiederholte Elektrokardiogramme nichts ändern, eine Untersuchungsmethode, die wenig geeignet ist, Klarheit in solche lebendige Zusammenhänge zu bringen. Der Zustand des Patienten wurde mit reichlichen Morphium- und Pantopon-Gaben, die besonders des Nachts fällig waren, verschleiert. Das ist etwa so, als wenn man die Tapete über einer undicht gewordenen Wasserleitung jeweils von Tag zu Tag erneuert, anstatt die Wasserleitung zu reparieren. Zum Schluß landete der Kranke in der Bonner Medizinischen Universitätsklinik, die in 6 Wochen keinen Schritt weiterkam als der Düsseldorfer Internist.

Nach Angabe des Kranken hat man sich auch hier die Zähne überhaupt nicht angesehen. In einer der darauffolgenden Nächte wurde dann erstmals DÖHRN gerufen, weil der Hausarzt sich wohl geweigert hatte, jede Nacht eine Morphiumspritze zu geben. DÖHRN begann mit der Inspektion des Mundes, testete gleich in der ersten Nacht vier tote Zähne, löste das Sekunden-Phänomen aus und bestätigte es noch einmal einige Tage später. Dann ließ er diese vier Zähne entfernen und damit war das schwere chronische Krankheitsbild geheilt. Der vorher invalidisierte Kranke, der zum Sterben verurteilt war, wurde völlig gesund, tanzte Nächte durch und hackte Berge von Holz, nur um vor sich und anderen den Beweis zu liefern, daß er völlig gesund sei. Allein seine Stellung war inzwischen von einer jüngeren Kraft unwiederbringlich besetzt.

Die Krankenkasse stellte mit Verwunderung fest, daß der Patient kein Krankengeld mehr beanspruchte. Das drang zu den Ohren des Direktors. Man stellte fest, daß die Barauslagen der Kasse für die nunmehr geheilte Krankheit allein während des letzten Jahres 5 200 DM betragen hatten. Ich hätte diese Klinik niemals genannt, wenn nicht von ihr aus einer der schärfsten Angriffe gegen die Neural-Therapie gestartet worden wäre. Selbstverständlich könnte eine solche Klinik nun hingehen und meine Mißerfolge sammeln. Ich wäre ein Tor, wenn ich von deren Existenz nichts wüßte. Einer solchen Klinik sei gesagt, daß sie meine Erfolge nicht zu sehen bekommt, und darum mag sie in ihrer Haltung mir gegenüber und vor der Geschichte, wenn auch nicht gerechtfertigt, aber vielleicht entschuldigt sein. Nebenbei gelang es DÖHRN nicht, den geheilten Kranken dem Chef der Klinik vorzustellen.

In meiner eigenen Sekretärin, Fräulein Anita Wassmann, besitze ich ein sehr geeignetes Demonstrationsobjekt bezüglich der Fernstörungsmöglichkeiten durch schuldige Zähne. Zunächst litt sie vor meiner Zeit mehrere Jahre an einer quälenden Rhinitis vasomotoria, die jeder Behandlung trotzte, dann aber unerwartet verschwand, als man einen toten Zahn entfernt hatte. Später stellte sich ein langwieriger asthmatischer Dauerzustand ein, der besonders nachts auftrat. Es half wiederum nichts, auch nicht *Impletol,* bis man aus anderem Grunde einen zweiten Zahn entfernte. Dann bekam sie eine hartnäckige Epicondylitis. Da Frl. Wassmann Tennis spielt, schien der Zusammenhang klar. Aber Impletol-Injektionen ans Periost über dem Epicondylus zeigten keine Wirkung. Nach langem Suchen wurde dann ein verlagerter, nicht infizierter Weisheitszahn entfernt und am gleichen Tage war die Epicondylitis geheilt. Und dann kam es zum Bilde eines ganz schweren Bandscheibenschadens. Gar nichts wollte helfen. Die Entfernung eines zweiten verlagerten Weisheitszahns führte zunächst zu einer auffallenden Verschlimmerung der Beschwerden, so daß man im alten Sinne an eine Streuungswirkung hätte denken können. In der Folgezeit klangen die Beschwerden dann langsam ab. Heute sind die Schmerzen verschwunden.

Wir stehen also hier vor 4 verschiedenen Diagnosen, die damit als Symptome gekennzeichnet sind, deren jedes von einem anderen Zahn ausgelöst wurde. Ein solcher Fall ist mir auch nicht aus der Literatur bekannt und darum bringe ich ihn hier.

Zur Frage der krankmachenden Wirkung eines verlagerten Zahns möchte ich wegen der Häufigkeit und Bedeutung etwas ausführlicher werden. Ich schickte einst einem Zahnarzt, einem wissenschaftlich besonders ausgezeichneten mit zwei Doktortiteln, eine Patientin zwecks Anfertigung eines Röntgenstatus der Zähne mit der ausdrücklichen Bitte, auf etwa verlagerte Zähne zu achten. Diese Bitte nahm der Zahnarzt zum Anlaß, sich der Patientin gegenüber dahin auszulassen, daß ein solches Ansinnen doch in jedem Falle sinnlos sei, da ein verlagerter Zahn praktisch immer steril sei und deshalb gar nicht streuen könne. Man erkennt die Folgen falscher Grundlagen der Wissenschaft. Ich ließ den Zahnarzt wissen, daß die Sekretärin, die ihm den Brief schrieb, von zwei solchen steril verlagerten Weisheitszähnen zwei behandlungsrefraktäre chronische Krankheitsbilder hatte, die im Anschluß an die Extraktion der sterilen Zähne verschwanden. Aber solche Leute pflegen unbelehrbar zu sein.

Ich schreibe hier einmal wieder an diesem Buche als Gast meines Patienten, Schülers und Freundes Dr. BERNHARD, Rom, am schönen Bracciano see in der Toskana. BERNHARD suchte mich auf wegen langjähriger quälender Herzbeschwerden, die man ihm in Rom nicht hatte beseitigen können. Auf meinen Rat wurde ein verlagerter Weisheitszahn entfernt und damit war alles in Ordnung.

Auch ich selbst hatte vor Jahresfrist unerfreuliche pectanginöse Dauerbeschwerden. Segmentbehandlung mit Intracutanquaddeln, intravenöser Injektion und Stellatuminjektion zeigte keine Wirkung, deshalb Störungsfeldsuche. Die Testung meiner Zähne brachte kein Sekundenphänomen, aber am nächsten Tage eine heftige entzündliche Herdreaktion an einem vitalen oberen Achterzahn, charakterisiert durch eine tiefgreifende Taschenbildung. Der Zahn mußte entfernt werden. Nach zwei Tagen war ich gesund wie vorher und bin es bis heute.

Wer nun aus diesen beiden Krankengeschichten den Schluß zieht: Achterzahn also Herzstörung, den möge die folgende Krankengeschichte dahin belehren, daß auch für die Zähne die allgemein gültigen Erkenntnisse der Neuraltherapie verbindlich sind. Freund Voss in Heidenheim behandelte einen jüngeren Juristen, der wegen chronischer N e p h r i t i s in der Universität Freiburg in Behandlung stand. Freiburg konnte an dem Zustand nichts ändern. Die Gesundung erfolgte nachdem Voss einen verlagerten Weisheitszahn entfernen ließ. Die Freiburger Klinik, der man den Geheilten vorstellte, unterzog ihn der schärfst möglichen Prüfung, indem man den eben Genesenen 80 km radfahren ließ. So streng sind dort die Bräuche bei Geheilten aus der Praxis. Auch diese Prüfung hat der Patient bestanden.

In der Regel führt die Testung eines verlagerten Zahnes, die Beobachtungen gelten natürlich für jeden verlagerten Zahn, nicht zu einem Sekundenphänomen. Eine eindrucksvolle Ausnahme machte Freund OHLENSCHLAGER aus Angermund. Wegen einer schweren S c h u l t e r a r t h r i t i s, die man auf einen Halsbandscheibenschaden zurückführte, war er zur Kur nach Bad Gastein gefahren. Nach der Betrachtung des

Röntgenbildes, auf dem selbstverständlich einige Zäckchen an den Wirbelkörpern erkennbar waren, sagte der Badearzt WAGNER zu meinem höchst erstaunten Freunde: „Nun will ich Ihnen einmal ein Huneke-Phänomen vorführen." Auf der Halswirbelsäulenaufnahme erkannte man gerade noch mit aller Deutlichkeit einen unteren verlagerten Weisheitszahn, dessen Testung mit *Impletol* zu einem klassischen Sekundenphänomen führte. WAGNER hatte Glück, der Patient auch. Mit der Halsbandscheibe war es trotz Röntgenbildes mal wieder nichts. Mit diesen Angaben möchte ich meine Freunde nochmals bitten, sich endlich zu distanzieren von der alten Streuungsvorstellung, die nachgerade genug Unheil angestiftet hat.

Über seine Erfolge bei der Behandlung der Pulpitis berichtete mir der Zahnarzt ROMANOWSKY, Düsseldorf:

„Bei etwa achtzig Fällen wurde bei einer beginnenden Pulpitis *Impletol* an den betroffenen Zahn gespritzt. Im Unterkiefer wurden 1,8 ccm als Leitung und 1 ccm an die Wurzelspitze gegeben. Im Oberkiefer jeweils 1 ccm buccal und palatinal über die Wurzelspitze. In fast allen Fällen gingen die pulpitischen Beschwerden augenblicklich zurück und es war selten am zweiten Tage eine nochmalige Injektion nötig ... Die Therapie hat sich ausgezeichnet bewährt, vorausgesetzt daß eine genaue Diagnose einer beginnenden sog. Pulpitis serosa partialis vorlag. Die Mißerfolge führe ich auf eine zu fortgeschrittene Pulpitis zurück."

ROMANOWSKY hat den jeweiligen Zahn nach der alten Methode der Excavation und nach Einlage eines kalkhaltigen Präparats üblicher Art behandelt und nach etwa 3 Wochen endgültig gefüllt. Spätere Kontrolluntersuchungen ergaben in der Mehrzahl der Fälle eine echte Heilung unter Erhaltung einer lebenden Pulpa.

Nachdem ich im Anfang dieses Buches einige Aussagen führender Wissenschaftler zugunsten meiner Erkenntnis gebracht habe, erfordert es die Objektivität, daß ich auch eine gegnerische Stimme von Format zu Wort kommen lasse. Es handelt sich um die Buchbesprechung, die Prof. MARTINI,

Bonn, sich in der „Deutsch. med. Wschr." vom 8. Jan. 1954 aus Anlaß des Erscheinens der II. Auflage des Buches meines Bruders „Impletol-Therapie" (erschienen im Hippokrates-Verlag) gestattete. Ich bedaure sehr, daß MARTINI seinen Angriff gegen das Buch meines Bruders gerichtet hat und nicht gegen meines. Wenn diese Anwürfe irgendwie begründet wären, so würden sie mit völlig gleichem oder größerem Recht gegen alles zu machen sein, was auch ich jemals geschrieben habe. Aber letztlich richtet sich die Besprechung von MARTINI ja nicht gegen eine Person, sondern gegen die Kunst der Neural-Therapie und die wurde von beiden Brüdern begründet. So trifft denn auch Zustimmung und Ablehnung in gleicher Weise uns beide. Die Buchbesprechung lautet:

„Dieses Buch ist ein schweres Argument gegen die Ausbildung und Erziehung an den deutschen medizinischen Fakultäten. W. HUNEKE wirft den Ärzten der ‚wissenschaftlichen Medizin' vor, daß sie trotz seiner eigenen vielfältigen Beweise, daß sie trotz SPERANSKY und anderen sich noch nicht zur Neural-Therapie bekannt haben. Aber immerhin wurde in einem Jahr eine ganze Auflage seines Buches verkauft und auch von der vorliegenden ist anzunehmen, daß sie ein gleicher Erfolg sein wird. Das Buch ist ein Musterbeispiel von unklaren Gedankengängen, von unverbindlichen Analogieschlüssen, von der völligen Unkenntnis der Voraussetzungen jeder Beweisführung im therapeutischen Gebiet. Es ist schwer zu lesen, da die Fehler der geistigen Haltung sich so auf jeder Seite wiederholen, daß die Lektüre ziemlich langweilig wird —, außer für den, der alle diese unbewiesenen Behauptungen und das wirre Kunterbunt ‚ganzheitlicher' Ideologien von vornherein glaubt. In einer Zeit, da SPERANSKY widerlegt wurde (REITTER, WAWERSIK) und in Rußland selbst schon nicht mehr ernst genommen wird, in der Zeit, da SELYE beginnt, die Übertreibungen seiner Theorie zurückzustecken, setzt sich in Deutschland in einem recht großen ärztlichen Kreis eine ‚neural-therapeutische' Methode durch, die jeder Arzt mit einigem kritischen und folgerichtigen Denken nachprüfen kann, um rasch zu entdecken, daß sie Dinge verspricht, die in dieser Verallgemeinerung völlig unwahr sind. Das ist nur möglich, wenn in der medizinischen Ausbildung versäumt worden ist, nicht nur das Fachwissen zu vermitteln, sondern auch das ‚distinguere posse', das ‚Unterscheidenkönnen' zu lehren. Wenn das nicht nachgeholt wird, sind wir in der Gefahr, daß man in nächster Zeit wieder einmal von einer ‚deutschen Medizin' sprechen wird, diesmal aber nicht überheblich in Deutschland selbst und aus einem törichten nationalen Selbstgefühl heraus, sondern im Ausland, lächelnd über Deutschland. Die Hunekesche Therapie ist nicht das einzige Sturmzeichen."

Das Urteil über Herrn Prof. MARTINI möchte ich der Geschichte überlassen. Die unmittelbare Folge seiner Stellungnahme war eine ganze Reihe von Veröffentlichungen zugunsten meines Bruders. Sie hat also eine ganz andere als die beabsichtigte Wirkung gezeitigt. Vielleicht wird man später wirklich einmal von einer neuen deutschen Medizin sprechen, wenn die MARTINIS an zahlreichen Universitäten es nicht fertigbringen, die Priorität dem Ausland zu überlassen.

Wenn man angesichts der täglichen Heilungserlebnisse und einer solchen Stellungnahme eines führenden Mediziners, vor dessen exakt-wissenschaftlichen Leistungen auch ich den größten Respekt empfinde, langsam wieder mit sich selbst ins Klare kommt, dann weiß man, daß wir hier irgendwie einem Nichtverstehenkönnen der Wissenschaft generell gegenüberstehen. Es geht nicht an, das Problem so einfach zu sehen, wie das LUNGWITZ in seinem „Lehrbuch der Psychobiologie" in solchem Zusammenhang tut, wenn er dort schreibt:

„Die Hochschulen betrachten alles Neue als Einbruch in ihre Welt und lehnen ab, was sie gar nicht kennen. Die Professoren, die ausgelernt haben, sind unfähig, noch hinzuzulernen oder gar umzulernen. Viele Fachleute ignorieren alles, was über ihr Fach und ihr Denkniveau hinausgeht.

Die führenden Ärzte bilden einen wissenschaftlichen Klerus, und es ist ihre Eigentümlichkeit, für sich die Allwissenheit, Unfehlbarkeit, Ausschließlichkeit in Anspruch zu nehmen und allen echten Fortschritt als unmöglich oder doch todfeindlich grundsätzlich

abzulehnen. Sie haben eben alle Weisheit mit Löffeln gegessen, so daß für die anderen keine mehr da ist.
Das Totschweigen und die verächtliche Diffamierung alles dessen, was nicht in ihren Gärten gewachsen ist, war und ist die Methode der wissenschaftlichen Bonzokratie, um ihren Nimbus, ihr Tabu zu retten, solange es geht."

Wenn ich die Ausführungen von LUNGWITZ trotz meiner anderen Einstellung hier bringe, so geschieht das, um zu zeigen, wie eine solche Stellungnahme von MARTINI von dritter Seite auch verstanden werden kann und wohl auch meistens wird. Die MARTINIsche Haltung wurde natürlich diktiert von der ehrlichen Überzeugung, daß es seine Pflicht sei, eine Irrlehre nicht aufkommen zu lassen, solange das noch geht. Ob er allerdings überhaupt eine sachliche Nachprüfung vorgenommen hat, möchte ich füglich bezweifeln. „Weil nicht sein kann, was nicht sein darf." Dieses Wort von MORGENSTERN hat wohl Pate gestanden bei seinem Zornesausbruch. Die Einstellung von MARTINI spiegelt die gleiche Einstellung des größeren Teils der heute regierenden Medizinerschaft wider, und darum muß ich wohl auf dieses Problem, das ein entscheidendes Anliegen jeglicher Heilkunst aufdeckt, ein wenig mehr eingehen. Es ist nicht unser Wille, Schwierigkeiten auszuweichen, sondern sie zu meistern. Vielleicht gelingt es meinen Ausführungen, aus dem Feind der Neural-Therapie den kämpferischen Freund zu machen, den die junge Kunst sucht seit dem Tode von NONNENBRUCH.

Die Universitäten betrachten es heute als ihren Auftrag, allein exakt meßbare Gegebenheiten gelten zu lassen. Jede andere Einstellung bedeutet eine Gefahr für das Fundament der Lehre. Ausnahmen von dieser Haltung sind so selten, daß sie kaum in Erscheinung treten. So kommt es, daß es praktisch den Begriff „Heilkunst" an den hohen Schulen nicht gibt. Dort betreibt man Wissenschaft. Nun ist aber die Neural-Therapie als ausgesprochene Kunst alles andere als exakte Forschung. Sie wurzelt immer im Unmeßbaren, dessen entscheidende Existenz und Bedeutung sie voraussetzt. Es stehen sich hier zwei Welten gegenüber, die nicht zusammenkommen können. Die Realitäten der Neural-Therapie können nur verstanden werden als Aussagen einer bipolaren Natur des Lebendigen. An einer kleinen Zeichnung möchte ich das im Gleichnis demonstrieren.

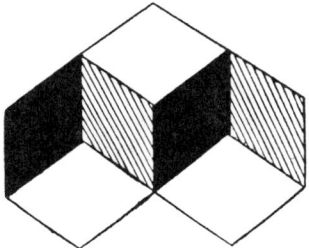

In dieser Zeichnung sind drei Würfel verborgen. Man sieht davon allerdings nur jeweils den einen in der Mitte oder die zwei anderen. Es ist nicht möglich, sie alle drei zugleich zu sehen, obgleich sie ja alle drei vorhanden sind. So verhält es sich mit den Beobachtungen der Wissenschaft und mit den ebenso realen Beobachtungen der Heilkunst. Es kommt auf die Optik an, mit der man die vorhandenen Tatsachen betrachtet. Vom wissenschaftlichen Standort aus ist es gar nicht möglich, die Phänomene der Heilkunst zu sehen. Wir müssen erst wieder begreifen lernen, daß das Lebendige als solches gar kein wissenschaftliches Problem ist.

„Wir täuschen uns in wissenschaftlichen Dingen mehr und mehr darüber hinweg, wie unwissend wir im Grunde sind. Kommt die Wissenschaft der Lösung des Ungelösten wirklich näher? Eine einzige Antwort, die sie gefunden hat, stellt sie sofort vor eine Unzahl neuer Fragen. Es ist, als arbeiteten die Gelehrten in einem großen Wald des Nicht-Gewußten, als rodeten sie einen immer größeren lichten Kreis, innerhalb dessen alles klar ist. Aber je größer der Kreis wird, desto weiter wird auch der Umfang, an dem wir dem Nicht-Gewußten gegenüberstehen. Unser Wissen wird größer und größer. Aber wenn wir aufs Ganze sehen, haben wir nichts gewonnen. Denn auch die Menge dessen, was wir zwar wahrnehmen, aber nicht begreifen, nimmt ständig zu." (Warren WEAVER in „Reader's Digest" vom November 1959.)

Die Heilungs-Phänomene der Neural-Therapie sind direkte Aussagen aus jener Region außerhalb des gerodeten Kreises des Wißbaren. Wir sehen uns nicht mehr verstehbaren Phänomenen aus einer metaphysisch-realen Welt gegenüber. Wir sehen uns in die Notwendigkeit versetzt, die exakte Forschung als allein aussageberechtigte Instanz abzulehnen, wenn wir heilende Ärzte sein wollen. Und das betrachten wir nun einmal in Übereinstimmung mit allen Kranken als unseren Auftrag. Ich habe die stille Hoffnung, daß diese Ausführungen doch dem einen oder anderen Wissenschaftler zu denken geben und daß damit auch die harte Stellungnahme von MARTINI zur Neural-Therapie zum Verständnis der Heilkunst beiträgt.

In der „Süddeutschen Zeitung" vom 24. März 1960 findet sich ein Bericht über einen Vortrag „Sprache und Wirklichkeit", den Werner HEISENBERG vor der „Bayrischen Akademie der Wissenschaften" hielt. Es heißt dort:

„Hinzu kommt, daß die Entwicklung der Sprache unter dem Einfluß der Relativitäts- und Quantentheorie verschiedene Wege gehen mußte. Die Divergenz zwischen Sprache und Wirklichkeit ist bei der Welt der Atome so groß, daß wir diese zwar zu einem erheblichen Teil verstanden haben, aber nicht darüber sprechen können ... Die Logik des atomaren Geschehens ist nicht mehr die aristotelische. Im starren Rahmen der Naturwissenschaft des 19. Jahrhunderts war die Natur an sich da und Raum und Zeit waren gegeben wie Mietskasernen, in die man einzog. Jetzt ist die Wirklichkeit in Auflösung begriffen und ein neues Denken wird sich eine neue Sprache schaffen müssen, deren Verständnis für Menschen anderer Kulturkreise unter Umständen leichter sein wird, weil sie nicht durch das naturwissenschaftliche Denken des 19. Jahrhunderts gegangen sind."

Diese Ausführungen offenbaren einen weiteren entscheidenden Grund für das Nichtverstehenkönnen der heutigen Schulmedizin gegenüber den Phänomenen der Neural-Therapie. Wenn ich im Laufe meiner Ausführungen schrieb, daß ein schief stehender Baustein im Fundament der lebendigen Struktur die Ursache zahlreicher Störungen des Organismus ist, so bedeutet diese Formulierung den künstlerischen Versuch, ein im Grunde unanschauliches Geschehen anschaulich zu machen. Die Zurechtrückung eines solchen schief stehenden Bausteins erfolgt im Quantenbereich und damit in einer Welt, die nicht mehr die Welt der heute regierenden Schulmedizin ist.

Der erste Einbruch quantenphysikalischen Denkens in das ärztliche Denken erfolgte mit der Erkenntnis, daß ein Quantensprung im Gen-Molekül die erfaßbare Ursache für eine Änderung der Form des daraus hervorgehenden Tieres ist. Wir sprechen von einer Mutation. Es ist nur eine logische Folgerung, wenn wir das für unser bisheriges Denken unvorstellbare Geschehen bei einem Sekunden-Phänomen ebenfalls auf einen Quantensprung im formtragenden Gefüge des Vegetativums beziehen. Jegliche lebendige Form baut sich auf solchen subatomaren Vorgängen auf. Dabei muß als sicher angenommen werden, daß im Bereich des Lebendigen die Wahrscheinlichkeitsregel, die für das Quantengeschehen im physikalischen Bereich gilt, nicht gelten kann. Lebendige Form kann nur bestehen, wenn auch der kleinste Baustein der Idee der Form gehorcht. Quantenphysikalisches Geschehen ist das Bindeglied zwischen einem metaphysischen formenden Prinzip und den atomaren Teilen des Organismus, die zum Ganzen geformt werden. Und wie in der Quantphysik die klassische Physik nicht mehr aussageberechtigt ist, ebenso hat die bisher gültige medizinische Wissenschaft keine Aussageberechtigung mehr bei den neuartigen Phänomenen der Heilkunst. Hier ist die Wurzel des Unverständnisses meiner

Gegner zu suchen. So wie die Quantenphysik eine andere Logik erfordert, so fordert das Sekunden-Phänomen ein neues Denken, dessen Voraussetzung ein neues Können ist. Können ist die Experimentiergrundlage, die allein berechtigt, hier mitzusprechen.

Ein Weiteres lehrt uns das Sekunden-Phänomen. Quantenphysikalische Erkenntnisse müssen heute als die letztmögliche Aussage toten Teilgeschehens angesehen werden. Die Wissenschaft vom Lebendigen läßt Wirkkräfte erkennen, die einem Bereich jenseits von Raum und Zeit zugehören im Sinne von „Anima forma corporis". Oder glaubt man wirklich im Ernst, daß ausgerechnet in der Welt des Lebendigen die Quantenphysik nichts zu suchen habe?

Wenn meine Freunde gerne einmal ein Musterbeispiel für die weltweite Kluft zwischen Heilkunst und exakter Forschung kennen lernen wollen, dann empfehle ich ihnen, nach dem Studium dieses Buches einmal einen Blick in die Schrift zu werfen, mit der MARTINI seinen wissenschaftlichen Ruf begründet hat. Der Titel des Buches ist „Methodenlehre der Therapeutisch-Klinischen Forschung" von Paul MARTINI, Professor der Medizin an der Universität Bonn (mit 15 Abbildungen, Berlin und Göttingen 1947, Springer-Verlag).

Für diejenigen, die nicht meine Freunde sind, möchte ich einen Satz von GOETHE anführen:

„Warum willst Du Dich von uns allen und unserer Meinung entfernen. Ich will Euch nicht gefallen, Ihr sollt was lernen."

Verlagerte Weisheitszähne sind häufig der Anlaß zu Störungen irgendwo im Organismus. Dabei können diese Zähne erwiesenermaßen völlig steril eingekapselt sein. Nach meinen Erfahrungen bekommt man bei der Testung eines verlagerten Weisheitszahnes meistens kein Sekunden-Phänomen, auch wenn er schuldig ist. Deshalb bestehen wir praktisch immer auf der Entfernung solcher Weisheitszähne, wenn wir keinen anderen Krankheitsgrund bzw. kein anderes Störungsfeld ausfindig machen können. Wir sahen die unglaubwürdigsten Krankheiten verschwinden nach der Entfernung solcher Zähne, entsprechend der neural-therapeutischen Erkenntnis, daß es von jedem Störungsfeld aus in jedem Organ und System zu unterschiedlichsten Störungen kommen kann. Führend für die Therapie ist also nicht eine selbstverständlich vorausgesetzte Diagnose, sondern führend sind die neuraltherapeutischen Behandlungsregeln, mit denen man dann zugleich mit der Heilung zur Wesensdiagnose der Krankheit kommt.

Einst behandelte ich eine junge Frau wegen heftiger D a u e r k o p f s c h m e r z e n , ohne zum Ziel zu kommen. Nach einiger Zeit stellte sie sich als geheilt vor. Ein Zahnarzt hatte einen verlagerten Weisheitszahn entfernt, an den ich nicht gedacht hatte. Aus unseren Mißerfolgen lernen wir immer noch am meisten, wenn sie uns nach einer anderswo geglückten Heilung zu Gesicht kommen. Bei einer Patientin hatte man ein a r t h r o t i s c h e s H ü f t g e l e n k operativ versteift in der Absicht, die Schmerzen zu beseitigen. Aber sie bestanden trotz der Versteifung unverändert weiter. Nach der Entfernung von zwei impaktierten Weisheitszähnen wurden die Schmerzen, bisher mit Dauerwirkung, völlig geheilt. Außerdem verschwand ein sehr starker chronischer F l u o r (Mitteilung von MERCKELBACH). Ich darf kurz an die Beobachtungen von GOECKE, Münster, erinnern, nach denen zwei Fluorfälle von ihm nicht geheilt wurden. Den hier angeführten Fall dürfte Herr GOECKE mit seinem Vorgehen nicht geheilt haben. Ebensowenig war es möglich, die Hüftgelenksschmerzen durch einen Eingriff am Hüftgelenk erfolgreich zu behandeln. Zum Erfolg gehört immer die richtige Diagnose und die war in diesem Falle wieder einmal nicht über das Röntgenbild zu stellen.

Ein anderer Fall aus meiner Nachbarschaft. Ein Mann litt an schweren M i g r ä n e z u s t ä n d e n . Ohne Röntgenbild testete ich bei der einmaligen Konsultation mit negativem Erfolg verdächtige Zähne. Ein Zahnarzt hatte, wie das auch für den Neural-Therapeuten selbstverständlich sein sollte, vor dem Ersatz eines Brückengliedes geröntgt und stellte dabei über dem Pfeilerzahn eine ausgedehnte Cystenbildung fest. Wenn man so am unteren Pol einer nicht erkannten Cyste testet, dann dürfte meistens das die Cyste umgebende Störungsfeld nur partiell abgeleitet sein und man bekommt zwangsläufig kein Sekunden-Phänomen. Jeder vernünftige Weg der Diagnostik muß natürlich beschritten werden, wenngleich manchmal die praktische Erfahrung kostspielige Untersuchungen überflüssig macht.

Mein Freund BODECHTEL veröffentlichte vor Jahren die Heilung eines seiner Assistenten von schwerer Myocarditis mit einer röntgenologisch nachweisbaren erheblichen Vergrößerung des Herzschattens und allen dazugehörigen Begleiterscheinungen. Der Kranke hatte einen fistelnden Zahn. Fistelnde Zähne sind besonders verdächtig, entgegen der PÄSSLERschen Vorstellung, nach der ein abgeschlossener, unter Druck stehender Eiterherd z. B. an den Zähnen besonders gern zu „Streuungs-Krankheiten" führt. Bei dem Assistenten BODECHTELS wurde der Zahn entfernt, selbstverständlich ohne vorheriges Sekunden-Phänomen. Der Kollege genas vollständig. Auch die Vergrößerung des Herzschattens bildete sich restlos zurück. Auch wir halten es manchmal für richtig, bei einem obsoleten Zahnbefund die Entfernung von Wurzeln und toten Zähnen zu fordern, ohne den Patienten erst mit vielen Injektionen zu quälen. Sollte BODECHTEL die Bezeichnung Freund für noch verfrüht halten, so bin ich sicher, daß diese Zeit einmal kommen wird. Dazu habe ich zuviel Hochachtung vor dem Wissen meines Gegners. Wenn sich in früheren Zeiten zwei Menschen mit der scharfen Waffe gegenübergestanden hatten, und es war durch das Fließen von Blut die Ehre wiederhergestellt, dann pflegten sie sich durch Handschlag wieder zu vertragen, wenn sie vernünftig waren. Im Interesse vieler Kranker würde ich es begrüßen, wenn auch in unserem Falle die hartnäckigen Kämpen sich zu verstehen versuchten. Diese meine Hoffnung kann auch Prof. MARTINI auf sich beziehen. Jeder ehrliche und offene Gegner ist für den Fortschritt einer Erkenntnis wertvoller als eine schweigende Masse.

Es liegt mir fern, den Berg des Wissens von BODECHTEL und der heutigen Schulmedizin zu übersehen. Aber niemand aus diesem Lager hat das Recht, das in tausend wissenschaftlichen Veröffentlichungen bestätigte neue Können der Neural-Therapie zu leugnen. Erst aus der Synthese von Wissen und Können wird der Arzt. Um dieser Synthese willen biete ich seit Jahrzehnten und hier noch einmal in aller Öffentlichkeit jedem wohlmeinenden Arzte die Hand.

Um Herrn Prof. BODECHTEL den Weg zu mir etwas abzukürzen, möchte ich Kenntnis geben von dem Brief einer Patientin, den ich in diesen Tagen bekam. Ich teile prinzipiell die Auffassung meiner Kollegen, daß Patientenbriefe nicht viel besagen. Aber ein Schreiben wie dieses kann man nicht einfach übersehen, zumal ich die Patientin weder behandelt habe, noch überhaupt kenne. Es handelt sich um einen spontanen Dankesbrief an mich als den eigentlichen Initiator ihrer Heilung. Die Schreiberin des Briefes ist Thea Sedlbauer aus Holzkirchen, Walbergstraße 2. Es heißt dort:

„Der Erfindung Ihrer Impletol-Spritze und dem Können von Herrn Dr. ANDRESEN habe ich es zu verdanken, daß ich heute — nach einem Krankenlager von 20 Monaten — wieder sitzen und gehen kann. Mit einem Krankenwagen und Krücken kam ich zu Dr. ANDRESEN. Nach dieser einen (!) Behandlung ging ich aus dem Sprechzimmer ohne jede Beschwerden. Ich ging zum Wagen und die Krücken trug der Sanitäter und sitzend fuhr ich heim. Wir waren so fassungslos, und der Sanitäter fand erst während der Fahrt die Sprache wieder. Gibt es denn das, ja, gibt es denn das? waren immer wieder seine Worte. Seit vielen Jahren übt er den

Beruf aus, aber es ist ihm noch niemals vorgekommen, daß ein Arzt so hätte helfen können. Ich und meine Familie sind überglücklich über diese Hilfe. Wir danken Ihnen, sehr geehrter Herr Doktor, von ganzem Herzen für diese wunderbare Erfindung. Allerdings darf ich noch erwähnen, daß die ärztliche Kunst des Herrn Dr. ANDRESEN zu dem großartigen Erfolg entscheidend mit beigetragen hat. Ich wurde nämlich vorher schon mit *Impletol* gespritzt, ohne Wirkung. Daraus ersehe ich, wie wichtig es ist, daß der Arzt die Störungsfelder genau kennt."

In diesem Briefe findet BODECHTEL am Schluß ausgerechnet aus der Feder eines Laien die Erkenntnis ausgedrückt, der er so verständnislos gegenübersteht und die für das ganze Problem entscheidend ist, nämlich die Bedeutung des Ortes der Injektion. Es wird uns dadurch noch einmal klargemacht, daß wir es hier mit einem Phänomen zu tun haben, das mit unseren gewohnten pharmakologisch-chemischen Vorstellungen nicht vereinbar ist.

Die Patientin hatte vor Jahren einen Beckenringbruch erlitten ohne nennenswerte Verlagerung der Bruchstellen. Nach Klärung der Vorgeschichte spritzte ANDRESEN gleich bei der ersten Behandlung etwas *Impletol* ans Periost in die Nähe sämtlicher Frakturstellen. Diese einmalige Behandlung führte über ein Sekunden-Phänomen zur Dauerheilung der Kranken. Wenn man sich nun noch kurz vor Augen hält, daß es keinen anderen Weg zur Heilung gab und daß der Patientin ein lebenslängliches Siechtum, wenn auch unter wissenschaftlicher Aufsicht, bevorstand, dann begreift man vielleicht das Glücksgefühl der Geheilten, das zur Ursache des Briefes an mich wurde.

In seiner Monographie „Menschen in Not" schildert HEYER, der bekannte Psychotherapeut, folgenden Fall: Ein jüngerer Jurist erkrankte an schwersten Kopfschmerzen, Schlaflosigkeit, Selbstmordideen und zahlreichen weiteren Symptomen. Der Kranke wurde ihm vom Hausarzt zur psychotherapeutischen Behandlung überwiesen. HEYER schreibt dann weiter — in völliger Übereinstimmung mit meiner Vorstellungswelt —, daß er nie eine psychotherapeutische Behandlung, die ja immer Wochen in Anspruch nimmt, beginnt, ehe er nicht einen möglicherweise schuldigen „Fokus" ausgeschaltet hat. In diesem Fall ließ er einen Röntgenstatus der Zähne machen, der zunächst nichts Krankes ergab. Aber ein Achter-Zahn war nicht ganz getroffen. Eine Neuaufnahme ließ an der hinteren Wurzel ein ausgesprochenes Granulom erkennen. HEYER veranlaßte die Entfernung dieses Zahnes, und damit war der Patient in Kürze geheilt. Eine psychotherapeutische Behandlung hätte in diesem Falle niemals geholfen. Wir sehen also immer wieder das buntfarbige Bild der durch ein Störungsfeld auslösbaren Krankheiten.

Für diesen Zusammenhang zwischen seelischer Erkrankung und einem Störungsfeld möchte ich noch einen gewiß unverdächtigen Zeugen bringen. In den „Acta psychosomatica" der „Documenta Geigy" fand ich auf Seite 21 folgende Notiz:

„Eine D e p r e s s i v e , deren Schwermutszustand unbeeinflußt jahrelang dauerte, mußte wegen Verschlußsteins cholecystektomiert werden, und im Anschluß daran genas sie."

Der dauernde Druck des Steins auf die Gallenblasenwand führte zur Bildung eines Störungsfeldes in diesem Bereich mit dem Ergebnis D e p r e s s i o n. Es hätte jede andere Krankheit daraus werden können.

Auch nach Prof. ESCHLER, Freiburg, der vielfach über seine Impletol-Versuche berichtet hat, kann ein noch vitaler Zahn durch ein intracanaliculäres Dentikel zum Störungsfeld werden. Die Diagnose dürfte nicht immer einfach sein, aber einfach ist schließlich die ganze Heilkunst nur in der Hand dessen, der sich darauf versteht. Ich glaube z. B., daß ich selbst kein Dentikel diagnostizieren könnte. Wir brauchen schon die Zusammenarbeit mit den auf ihrem Gebiet erfahreneren Spezialkollegen. Aber solche Zusammenarbeit setzt voraus, daß auch der andere Partner um die Phänomene der Neural-Therapie weiß.

Eine sehr instruktive Beobachtung meines derzeitigen Gastgebers möchte ich noch berichten. Er litt vor längerer Zeit an schweren Allgemeinstörungen, H e r z s t ö r u n g e n , Kopfschmerzen, S c h l a f l o s i g k e i t , p s y c h i s c h e n S t ö r u n g e n usw. Es wurden ihm damals einige Zähne extrahiert. Etwa 6 Std. nach der Extraktion verloren sich von einer Sekunde auf die andere sämtliche Krankheitserscheinungen. Von da ab ist er völlig gesund. Das war also ein Spontan-Sekunden-Phänomen, das als Auswirkung der Operation nach vielen Stunden eintrat. Normalerweise sind wir es doch gewohnt, nach der operativen Entfernung eines schuldigen Störungsfeldes die spätere Besserung langsam erfolgen zu sehen. Vielleicht liegt das aber auch nur daran, daß wir bisher auf einen solchen Vorgang wohl kaum geachtet haben. An dieser Selbstbeobachtung eines klugen Beobachters kommen wir auf jeden Fall nicht vorbei. Ich gebe sie ohne weiteren Kommentar zur Kenntnis, weil sie mir sehr interessant zu sein scheint. Es dürfte nicht weniger interessant sein, daß dieser Laie, der nie etwas von der Neural-Therapie gehört hatte, auf Grund des Erlebnisses am eigenen Leibe zu der Vorstellung kam, daß seine Heilung, durch die von einer Sekunde auf die andere das buntfarbige Bild einer schweren Allgemeinstörung mit Dauerwirkung verschwand, über das Nervensystem erfolgt sein müsse. Er unterhielt sich über diese Frage mit seinem Zahnarzt, der ihm dann von meinen Forschungen Kenntnis gab. So kam unsere Freundschaft zustande.

Einem Brief meines Freundes PROKOP aus St. Pölten in Österreich entnehme ich folgenden Abschnitt:

„Wenn Herr Prof. PARADE bedauert, daß er bisher keinen Zusammenhang zwischen B a s e d o w und Herdinfekt sah, so kann ich glücklicherweise über einen solchen berichten. Herr T. litt an B a s e d o w und sollte dieserhalb operiert werden. Da er aber einen Zahn mit Eiterfisteln hatte (Ostitis apicalis), fürchtete der Chirurg Komplikationen im Wundverlauf und bat mich, den Fall zu sanieren und bei dem schuldigen Zahn eine Wurzelspitzenresektion zu machen. Als der Patient am Tage nach der Zahnoperation zur Nachbehandlung kam, sagte er, daß alle seine Herz- und Nervenbeschwerden völlig verschwunden seien. Da der Grundumsatz sich normalen Werten genähert hatte und Patient auch in der Folgezeit beschwerdefrei blieb, konnte von der chirurgischen Behandlung des B a s e d o w Abstand genommen werden."

Die Operation dieses B a s e d o w hätte im übrigen nicht zur Heilung geführt, ganz einfach deswegen, weil der neurale Befehl zum Basedow weiter bestanden hätte. Gelegentlich fehlende Erfolge bei solchen Operationen dürften wohl so ihre Erklärung finden. Solche Zusammenhänge zwischen einem Störungsfeld und irgendwelchen innersekretorischen Drüsen sind gar nicht so selten. Weil man sie im wissenschaftlichen Denken nicht für möglich hielt, wurden sie bisher übersehen.

Frau Resi Dühring aus Düsseldorf, Brehmstraße 81, schreibt mir:

„Ich litt seit über 15 Jahren an einer schweren S c h i l d d r ü s e n - Ü b e r f u n k t i o n und an ständigen, äußerst quälenden p e c t a n g i n ö s e n Z u s t ä n d e n. Seit 15 Jahren wurde ich für beide Leiden mit allen Medikamenten gefüttert, die auf dem deutschen Markt existieren. Zahlreiche Zähne wurden gezogen. Anläßlich eines Urlaubs am Wörther See verwies mich ein Lungenfacharzt, Dr. BAYERLE aus Graz, an Dr. HUNEKE. Anfang Oktober 1958 erhielt ich *Impletol* in die Schilddrüse, intravenös und an die Mandeln. Seit dieser ersten Behandlung bin ich völlig gesund und habe auch objektiv seit 15 Jahren zum ersten Mal einen normalen Grundumsatz. Früher war ein Puls von 160 die Norm."

Vor einigen Tagen war die Patientin bei mir, um mir am ersten Jahrestag ihrer Heilung Blumen zu bringen.

Der Abschnitt über das Zahnstörungsfeld, über das natürlich noch sehr vieles zu sagen wäre, bliebe unvollständig, wenn nicht der Tatsache gedacht würde, daß im völlig entzahnten Kiefer zurückgebliebene Zahnwurzeln oder Restostitiden z. B. bei nicht vorschriftsmäßig entfernten Granulomen als Störungsfeld jegliches Krankheitsbild auszulösen vermögen. Bei einer Pastorenwitwe, die mich aus Brasilien aufsuchte, fand ich nach zahlreichen vergeblichen Versuchen sieben solcher Wurzelreste und Ostitiden im völlig entzahnten Kiefer als Ursache der chronischen Polyarthritis. Bei meiner ärztlichen Schwägerin löste ein verlagerter Weisheitszahn eine M y o c a r d i t i s aus. Nach Entfernung des Zahns blieb noch lange Zeit an der Extraktionsstelle ein ostitisches Störungsfeld zurück, das durch häufige Impletol-Anwendung langsam auf konservative Weise zur Ausheilung gebracht werden konnte.

Aber nicht nur grob erkennbare pathologische Befunde am entzahnten Kiefer können zu Fernstörungen führen. Ein 32jähriger Kranker litt unter den Erscheinungen eines B a n d s c h e i b e n - S y n d r o m s , eine Diagnose, die seit 7 Jahren durch drei Professoren immer wieder bestätigt wurde. Die Behandlung begann mit einem Gipsbett, dann trug er 7 Jahre einen entsprechenden Panzer. Er war mehrfach wegen seiner im Grunde ständigen Beschwerden, deren Intensität wechselte, im Krankenhaus. Als er wieder einmal ins Krankenhaus sollte, zog er es vor, zu mir zu kommen. Ich testete drei tote Zähne. Der Patient gab sofort hocherfreut eine wesentliche Schmerzlinderung an, aber eben nicht das, was wir unter einem Sekunden-Phänomen verstehen. Einer unbestimmten Regung folgend testete ich drei röntgenologisch völlig einwandfreie Zahnlücken. Dann geschah etwas sehr Merkwürdiges. Der Patient zog schweigend sein Korsett aus und erklärte dann: „Ich bin gesund!" Mit dieser Aussage hatte er sogar recht, wie sich mit der Zeit herausstellte. Also auch hier war es mal wieder nichts mit der Diagnose B a n d -

s c h e i b e. Es gilt eben immer wieder der Satz: Wer heilt, hat recht und nicht das Röntgenbild.

Zur Technik der Zahntestung wäre noch folgendes zu sagen. Es ist nicht dasselbe, wenn ich am Unterkiefer eine Leitungsanästhesie mache oder wenn ich jeden einzelnen Zahn lingual und buccal teste. Nur der letztere Weg ist richtig, wie mir meine zahnärztlichen Freunde immer wieder bestätigen. So schreibt mir der Zahnarzt OHRT aus Selsingen:

„Im Anschluß an unsere Unterredung in Bad Neuenahr teile ich Ihnen mit, daß ich seit der Tischbesprechung in Bad Nauheim 1953 systematisch versucht habe, das Sekunden-Phänomen durch Leitungsanästhesie am Mandibular-Kanal-Eingang auszulösen. Es ist mir dies in keinem Fall gelungen. Danach erscheint die örtliche, unmittelbar am schuldigen Herd angreifende Impletol-Injektion Voraussetzung für den Erfolg, wie man es auch nicht anders erwarten konnte. Es sollte mich freuen, wenn ich mit dieser Mitteilung einen Teil des Dankes abtragen könnte, den ich Ihnen für das Bekanntwerden mit dem *Impletol* schuldig bin."

Ich möchte noch kurz ein Erlebnis schildern, das so recht geeignet ist, die Widerstände zu charakterisieren, mit denen jedes Neue zu kämpfen hat. Vor Jahren behandelte ich Dr.-Ing. Seehase aus Warnemünde an einer seit Jahren bestehenden S c h u l t e r g e l e n k s a r t h r i t i s. Mein Bruder hatte seiner Frau vor Jahren chronische Kopfschmerzen geheilt. Ich spritzte bei meinem Patienten lingual und buccal an drei tote Zähne. Es gab ein Sekunden-Phänomen. Da der Patient wieder nach Hause mußte, empfahl ich ihm die Entfernung der Zähne. Etwa 2 Jahre später hielt ich in Rostock im Rahmen der Universität einen Vortrag. Der Hörsaal war voll besetzt mit aufgeschlossenen, meist jüngeren Kollegen, wohingegen man bei der Professorenschaft so richtig den Willen durchfühlte, den Vortragenden möglichst bald in seine Schranken zu verweisen. Man konnte das Ende meiner Ausführungen gar nicht abwarten. Am liebsten hätte man offensichtlich die ausgearbeiteten Diskussionsbeiträge schon vor meinen Vortrag verlegt. Während dieses Vortrags demonstrierte ich auch meinen Patienten Seehase. Er hatte nie wieder Schmerzen in seiner Schulter gehabt, obgleich die schuldigen Zähne alle noch vorhanden waren.

Zu den Diskussionsgegnern gehörte auch der damals gerade emeritierte Professor der Zahnheilkunde, dessen Name nichts zur Sache tut. In schärfster Weise nahm er gegen mich Stellung und berichtete, daß er selbst bei 200 Zahnkranken Impletol-Testungen gemacht habe und daß er niemals ein Sekunden-Phänomen gesehen habe, eine Feststellung, die in seinem engeren Kollegenkreis beifällig aufgenommen wurde. In solchem Fall ist man ja als Gastredner in keiner beneidenswerten Lage. Nach dem Vortrag wurden Seehase und ich von zwei Assistenten dieser Klinik in unsere unterschiedlichen Quartiere gebracht. Dabei berichteten beide Assistenten unabhängig spontan, daß sie selbstverständlich immer wieder Sekunden-Phänomene gesehen hätten, aber der „Alte" wolle sie nicht sehen. Mein Begleiter fügte hinzu: „Es hätte mich ja wohl gereizt, das in der Diskussion zu sagen, aber so etwas ist ja nicht möglich." Am Tage darauf sprach ich in Greifswald und hier war der Lehrkörper der Universität im Gegensatz zu Rostock äußerst aufgeschlossen und sachlich. Das Zahnlücken-Phänomen dürfte wohl seine ungezwungenste Erklärung finden, wenn wir es als Narben-Phänomen deuten. Es besteht in dieser Frage selbstverständlich auch die Auffassung meines Bruders zu recht, wenn er sagt, das Zahnlücken-Störungsfeld ist das alte Zahnstörungsfeld, das trotz Entfernung des schuldigen Zahns zurückgeblieben ist, wie wir das bei den Mandeln immer wieder erleben.

Damit wären wir bei einem der häufigsten Störungsfelder, das zudem in der Vor-Störungsfeld-Ära völlig unbekannt war. NONNENBRUCH und GROSS haben darüber wohl als erste im Zusammenhang berichtet. Durch die immer wieder bestätigte Erfahrung, daß jegliche Narbe, ob ganz klein oder ausgedehnt, primär geheilt oder sekundär, vor Jahrzehnten entstanden oder relativ frisch, ohne erkennbaren Grund evtl. erst nach Jahrzehnten zum Störungsfeld werden kann, wird das Verständnis aufgelockert für meine These, daß jede Stelle des Organismus Störungsfeld-Charakter annehmen kann. Schon die Überlegung, daß ja schließlich an jeder Stelle des Organismus eine Narbe gesetzt werden kann, dürfte für den Aufgeschlossenen Beweis genug sein. HOFF bezieht sich bei seiner positiven Stellungnahme zum Sekunden-Phänomen ganz besonders auf solche Narben-Phänomene. Schließlich kam es ja auch über die Testung jener Schienbeinnarbe zur Beobachtung des ersten Sekundenphänomens.

In ihrem kürzlich erschienenen Buch, zu dem ich das Geleitwort schrieb, schildert Hanna FRESENIUS die Heilung ihrer eigenen Mutter von langjährigen a r t h r i t i s c h e n B e s c h w e r d e n. Nach zahlreichen vergeblichen Versuchen erinnerte man sich daran, daß die Mutter vor Jahrzehnten an einem Fingerendglied ein Panaritium gehabt hatte. Die Narbe war nur deshalb noch erkennbar, weil man um das überstandene Panaritium wußte. Eine einmalige Impletol-Injektion in diese Narbe führte über ein Sekunden-Phänomen zur Heilung des c h r o n i s c h e n R h e u m a t i s m u s. Wenn man dann noch erkannt hat, daß ein solches Rheuma einzig und allein über diese Narbe heilbar ist, dann begreift man vielleicht die Bedeutung solcher Erkenntnis für das gesamte Rheumageschehen. Man begreift nicht, wie heute noch Rheuma-Forschungs-Institute existieren ohne Kenntnis dieses seit 20 Jahren erkannten Phänomens. Über unser statistisch und stofflich verankertes wissenschaftliches Denken ist natürlich eine Schema-Behandlung mit einem *Cortison*-Präparat, mit *Pyramidon* oder *Butazolidin* (nichts gegen den Wert dieser Präparate) sehr viel einfacher. Aber auf eine wirkliche Heilung jener Unzahl von störungsfeldbedingten Erkrankungen muß man in so gelagerten Fällen verzichten.

Vor einiger Zeit konsultierte mich eine ältere Dame in Begleitung ihrer klugen Enkelin wegen ihrer chronischen P o l y a r t h r i t i s. Ich testete verschiedene Narben am Bauch. Das führte zu einer sofortigen weitgehenden Erleichterung, aber eben nicht zum Sekunden-Phänomen. Auf meine Frage, ob sie noch eine Narbe habe, äußerte sie zögernd: „Jawohl, aber da kommen Sie nicht ran, weil diese Narbe schmerzt." Eine schmerzhafte Narbe beweist allein schon durch diesen begleitenden Schmerz, daß sie besonders verdächtig ist. Ich injizierte also *Impletol* an die primär geheilte Narbe einer Hallux-valgus-Operation. Die Operation war technisch und im anatomischen Ergebnis ausgezeichnet ausgeführt. Wir spritzen grundsätzlich in die Narben und nicht etwa daneben mit einem Quaddel-Abstand von 2 cm. Wir verwenden dazu gern, wie das bei den Zähnen selbstverständlich ist, als schonendste Methode die Carpulenspritze. Es gab das erwartete Sekunden-Phänomen.

Bei der nächsten Konsultation ergab sich dann folgende Überraschung. Die Enkelin berichtete: „Die Oma hat seit vielen Jahren immer M a g e n s t ö r u n g e n gehabt, sie konnte vieles nicht essen und außerdem war sie seit ebenso vielen Jahren ständiger Gast im Herzbad Orb. Nun könne sie auf einmal alles essen und von ihrem kranken Herzen wisse sie nichts mehr." Kann man einen schlagenderen Beweis dafür erbringen, daß es sich bei allen diesen Vorgängen nicht um Suggestivwirkungen handelt, sondern um das grundsätzlich Andere, für dessen Anerkennung mein Bruder und ich nunmehr ein Menschenalter eintreten? Kein Spezialfach der Medizin kann heute ohne Kenntnis des Sekunden-Phänomens verantwortlich betrieben werden. Die Neural-Therapie wird wieder den Arzttyp schaffen, der selbstverantwortlich in allen Bereichen des kranken Organismus Heilungen bewirkt, die spezialistisches Denken nicht versteht. Wir werden immer Fachärzte brauchen, aber es war ein Irrweg in der Entwicklung der Medizin, wenn die ganze Wissenschaft auf eine Überbetonung des Spezialistentums hinstrebte und bei der alten Denkrichtung auch hinstreben mußte. Oberhalb aller spezialistischen Diagnostik muß der wirkliche Arzt bei seinem Handeln vom ganzheitlichen Denken ausgehen. Dabei darf das Wort Ganzheit nicht als billige, immer wieder verwandte Phrase mißbraucht werden.

Bei dem letzten Heilungsfall handelte es sich um Frau Erna Abendroth aus Duisburg, Gabrielstr. 4. Vor einigen Tagen sah ich die Patientin wieder, etwa 6 Jahre nach der erfolgreichen Behandlung. In den letzten Wochen war es wieder zu leichteren Beschwerden gekommen im Sinne der ursprünglichen Krankheit. Nunmehr spritzte ich selbstverständlich nur in die Großzehennarbe und damit waren wiederum Polyarthritis, Myocarditis und Gastritis verschwunden. Nur wenn wir die Bipolarität des Lebendigen anerkennen und außerdem die Bedeutung quantenphysikalischer Vorgänge, können wir einen solchen Heilungsvorgang verstehen. Außerdem ist es dann selbstverständlich, daß schulmedizinisches Denken einen solchen Vorgang nicht verstehen kann, weil die „klassische Medizin" in solchem Falle gar nicht aussageberechtigt ist.

Durch Injektionen in eine uralte Nackenkarbunkelnarbe heilte ich im vergangenen Jahr die bis dahin völlig behandlungsrefraktäre M y o c a r d i t i s des Bürgermeisters eines Nordseebades. Vor mehreren Jahren führte der Versuch, eine Schwerhörigkeit zu heilen, bei der ersten intravenösen Injektion zu einem auffallenden Erfolg, der 3 Tage vorhielt. Bei der Wiederholung der Injektion trat der Erfolg nicht wieder ein, wohl aber durch Injektion an eine vor 35 Jahren entstandene Nackenkarbunkelnarbe. Warum eine gleichartige Narbe im einen Falle zur M y o c a r d i t i s führte und im anderen Falle zu einer S c h w e r h ö r i g k e i t , wissen wir nicht. Wir stellen immer wieder empirisch fest, es kann von jedem Störungsfeld aus zu Fernstörungen in jedem Organ und System kommen.

Zu meinem 65. Geburtstag schenkte mir mein schon genannter Freund HOHENHÖVEL folgende Krankengeschichte:

73jähr. Lehrerin, seit 20 Jahren wegen zunehmender E r t a u b u n g vorzeitig pensioniert. 20 Jahre später also suchte sie dieserhalb HOHENHÖVEL auf, obgleich der kein Facharzt, sondern eben nur der neue Arzttyp ist. Nach verschiedenen vergeblichen Testungen quaddelte er Impfnarben aus dem ersten oder zehnten Lebensjahr und beseitigte damit schlagartig und mit Dauerwirkung die Schwerhörigkeit.

Das war der einzige mir bisher bekannte Fall, bei dem Impfnarben ein Störungsfeld darstellten. Aber man hat sie bis jetzt auch wohl kaum getestet. NONNENBRUCH berichtete mir von einem Sekunden-Phänomen, das er über eine Mensurnarbe auslösen konnte. Auch das ist der einzige mir bekannte Fall in diesem Bereich. Aber auch das dürfte wohl daran liegen, daß bisher kaum entsprechende Versuche gemacht worden sind. Inzwischen liegt eine zweite Beobachtung vor. Bei seinem letzten Besuch berichtete mir dann auch Voss die Heilung einer S c h u l t e r a r t h r i t i s , nach zahlreichen Fehlversuchen an anderen Stellen, ebenfalls durch Injektion in die Impfnarben.

Durch die Lektüre des Falles der geheilten Lehrerin wurde SCHWAMM in Oberndorf veranlaßt, sich auch mit den Impfnarben zu beschäftigen. Bei einer 59jährigen Frau mit P o l y n e u r i t i s , D i a b e t e s und S c h w e r h ö r i g k e i t spritzt er in eine Impfnarbe mit dem Ergebnis, daß der vorher bewegungsunfähige Arm frei rotiert werden kann und daß das Gehör normal ist. Mit seinem Infrarot-Meßgerät sah die Sache so aus: „Tiefer Minuswert über der Impfnarbe. Hoher Pluswert über dem Mastoid. Ausgleich zum Normalwert nach der Spritze. Wie immer beim Sekundenphänomen, bei Patient und Arzt bewegte Fassungslosigkeit."

Aber nicht nur oberflächlich sichtbare Narben können Störungsfeld sein. Von einer alten Magenulcus-Narbe kommt es relativ häufig zur Entwicklung von Fernstörungen im gesamten Organismus. Es ist bis heute völlig ungeklärt, warum es im jeweiligen Falle zur Ausbildung von Fernstörungen in diesem oder jenem Organ kommt. Wir müssen uns vorläufig bescheiden mit der Tatsache abfinden, daß es so ist. Diese Feststellung gilt sinngemäß auch für Narben an anderen Stellen im Innern des Organismus. Ich möchte glauben, daß es auch für Narbenbildungen in der Lunge gilt, aber ich kann das praktisch noch nicht belegen und ich wüßte vorerst auch nicht, wohin man da spritzen sollte. Es war ebenfalls Voss, in dessen Hause in Heidenheim ich — wie ich hoffe — jetzt dieses Buch beendigen werde, der mir in diesem Zusammenhang ein mich höchst interessierendes Sekunden-Phänomen berichtete. Eine Patientin mit einer tuberkulösen Lungen-Caverne hatte quälende neuralgische Schmerzen in Arm und Schulter. Impletol-Quaddeln im Schmerzbereich und auch über der Caverne führten nicht zur Beseitigung der Schmerzen. Jener berühmten instinktiven Regung folgend ging er dann vorsichtig über der Caverne mit der Nadel in die Tiefe bis an die Pleura. In diesem Augenblick verschwanden mit Dauerwirkung sämtliche Beschwerden. So lerne ich aus den Erfahrungen meiner Freunde immer noch etwas dazu.

Auch Narben im Knochengewebe, wie sie bei jedem geheilten Knochenbruch vorliegen, können als Störungsfeld zu schweren Fernkrankheiten führen. Ich erinnere an die Beckenringfraktur von ANDRESEN. Ich selbst konnte das mehrfach bestätigen. Mein überzeugendstes Erlebnis möchte ich kurz berichten.

Eine etwa 45jähr. Pat. aus Belgrad, die sich im Kriege als Partisanen-Oberst von der Schau ihres Landes aus besondere Verdienste erworben hatte, besuchte mich wegen eines schweren H a l s w i r b e l s ä u l e n - S y n d r o m s. Weil es da oben schmerzte, hatte man in der Universitätsklinik Belgrad bereits einen operativen Eingriff ohne jede Wirkung vorgenommen. Ich weiß nicht, was man operiert hatte. Ich versuchte mein Glück auch noch einmal vergeblich im Segment. Ein solcher Versuch ist ja nicht so eingreifend wie eine Operation. Danach testete ich nacheinander Mandeln, Zähne, Oberbauch und gynäkologischen Raum, alles ohne Erfolg. Auf einem mitgebrachten Röntgenbild des Beckens erkannte man deutlich die vor 8 Jahren primär ausgeheilte Fraktur eines Sitzbeins. Die Fraktur war ohne äußere Verletzung in bester Stellung geheilt. Es handelte sich also um eine sicher sterile Knochennarbe. Eine Impletol-Injektion ans Periost in Frakturnähe führte zum Sekunden-Phänomen und dessen 3malige Wiederholung zur Heilung, die nunmehr 4 Jahre anhält. Alljährlich zum neuen Jahr bekam ich bisher einen freudigen Bericht, daß die Heilung Bestand hat.

Da wir gerade beim Halswirbelsäulen-Syndrom sind, möchte ich noch einen Fall berichten, den einer meiner Münchener Schüler in einer Zuschrift an die „Münch. med. Wschr." und an BODECHTEL mitgeteilt hat.

Durch einen Autounfall bekommt ein Mann zwei Rippenbrüche, verschiedene Quetschungen und außerdem stellt man den Verlust eines oberen Schneidezahnes fest. Zunächst heilt alles bestens. Aber nach einigen Wochen stellt sich ohne erkennbaren weiteren Grund ein schwerstes H a l s w i r b e l s ä u l e n - S y n d r o m ein. Schon der Druck des Hemdes auf die Haut löst unerträgliche Schmerzen aus. Nur unter besonders schwierigen Umständen war eine Rö-Aufnahme der Halswirbelsäule möglich, die nichts ergab. Schließlich dachte man an den herausgeschlagenen Zahn und injizierte lingual und buccal in dessen Bereich ein wenig *Impletol:* Sekunden-Phänomen. Ein nochmaliges Rö-Bild des Zahnbereichs ergab, daß der fehlende Zahn völlig in den Kiefer hineingetrieben worden war. Die operative Entfernung dieses Zahnes führte zur Heilung des schweren Krankheitsbildes.

Vor mir liegt ein Brief des Kollegen Alberto WENK aus Agudo in Rio Grande do Sul in Brasilien. WENK hatte vor Jahresfrist einige Zeit bei mir hospitiert und berichtete mir begeistert von seinen Erfolgen. Es heißt dort:

„Ein Kolonist litt seit Jahren an neuralgischen Schmerzen im ganzen li. Arm. Auf *Antineuralgica, Vitamin B,* Bestrahlungen usw. keinerlei Besserung. Von vielen Ärzten völlig erfolglos behandelt. Die Anamnese ergab, daß der Pat. vor 9 Jahren in der li. Hohlhand von einer giftigen Spinne gebissen worden war, und als Folge davon wäre alles herausgeeitert. Nach monatelanger Eiterung blieb eine handtellergroße Narbe zurück. Umspritzungen mit *Impletol,* Sekunden-Phänomen. Der Kolonist: ‚Ich spüre nichts mehr, es ist heute für mich Sonntag.' Nach 8 Tagen

Wiederholung der Injektion, von da ab immer beschwerdefrei. Und so habe ich schon viele Fälle von Sekunden-Phänomen erlebt."

Man kann doch alle solche Beobachtungen nicht einfach leugnen. Niemand aus dem wissenschaftlichen Lager hat das Recht, auch nur eine einzige der in diesem Buche angeführten Heilungen zu bestreiten. Wenn diese Angaben aber wahr sind, dann bedeuten sie eine Revolution in den Fundamenten der Medizin und diese Revolution heißt Neural-Therapie.

Unverständlich ist mir die Haltung, die Prof. JORES, Hamburg, der Neural-Therapie gegenüber einnimmt, vertreten wir doch beide im Grunde den gleichen Standort. In einem Aufsatz von PÜLLMANN „Was darf der Laie über Medizin wissen?", der mehrfach in der Tagespresse erschienen ist, heißt es:

„Selbst Prof. JORES aus Hamburg, der für seine Bemühungen bekannt ist, über das rein medizinische Fachdenken hinaus zu einer universalen Betrachtung des Menschen vorzustoßen, blieb letztlich doch wieder im rein Medizinischen stecken, als er erklärte, das ganze Unglück der Medizin habe mit DESCARTES begonnen, von dem der berühmte Satz stammt, daß die Seele in der Zirbeldrüse ihren Sitz habe. Die Ärzteschaft aber, so fuhr JORES fort, habe sich jahrhundertelang mit der anderen Seite des Menschen beschäftigt, in der die Seele eben nicht sitzt — er spielte damit auf die ausschließlich somatisch (körperlich) ausgerichtete Medizin an, die das Wechselspiel zwischen Körper, Geist und Seele zum Schaden des Patienten außer acht gelassen hat und es auch heute vielfach noch tut."

Ich finde nicht, daß JORES hier im Medizinischen stecken bleibt. Ich könnte jedes seiner Worte unterschreiben.

Eine der vorigen ähnliche Heilung erlebte ich im Beisein von einigen meiner Freunde anläßlich des von MERCKELBACH in Wassenaar aufgezogenen Neural-Therapie-Kongresses. Beim Mittagessen konsultierte mich Prof. SCHWEIGART bezüglich seiner S e n s i b i l i t ä t s s t ö r u n g in der rechten Hand. Er könne als Wissenschaftler beim Umblättern die Buchseiten gar nicht mehr fühlen und das sei sehr störend.

Er hatte vor Jahren in Afrika proximal vom Handgelenk eine Verletzung durch einen Dorn erlitten, deren Ausheilung längere Zeit benötigte. In diese Narbe von der Größe eines halben Quadratzentimeters gab ich ein paar Tropfen *Impletol*. Im gleichen Augenblick Wiederherstellung der Sensibilität in den Fingern. Es wurde also ausgerechnet durch ein Anästheticum die gestörte Sensibilität wiederhergestellt, vielleicht als Segmentwirkung. Auf einmal sah man den Professor, als er wie ein Junge begeistert sein Bein über die Stuhllehne schwang und feststellte, daß er kein Rheuma mehr hatte. Also zusätzlich Sekunden-Phänomen von Dauerwirkung.

In seiner Zeitschrift „Vitalstoffe", Heft 3, Jahrgang 1957, bekennt sich SCHWEIGART zum Entelechie-Begriff. Es heißt dort:

„Das gesamte Zellgeschehen mit den milliardenfachen ständigen Veränderungen und Reaktionen dürfte einem ordnenden Prinzip unterworfen sein."

Mir will es immer wieder sonderbar vorkommen, wie man im wissenschaftlichen Denken ohne ein solches höheres Prinzip im Lebendigen auskommen kann. In dem gleichen Aufsatz von SCHWEIGART heißt es:

„Das Problem erfuhr aber bereits eine einleitende Klärung durch die Eiweiß-Arbeiten von E. ABDERHALDEN, der aus seinen experimentellen Arbeiten ableiten konnte, daß aus 20 verschiedenen Aminosäuren nahezu $2^{1/2}$ Trillionen strukturisomere Eiweißkörper entstehen können."

Sollen sich die etwa alle allein durch chemisch-physikalische Gesetzmäßigkeiten zum sinnvollen Ganzen zusammenfügen? Solange das wissenschaftliche Denken aber ausschließlich in der exakten Darstellung solcher peripheren Vorgänge aufgeht, muß natürlich der Sinn für die andere Seite verkümmern. Man kann wirklich den Wald vor lauter Bäumen nicht mehr sehen. Immer wieder sahen wir selbst kleinste

Narben als Ursache von oft unwahrscheinlichen Fernstörungserkrankungen.

Der Zahnarzt RÖTTGEN aus Waldbröl wurde vor etwa 6 Jahren auf der Jagd von 12 Hasenschroten getroffen. Wider Erwarten blieb er am Leben. In der Folgezeit entwickelte sich dann ein ganz schweres Krankheitsbild, dem man den Namen „Vegetative Dystonie" beilegte. Eine solche Bezeichnung hat natürlich mit einer echten Diagnose nichts zu tun. Die Chirurgen beschuldigten ein tief neben der Wirbelsäule liegendes Schrotkorn, das man operativ entfernen wollte. Aber der Zahnarzt, der sich der außergewöhnlichen Schwierigkeit einer solchen Operation offensichtlich bewußt war, erklärte den mitleidig lächelnden Chirurgen, daß er es zunächst einmal mit HUNEKE versuchen wolle. Mir brachte RÖTTGEN dann gleich im ersten Satze der Unterhaltung die Diagnose mit, als er sagte: „Ich habe nun die 12 Einschußnärbchen und eine davon im Bereich des Schlüsselbeins juckt ständig." 5 Tropfen *Impletol* in diese knapp 3 mm große eben sichtbare Narbe, und die vegetative Dystonie war nicht mehr. Zwei Wiederholungen der gleichen Injektion, die letzte machte er sich der Einfachheit halber selbst, und die vegetative Dystonie blieb verschwunden bis heute. Die beabsichtigte Operation hätte natürlich an der Krankheit nichts geändert. Wohl aber wäre sie der Beginn einer unabsehbaren Leidenskette geworden.

Es war vielleicht sechs Jahre später, da wurde RÖTTGEN plötzlich überfallen von einem schwersten Schmerzsyndrom, das man als Bandscheibenerkrankung deutete. Im Sanitätswagen wurde er in die Klinik seines Namensvetters, Prof. RÖTTGEN nach Bonn gebracht, wo man die Diagnose vollinhaltlich bestätigte. Zur beabsichtigten Operation kam es dann aber nicht, weil sich doch Zweifel an der Diagnose einstellten. Wenige Zeit später gelang dann die Beseitigung der Bandscheibenerkrankung durch Impletolinjektion in nunmehr zwei juckende Schrotkornnärbchen.

Dazu eine weitere Beobachtung meines Freundes DOSCH aus Wittenberg, die in der Münch. med. Wschr. 1956, Nr. 44, veröffentlicht wurde.

Der Tierarzt SIEGERT, heute in Klein-Wittenberg an einer Großtier-Klinik tätig, war dazumal praktisch seit 1½ Jahren an beiden Beinen gelähmt. Die neurologische Universitätsklinik Leipzig stellte die Diagnose „Paroxysmale, hereditäre Lähmung Goldflam". Das ist sicherlich eine beachtliche diagnostische Leistung, aber in vierteljährlicher Behandlung führte sie zu keiner Änderung des Zustandes. Ein weiteres Vierteljahr Aufenthalt in der Universität Halle hatte dasselbe negative Ergebnis. Dann versuchte der Kranke sein Heil bei einem Gesundbeter in der DDR. Was versucht nicht selbst ein Arzt, wenn er sich der Hilflosigkeit wissenschaftlichen Denkens ausgeliefert sieht! In dieser Situation wurde ich gefragt, was man tun solle. Ich verwies den Kranken an meinen besten Schüler in der DDR, eine Klassifizierung, mit der ich selbstverständlich das Können meiner vielen Freunde drüben nicht herabsetzen will.

Dieser Fall hat mir immer wieder imponiert, weil ich selbst vielleicht nicht auf die heilende Idee gekommen wäre. Schon im Krankenblatt von Leipzig fand sich die anamnestische Angabe, daß der Tierarzt sich 8 Tage vor Beginn der Krankheitserscheinungen bei der Behandlung eines kranken Pferdes in eine Fingerkuppe gestochen hatte, ohne daß es am Verletzungsort zu einer nennenswerten Reaktion gekommen war. Ausgedehnte Laboratoriumsuntersuchungen auch in dieser Richtung brachten keine Klarheit über die Krankheit. DOSCH spritzte *Impletol* an die Mandeln und an die Zähne, ohne jeden Erfolg. Die Anhänger einer Suggestivdeutung müßten doch langsam erkennen, daß man nun hier nicht mehr mit dem Begriff einer Suggestivwirkung kommen kann. Darauf injizierte DOSCH 1/2 ccm *Impletol* in die fragliche Fingerkuppe des Mittelfingers. Im gleichen Augenblick empfand der Kranke das Sekunden-Phänomen und 5 Minuten später konnte er störungsfrei die Treppe steigen und ist bis heute gesund geblieben. 1 1/2 Jahre später suchte mich der Tierarzt in meiner Praxis auf, um mir persönlich zu danken.

Distanzieren wir uns doch ein wenig von unseren verstandesgeborenen hochtrabenden Diagnosen und halten wir uns mehr an die einfachen Heilungstatsachen. Über den Erfolg gesehen, möchte ich das Geschehen folgendermaßen deuten: Die damalige Stichverletzung führte über die kleine damit verbundene Narbe, die als solche gar nicht erkennbar war, zur Bildung eines Störungsfeldes. In der Ganzheit des Vegetativums, wahrscheinlich unter Zwischenschaltung des Stammhirns, führte dieses Störungsfeld zu Ausschwitzungen in das Lendenmark mit den entsprechenden unklaren Lähmungserscheinungen. Vergleichsweise brauchen wir nur das E k z e m MERCKELBACHS in das interstitielle Rückenmarksgewebe zu transponieren, entsprechend der generellen Erkenntnis, nach der ein Störungsfeld in jedem Organ und System zu den unterschiedlichsten Krankheitserscheinungen führen kann. Damit haben wir die biologische Erklärung dieses Krankheitsphänomens, dessen wissenschaftliche Bezeichnung damit als rein symptomatische Benennung charakterisiert ist. Fünf Minuten benötigten die Selbstheilungskräfte in diesem Falle, um das „E k z e m" im Lendenmark zu beseitigen, und damit war der Kranke geheilt. Hier dreht es sich nicht so sehr um Wissen, sondern immer wieder um Können, auf die Gefahr hin, daß das wissenschaftliche Gebäude wenig fundiert erscheint.

Diese Heilung einer Goldflamschen Lähmung ist in ihrer Art durchaus kein Einzelfall unter solchen Heilungsbeobachtungen.

Das Kind Ursula Haase aus Aachen, geboren 1945, v.-Pastor-Str. 3, war schon in frühester Jugend anfällig. Es wurde wegen einer Rückgratverkrümmung schon als Kleinkind mit einem Gipsbett behandelt. In den letzten 3 Jahren entwickelte sich ständig fortschreitend eine „s p a s t i s c h e P a r a p l e g i e" beider Beine allmählich zur völligen spastischen Lähmung der Beine. Das Kind konnte zum Schluß nicht mal mehr eine Zehe bewegen. Die Lähmung griff langsam auf die oberen Extremitäten über. Die Wissenschaft dachte an tausend Möglichkeiten, beginnend mit der Querschnittslähmung durch einen Tumor bis zur intra-uterinen Schädigung. Trotz mehrfacher klinischer Behandlung schritt das Leiden unaufhaltsam fort.

Mein damaliger Mitarbeiter besuchte das Kind in Aachen, da ein Transport nur schwer möglich gewesen wäre. Die Anamnese, der wichtigste Weg des Neural-Therapeuten, ergab eine beiderseitige ausgeheilte Otitis media in der frühen Kinderzeit. Impletol-Injektionen hinter die Ohren aufs Periost brachten von Mal zu Mal eine erkennbare Besserung, die heute schon so weit fortgeschritten ist, daß das Kind stehen und humpeln kann. Der bisherige Verlauf läßt eine völlige Wiederherstellung erhoffen.

An der wirkenden Stelle, so lautet die therapeutische Regel, wird die Injektion in beliebigen Zwischenräumen solange wiederholt, wie weitere Besserung erkennbar ist. Das Symptom „spastische Paraplegie" wurde zur Diagnose durch die Aufdeckung des schuldigen Störungsfeldes: überstandene doppelseitige Mittelohrentzündung. Durch Aufhebung der von diesem Störungsfeld ausgehenden neuralen Mißweisungen wurde die hintergründige, an die normale Struktur des Vegetativums gebundene Idee der Form erneut in Wirksamkeit gesetzt. So heilt sich der Organismus selbst, wenn die Kunst des Arztes ihm dazu die Voraussetzung schafft. So gibt sich die Wissenschaft vom Lebendigen zu erkennen, in jedem Falle unter anderen Erscheinungsformen, aber in jedem Falle auf die gleiche Grunderkenntnis zurückführbar. Ich darf hier kurz auch an die T h o m s e n s c h e E r k r a n k u n g erinnern.

Das Gegenstück zu dieser Heilung lieferte mir mein langjähriger Schüler und Freund Karl RAPP aus Biberach an der Riß. Der 37jährige Ingenieur H. Schöttle mußte wegen heftigen Drehschwindels im November 59 krankgeschrieben werden. In einer Nervenklinik wurde die Diagnose V i r u s - E n c e p h a l i t i s gestellt. Monatelange erfolglose Behandlung mit *Aureomycin* und Fieberkur. Im März 61 erste Impletolinjektion an eine alte Mittelohroperationsnarbe. Sekundenphänomen. Nach 5maliger Wiederholung endgültige Heilung.

Wie wenig befriedigend häufig unsere wissenschaftlichen Diagnosen sind, möge ein eigenes Sekunden-Phänomen darlegen, das ich in der Klinik meines Freundes ISSELS am Tegernsee auslösen konnte.

Ganz im Anfang waren die Betten der Klinik zum Teil mit Kranken belegt, die da eigentlich nicht hingehörten. So lag da ein Junge von vielleicht 6 Jahren, den eine Universitätsklinik dorthin verlegt hatte und dessen Diagnose lautete: S t i l l s c h e E r k r a n k u n g. Ich hatte den Namen in meinem Leben noch nicht gehört. Vielleicht war das ganz gut. Auf jeden Fall hatte der Junge solche ungeheuren Schmerzen in seinen Gelenken, daß man jedes Mal mehrere Personen benötigte, wenn der Ärmste einmal ein wenig seine Lage ändern wollte. Die Kniegelenke waren schon in- Beugestellung versteift. Die Anamnese ergab nichts Auffallendes. In solchem Falle steht das mögliche Störungsfeld Mandeln, auch wenn sie ohne jeden Befund sind, absolut im Vordergrund. Ich bat also ISSELS um eine Spritze mit *Impletol* und entsprechend langer Nadel. Nach der Testung der Mandelpole war der Junge sofort völlig schmerzfrei mit Dauerwirkung und am nächsten Tage konnte man mit der Quengel-Behandlung beginnen, um die versteiften Knie wieder beweglich zu machen. Der Junge wurde in der Folgezeit völlig gesund.

Die langdauernden Beschwerden im Gefolge einer S c h e u e r m a n n s c h e n E r k r a n k u n g konnte ich ebenfalls vor einiger Zeit durch Injektion an die Mandelpole beseitigen. Diesen Zusammenhang kannte auch schon Prof. SCHÜLLER, der verstorbene Orthopäde von der Düsseldorfer Akademie.

Persönliches Erleben vermittelt immer noch den stärksten Antrieb, den neuartigen Phänomenen gerecht zu werden. In seiner Großtier-Klinik behandelt SIEGERT heute seine kranken Kühe und Pferde bei den unterschiedlichsten Erkrankungen mit *Impletol* bzw. dem entsprechenden Präparat der DDR. Er wird über seine Erfahrungen im Zusammenhang berichten. Ich möchte nur insofern vorgreifen, als er die gleichen Erfahrungen macht, wie man sie in der Human-Medizin macht, und wie sie schon vor SIEGERT der Tierarzt STEFFENS aus Düsseldorf nach der eigenen Heilung in seiner Hundepraxis gemacht hat. Nach der Heilung seiner hartnäckigen E p i c o n d y l i t i s übertrug STEFFENS die Aussagen meines Buches in seine tierärztliche Praxis. Schon im Anfang der vierziger Jahre berichtete er mir von Zeit zu Zeit, daß er R h e u m a t i s m u s , H ö r s t ö r u n g , d e n O h r z w a n g d e s H u n d e s , schwere H e r z e r k r a n k u n g e n usw. in völlig analoger Weise auch beim Hund ausheilen konnte.

Nach langer Pause berichtete er mir unter Beifügung von Röntgenbildern im Januar 1956 folgendes:

„Aufnahme 1 zeigt den Bruch ·des 5. Lendenwirbels eines Dackels mit weitgehender Dislokation der Bruchstücke. Als Folge trat eine völlige Lähmung der hinteren Extremitäten sowie von Blase und Mastdarm auf. Da eine Wiederherstellung des Hundes unmöglich sein mußte, riet ich zur schmerzlosen Tötung. Aber der Besitzer bestand auf einer Behandlung. Nach wochenlanger symptomatischer Behandlung mit Massage, Wärme, *Strychnin* und ähnlichem zeigte sich keine Änderung des Zustandes. Etwa 5 Wochen nach dem Unfall spritzte ich zum ersten Mal 2,0 ccm *Impletol* paravertebral in die unmittelbare Nähe des Traumas, mit dem Erfolg, daß schon nach wenigen Stunden eine spontane Bewegung des li. Hinterbeins festzustellen war. Ich verabreichte nunmehr alle 3 Tage insgesamt 8 Impletol-Injektionen in der angeführten Weise. Nach der 4. Impletol-Injektion konnte der Pat. wieder die Hinterbeine belasten und auch kurze Strecken laufen. Jetzt ist der Hund völlig wiederhergestellt. Beim Schnellerlaufen ist nicht mehr die geringste Behinderung festzustellen. Im Schritt zeigt sich noch eine ganz unwesentliche Lahmheit. Bei großer Erregung erfolgt hin und wieder der Kot- und Urinabgang unfreiwillig, ist aber im allgemeinen auch wieder normal."

Dieser Bericht von STEFFENS bildete den Abschluß eines Vortrages, den ich 1956 auf dem „Bayerischen Chirurgen-Kongreß" gehalten habe. Ich habe damals ausdrücklich betont: „Ich enthalte mich jeder Stellungnahme, aber ich stelle fest, daß es sich in diesem Falle so zugetragen hat." Es wird sicher schon einmal die Möglichkeit geben, eine solche Erfahrung in die Human-Medizin zurückzutragen. Bei dem Hunde handelte es sich um einen Fall von Segment-Therapie, bei dem offensichtlich die immanenten Voraussetzungen zu einer Heilung noch vorlagen. Für mich wurde jedenfalls diese Hundeerfahrung zum Anlaß, bei einem Druckereibesitzer, der seit mehreren Jahren an einer völligen Querschnittslähmung litt, auch infolge einer Wirbelverletzung, einen Versuch zu machen. Der Patient kam in einem eigens für ihn konstruierten Wagen vom Mittelrhein zu mir, und ich habe ihn vielleicht 6mal behandelt mit Injektionen ans Periost des frakturierten Wirbelkörpers. Es ist rührend, in solchem Falle zu beobachten, wie sehr sich so ein Kranker freut über einen ganz kleinen Fortschritt. Während vorher eine absolute Lähmung bestand, führte er mir später vor, daß er schon wieder eine gewisse Muskelkontraktion in den Streckermuskeln des Oberschenkels auslösen konnte. Aber über diesen kleinen Erfolg wird es wohl nicht hinauskommen.

Beim Tier ist die Auslösung eines Sekunden-Phänomens wegen der fehlenden Aussage-Möglichkeit der Patienten und der Schwierigkeit einer entsprechenden Anamnese an glückliche Umstände gebunden. Der Tierarzt SIEGERT war ob des Heilungserlebnisses am eigenen Leib die geeignete Persönlichkeit, das Problem zu meistern. Bei einem 5jährigen Schäferhund, der seit 3 Monaten an einer schweren Parese der Nachhand litt, beseitigte eine Injektion in eine reizlose alte Narbe auf dem Nasenrücken über ein Sekunden-Phänomen sämtliche Beschwerden. Eine 12jährige Stute wurde von einer völligen Schlucklähmung auf die gleiche Weise befreit durch Injektion in eine aus der Fohlenzeit stammende reizlose harte Narbe auf einer Zungenseite. Sofort nach der Injektion konnte das Tier normal fressen und entging so der Notschlachtung. In beiden Fällen Dauerwirkung.

In der gleichen Arbeit findet sich noch eine Segmentheilung, deren Wiedergabe mir wertvoll erscheint.

„Eine 7jähr. Schäferhündin litt an einem sekundären Glaukom nach chronischer Conjunctivitis mit Läsionen der Cornea. Der Bulbus war stark vergrößert, die Skleralgefäße stark injiziert. Die Sehtüchtigkeit der Hündin betrug auf dem erkrankten Auge nur noch wenige Prozent. Nach 8maliger Injektion von je 2 ccm *Jecoffin* intracutan in das Unter- und Oberlid des erkrankten Auges wurde vollständige Heilung erzielt."

Wahrscheinlich wäre die Heilung schneller erfolgt durch Injektion ans Ganglion ciliare. Mögen die Alles-Wisser auch diese Heilungen ruhig als Suggestiv-Heilungen bezeichnen. Im übrigen hoffe ich, daß BRÜCK die Arbeit in „Medizin heute" bringen wird für diejenigen, die noch nicht alles wissen.

In den „Monatsheften für Veterinärmedizin", Heft 20 1961, veröffentlichte der Tierarzt POSER aus Rietschen in der Oberlausitz seine Heilungsergebnisse bei der Behandlung von Vormagen-, Magen- und Darmerkrankungen des Rindes mit *Novocain* durch Grenzstranginjektion. Jeder Tierarzt sollte diese Arbeit, die besonders durch ihre statistischen Angaben imponiert, studieren. Meine engeren Freunde werden sie als Bestätigung einer neuraltherapeutischen Betrachtungsweise empfinden.

Ich kann an den damaligen „Bayerischen Chirurgen-Kongreß" nicht denken, ohne mich seines Leiters, meines inzwischen verstorbenen Freundes NIEDERMAYER in Dankbarkeit zu erinnern. Das warme Mitempfinden, das NIEDERMAYER aus eigener Kenntnis der Neural-Therapie und des Sekunden-Phänomens meiner Auseinandersetzung mit der Wissenschaft seit Jahren in unveränderter Treue entgegenbrachte, war mir bis zuletzt ein richtiges Lebenselixier. Er selbst bezeichnete sich als meinen getreuen „Volker", der immer neben mir stehen würde. In einer seiner Arbeiten heißt es:

„Freund HUNEKE soll froh sein, daß es heute keine Scheiterhaufen mehr gibt! Lassen Sie mich noch an einen anderen erinnern, an SEMMELWEIS, der lange vor der Entdeckung der Bakterien das Kindbettfieber als Infektionskrankheit erkannte und es mit antiseptischen Mitteln erfolgreich bekämpfte. Er zerbrach an der Mißachtung seiner Idee durch die Überheblichkeit seiner Zeitgenossen ... Von der Wirkung des Vegetativums, von seinen schädigenden und heilenden Kräften für den Organismus wissen wir bisher nur sehr wenig. Die Neural-Therapie zeigt uns aber einen neuen Weg. Das beweist allein schon das Sekunden-Phänomen HUNEKES. Nach meiner Ansicht handelt es sich dabei um die durch *Impletol* bedingte Lähmung oder Ausschaltung kleinster krankhafter Herde des Vegetativums, von denen schwerste Störungen im ganzen Organismus ausgehen können ... Für mich besteht kein Zweifel darüber, daß HUNEKE sehr fruchtbares und weites Neuland entdeckt hat, dessen völlige Erschließung noch einer langen und objektiven Forschung bedarf."

Solange man solche Freunde in „Nibelungentreue" an seiner Seite weiß, wird der manchmal aufkommende Gedanke, den Regierenden den ganzen Bettel vor die Füße zu werfen und ihnen die Verantwortung zu überlassen, immer wieder verworfen. Es kann mir niemand die Verantwortung abnehmen. Dieses Wissen und meine Freunde werden mir auch weiterhelfen. Meinem toten Freunde NIEDERMAYER kann ich mit gutem Gewissen die Versicherung geben, daß ich etwas härter konstruiert bin als SEMMELWEIS und auch als Julius Robert MAYER, den seine Zeitgenossen wegen seiner Erkenntnis des Gesetzes von der Erhaltung der Energie in eine Heilanstalt brachten. Mich schützt gegen eine solche Möglichkeit schon das tägliche Heilungserlebnis und die wachsende Zahl meiner Freunde.

Nach einem Autounfall behielt der Patient B. ein sehr schweres Halswirbelsäulen-Syndrom zurück mit einer Parese beider Arme und erheblichen Dauerschmerzen in Nacken und Armen. Er lag längere Zeit in der neuro-chirurgischen Universitätsklinik zu Bonn. Dort erhielt er nach seiner Angabe 26 Stellatum-Anästhesien und 37 Epidural-Injektionen ohne Änderung des Zustandes. Ich spritzte ihm ein einziges Mal eine Ampulle *Impletol* ans Periost des offensichtlich irgendwie geschädigten Halswirbelkörpers. Im gleichen Augenblick verloren sich die Schmerzen und die Parese völlig und mit Dauerwirkung. Nach unseren wissenschaftlichen Vorstellungen mußten die von der Klinik gewählten Injektionen wirkungsvoller sein. Aber es verhält sich in diesem Falle wohl so, wie wir das schon bei den Zähnen erlebten.

Die Injektion von *Impletol* an den Nervus mandibularis hat nicht die Wirkung wie die periostnahen Injektionen über den einzelnen Zahnwurzeln. Bei meinem gleichnamigen Vetter in Bad Driburg konnte ich vor 6 Jahren mit der 2maligen Impletol-Injektion an das Periost des durch eine Kompressionsfraktur zusammengedrückten Wirbels Dauerheilung von langjährigen Schmerzen erzielen. Bei einem kürzlichen Besuch wurde mir diese Dauerheilung noch einmal ausdrücklich bestätigt. Auch in diesem Falle ist unsere wissenschaftliche Vorstellung, nach der die austretenden Rückenmarksnerven mechanisch geschädigt werden, offensichtlich nicht der Wirklichkeit entsprechend. Eine solche Kompression würde ja durch die Impletol-Injektion an das Wirbelkörper-Periost nicht aufgehoben.

Wir sahen schon im Segment-Kapitel, daß im Oberbauch verankerte organische und funktionelle Erkrankungen weitgehend durch Segment-Injektionen geheilt werden können. Darüber hinaus erleben wir aber immer wieder, daß in diesem Raume überstandene Erkrankungen ein Störungsfeld hinterlassen, das man mit den bisherigen wissenschaftlichen

Untersuchungsmethoden überhaupt nicht feststellen konnte. Solche Erkrankungen waren also für uns bisher weder diagnostizierbar noch heilbar. Diese Heilung gelingt heute in der Regel mit Hilfe der systematischen Durchtestung des erkrankten Organismus. Wenn eine vorliegende Krankheit auf die Behandlung im Segment nicht anspricht und wenn die Krankheit nicht in die Gruppe der mit *Impletol* grundsätzlich unheilbaren Krankheiten gehört, dann suchen wir ganz systematisch das Störungsfeld, das an jeder Stelle des Körpers sitzen kann. Die Anamnese bietet uns hierbei die wichtigsten Anhaltspunkte. Eine überstandene Cholecystitis, eine irgendwann einmal durchgemachte Hepatitis, ein altes Magenulcus, eine überstandene Pankreatitis, vor allem aber in diesem Bereich überstandene Operationen sind für den Erfahrenen Veranlassung, mit der Testung gleich hier zu beginnen. Dann erleben wir immer wieder Heilungsmöglichkeiten quer durch sämtliche Krankheitsbereiche.

Man sieht durch Impletol-Injektion an den Grenzstrang ins Nierenbett, kombiniert mit der Präperitoneal-Injektion in die Magengrube und evtl. zusätzlichen Quaddeln in Operationsnarben die ungewöhnlichsten Heilungserfolge. Der Zigarrenhändler Litt aus Essen war wegen seiner Herzmuskel-Erkrankung zunächst bei Prof. PARISIUS in Behandlung. PARISIUS, den ich über diese Behandlung besonders schätzen gelernt habe, kam zu keinem Erfolg. Dann war der Patient vielleicht 7mal bei mir, und ich hatte den gleichen Mißerfolg. Darauf kehrte der Kranke reumütig zu PARISIUS zurück und der ließ noch einmal die ganze Skala diagnostischer Untersuchungsmethoden abrollen. Obgleich die Anamnese keinerlei Hinweis dafür bot, daß hier evtl. eine Gallenblasenerkrankung vorliegen könnte, wurde auch eine Kontrastuntersuchung der Gallenblase vorgenommen. Auf jeden Fall nahm die Gallenblase die verschiedenen Untersuchungen übel. Es kam zu einer akuten Cholecystitis, die zur operativen Entfernung der Gallenblase zwang, deren Steininhalt man erst bei der Operation erkannte. Nun meinte PARISIUS, daß man mit diesem Zufallsbefund der Gallenblase möglicherweise den schuldigen Herd für die Herzerkrankung gefunden habe. Aber die Herzstörungen blieben bestehen.

Nun kam der Patient wieder zu mir und das ist psychologisch ganz interessant. Ich griff die Vorstellung von PARISIUS auf und injizierte *Impletol* ins Gallensegment, an den Grenzstrang, präperitoneal und in die Narbe. Es gab ein Sekunden-Phänomen, das nach mehrfacher Wiederholung allmählich, mit jeder Injektion erkennbar, zur Ausheilung der Herzkrankheit führte. Wir stehen also auch hier wieder vor der Feststellung: der Herd wurde entfernt, aber das Störungsfeld blieb. Dieses krankmachende Störungsfeld war mit den Möglichkeiten einer Zeit, die das Sekunden-Phänomen noch nicht kannte, nicht erkennbar. Deshalb hätte damals eine solche Krankheit nicht geheilt werden können. Auch hier wurde erst über die erfolgreiche Therapie der Krankheitszusammenhang erkennbar. Es wäre ein leichtes, mit zahlreichen Heilungsberichten über das gemeinsame Störungsfeld Gallensegment aufzuwarten. Die in der Literatur gemachten Angaben, nach denen man durch eine Novocain-Ausschaltung in unterschiedlicher Höhe eine Magen- und eine Gallenerkrankung auseinanderhalten könnte, entspricht nicht der Wirklichkeit. Anatomisches Wissen war der Vater dieses Gedankens. Für alle Störungsfeld-Möglichkeiten im Oberbauch gilt in der Neural-Therapie der gleiche Injektionsort. Dem aufgeschlossenen Leser genügt es wohl, daß wir alle bisher beschriebenen Krankheitsbilder immer wieder auch über dieses Störungsfeld ausheilen konnten. Und zwar konnten sie jeweils nur über dieses Störungsfeld geheilt werden, wie immer wieder voraufgegangene Fehlversuche bestätigten.

„Alles ist einfacher, als man glaubt, und zugleich verfälteter, als man zu denken vermag" (GOETHE).

Im Genital-Bereich stehen wir wieder vor der gleichen Erfahrung. Wir erkannten im Segment-Kapitel die Heilbarkeit unterschiedlichster Erkrankungen in diesem Bereich bei Mann und Frau. Wir sehen aber ebenfalls wieder die generelle Gültigkeit der Störungsfeld-Regeln auch für diesen Bereich bestätigt. In der „Ärztlichen Wochenschrift" 1952, Heft 12, schrieb der Gynäkologe Prof. v. SCHUBERT einen Aufsatz „Warum bilden gynäkologische Entzündungen keinen Fokus?" Meine Antwort darauf steht in der gleichen Zeitschrift 1952, Heft 41. Der kurze Sinn meiner Antwort ist etwa folgender: Die bisherigen Untersuchungsmöglichkeiten gestatteten gar nicht die Diagnose eines Störungsfeldes in diesem Bereich. Daher glaubte man sich zu der Schlußfolgerung berechtigt, daß es hier kein Störungsfeld gebe. Da wir aber in unserer Praxis wohl täglich und manchmal mehrfach am Tage durch die Heilung von Fernstörungskrankheiten über den gynäkologischen Raum solche Zusammenhänge aufdeckten, ist die Auffassung eines führenden Wissenschaftlers in dieser Frage durch das Experiment als Irrtum erwiesen.

Damit sind zugleich als Irrtum erkannt die zahlreichen wissenschaftlichen Überlegungen, auf die SCHUBERT seine Vorstellung aufbaut. Aus meiner Antwort an SCHUBERT in Kürze einige Beispiele.

Frau X., Ende 40, schmerzhafte A r t h r o s i s b e i d e r H ü f t g e l e n k e. Die Injektion von *Impletol* ans Periost in Hüftgelenksnähe versagte. Deshalb Störungsfeldsuche. Da die Pat. vor Jahren an langdauerndem, hartnäckigem F l u o r unbekannter Genese gelitten hatte, wurden nach der vergeblichen Testung von Mandeln und Zähnen Impletol-Injektionen oberhalb des Pecten ossis pubis in den gynäkologischen Raum gemacht. Sekunden-Phänomen, das nach 4maliger Wiederholung der Injektionen zur Dauerbeseitigung der Hüftgelenksschmerzen führte.

Ich habe schon vorher kurz beschrieben, wie der Gynäkologe GRÜGER durch Thure-Brandt-Massage ebenfalls die arthrotischen Schmerzen eines Hüftgelenks mit Dauerwirkung beseitigen konnte. Auch das entsprach damals bezüglich des Wirkungsvorganges einem Sekunden-Phänomen, wenngleich das Geschehen sich natürlich bei dieser Therapie-Form wohl kaum in einer Sekunde darstellen dürfte. Eine kurze historische Reminiszenz aus „Du und die Medizin" von K. v. ROQUES:

„BENJAMIN RUCH berichtet 1801, daß er einer alten Hüftgelenkskranken das jeder Behandlung trotzende Leiden nahm, indem er einen Zahn zog."

Mein Schüler PESCHEL aus Nördlingen sandte mir vor einiger Zeit einige Schriftsätze, die aus Anlaß einer Hüftgelenks-Arthrosis eines Kriegsbeschädigten mit der entsprechenden Versorgungsinstanz und einer orthopädischen Universitätsklinik geführt worden waren. Der Kriegsbeschädigte hatte eine Schußverletzung im Bereich einer Kieferhöhle. Als Nebenbefund bestand eine schwere A r t h r o s i s   e i n e s   H ü f t g e l e n k s. Durch Impletol-Testung im Bereich der Schußverletzung löste PESCHEL bezüglich des Hüftgelenks ein Sekunden-Phänomen aus und bewies damit den ursächlichen Zusammenhang zwischen Hüftleiden und Kriegsverletzung. Das Versorgungsamt ließ begreiflicherweise diesen Zusammenhang nicht gelten und fand in dieser Ansicht Unterstützung bei jener orthopädischen Klinik.

Von der alten Streuungsvorstellung ausgehend, argumentierte diese Klinik, es sei wohl möglich, daß eine Arthritis von einem „Fokus" ausgehen könne, aber niemals eine Arthrosis. Nebenbei wurden in dem Gutachten unmögliche Vorstellungen über die Neural-Therapie überhaupt entwickelt. So etwas sollte man besser unterlassen, wenn man keine Ahnung davon hat. Schon das Wort Arthrosis deformans sollte darauf hinweisen, daß es sich bei dieser Krankheit um eine Abweichung von der „Idee der Form" handelt, um ein Geschehen also, das über die formende Kraft des Vegetativums zustande kommt. Darum ist es ja so wichtig, daß nicht mehr gültige Grundanschauungen endlich der lebendigen Wirklichkeit angepaßt werden. Zu den von einem

Störungsfeld ausgelösten Krankheitsbildern kommt es nicht durch Streuung von Bakterien oder Toxinen, sondern durch Fernsteuerung über die energetische Struktur des vegetativen, formtragenden Systems. Durch solche Fernsteuerung kommt es sogar recht häufig zur Entwicklung einer Arthrosis, auch des Hüftgelenks. Das erfährt man natürlich aus keinem Lehrbuch, sondern nur wenn man in entsprechender Weise danach sucht. Auch Arthrosis bedeutet in der Heilkunst eben keine Diagnose, sondern ein Symptom, auch beim Vorliegen stärkster Röntgenbefunde. Es ist immer wieder erstaunlich zu beobachten, daß ein solches schwer verändertes Gelenk, das seinem Träger für viele Jahre durch ständige Schmerzen das Leben vergällt hatte, durch ein gekonntes Sekunden-Phänomen diese Schmerzen sofort vollständig verliert, u. zw. bei entsprechender Wiederholung der Injektion in der Regel auch mit Dauerwirkung.

Auf der letzten Tagung der Neural-Therapeuten in Freudenstadt berichtete mein Bruder folgenden Fall:

„Der Pat. erlitt im Kriege eine Schußverletzung am Hals. Später kam es zu Durchblutungsstörungen beider Beine, die vom Pat. mit dieser Verletzung in Zusammenhang gebracht wurden. Selbstverständlich wurde dieser Zusammenhang von den Sachverständigen abgelehnt. Das Bein auf der Seite der Narbe wurde amputiert, das andere stand in der gleichen Gefahr, wurde aber durch Impletol-Injektion in die Halsnarbe gerettet. Im Wiederaufnahmeverfahren wurde vom Richter der Zusammenhang zwischen der Verletzung am Hals und den Gefäßstörungen in den Beinen anerkannt, trotz des erneuten Gutachtens eines namhaften Gefäßspezialisten. Hier siegte der gesunde Menschenverstand des Richters über eine unhaltbar gewordene Lehrmeinung, die solche Zusammenhänge nicht wahrhaben kann. Mußte es wirklich soweit kommen?"

Über die tote Anatomie verstehen wir diesen Zusammenhang allerdings nicht. Das Vegetativum spottet jeder exakten Wissenschaft. Es offenbart seine Natur ausschließlich im lebendigen Heilungsexperiment.

Das gleiche Erlebnis hatte kürzlich der Internist REINSTEIN aus Stuttgart-Bad Cannstatt. In überströmender Freude über sein erstes und dazu am eigenen Leibe ausgelöstes Sekunden-Phänomen mußte er mir seine Heilung berichten. Durch einen Unterschenkelschußbruch hatte er eine handflächengroße Narbe an der Außenseite des re. Unterschenkels. 17 Jahre lang hatte er sowohl im Bereich der Narbe als auch im Halswirbelbereich entfernt von der Narbe ständige Beschwerden. Er machte sich selbst Quaddeln in diese Narbe. Damit war das Halswirbelsyndrom beseitigt und ebenfalls die als Neurome bezeichneten Druckschmerzen in der Narbe. Es heißt in seinem Bericht: „Die Narbe ist 17 Jahre alt, und noch niemals nach der Verwundung bin ich an diesen Stellen schmerzfrei gewesen. Einen orthopädischen Stiefel — Peronaeusschuh — habe ich wegen dieser Empfindlichkeit niemals tragen können, da trotz aller Polsterung schon ein leichter Druck unerträgliche Schmerzen verursachte. Ich bin der Überzeugung, daß sich dieser Vorgang, das von FERDINAND HUNEKE beschriebene Sekunden-Phänomen, nur unter den Voraussetzungen abspielen konnte, die sich aus den theoretischen Vorstellungen HUNEKES ableiten lassen. Mit dieser Beobachtung möchte ich die Kollegen zum Versuch anregen, in ähnlichen Situationen an diese Möglichkeit zu denken."

Die Frau des Schriftstellers A. Halbert aus Küsnacht bei Zürich, selbst schriftstellerisch tätig, litt an einer solchen Hüftarthrosis. Nach dem Versagen der Segment-Behandlung wurde die Region des entzahnten li. Oberkiefers als das schuldige Störungsfeld entlarvt. Anamnestisch war die vor längerer Zeit erfolgte Entfernung dieser Zähne mit besonderen Schwierigkeiten verknüpft. So kam diese Stelle in den Verdacht, das schuldige Störungsfeld zu sein. Selbstverständlich hätte ein Versuch, dieses Hüftgelenksleiden mit Röntgenstrahlen oder gar operativ zu behandeln, ebenfalls zum Mißerfolg geführt.

Anläßlich eines zufälligen Aufenthalts in Zürich behandelte ich Frau Halbert in ihrem Hause, nachdem ich einige Zeit vorher ihren Mann von einem seit 20 Jahren bestehenden Krankheitssyndrom befreit hatte, das mit einem Namen zu belegen den Wissenschaftlern erhebliche Schwierigkeiten bereitet hatte. Wir haben uns längst abgewöhnt, uns von solchen seltenen Krankheitsbezeichnungen imponieren zu lassen. Bei Frau Halbert machte ich selbstverständlich zunächst einige Fehlversuche am falschen Ort, bis mich dann die Anamnese auf den operierten Oberkiefer verwies. Sekunden-Phänomen. Mein Freund WANNENMACHER wiederholte dann nach einem Rückfall diese Injektion noch einmal und seit der Zeit empfindet die Kranke ihr langjähriges Leiden nicht mehr, wie sie mir bei meinem letzten Aufenthalt in Zürich anläßlich einer kleinen Feier mitteilte.

Nach vielen Jahren bekam ich in diesen Tagen vom Ehepaar Halbert, das inzwischen nach Baden-Baden übergesiedelt ist, Neujahrglückwünsche zugleich mit der Mitteilung, daß die Beschwerdefreiheit des Hüftgelenks bei vereinzelter Wiederholung der Injektionen in den schuldigen Kieferbereich bis heute Bestand hat.

Weil hinter dem Gutachten jener orthopädischen Klinik im Grunde die gesamte Schulmedizin der Welt steht, sei noch einmal festgestellt, daß ich jederzeit in der Lage wäre, 50 Fälle von Heilung der **Arthrosis deformans** des Hüftgelenks über ein immer an anderer Stelle liegendes Störungsfeld nachzuweisen. Aber das würde wahrscheinlich die Einstellung der Kliniken doch nicht ändern, weil deren ganzes Denken auf einem falschen Fundament beruht. Einen besonders eindrucksvollen Fall möchte ich aber doch noch bringen.

Unter dem 21. 3. 1959 berichtete mir mein Freund KRETZSCHMAR aus Kalifornien:

Eine Ärztin aus Holland lebte mit ihrem Mann in Buenos Aires. Vor 15 Jahren wurde sie wegen Gallensteinen operiert. Nach 10 Jahren entwickelte sich bei ihr eine **Hüftgelenksarthrosis**, die sie zwang, mit Stöcken zu gehen, und die ihr das Treppensteigen unmöglich machte. Sie wurde schon von einem meiner Schüler in Buenos Aires nach neural-therapeutischen Grundsätzen, jedoch ohne Erfolg behandelt. Sie war dann 3 Monate in den angesehensten Kliniken der Schweiz. Es wurden hundert Untersuchungen und Röntgenbilder gemacht, alles ohne Erfolg. Niedergeschlagen kehrte sie nach Südamerika zurück, schlimmer leidend als zuvor. Dort hörte sie von Dr. KRETZSCHMAR aus Los Angeles. Es heißt in dem Bericht weiter: „Die Pat. trat mit zwei Krücken in meine Sprechstunde. Eine zweite Person trug einen Berg von Röntgenbildern und anderen Befunden. Zu ihrem Erstaunen sah ich mir das ganze Zeug gar nicht erst an, sondern begann gleich mit der Testung. Ich sagte mir, da sie bei anderen Ärzten gewesen ist, die auch etwas von Neural-Therapie verstehen, muß ich es anders anfangen. Die Pat. erklärte zwar, daß bereits alle Narben erfolglos angespritzt worden seien. Bei genauerer Untersuchung fand ich eine feine etwa 1 cm lange, kaum wahrnehmbare Narbe, etwa 3 cm entfernt von der eigentlichen Operationsnarbe. Es war die Stelle, an der ein Drain gesessen hatte. Ich spritzte *Impletol* in diese Narbe, etwa 1/2 cm tief und löste ein Sekunden-Phänomen aus, wie ich es trotz meiner Erfahrungen noch nie erlebt hatte. Die Pat. warf beide Krücken weg und war völlig beschwerdefrei. Nach 4 Tagen trat ein ganz leichter Schmerz auf, der nach Injektion in die Narbe wiederum verschwand. Nach 2 weiteren Injektionen kehrte die Pat. geheilt in ihre Heimat zurück. Sie schreibt mir regelmäßig und ist nach 5 Jahren immer noch völlig schmerzfrei. Sie hat eine neue Rö-Aufnahme machen lassen und berichtet dazu: ‚Am pathologischen Befund ist keine Änderung eingetreten, aber das stört mich nicht, da ich völlig beschwerdefrei laufen kann.' Dieser Fall lehrt wieder und immer wieder, daß man nicht aufgeben soll, wenn man nicht gleich Erfolg hat, und daß besonders auch die kleinsten Narben die Verbrecher sein können."

Um bei der Schilderung von soviel Erfolgen kein falsches Bild aufkommen zu lassen, muß ich einschränkend berichten, daß wir bei vielen Fällen von Arthrosis deformans coxae zu keinem Ergebnis kommen. Sei es nun, daß wir ein vorhandenes Störungsfeld nicht finden, oder sei es, daß man das Wesen der erfolglos behandelten Krankheiten noch ganz anders deuten muß. Wenn ich mir z. B. den Fall von KRETZSCHMAR betrachte, dann könnte ich mir gut vorstellen, daß ich vielleicht nicht auf die heilende Idee gekommen wäre. Aber in der überwiegenden Zahl der Fälle dürften wir hinkommen, und das ist für den Anfang immer schon ein erfreuliches Resultat.

Wegen der praktischen und erkenntnistheoretischen Bedeutung dieses Kapitels ein weiteres Beispiel:

Frau Leni Richter aus Brackwede, Osningstraße 21, geboren 1896, wurde von SIEGEN wegen schwerster Arthrosis beider Kniegelenke, die seit 1948 bestand, behandelt. SIEGEN bezeichnete die arthrotischen Zacken im Bereich der Kniegelenke als richtiges „Wolfsgebiß". Die Pat. stand viele Jahre in orthopädischer Behandlung und konnte nur unter Schmerzen mühsam an Stöcken gehen. 1925 Gallenblasenentfernung. 1932/33 und 1934 je eine Nierenoperation re., 1948 Entfernung der re. Niere. Kurz darauf Beginn der Schmerzen in den Kniegelenken. Anfang Juni 1958 von SIEGEN an den Grenzstrang im Nierenbett re. mit *Impletol* gespritzt. Sekunden-Phänomen. Um sich bei mir als dem Entdecker des Sekunden-Phänomens zu bedanken, scheute die Pat. nicht die weite Reise. Sie sei seit der ersten Behandlung, zum größten Erstaunen ihres Orthopäden, völlig beschwerdefrei und könne sogar wieder tanzen.

Wenn wir mit den gewohnten wissenschaftlichen Überlegungen an das Problem herantreten, können wir nur sagen: so etwas ist ja gar nicht möglich! Da es sich aber immer wieder so verhält, müssen wir uns wohl zu dem Eingeständnis bereitfinden, daß wissenschaftliche Vorstellungen, die solche Tatsachen nicht wahrhaben können, revisionsbedürftig sind, auf die „Gefahr" hin, daß wir zu völlig neuen Fundamenten gelangen.

Daß auch die Landesversicherungsanstalten und die Versorgungsämter gut daran tun würden, sich mit den praktischen Möglichkeiten der Neural-Therapie in einschlägigen Fällen, die wahrscheinlich sehr häufig sind, intensiver zu beschäftigen, zeigt folgendes Beispiel.

Heinrich Kalbitzer aus Solingen, Feldstr. 11, geb. 5. 11. 1906, trat an mich mit der Bitte heran, für ihn als Gutachter in seinem Rentenstreit mit dem Versorgungsamt zu wirken. Ich erklärte das als völlig sinnlos, außer unter folgender Voraussetzung: Ich wolle den Versuch machen, seine Beschwerden, deretwegen er im Rentenstreit stehe, zu heilen. Wenn das gelungen sei, könne ich auch mit diesem Faktum insofern als Gutachter auftreten, als ich über die Tatsache und den Weg der Heilung den Zusammenhang der geklagten Beschwerden mit den Kriegsverletzungen beweisen könne. Das würde also bedeuten: für die Zukunft fällt jeder Rentenanspruch fort, aber für die vergangene Zeit wird der Zusammenhang der Beschwerden mit den Kriegsverletzungen entgegen der Auffassung der Vorgutachter durch die Heilung bewiesen.

Der Pat. hatte einen Durchschuß am oberen Beckenrand und eine Zertrümmerungs-Schußfraktur des li. Schienbeins mit anschließender langwieriger Osteomyelitis. Seit der Konsolidierung des Schußbruchs bestanden dauernde rheumatische Beschwerden in vielen Gelenken, im Ischiadicus, im Lendenbereich und Schmerzausstrahlungen von der Wirbelsäule in die Brust bis zum Nacken hinauf. Röntgenologisch fanden sich Veränderungen im Sinne einer S p o n d y l o s i s d e f o r m a n s und einer A r t h r o s i s d e r K n i e g e l e n k e. Am 9., 19. und 24. 1. 1959 Impletol-Injektionen in die nach meiner Auffassung als Störungsfeld wirkenden Schußnarben ans Periost der Frakturstelle und längs des Schußkanals am Beckenrand. Jeweils vollgültiges Sekunden-Phänomen. Bei der dritten Behandlung allerdings deshalb schon nicht mehr, weil seit der zweiten Behandlung keinerlei Beschwerden mehr bestanden. Nach unseren jahrelangen Erfahrungen dürfte schon jetzt mit der Dauerbeseitigung der Beschwerden zu rechnen sein trotz der objektiven Befunde an der Wirbelsäule und den Kniegelenken.

Die Vorgutachter hatten, entgegen dem instinktiven Wissen des Pat., den Zusammenhang zwischen den Kriegsverletzungen und den späteren Beschwerden geleugnet. Der Weg, der zur Heilung führte, ist zugleich der Beweis, daß dieser Zusammenhang bestand. Damit steht fest, daß unsere gesamten Vorstellungen in dieser Richtung revisionsbedürftig sind, wenn sie der lebendigen Wirklichkeit entsprechen sollen. Es ist ferner bewiesen, daß die geklagten Beschwerden in Wirklichkeit bestanden haben und daß sie nicht einer Rentensucht ihr Dasein verdankten. Für die Zukunft beansprucht der Geheilte keinerlei Rente mehr. Diese Heilung könnte Schule machen zum Nutzen zahlreicher Kriegsgeschädigter, denen an einer wirklichen Heilung gelegen ist, und ebenfalls im Sinne der Einsparung öffentlicher Gelder. Ferner würde ein solches Umdenken bei der Behandlung der Kriegsverletzten dazu beitragen, das Vertrauensverhältnis zwischen Kranken und Ärzteschaft wieder herzustellen. Wir würden aus Bürokraten wieder zu wirklichen Ärzten werden, und das würde manchem die verlorene Freude am Beruf zurückgeben.

Es dürfte in diesem Falle noch ganz aufschlußreich sein, daß der Pat. nach der Heilung doch noch den Versuch machte, eine Dauer-Rente herauszuschlagen. Aber mit einer kurzen Zurechtweisung war auch diese verständliche seelische Krise überstanden. Es entzieht sich meiner Kenntnis, wie nun die Sachverständigen des Versorgungsamts reagiert haben.

Auch Prof. LAMPERT, der vor Jahren einige Tage als Gast in meiner Praxis weilte, veröffentlichte einen instruktiven Fall:

Kollegenfrau, selbst Ärztin. Seit 20 Jahren P o l y a r t h r i t i s, die auf keine Behandlung ansprach. Nachdem LAMPERT zunächst vergeblich seine Überwärmungs-Therapie versucht hatte, führte ihn die Anamnese in den gynäkologischen Raum. Vor über 20 Jahren hatte im Bereich der Adnexe, wohl im Anschluß an eine Geburt, ein entzündlicher Prozeß stattgefunden, der bei späteren Untersuchungen als folgenlos ausgeheilt erschien. Impletol-Injektionen in den gynäkologischen Raum zeitigten auch hier das Sekunden-Phänomen und führten zur Heilung nach 20jähr. Bestehen der Krankheit.

Daraufhin kam der Ehemann von der tschechischen Grenze in meine Praxis, um solche Heilungsmöglichkeiten an der Quelle zu studieren. Er brachte mir die in seiner Heimat angefertigten Weingläser mit, aus denen die mich besuchenden Kollegen heute noch den Wein kredenzt bekommen.

Am 31. 3. 1958 behandelte ich Frau Melanie Rammler aus Duisburg, Koloniestr. 62. Die 49 Jahre alte Pat. litt seit 1/2 Jahr an einer Phlebitis beider Beine. Örtliche Behandlung und Verbände blieben gänzlich ohne Wirkung. Ebenfalls 1/2 Jahr Krankenhausbehandlung. Die Pat. war im Jahre 1944 im gynäkologischen Raum operiert worden. Nachdem örtliche Injektionen von *Impletol* längs der erkrankten Venen keine Wirkung gehabt hatten, konnte ich ein Sekunden-Phänomen auslösen durch Injektion in den gynäkologischen Raum und in die Narbe. Dadurch Heilung der auf andere Weise nicht heilbaren Erkrankung.

Der Kollege RAFFLENBEUL aus Gevelsberg schickte mir folgenden Heilungsbericht:

„Fräulein F., 52 Jahre. Diagnose des Nervenarztes: P o l y a r t h r - i t i s , P o l y n e u r i t i s mit akuten Schüben und einer begleitenden starken Parese, außerdem Kopfschmerzen und Darmspasmen. Sehr häufig in immer erfolgloser ärztlicher Behandlung. ¼ Jahr neurologische Universitätsklinik Münster, Entfernung der Mandeln. Bäder in Oeynhausen, kurz, es wurde alles versucht, was man therapeutisch so macht. Bei der ersten Behandlung Injektion ins Mandelbett, an den Grenzstrang und eine Blinddarmnarbe." Es heißt dann weiter: „Bodechtel-Phänomen, kleiner Druckrest in der Wade. Bei der zweiten Behandlung Injektion an beide Adnexe, weil im 20. Lebensjahr ein starker Fluor bestanden hatte. Nun gab es ein Huneke-Phänomen mit anschließender Heilung."

Die Praktiker haben den Unterschied zwischen einem Bodechtel-Phänomen und einem Huneke-Phänomen offensichtlich recht gut begriffen. Für diejenigen, die das auch jetzt noch nicht wissen sollten, sei nochmals festgestellt: ein Sekunden-Phänomen fordert die hundertprozentige Symptomfreiheit der Fernstörungserkrankung, soweit das anatomisch möglich ist. Das heißt also: bleibt auch nur eine Spur Schmerz oder Spannung zurück, so handelt es sich um kein Sekunden-Phänomen.

Die Injektionen in den gynäkologischen Raum oberhalb des Pecten ossis pubis und die an den Frankenhäuserschen Plexus von der Scheide aus führen zu weitgehend identischen Heilungsphänomenen. Aber in einzelnen Fällen erleben wir doch, daß die Injektion an die eine Stelle hilft, während die andere versagt, und nicht selten ist der Erfolg gebunden an die gleichzeitige Injektion an beide Stellen, wie mir kürzlich noch Peter DOSCH bestätigte. Es entspricht dies ja auch ganz den Beobachtungen z. B. bei den Mandeln. Wir kennen Heilungsphänomene bei Injektionen nur an einen oder beide obere Pole, ferner solche, die an die gleichzeitige Testung aller vier Pole gebunden sind. Aus didaktischen Gründen verlangen wir deshalb im Mandelbereich grundsätzlich die Testung aller vier Pole. Auch im gynäkologischen Raum dürfte es richtig sein, bei der Suche nach einem Störungsfeld suprapubisch und vaginal gleichzeitig zu testen. Schon bei der Behandlung der Basedow-Patientin Frau Paul wurde erkennbar, daß es zum Sekunden-Phänomen und damit zur Heilung erst kam nach der Injektion auch an den Frankenhäuserschen Plexus. Besonders häufig sahen wir übrigens die Migräne als Fernstörungserkrankung über den gynäkologischen Raum ausheilen. Aber auch hier würde ein falsches Bild entstehen, wenn wir besondere Erkrankungsformen dem Störungsfeld im gynäkologischen Raum zuordnen wollten. Auch der gynäkologische Raum gehört wie Mandeln, Zähne, Narben, Nierenbett ganz schematisch in die Untersuchungsreihe, um zur Wesensdiagnostik eines vorliegenden Krankheitsbildes zu kommen. Die angeführte Reihenfolge würden wir nicht einhalten, wenn ein auffallender Befund oder eine entsprechende anamnestische Aussage ein anderes Störungsfeld in den Vordergrund rückt.

Daß es von einem Störungsfeld an unterschiedlichen Stellen des Organismus zu gynäkologischen Erkrankungen kommen kann, veröffentlichte Dozent Dr. med. habil. Hans BAATZ, Frauenarzt in Pyrmont, in „Zahnärztliche Praxis" 1954, Nr. 12. Da er für Zahnärzte schreibt, steht das dentogene Störungsfeld im Vordergrund. Daß BAATZ noch vom Fokus spricht, ändert ja nichts an den Zusammenhängen. Es heißt dort:

„Der dentogene Fokus spielt eine nicht zu unterschätzende Rolle bei den verschiedensten gynäkologischen Erkrankungen. An erster Stelle stehen hier die entzündlichen Genitalprozesse, wie z. B. Oophoritis, Salpingitis, Para- und Perimetritis, Endometritis und Kolpitis." Es wird dann von der häufigen Erfolglosigkeit örtlicher Behandlungsmethoden bzw. von Rückfällen der Erkrankungen gesprochen. „Ursache der Rezidive ist häufig ein Fokus." Später wird dann vom fokalbedingten Fluor gesprochen. Und weiter heißt es: „Ohne fokale Sanierung bleibt eine nur gynäkologische oder balneo-therapeutische Umstimmungsbehandlung häufig erfolglos."

In die Sprache der Neural-Therapie übersetzt heißt das: Von jedem Störungsfeld aus kann es auch im Genitalbereich zu den unterschiedlichsten Krankheitserscheinungen kommen. Diese Krankheitserscheinungen sind dann, wie überall im Organismus, nur über die Erkennung und Ausschaltung des schuldigen Störungsfeldes endgültig zu heilen. Auch die Unfruchtbarkeit der Frau kann durch ein Störungsfeld bedingt sein, wie BAATZ mir einmal brieflich mitteilte. Eine solche Unfruchtbarkeit kann dann ebenfalls nicht im gynäkologischen Raum mit Erfolg behandelt werden, sondern nur über das Störungsfeld.

Es kann also letztlich jeder tote Zahn Ursache einer Unfruchtbarkeit sein, die dann natürlich nur über diesen toten Zahn behoben werden kann. Solche Zusammenhänge sind nicht über ein Sofort-Phänomen erkennbar und deshalb etwas schwieriger zu beobachten. Wird eine störungsfeldbedingte Adnexitis operativ behandelt, so bleibt ja der im Neuron verankerte Befehl zur gestörten Form bestehen. Einige Zeit nach der Operation kommen die gleichen Beschwerden wieder und man spricht dann von Verwachsungsbeschwerden, die zu erneuter Operation verleiten. Ich erinnere mich aus meiner Assistentenzeit, als ich von diesen Zusammenhängen noch keine Ahnung haben konnte, daß man bei einer Frau aus solchem Anlaß 7mal operiert hatte, um „Verwachsungen" zu lösen. Der Krankheit liegt dann durchaus keine Hysterie der armen Opfer zugrunde, sondern einfach fehlende Erkenntnis auf ärztlicher Seite.

Durch ein Gleichnis suche ich meinen Schülern das Wesen solcher Zusammenhänge zu vermitteln. Man möge über das Gleichnis ruhig lächeln. Schließlich kann es seinen Wirklichkeitsgehalt nur demjenigen erzählen, der solche Sprache versteht. Ein Junge wirft mit einem Spiegelchen das Bild der Sonne an die im Schatten liegende Wand eines Zimmers. Die sehr ordentliche Hausfrau versucht den Fleck an der Wand mit einem Staubtuch wegzuwischen. Wir wissen, daß das nicht möglich ist. Genauso wenig ist es möglich, eine von einem Störungsfeld ferngesteuerte Erkrankung am Ort der Krankheitserscheinung durch irgendeine Behandlungsmethode, also auch durch das Messer, zu beseitigen. Die Annahme von Verwachsungsbeschwerden dürfte mit wenigen Ausnahmen auf einer Fehldiagnose beruhen, indem man ein Symptom zum Range einer Diagnose erhebt. Über die erfolgreiche Heilung gesehen sind die Geschehnisse im Gesamtorganismus grundsätzlich immer die gleichen.

Die für den gynäkologischen Raum gültigen Beobachtungen gelten in gleicher Weise für den männlichen Genitalbereich. Ich habe früher schon veröffentlicht, daß ich einen 70jährigen Kohlenhändler wegen seiner M y o c a r d i t i s mit Prostata-Injektionen behandelte, weil der alte Herr allnächtlich etwa 10mal zum Urinieren aufstehen mußte. Zunächst regulierte sich die Prostata zur Norm zurück, sowohl größenmäßig als auch funktionell. Das Herz kam in Ordnung. Gleichzeitig verschwand ein langjähriger g r ü n e r S t a r , von dessen Existenz ich gar nichts wußte, weil dessen Behandlung nach der Vorstellungswelt des Kranken völlig außerhalb des Überlegungsbereichs stand.

Mit folgendem erfülle ich die Bitte eines geheilten Kölner Kollegen, namens Karl SENGE, Köln-Marienburg, Eugen-Langen-Str. 18. Er kam mit einer M o n a r t h r i t i s des rechten Fußgelenks im Jahre 1950 zu mir, nachdem er 8 Monate vergeblich in der Lindenburg behandelt worden war. Eine solche Feststellung bedeutet niemals einen Vorwurf gegen die vorbehandelnde Klinik. Sie besagt nur, daß solche Heilungen für unser medizinisches Denken völliges Neuland sind. Es entspricht auch nicht der Wirklichkeit, wenn man eine solche Monarthritis mit einer überstandenen Go. in Verbindung bringen möchte. Es handelt sich in diesem Falle um das grundsätzlich gleiche Geschehen wie beim vorher geschilderten Fall. Es heißt in dem Briefe des Kollegen:

„Trotz aller Anstrengung und auch Überanstrengung bei Fußmärschen ist es mir nicht gelungen, auch nur den geringsten Schmerz im rechten Fußgelenk wieder hervorzurufen. Sie werden sich vielleicht erinnern, daß ich angehumpelt kam mit einer seit 8 Monaten bestehenden, sehr schmerzhaften A r t h r i t i s des rechten Fußgelenks, die allen Behandlungen trotzte. Durch eine einmalige Injektion von *Impletol* in die Prostata haben Sie dann eine spontane hundertprozentige Heilung erreicht. Jedenfalls war der Schmerz zu meinem größten Erstaunen verschwunden, als ich vom Stuhl auf die Füße sprang, und ist nie wiedergekommen. Ich weiß nicht, wie ich Ihnen dafür danken soll. Wenn Sie meinen Fall zur Veröffentlichung für geeignet halten, so wäre mir das eine große Freude."

Wollen Sie kurz überdenken, was diese Heilung bedeutet. 8 Monate Praxisausfall eines alten Herrn und Klinikbehandlung ohne jede Wirkung. Auf der anderen Seite eine kurze Anamnese, gleich Injektion der ersten Ampulle *Impletol* in die Prostata, Heilung. Um das Geschehen noch drastischer herauszustellen, dürften Sie den Patienten ruhig durch zehn Kliniken schicken. Überall hätte man das gleiche negative Ergebnis gehabt, weil das heute regierende wissenschaftliche Denken ein solches Geschehen nicht für wahr halten kann, sondern im Gegenteil befürchtet, sich mit dessen Kenntnisnahme etwas zu vergeben.

Ein Kollege vom Main führte mir eines schönen Tages persönlich einen seiner Kranken zu. Der Pat. hatte seit 8 Jahren eine Dauerischias, zu deren Beseitigung der Fabrikant keinerlei Geld gescheut hatte. Unter anderem ein vielwöchiger Aufenthalt in der orthopädischen Universitätsklinik Frankfurt. Das ganz Geld nutzte ihm nichts. Die Anamnese ergab als alleinigen Anhaltspunkt, daß der Pat. vor 20 oder 30 Jahren eine Epididymitis überstanden hatte. Ich spritzte 1 ccm an den Nebenhoden und damit war der Kranke geheilt.

Sie sehen also immer wieder, daß jede Stelle des Körpers Störungsfeld-Charakter annehmen kann und daß eine störungsfeldbedingte Erkrankung nur über die Wesensdiagnose, und die bedeutet in solchem Falle Erkennung des schuldigen Störungsfeldes, erfolgreich behandelt werden kann.

Eine seltene Störungsfeld-Lokalisation lernte ich bei einem jungen Düsseldorfer Kollegen kennen. Der Bedauernswerte litt an schmerzhaften Sensationen an vielen Stellen des Körpers, an Kopfschmerzen und hochgradiger Schlaflosigkeit, an pectanginösen Zuständen, an ausstrahlenden Schmerzen im Bauch, an Obstipatio und an einer schweren Melancholie mit zeitweiligen Selbstmordideen. Er wanderte von Klinik zu Klinik. Eine Diagnose, die mehr war als ein Wort, wurde nirgendwo gestellt. Ein bekannter Chirurg meinte dazu, es handele sich um festgefahrene Versündigungskomplexe, herrührend vom Onanieren in der Jugendzeit. Das erinnert ein wenig an die Vorstellungen des Herrn JORES in Hamburg, der das Asthma auf solche Versündigungsideen zurückführen möchte. Ich bin sicher, daß es so etwas schon einmal gibt. Aber grundsätzlich das A s t h m a oder die in unserem Falle vorliegende Erkrankung so erklären zu wollen, heißt am Wesen der Dinge vorbeisehen. Der junge Kollege war jahrelang immer wieder nach allen Richtungen untersucht worden. Wenn er das alles hätte bezahlen müssen, wäre ein hübsches Vermögen zusammengekommen. Wohl 10mal war auch der Darm untersucht worden, mit und ohne Kontrastbrei, man fand nichts.

Auch ich konnte nichts finden, trotz aller Mühe, die ich mir gab, und so blieb auch mein Eingreifen ohne Erfolg, weil nun einmal zum Erfolg eine Diagnose gehört, die diesen Namen verdient. Schließlich wurde er wieder in einer anderen Klinik geröntgt. Es ist doch eigentlich wunderbar zu beobachten, wie überzeugt Arzt und Kranker an der Vorstellung hängen, daß man all solches Krankheitsgeschehen eigentlich müßte heilen können und daß man mit solcher Vorstellung immer wieder recht haben kann. Also, in der neuen Klinik wurde wieder eine Kontrastuntersuchung des Darmes vorgenommen, nachdem auch ich gemeint hatte, daß hier wohl die Causa zu suchen sei, ohne daß ich das allerdings beweisen konnte. Bei der Kontrastuntersuchung fand man wiederum nichts. Aber ein paar Tage später fand der jüngste Assistent des Hauses bei einer nochmaligen Leerdurchleuchtung einen Schatten, den man als Breirest in einem Divertikel bestimmen konnte. Der Kollege hatte im Kriege eine Ruhr überstanden, und es handelte sich offensichtlich um ein damit zusammenhängendes Traktions-Divertikel, dessen operative Entfernung sämtliche Krankheitssymptome praktisch zum Verschwinden brachte. Ich hatte in späteren Jahren nur noch dann und wann einmal eine Grenzstrang-Injektion nötig, um kleinere Beschwerden immer wieder zu beseitigen. Wenn ein Divertikel des Dickdarms Störungsfeld-Charakter annehmen kann, dann steht nichts der Annahme im Wege, daß der gesamte Verdauungstraktus in allen seinen Teilen analog erkranken kann. Damit wären wir meiner Vorstellung wieder etwas näher, nach der jede Stelle des Körpers Störungsfeld-Charakter annehmen kann. Am anderen Ende des Verdauungstrakts heilte mein Schüler GONTERSWEILER, Zürich, eine ehemalige Sekretärin von Albert SCHWEITZER in Lambarene durch Injektionen von *Impletol* in eine Schleimhautnarbe im Mundwinkel, die in der Kinderzeit entstanden war. 3 Injektionen in diese Schleimhautnarbe heilten die Patientin von einer 2 Jahre bestehenden allgemeinen P o l y a r t h r i t i s .

Hier möchte ich eine fröhliche Feststellung einschalten, die meine ungarischen Freunde nach Karlsruhe mitbrachten. Danach kann man die Medikamente grundsätzlich in zwei Klassen einteilen: es gibt kluge Medikamente wie das *Morphium,* das *Aspirin* und die meisten anderen. Man braucht sie nur zu geben, sie finden allein den Weg zur Wirkung. Dann gibt es dumme Medikamente, und das dümmste ist eben das *Impletol*. Das findet von sich aus nur ausnahmsweise den Weg zur Wirkung. Hier muß der Arzt die Klugheit aufbringen, die zum Erfolg notwendig ist. Mir hat diese Klassifizierung besondere Freude gemacht, und ich hoffe, meine neural-therapeutischen Freunde werden die Gültigkeit dieser Klassifizierung mit ebensolcher Freude nachempfinden.

Ein U l c u s   c r u r i s kann selbstverständlich Störungsfeld sein. Damit verhindert es zunächst einmal seine eigene Ausheilung. Aber auch Fernstörungen sieht man immer wieder einmal durch Quaddel-Injektionen um ein solches Ulcus ausheilen. So konnte ich vor Jahren die hartnäckige K a p s e l a r t h r i t i s des Schultergelenks einer Apothekersfrau von der Weser durch Impletol-Injektionen in die Narbe eines vor Jahrzehnten ausgeheilten Ulcus cruris beseitigen.

Relativ oft ist eine ausgeheilte oder chronische Otitis Störungsfeld. Mein Bruder beschrieb vor einiger Zeit die Heilung eines schweren M y o c a r d s c h a d e n s durch Impletol-Injektion an das Periost hinter das Ohr, nachdem er vorher vergeblich zahlreiche Stellen des Organismus getestet hatte. Der in der Jugend überstandenen Otitis konnte sich der Patient erst nach vielfacher Befragung entsinnen. Man erkennt immer wieder die entscheidende Bedeutung einer sinnvollen Anamnese.

Ich selbst erlebte vor 2 Jahren einen sehr instruktiven Fall. Die Kranke litt zunächst an einer chronischen Gallenblasenerkrankung, die ich mit einer Injektion ins Nierenbett heilen konnte, nachdem eine Düsseldorfer Klinik sich monatelang vergeblich daran versucht hatte. 8 Jahre später traten gleichartige Beschwerden wieder auf, diesmal aber vergesellschaftet mit einer M y o c a r d i t i s und einer schweren M e l a n c h o l i e , die die ganze Ehe gefährdete. Wegen des nunmehr andersartigen Krankheitsbildes nahm man zunächst einmal wieder die Klinik in Anspruch, wiederum ohne Erfolg. Meine Injektion ins Nierenbett beseitigte sofort wieder die segmentgebundenen Gallenbeschwerden. Herz und Melancholie blieben unbeeinflußt. Bei der Anamnese ergab sich, daß die Pat. seit 20 Jahren beiderseits laufende Ohren hatte. In der Regel war die Sekretion nur geringfügig. *Impletol* beiderseits auf das

Mastoid führte zum sofortigen Umschwung der seelischen Störung und auch bezüglich der Myocarditis. Dieser Effekt konnte durch einige Wiederholungen der gleichen Injektionen fixiert werden. Ferner hörte danach jegliche Sekretion der Ohren auf.

Josef Lorenz aus dem Altersheim Kevelaer, geb. 1884, hatte seit 4 Jahren eine unförmige entzündliche Schwellung des li. Beines, verbunden mit einem stark juckenden, schwersten, krustösen Ekzem. Zahlreiche Behandlungsversuche mit Salben unterschiedlichster Art und Umschlägen blieben ohne jede Wirkung. Vor 10 Jahren hatte Lorenz eine Mittelohrentzündung überstanden, die Seite war ihm nicht erinnerlich. Ich gab also etwas *Impletol* aufs Mastoid hinter beide Ohren. Sofort verschwand jegliches Jucken und das Bein wurde subjektiv völlig leicht. Mit 4 Wiederholungen wurde das schwere Krankheitsbild beseitigt, und der Pat. bekam wieder sein normales Bein.

Damit war zunächst einmal die sinnvolle Diagnose gestellt: schwerste interstitielle Bindegewebsentzündung des gesamten linken Beins, verbunden mit krustösem Ekzem, störungsfeldbedingt vom Störungsfeld Mittelohr. Ohne diesen entscheidenden Zusatz handelt es sich nicht um eine Diagnose, sondern nur um eine Beschreibung von Symptomen. Keine der heute existierenden Behandlungsmethoden wäre imstande gewesen, die Krankheit auch nur zu mildern. Wollen wir noch ein wenig über diesen Fall nachdenken. Zunächst war die interstitielle Entzündung nicht bakterieller Natur, sondern neural ferngesteuert. Es gibt also, u. zw. sehr häufig, eine a-bakterielle Entzündung, rein neural bedingt, die nach den Erfahrungen der Neural-Therapie aus vorerst unbekannter Ursache auch in jedem anderen Organ des Körpers hätte auftreten können. Deshalb kann bei dieser Form der Entzündung auch kein Antibioticum helfen, weil es keine zu bekämpfenden Bakterien gibt. Viele Myocardschäden, Nierenentzündungen usw. müssen so gedeutet werden, weil sie über diese Deutung heilbar sind und nur so. Der Wissenschaftler, der an Teilerkenntnissen klebt, muß natürlich Anstoß nehmen an der Vielseitigkeit der Erfolge, wie das z. B. Prof. MARTINI tat. Aber Neural-Therapie, die nicht universell gültige Beobachtungen aufzuweisen hätte, entsprechend der universellen Anwesenheit des formtragenden Vegetativums, wäre damit als irrig erwiesen. Krank wird der Organismus über dieses System. Und gesund wird er, indem die Fehlweisungen aufgehoben werden, die über dieses System erfolgten.

Im letzten Kriege behandelte ich einen russischen Arzt unter den Kriegsgefangenen, die bei der Firma Schiess arbeiteten, an einem ebenso entzündlich verdickten Bein. Hier führten multiple Intracutan-Quaddeln in 3maliger Wiederholung zur restlosen Beseitigung der seit 8 Monaten bestehenden Störung. In diesem Falle muß es sich also um eine im Segment der Krankheitserscheinung selbst verankerte Störung gehandelt haben. Ich weiß leider nicht mehr, welcher Natur die entzündungsauslösende Noxe war. Der Kranke kam aus einer Gegend, in der Filaria-Erkrankungen vorkommen. Ich habe damals die Auffassung gehabt, daß es sich vielleicht um diese Form der Erkrankung gehandelt haben könnte.

Einer meiner vielen Freunde aus der DDR — ich vergaß leider seinen Namen — berichtete mir einst, daß er durch wiederholte Quaddel-Behandlung die elephantiastische Schwellung eines Beins um 24 cm Umfang verringert habe. Er fragte nun an, was er weiter tun solle, um die Krankheit restlos zu beseitigen. Ich konnte ihm nur den Rat geben, den mir einmal August Bier gab. Ich hatte Bier unsere Erstveröffentlichung aus dem Jahre 1928 überreicht. Nach 6 Wochen bekam ich folgende Antwort:

„Ich habe Ihre Arbeit mit großem Interesse gelesen. Ich habe nicht alles verstanden, aber das braucht Sie durchaus nicht zu stören. Machen Sie ruhig so weiter."

Das war die Antwort eines Großen in der Medizin auf die erste Bekanntschaft mit der Neural-Therapie. Ich wußte meinem Schüler auch nur zu schreiben: machen Sie ruhig so weiter.

Aus einem Brief der Ärztin BORNEMANN aus Berlin vom Dezember 1958 entnehme ich folgende Stelle:

„Die Frau leidet unter unaufhörlichen Kopfschmerzen. Auffällig sind ihre dicken Beine, die so geschwollen sind, daß das gestaute Gewebe die Knöchel völlig einhüllt und über die Schuhränder herunterhängt. Der Zustand besteht seit dem Beginn der Menstruation im 12. Lebensjahr. Die Pat. ist jetzt 37. Ich spritzte an die Mandelpole und beide Ovarien. Der Kopfschmerz ist wie weggeblasen. Die Frau unterhält sich noch etwa 10 Min. mit mir und ihrem Mann über die Kopfschmerzen und was sie alles getan und eingenommen hätte und wer alles befragt und konsultiert worden war. Plötzlich fällt mir auf, wie zusehends die Beine der Frau abschwellen, in einem derartigen Maße, als wenn sie vorher wie ein Gummiball aufgeblasen gewesen wären und man sie zur Luftentweichung angestochen hätte. (Ich hatte aber die Beine gar nicht gespritzt.) Es war unwahrscheinlich! Die beiden gingen beglückt nach Hause und erzählten mir später, daß ihre Eltern es gar nicht hätten glauben wollen." Die Heilung hat Bestand gehabt.

Wenn man so etwas als zünftiger Schulmediziner liest, kann man natürlich nur den Kopf schütteln über solch offensichtlichen Unsinn. Ich würde dem betreffenden Herrn allerdings raten, seine andere Auffassung für sich zu behalten. Schließlich kann es ja nicht ewig dauern, bis sich die Ärzteschaft wieder auf ihren ureigensten Auftrag besinnt: zu heilen. Jeder Heilungsvorgang bleibt im letzten Grunde immer ein unverständliches Wunder.

Eine ganz ähnliche Beobachtung schildert Hermann Voss in „Medizin Heute" 1961, Heft 2. Eine 40jährige Patientin litt seit 10 Jahren an unförmig dicken entzündlichen Beinen. Nach verschiedenen wirkungslosen Injektionen spritzt Voss in eine Halsnarbe, herrührend von einer P h r e n i c u s - e x ä r e s e vor 10 Jahren. Sofort hat die Patientin das subjektive Empfinden, daß die Beine völlig leicht sind. Noch während der Unterhaltung kann man objektiv feststellen, wie die Beine sichtlich dünner werden. Der Erfolg ist geblieben.

Solche auffallenden, in Minuten meßbaren Formveränderungen erlebt man bei entzündlichen oder ödematösen Zuständen relativ oft, wenn man nur darauf achtet. Sie vermitteln dann sehr eindrucksvoll das Erlebnis von der Selbstheilungskraft des Organismus, die sich über die elektrische Struktur des formtragenden vegetativen Systems vollzieht. Die Nadel des Neural-Therapeuten muß wie der Meißel des Bildhauers die Idee der Form aus Versperrungen im Stoff erlösen.

Eine Crux der Neural-Therapie bleibt das Störungsfeld Kopfnebenhöhlen, besonders wenn es sich um die Form der Polysinusitis handelt. Die chronische Entzündung besonders der Kieferhöhlen führt doch häufig zu Fernstörungserkrankungen. Zwei meiner erfolgreichen Schüler, der Zahnarzt ADLER in Spanien und der HNO-Arzt WALTERSCHEIDT, zunächst in Kairo, dann in Khartum, heute in Düsseldorf, berichteten unabhängig voneinander, daß sie nach Impletol-Injektion an das Tuber maxillae bei bestehender Kieferhöhlenerkrankung mehrfach ein Sekunden-Phänomen auslösen konnten. Ich konnte diese Angaben nur ausnahmsweise bestätigen. Auch der Versuch einer 2%igen Pantocain-Instillation in die erkrankte Kieferhöhle, den ein befreundeter Hals-Nasen-Ohren-Arzt für mich durchführte, brachte kein überzeugendes Ergebnis, aber es liegen nur wenige Versuche vor. Hier wäre noch ein dankbares Versuchsfeld für einen wirklich aufgeschlossenen Hals-Nasen-Ohren-Arzt, da es nach meiner Überzeugung auch in diesem Falle eine Stelle geben muß, deren Testung zum Erfolg führt. Aber, um hier wirklich weiterzukommen, müßte der Kollege bei der Anstellung seiner Versuche schon von der Voraussetzung ausgehen und auch mit der festen Überzeugung beginnen, daß sein Suchen von Erfolg gekrönt sein kann.

Ich selbst versuche immer wieder — und manchmal natürlich auch mit Erfolg — Injektionen rings um die verdächtige Kieferhöhle, vom Gaumen aus, von der Vorderwand aus, von der Nase und vom Boden der Augenhöhle aus, über das Tuber maxillae und über das Ganglion sphenopalatinum. Alle Injektionen in einer Sitzung. Aber wie gesagt, wir lieben dieses Störungsfeld nicht, weil es nicht mit solcher Selbstverständlichkeit ausgeschaltet werden kann, wie wir das bei den meisten Störungsfeldern immer wieder erleben. Bei dem Kollegen ROSCHER aus Großschönau bei Zittau, der seit 8 Jahren an A n g i n a p e c t o r i s und R h e u m a litt, bei bestehender Siebbeinzellen-Entzündung und Kieferhöhleneiterung, gelang mir ein Sekunden-Phänomen durch einen Pantocain-Spray auf die Nasenschleimhaut, das zunächst eineinhalb Tage vorhielt. Nach 3 Tagen beseitigte der gleiche Spray geringe, wieder aufgetretene Beschwerden. ROSCHER hatte 1954 meinen Vortrag in Dresden gehört und kam deshalb in eigener Sache und um bei mir zu lernen. Das Erlebnis am eigenen Leibe hat auch aus ihm einen meiner erfolgreichsten Schüler gemacht. Der Arzt aus Leidenschaft ist immer wieder gefangen von dieser Möglichkeit, kranken Menschen wirklich zu helfen. Beim Bestehen eines Nebenhöhlenbefundes wird man häufig nicht um die Operation herumkommen. Aber auch die Erfolge der Operation sind bezüglich der Heilung von Fernstörungserkrankungen nur gering, wie auch der Altmeister der Fokuslehre, Prof. SLAUCK (Aachen) mehrfach betont hat. Es liegt uns ja nichts ferner, als die Erfahrungen vor dem Bestehen der Neural-Therapie gering zu achten. Aber mit der Neural-Therapie bekommt nun einmal das ganze Lebens- und Krankheitsgeschehen ein völlig anderes Gesicht, so wie mit der ersten Atomzertrümmerung die gesamte Physik ein neues Gesicht bekam.

Am Beispiel der S u d e c k s c h e n E r k r a n k u n g möchte ich zum Abschluß dieses Kapitels die Praxis der Neural-Therapie noch einmal demonstrieren. Zunächst stellen wir fest: die Schulmedizin ist dieser Erkrankung gegenüber ziemlich machtlos, weil sie sich mit der Aufdeckung der Symptome der Krankheit begnügt und nicht zum Wesen der

Störung vordringt. Meist im Anschluß an ein Trauma, eine Fraktur od. dgl. tritt die Krankheit in Erscheinung unter Schmerzen mit trophischen Störungen und röntgenologisch deutlichen Entkalkungsvorgängen in den Knochen. Versuchen wir also zunächst, die Krankheit in die allgemeinen Regeln der Therapie einzuordnen. Sie ist keine erbliche Krankheit, keine psychogene und auch keine Mangelkrankheit. Sie ist keine echte Geschwulsterkrankung und kein irreparabler Narbenzustand. Damit sind also die Voraussetzungen für den Erfolg der Neural-Therapie gegeben. Wir beginnen mit dem Behandlungsversuch im Segment. Ein praktisches Beispiel kann das am besten klären.

Frau Schmiedlin aus Bern, Bollwerk 17, bekam im Anschluß an einen Knöchelbruch einen schweren Sudeck im Bereich des Unterschenkels. Als ich die Kranke in der Praxis meines Schülers LOCHER in Schaffhausen sah, bestanden die Störungen etwa 5 Jahre lang. Ein Chirurg wollte das Fußgelenk operativ versteifen, um so den Versuch zu machen, die ständigen Schmerzen zu beheben. Da er aber keinen Erfolg versprechen konnte, wohl aber mit Sicherheit eine monatelange Dauer des Heilungsprozesses, war die Operation glücklicherweise unterblieben. Ich spritzte 1 ccm *Impletol* ans Periost über der alten Frakturstelle. Im gleichen Augenblick waren die Schmerzen verschwunden, und die Pat. ging mit uns zur Feier des Ereignisses ins Städtchen. Nach weiteren 5 Jahren sah ich die Pat. wieder völlig gesund. Eine zweite Behandlung hat niemals stattgefunden.

Hätte man in diesem Falle etwa eine gleichseitige Grenzstrangresektion gemacht, so würde man mit Sicherheit keinen Erfolg gehabt haben, wie man aus Parallel-Beobachtungen bei anderen Krankheitsbildern immer wieder festzustellen Gelegenheit hat. In diesem Fall wurde also mit einem Stoß in die gestörte vegetative Struktur im Verletzungsbereich die sofortige Wiederherstellung der gesunden Form bewirkt. Die ordnungsgemäße Kalkablagerung im geschädigten Knochen ist die automatische Folge. Die Idee der Form stellt sich fehlerlos wieder her, ohne daß weitere chemische Überlegungen und Handlungen nötig wären. Die gesunde Form ist eine Funktion des formtragenden Systems, das durch einen

Stoß an der richtigen Stelle die gesunde Struktur aus innerer Notwendigkeit zurückgewinnt. Die weitere Folge davon ist die Wiederherstellung der gesunden Struktur des gesamten Unterschenkels. Wir stellen also fest: ein schwerer Sudeck, mit dem die Schule nichts Vernünftiges anzufangen wußte, wird mit der einmaligen Injektion von 1 ccm *Impletol* an den rechten Ort mit Dauerwirkung geheilt.

Völlig anders lagen die Verhältnisse bei dem Sudeck des Herrn Würth, damals Direktor des Hotel „Rappen" in Freudenstadt, den ich als Gast des Hotels anläßlich des „Naturärzte-Kongresses" 1958 behandelte. Auch in diesem Fall war eine Fraktur im Bereich eines Fußgelenks die auslösende Ursache der Sudeckschen Erkrankung. Fraktur des äußeren Knöchels an typischer Stelle, Infraktion des Malleolus internus, Absprengung des Volkmannschen Dreiecks. Zur Behandlung der Fraktur hatte man noch einen Extensionsverband mit Nagelung durch das Fersenbein vorgenommen. Ich spritzte ans *Impletol* ans Periost an sämtlichen Verletzungsstellen, ebenfalls mit sofortiger völliger Schmerzbeseitigung. Aber diese Schmerzfreiheit hielt nur etwa 10 Std. vor. Auch 2 weitere Behandlungen am gleichen Ort führten zwar zu einer vom Pat. dankbar empfundenen wesentlichen Verringerung der Beschwerden, aber doch nicht zu dem klassischen Verlauf, wie er bei der voraufgeschilderten Pat. beobachtet wurde. Es mußte also mit der Möglichkeit gerechnet werden, daß die Verhältnisse in diesem Falle anders lagen.

Es kam ein Störungsfeld an anderer Stelle des Organismus in Frage, und die Knöchelfraktur war nur der „Zweitschlag" SPERANSKYS, der eine Störung von seiten eines Störungsfeldes irgendwo im Organismus im Bereich der neuen Verletzung offenbar werden ließ. Die Anamnese führte bald auf die richtige Fährte. 1942 war Herr Würth wegen eines Gallensteinleidens operiert worden. Ab 1948 war im Anschluß an die Gefangenschaft eine chronische Entzündung der Leber-Gallen-Wege aufgetreten, eine Entzündung, die durch einen alljährlich massiven Achromycin-Stoß immer nur vorübergehend beherrscht werden konnte. Heilen kann man eine Erkrankung nur durch Ausschaltung ihrer letzten, eigentlichen Ursache.

Um den Leberbereich auf eventuelle Störungsfeldnatur zu testen, hätte ich an den Grenzstrang im Nierenbett und präperitoneal in die Magengrube und an die Operationsnarbe spritzen können. Aber kurz vorher hatte mir mein Freund LAURENZ aus Borghorst, Bezirk Münster, von einigen ausgezeichneten Dauererfolgen bei der Behandlung chronischer Hepatitis durch Injektion an den re. Nervus supraorbitalis berichtet. U. a. hatte er die chronische Hepatitis, die sein Bruder aus Rußland mitgebracht hatte, auf diese Weise geheilt. Im vorliegenden Falle wählte ich auch diesen Injektionsort, um den Versuch zu machen, auf dem einfachsten Wege, den es gibt, zu einer Heilung von L e b e r l e i d e n und S u d e c k zugleich zu kommen. ½ ccm *Impletol* an die genannte Stelle nahm dem Pat. sofort den jahrelang quälenden Druck im Leberbereich und auch der Sudeck ward im gleichen Augenblick nicht mehr empfunden. Der Stuhlgang zeigte hinfort normale Färbung, entsprechend einer gesunden Leberfunktion. Die blaue Verfärbung der Sudeckschen Erkrankung verlor sich binnen kurzer Frist völlig. Die Idee der Form stellte sich sowohl bez. der seit 16 Jahren erkrankten Leber als auch bez. des erkrankten Unterschenkels mit Dauerwirkung wieder her. Das ist ein Geschehen, dem wir mit unseren wissenschaftlichen Vorstellungen und Erkenntnissen niemals beikommen können. Im Jahr darauf, anläßlich des ersten öffentlichen Kongresses der „Gesellschaft für Neuraltherapie" in Freudenstadt, schickte mir Herr Würth einen Blumengruß zum Geburtstag mit der Bestätigung, daß die Heilung von Cholangitis und Sudeck bis heute Bestand hat.

Die Injektionsstelle über dem rechten Sulcus supraorbitalis entspricht einem chinesischen Leberpunkt. Die Chinesen sind in solcher Frage klüger als unsere exakte Forschung. Sie beugen sich der lebendigen Erfahrung. Die Erfolge der Neural-Therapie und der Akupunktur können auf die Dauer von wissenschaftlicher Überheblichkeit nicht mehr übersehen werden. Es ist allein die Schulmedizin, die Gefahr läuft, von dem Heer ungeheilter Kranker mehr und mehr abgelehnt zu werden. Auch die chinesische Akupunktur, deren Bekanntschaft ich bereits in den Jahren 1928/29 anläßlich einer Ostasien-Fahrt machte, ist Neural-Therapie. Mit jedem Einstich einer Nadel werden Tausende von vegetativen Fasern durchstochen und damit ein Kurzschluß im betroffenen Bereich ausgelöst. Der gleiche Kurzschluß, der sich bei der Nadel auf den engen Stichkanal beschränkt, wird bei der Impletol-Injektion in dem ganzen Gewebebereich hervorgerufen, in dem es durch das *Impletol* noch zu einer Anästhesie kommt. Daher denn auch die offensichtliche Überlegenheit des *Impletol*s gegenüber der reinen Nadel, wie sie ja auch in einer Statistik von STIEFVATER zum Ausdruck kommt.

Vor einigen Monaten besuchte mich mein Freund RUMPOLD aus Kitzbühel. Er war vor Jahren zu mir gestoßen, nachdem ich ihm Jahre bestehende Herzstörungen durch einmalige Impletol-Injektion an die Mandelpole mit Dauerwirkung genommen hatte. Immer wieder erweist sich die Heilung eines Kollegen als stärkster Grund zum Bekenntnis zur Neural-Therapie. Beim diesmaligen Besuch klagte er mir so beiläufig sein neues Leid. Er hatte eine primär chronische P o l y a r t h r i t i s durchgemacht. Durch Injektion an die Mandelpole löste er 3mal ein Sekunden-Phänomen aus und klärte so die Ursache der Polyarthritis. Er ließ sich daraufhin die Mandeln herausnehmen. Aber trotz des massiven Penicillin-, Anthistin- und Cathomycin-Schutzes kam es unmittelbar im Anschluß an die Operation zu einer hochfieberhaften C h o l a n g i t i s mit starker Leberschwellung, die jeder Behandlung trotzte. Nach der allmählichen Entfieberung hielt sich neben dem allgemeinen Krankheitsgefühl das Gefühl eines faustgroßen schmerzhaften Tumors im re. Leberbereich. Auch hier führte 1 ccm *Impletol* an den re. Supraorbital-Punkt zur sofortigen Beseitigung jedes Krankheitsgefühls. Der Neural-Therapeut weiß, daß ein solches Phänomen zugleich die objektive Heilung bedeutet, die mir mehrere Wochen später noch einmal ausdrücklich bestätigt wurde. Für diejenigen, die eine solche Heilung nur über das Reagenzglas gelten lassen können, sei mitgeteilt, daß RUMPOLD mir unter dem 2. 2. 1960 ausdrücklich berichtete, daß seit der Injektion alle Leberfunktionsprüfungen völlig normal waren in großem Gegensatz zu den vorher gültigen Befunden.

Mein Schüler Walter KLUGE aus Kapstadt, Alexandra-Institution, der es unter schweren Opfern fertig brachte, mich aus Südafrika in meiner Praxis aufzusuchen, ist mir seit der Zeit noch mehr verbunden als in den Jahren vorher, in denen er nur theoretischer Anhänger der Neural-Therapie war. Einem Brief vom 10. 6. 1960 entnehme ich folgende Notiz:

„Jung verheiratete Frau, seit 3 Monaten schwanger mit anhaltenden, ganz unerträglichen Kopfschmerzen und schwerem morgendlichem und abendlichem Erbrechen, kam zu mir in einem Zustand großer Verzweiflung. Harn und Blutdruck waren normal. Das Erbrechen und die Kopfschmerzen ließen mich an die Leber denken und auch an den chinesischen Punkt, der so ausdrücklich in dem Freudenstadt-Bericht erwähnt wird. Ich spritzte $1/2$ ccm *Impletol* an den Punkt über dem re. Auge. Der Erfolg war verblüffend. Der Kopfschmerz war augenblicklich wie weggeblasen. Mit einem sonnigen Lächeln blickte sie mich erstaunt an. Es sind nun 4 Wochen her. Seit der Spritze sind nicht nur die Kopfschmerzen, sondern auch das schwere Erbrechen verschwunden, und die Frau blühte förmlich auf. Sie freut sich sehr auf die Ankunft des Sprößlings."

Ich selbst hatte bisher beim Schwangerschaftserbrechen in der Regel Erfolg mit der Injektion an den Grenzstrang ins rechte Nierenbett und zusätzlich präperitoneal in die Magengrube.

RATSCHOW hat übrigens vor Jahren über den Zusammenhang zwischen dem Orbital-Punkt und Leber-Gallen-Störungen kurz berichtet. Auch bei meiner eigenen Frau fand ich ihn bei gegebener Veranlassung vor Jahren bestätigt. Man kann also offensichtlich nicht selten den akuten Gallenschmerz durch Injektion von 1 ccm *Impletol* an den rechten Nervus supraorbitalis schlagartig beseitigen und so die Anwendung von *Morphium* durch das wirkungsvollere Verfahren vermeiden. Aber auch dieses Vorgehen bedeutet keine Mathematik. Noch vor einigen Tagen hatte ich damit bei einem Kollegen einen Mißerfolg, und ich mußte im Lebersegment selbst angreifen durch Injektion an den rechten Grenzstrang im Nierenbett und präperitoneal in der Magengrube. Damit kam es dann zum Erfolg.

Es lohnt sich wohl, über den Vorgang der Heilung der C h o l a n g i t i s einige Worte zu sagen. Grundsätzlich ist jede Entzündung eine Reaktion des vegetativen Nervensystems, im Falle Würth also auf das Vorhandensein der mehrfach nachgewiesenen Bakterien in den Lebergängen. Durch den an richtiger Stelle geübten Stoß ins Vegetativum wird die Bereitschaft zur Entzündung aufgehoben. Bei der Behandlung mit *Achromycin* bleibt diese Bereitschaft des Nervensystems unverändert bestehen. Daher die ständigen Rezidive, die wir bei der gekonnten Neural-Therapie nicht zu fürchten haben.

Begreiflicherweise sprach ich mit einigen Freunden über diesen therapeutischen Effekt. Da konnte mir mein Schüler ANDRESEN aus München von einer ganz ähnlichen Heilung berichten, die er in Gemeinschaft mit RUMPOLD bei einer jungen Frau erlebt hatte.

Im Anschluß an einen Beinbruch kam es bei der Pat. zu einem schweren Sudeck, der sie gehunfähig machte. Blaurote Verfärbung des Beins und Schwellung des Kniegelenks. Mehrfach stand das Bein in Gefahr, amputiert zu werden. RUMPOLD spritzte zunächst *Impletol* ans Periost in Frakturnähe mit dem Erfolg sofortiger Schmerzfreiheit, die aber ebenfalls nicht lange vorhielt und im Wiederholungsfalle schwächer war. Deshalb auch hier Verdacht auf ein letztlich schuldiges Störungsfeld, das in einer Narbe im Scheidengewölbe gefunden wurde, die bei einer vaginalen Amputation gesetzt worden war. Heilung der schweren Krankheit durch einige Wiederholungen der vaginalen Injektion.

Wie die angeführten Beispiele zeigen, ist auch die Diagnose S u d e c k keine Diagnose im Sinne der Heilkunst. Dazu gehört die Kenntnis des evtl. auslösenden Störungsfeldes, ohne die eine Heilung der Sudeckschen Erkrankung gegebenenfalls nicht möglich ist. Auch die Amputation eines erkrankten Gliedes ist zum Mißerfolg verurteilt, wie immer, wenn die Krankheit störungsfeldbedingt ist. Bei der Amputation eines Unterschenkels z. B., dessen Sudeck von einem Störungsfeld ausgeht, dürfte es mit Sicherheit zum Bilde von P h a n t o m s c h m e r z e n kommen, weil der Krankheitsbefehl, der nun einmal vom schuldigen Störungsfeld ausgeht, bestehen bleibt. Trotz Amputation des erkrankten Beines bleibt die Schmerzeinweisung in das nicht mehr vorhandene Bein bestehen. Von der Heilkunst aus gesehen, ist also der Phantomschmerz einer vorher bestehenden Sudeckschen Erkrankung gleichzusetzen. Mein Schüler MERCKELBACH hat diese These im Experiment bestätigt. Von 53 Patienten mit Phantomschmerz konnte er 41 Kranke über ein Sekunden-Phänomen heilen, nachzulesen im Bericht der „Fokus-Forschungs-Gesellschaft" von 1955.

Georg Schmidt aus Sterzhausen über Marburg/Lahn, wurde am 3. 10. 1963 von mir mit einer einmaligen Injektion in eine rechtsseitige, vor 21 Jahren entstandene Leistenbruchnarbe von einem seit 20 Jahren bestehendem Phantomschmerz im Bereich des linken amputierten Beines geheilt. Es dürfte ja wohl selbstverständlich sein, daß dieser heilenden Behandlung zahlreiche Versuche im Bereich der Operationsnarbe vorausgegangen sind.

Unsere anatomischen Erkenntnisse von der Schmerzleitung über das Rückenmark ins Gehirn haben in einem so gelagerten Fall gar keine Gültigkeit. Von einem Störungsfeld ferngesteuerte Schmerzen sind gar nicht an diese von der Forschung gefundenen Bahnen gebunden und können deshalb durch Angreifen an diesen Schmerzbahnen, wo immer man auch angreift, nicht beseitigt werden. Das ist eine äußerst wichtige Feststellung der Praxis. Das Lebendige hat eben mehr Qualitäten, als unsere aus der toten Anatomie erwachsene Wissenschaft vorerst begreift. Die energetische Struktur des formtragenden Vegetativums bildet eine obergesetzliche Instanz, über die es bei störungsfeldbedingten Erkrankungen zu solchen Krankheitsbildern kommt. Die Qualität des Schmerzes zeigt für beide Schmerzsituationen, für den auf den klassischen Bahnen zum Gehirn fortgeleiteten Schmerz und für den rein im Vegetativum verankerten Schmerz keine diagnostischen Unterschiede. Wir müssen uns an solche Aussagen der Heilkunst wohl erst gewöhnen. Wenn wir aber die Realität der beiden Möglichkeiten erst einmal erlebt haben, dürften viele aus wissenschaftlichem Denken erwachsene Operationen in Zukunft unterbleiben. Für uns steht jedenfalls fest, daß die Chordotomie im vorliegenden Falle keinen Erfolg hätte bringen können. Eine Bestätigung dieser Auffassung bildet die Veröffentlichung von Prof. RADEMAKER aus Leiden in „Nederlands Tijdschrift vor Geneeskunde" vom 13. 10. 1954. Der Patient erlitt im Jahre 1946 eine Abrißverletzung der cervicalen Wurzeln im Bereich des Halsmarks. Es wurden nacheinander folgende Operationen vorgenommen, um die unerträglichen Phantomschmerzen zu beheben:
1. Neurolyse des Plexus brachialis.
2. Cervicale Laminektomie verbunden mit Chordotomie und Durchschneidung des Tractus spinothalamicus. Durch diese Operation wurde die ganze Körperhälfte anästhetisch, nur der Schmerz im Arm blieb unverändert.

3. Die Großhirnhemisphäre wurde freigelegt und das sensible Cortex-Gebiet wurde exstirpiert.
4. Weil die Schmerzen auch danach unverändert bestanden, wurde der Arm hoch amputiert, ebenfalls ohne jede Wirkung. Daraufhin beseitigten mehrere intravenöse Novocain-Injektionen wider alle Erwartung das hartnäckige Krankheitsbild.

Wir stehen also auch hier vor einem vorerst unerklärlichen Heileffekt durch ein Lokalanästheticum. Die Person des Prof. RADEMAKER schützt ihn ja wohl vor dem Vorwurf, daß er nach so viel Fehlschlägen sehr viel eindrucksvollerer Eingriffe eine Suggestivheilung, oder was noch schlimmer wäre, daß er mit Unterstützung des Teufels einen magischen Heilungserfolg ausgelöst habe. Das ganze schmerzleitende und -registrierende System wurde zerstört, ohne daß der Schmerz davon im geringsten berührt wurde. Kann man einen noch deutlicheren Beweis verlangen für die Einseitigkeit medizinisch-wissenschaftlichen Denkens?

Einer meiner frühesten Anhänger ist der Arzt Carlos LÜDERS aus Buenos Aires. Wir lernten uns kennen anläßlich meiner Ostasien-Fahrt im Jahre 1928. Damals war LÜDERS Hafenarzt in Hamburg, und ich war Schiffsarzt auf dem Dampfer Hindenburg. So kamen wir auf die seit 20 Jahren bestehende Neuralgie des ersten Astes des Trigeminus bei seiner Frau zu sprechen. Ich empfahl den Versuch mit einer Impletol-Injektion an diesen Nerv. Gleich die erste Injektion beseitigte bis heute diese hartnäckige Störung. Später hat mich LÜDERS dann einmal für einige Wochen vertreten. Nach wechselvollen Schicksalen ließ sich der Deutsch-Argentinier dann in seinem Geburtslande als Neural-Therapeut nieder. Anläßlich eines Deutschlandbesuches entwickelte sich bei ihm im Anschluß an eine etwas verpfuschte Fraktur im Bereich des Kniegelenks ein schwerer Sudeck. Ich behandelte LÜDERS in der Klinik des bekannten Düsseldorfer Orthopäden Prof. WATERMANN, der als Nachbehandler das Gelenk wieder in Ordnung bringen sollte. Die erste Impletol-Injektion ans Periost in Frakturnähe führte für längere Zeit zur Beseitigung der Sudeck-Beschwerden. Später kamen sie aber wieder und dann halfen diese Injektionen nicht mehr. In diesem Falle verschwand der Sudeck nach Injektion ins Lebersegment. Das Ergebnis machte jedenfalls gewissen Eindruck auf WATERMANN, so daß von da ab das *Impletol* einen bevorzugten Platz in seiner Therapie einnahm, wie mir berichtet wurde. Möge ihm eine wissenschaftliche Gewissenserforschung dabei behilflich sein.

Noch ein paar Worte für den Orthopäden. Der Orthopäde MERCKELBACH hat veröffentlicht, daß er in 60 bis 80% seiner Krankheitsfälle mit *Impletol* zum Ziele kommt. Jede Fraktur heilt sichtbar schneller und schmerzloser, wenn man *Impletol* in Frakturnähe ans Periost spritzt, wie mir RUMPOLD bestätigte, der als Arzt in Kitzbühel viel mit Skiunfällen zu tun hat. Ich erinnere auch an die Veröffentlichungen von LERICHE, der in seiner Frühzeit viel mit Sportverletzungen zu tun hatte.

Schon der alte BIER spritzte Hammelblut in schlecht heilende P s e u d a r t h r o s e n. Hammelblut gehört da genausowenig hin wie *Impletol*. Es ist der unspezifische Reiz ins Vegetativum, der Stoß ins System, der dabei zur Auswirkung kommt, der Appell an die formenden Kräfte des Organismus. Schmerzzustände nach Frakturen, z. B. nach S c h e n k e l - h a l s f r a k t u r e n, verlieren mit Dauerwirkung ihren Schmerz, gegebenenfalls natürlich erst nach Wiederholung der Injektion. Bei v e r z ö g e r t e r F r a k t u r h e i l u n g bohrte der Chirurg Prof. BECK Löcher in den Knochen in der Nachbarschaft der Fraktur und stellte danach beschleunigte Heilung fest. Es ist die übliche grobe Denkweise der Chirurgen, die dabei zutage tritt. Es ist viel einfacher und wirkungsvoller, mit dem Loch, das jede örtliche Betäubung vorübergehend in die Struktur des Lebendigen macht, den gleichen Effekt auszulösen.

Ischias-Behandlung

"Die Kunst steckt wahrhaftig in der Natur; wer sie heraus kann reißen, der hat sie" (DÜRER).

Es ist im Grunde genommen natürlich ein willkürlicher Akt, wenn ich für die Ischiaserkrankung ein eigenes Kapitel schreibe. Mit dem gleichen Recht könnte jedes Krankheitsbild ein solches Kapitel beanspruchen. Aber der ganzheitlichen Betrachtungsweise des gestörten Lebendigen wird die zusammenfassende Behandlung der unterschiedlichsten Erkrankungen wesensmäßig besser gerecht. Wir werden auch in diesem Kapitel die ganzheitlichen Querverbindungen, die auch im Bereich des Ischias-Symptoms bestehen, mehr betonen müssen, als das bei einer rein anatomischen Betrachtungsweise des Geschehens möglich ist. Mit dem Aufkommen und der maßlosen Überschätzung des Bandscheiben- und Nucleus-Begriffs vor zehn und mehr Jahren schien auf einmal die Erklärung aller Krankheitsphänomene in diesem Bereich gegeben. Mechanischer Druck auf dort verlaufende Nervenstämme sollte alles erklären. Ich erinnere mich noch mit großem Vergnügen an mein erstes Zusammentreffen mit dieser These. Es gelang mir damals nicht, mit einer schweren Ischiaserkrankung fertig zu werden. Nach wochenlangen, vergeblichen Bemühungen meinerseits war der Patient mal wieder klüger als ich. Er wanderte zum Neuro-Chirurgen ab und KULENDAHL beseitigte schlagartig diese schwere Ischias durch die operative Entfernung einer Nucleushernie. Hinterher stellte sich der Patient mir als geheilt vor.

Damals hatte ich schon mehrfach versucht, von neurologischer Seite Aufklärung über Diagnostik und Wesen der nucleusbedingten Erkrankung zu bekommen. Aber die von mir befragten Gewährsleute wußten damals auch noch nicht mehr. Hier stand ich nun vor einer Heilung, die mir nicht möglich gewesen war. Ich meldete mich also in der gleichen Minute bei KULENDAHL an und war bereits am nächsten Morgen Zeuge einer solchen Operation, wie sie damals noch am laufenden Band vorgenommen wurden. Sie wissen alle, daß diese Einstellung inzwischen weitestgehend in die konservative Denkrichtung zurückgependelt ist. Geschichte der Medizin ist ein ständiger Wandel der Auffassungen und zurück bleibt manchmal eine Erkenntnis, die man dann und wann in Heilung umsetzen kann.

„Der Arzt hat nur eine Aufgabe — zu heilen, und wenn ihm das gelingt, ist es ganz gleichgültig, auf welchem Wege es ihm gelingt" (HIPPOKRATES [zit. aus „Medizin von morgen" von FRIEDRICH]).

„Millionen Jahre brauchte die Natur, um ihre Werke erstehen zu lassen. Wir aber forschen erst seit 200 Jahren und viele glauben, in dieser Zeit Weltbilder gewonnen zu haben oder gewinnen zu können. Diese Laboratoriums-Weltbilder aber verhalten sich zur Wirklichkeit wie die Angabe eines Baedeker zum Besuch eines Landes: Die Angaben im einzelnen sind zwar richtig, es ist aber alles viel einfacher und viel komplizierter" (aus „Medica mente" von Werner KOLLATH).

Auf meine Frage, wie man nun die Diagnose „Nucleus" stelle, meinte KULENDAHL, es sei schwierig, eine Nucleushernie zu objektivieren. Aber in der Praxis sei das Problem sehr einfach, denn jeglicher Schmerz in jener Gegend sei nucleusbedingt, eine Aussage, die sofort meinen heftigsten Widerspruch hervorrief. Die Beobachtung, daß es uns bis dahin sicherlich in 70% der Fälle gelang, Ischias- und Lumbago-Schmerzen durch die sinnvolle Impletol-Anwendung mit Dauerwirkung zu beheben, war nicht gut vereinbar mit der Existenz eines raumverdrängenden Prozesses, der ja durch eine Impletol-Injektion gar nicht beseitigt werden konnte. Übrig geblieben von dieser historischen Episode ist die Erfahrungsaussage, daß in seltenen Fällen ein echter Nucleusvorfall ischiasauslösend wirkt und daß man in solchem Falle auch heute noch nicht ohne die Operation auskommt. Nach ZUK-SCHWERDT wurden in dessen Klinik von den zur Operation eingewiesenen Ischiasfällen — dabei handelte es sich schon um eine erhebliche Auswahl — nur 5 bis höchstens 10% operiert. Auf die Masse der Ischiaserkrankungen übertragen bleibt also nur ein kleiner Prozentsatz übrig, bei dem wir das Messer zur Entfernung eines raumbeengenden Prozesses nicht entbehren können. Auch die Diagnostik solcher raumbeengenden Prozesse hat über ihre Symptomatologie inzwischen weitgehend Klarheit geschaffen. Operationen am Ischiadicusnerven selbst, wie eifrige Chirurgen sie früher versucht haben, dürften inzwischen restlos und für alle Zeiten aufgegeben sein.

Wir beginnen also praktisch die Ischiasbehandlung mit der Injektion von einer Ampulle *Impletol* — wir sind nun einmal Anhänger solcher kleinen Dosen, mit denen wir ja grundsätzlich nicht schaden können — in Abschnittshöhe in den Bereich der austretenden Wurzel des erkrankten Intervertebral-Nerven. Der Dornfortsatz mit dem stärksten Klopfschmerz bestimmt manchmal die Höhe des Eingehens, zu dem man natürlich eine 8 bis 10 cm lange Nadel benötigt. Unser Ziel ist es, den Nerven selbst zu treffen, und den richtigen Sitz der Nadel meldet ganz spontan der Patient, indem er Schmerzen angibt, die bis in die Zehen ausstrahlen können. Die Folge der Injektion ist häufig eine halbstündige Anästhesie des Beines, auf die man tunlich vorher aufmerksam macht, um Angstzuständen vorzubeugen. Mit einer solchen Injektion ist gar nicht selten die Ischiasbehandlung bereits beendet, auch wenn die Krankheit lange bestand. Häufig muß man die gleiche Injektion einige Male wiederholen, natürlich nur, wenn die erste Injektion bereits zu einem greifbaren Erfolge führte, ganz entsprechend den Erfahrungen, die man mit der

Wiederherstellung der gestörten Ordnung in analoger Weise im gesamten Organismus macht.

Hat man an diesem Injektionsort keinen Erfolg, dann erzielt man ihn zuweilen, indem man an den gleichseitigen Grenzstrang spritzt, etwa in Höhe des Beckenkamms. Dort verläuft der Grenzstrang auf der vorderen Seitenfläche der Wirbelsäule. Wir gehen etwa handbreit von der Mittellinie mit 10 cm langer Nadel so ein, daß wir an die richtige Stelle kommen, die man wiederum aus den Schmerzangaben des Patienten erkennt. Auch bei dieser Injektionsstelle lieben wir als Ausdruck des richtigen Sitzes der Spritze die nachfolgende Anästhesie des Beines. Vielleicht wird es später einmal möglich sein, durch neurologische Untersuchungen vor der Injektion festzustellen, welcher von beiden Orten der erfolgreiche sein wird. Alle solche Injektionen sind im Grunde genommen ja ganz einfach. Der Anfänger muß nur die eigene Angst vor dem Ungewohnten überwinden, denn sie wäre das wesentlichste Hemmnis einer erfolgreichen Behandlung.

Es gibt auch Ischiasformen, die nur über die Injektion nach PENDL ansprechen. Wir können diese verschiedenen Formen nur über den Erfolg der Therapie auseinanderhalten. In Knie-Ellbogen-Lage des Patienten gehen wir mit 11 cm langer Nadel von 1 mm Stärke — die feinere Nadel weicht zu leicht von der beabsichtigten Richtung ab — rechts oder links in Höhe der Steißbeinspitze in einem solchen Winkel nach lateral-oben so durch das Beckenbindegewebe ein, daß wir zunächst selbstverständlich das Anstechen des Rectums vermeiden und in etwa 10 bis 11 cm Tiefe die Vorderfläche des Kreuzbeins berühren. Wenn man erst einige Übung im Umgang mit der Nadel erlangt hat, ist auch das nicht so schwer. Hier injizieren wir 2 Ampullen *Impletol*. PENDL selbst, dem man ja nicht gut Erfahrung absprechen kann, verwendete bis zu 150 ccm einer 0,5%igen Novocain-Lösung, mit der er den ganzen Bereich infiltrierte. Aber grundsätzlich ist das ja kein Problem des Quantums. Man käme mit noch geringeren Mengen aus, als wir sie verwenden, wenn man den richtigen Punkt erwischte, und den findet man natürlich leichter mit dem größeren Quantum. Aber da wir wie alle Praktiker nur ambulant behandeln können, hat sich unser Vorgehen für uns als richtig erwiesen. Mit einer gewissen Verwunderung müssen wir immer wieder feststellen, daß es trotz der Nachbarschaft des Anus nie zu einer Infektion kommt. Als wir vor Jahrzehnten mit der Ischiasbehandlung begannen, genügte uns häufig zum Erfolg die Injektion an den Ischiadicusstamm selbst. In seltenen Fällen haben wir erst Erfolg mit der Injektion in den Sacralkanal, ein Injektionsort, der aber durchaus nicht etwa grundsätzlich den vorher genannten Injektionsstellen überlegen ist. Es gibt Schmerzformen im Ischiadicusbereich, bei denen der Schmerz in die Endaufzweigungen des N. ischiadicus in der Haut verlegt ist. Dabei besteht größte Schmerzhaftigkeit schon bei Berührung der Haut. In diesen seltenen Fällen hat man ausgezeichnete Resultate mit der Anwendung von Intracutan-Quaddeln.

Bei einem Tankstellenbesitzer aus Modena, der wegen eines traumatisch bedingten Ischias-Syndroms seit 8 Jahren ein Korsett trug, ohne daß die Schmerzen dadurch beeinflußt wurden, führte nach dem Versagen aller vorgenannten Angriffswege eine Epidural-Injektion im Lendenteil zum völligen Verschwinden der Schmerzen. Ein erneutes Trauma führte nach 7 Monaten zu einem Rückfall, der auf die gleiche Weise geheilt wurde. Das war Daniele Barozzi, Modena, Via Marozzo 99.

Auf das Röntgenbild pflegen wir zunächst keinen besonderen Wert zu legen, weil man in der Regel die Heilung bereits erreicht hat, ehe diese höchst zweifelhafte Hilfe notwendig geworden wäre. Wir beurteilen die Bedeutung des Röntgenbildes für die Klärung des Ischiasproblems etwa so, wie REISCHAUER das in seinen humorvollen Ausführungen auf dem Therapie-Kongreß dargelegt hat (nachzulesen in der „Therapie-Woche" vom Dezember 1957, Heft 3). Im übrigen ist auch für REISCHAUER in dieser Frage das *Novocain* das „königliche Medikament" und es gibt keine treffendere Bezeichnung dafür. Die röntgenologisch häufig erhobenen Befunde manchmal gröbster arthrotischer Veränderungen an den Wirbelkörpern sind keinerlei Beweis für einen Zusammenhang zwischen dem Schmerz und dem objektiven Befund. Das beweist am besten die immer wieder bestätigte Erfahrung, daß die Schmerzen mit Dauerwirkung verschwinden, ohne daß sich am Röntgenbefund nur das geringste geändert hat.

Wenn sich mit der bisher beschriebenen Segment-Behandlung die Heilung einstellt, erübrigt sich ja jede weitere Überlegung. Aber ich würde kein Sonderkapitel schreiben, wenn sich das immer so verhielte. Gerade bei der Ischiasbehandlung kann der Arzt sein Können beweisen. Wie bei der Diagnose einer Herzkrankheit in den Gehirnen vieler Ärzte der Strophanthin-Reflex ausgelöst wird, so wird seit Jahrzehnten bis in unsere Tage hinein bei dem Worte Neuralgie der Vitamin-B-Reflex ausgelöst. Ich glaube sicher, daß es eine solche Mangel-Neuritis gibt, aber in unserem Lande ist das Krankheitsbild zumindest ungemein selten. Vielleicht habe ich es nie gesehen. Eine Ischias auf der Basis eines Vitamin-B-Mangels wäre natürlich nur durch den fehlenden Baustein zu beheben. Aber es würde jeder Erfahrung widersprechen, wenn wir bei der Behandlung der Ischias mit der gehäuften Injektion von Vitamin B beginnen würden. Wirkliche Erfolgsfälle dürften dabei große Raritäten sein, wobei man natürlich nicht übersehen darf, daß eine Ischias, die nach 50 oder mehr Vitamin-Injektionen endlich verschwindet, in der gleichen Zeit auch ohne jedes Medikament hätte verschwinden können. Ich habe dieser Frage etwas mehr Raum gewidmet, weil wir auch heute noch immer wieder feststellen, daß unsere Patienten vorher lange Zeit auf diese Weise erfolglos behandelt worden sind.

Wenn wir mit der aufgezeichneten Segment-Behandlung nicht zum Erfolg kommen, dann suchen wir zunächst, wie bei all den anderen Erkrankungen auch, das schuldige Störungsfeld. Das fanden wir so häufig, daß wir uns, allen anders gerichteten Veröffentlichungen zum Trotz, eine erfolgreiche Ischias-Therapie ohne Sekunden-Phänomen gar nicht mehr vorstellen können. Als Störungsfeld kann da wieder, wie bei allen anderen Krankheiten auch, jede Stelle des Organismus in Frage kommen. Solche Beobachtungen sind besonders von Zahnärzten häufig gemacht, aber trotzdem nicht richtig bewertet worden. Es gibt ja keinen erfahrenen Zahnarzt, der nicht einmal erlebt hat, daß eine schwere Ischias in unmittelbarem Anschluß an eine zu Extraktionszwecken gemachte Zahnanästhesie verschwand. Die Beobachtung wurde zwar gemacht, aber man hat sie mit dem irrenden Verstande wieder weggedacht, indem man das Phänomen mit der Angst vor dem Zahnarzt erklärte.

In dem einschlägigen Kapitel habe ich bereits geschildert, wie die schwerste Dauerischias jener Frau des belgischen Kollegen, bei der man 10 Jahre vorher eine ausgedehnte Nucleus-Operation vorgenommen hatte, nach Zahntestung verschwand, u. zw. mit Dauerwirkung nach der Extraktion von 17 toten Zähnen. Diese Ischias hätte auch REISCHAUER mit keiner anderen Methode beseitigen können. Ich schilderte einen zweiten Ischiasfall, der 8 Jahre bestand, den 1 ccm *Impletol* an einen vor vielen Jahren erkrankten Nebenhoden mit Dauerwirkung beseitigte. Ich berichtete, wie die „Bandscheiben-Erkrankung" des 32jährigen M. nach 7jährigem Bestehen über ein Sekunden-Phänomen durch Injektion an 3 unkomplizierte Zahnlücken verschwand. Das sind doch alles Tatsachen, die man auch durch eine grundsätzliche Gegnerschaft zur Fokuslehre nicht aus der Welt schaffen kann, besonders wenn man dann noch aus der Erfahrung weiß, daß solche Zusammenhänge auch im Ischiadicusbereich durchaus nicht selten sind. Man erlasse mir statistische Angaben, die in meinem Fall schon deswegen irreführend sein müßten, weil zu mir praktisch ja nur die aussichtslosen Fälle kommen, deren Erfolglosigkeit bei der bisherigen Behandlung z. T. gerade durch die Tatsache begründet war, daß es sich um störungsfeldbedingte Ischiasformen handelte. Ich könnte beliebig viele Krankengeschichten aufzählen, die jedes meiner Worte neu bestätigen würden. Die 20 Jahre bestehende Ischias eines Mannes verschwand durch die einmalige Injektion an die vor 21 Jahren im Gefolge einer Blinddarmoperation gesetzte haarfeine Narbe. Die Erfolge erzielen wir natürlich auch nicht immer so einfach, wie sich das hier liest. Bis man die Blinddarmnarbe als das schuldige Störungsfeld herausgefunden hat, sind doch in der Regel eine ganze Reihe von erfolglosen Injektionen an anderen Stellen voraufgegangen. Und damit ging für den Einsichtigen gleichzeitig der Beweis voraus, daß die dann doch noch erzielte Heilung über das Störungsfeld keine Suggestivheilung gewesen sein kann. Es handelt sich eben immer wieder um ein zwangsläufig physikalisches Geschehen in der formtragenden Struktur des Vegetativums.

Der obengenannte 32jährige Patient M. bestätigte mir 7 Jahre später die Dauerwirkung der einmaligen Behandlung. Dazu darf ich grundsätzlich feststellen, daß die in diesem Buch aufgeführten Heilungs-Phänomene, soweit das jeweils nachgeprüft werden konnte, sämtlich Dauererfolge, also echte Heilungen darstellen.

Es geht nicht an, solche Tatsachen einfach mit der billigen Phrase Suggestion abzutun. Mit diesem Wort versuchen immer noch Wissenschaftler sich der Verantwortung zu entziehen, die solche Beobachtungen nun einmal mit sich bringen. Da es sich hier um den letzten Wall handelt, hinter dem sich eine uneinsichtige Wissenschaft verschanzt hält, möchte ich gerade auf diese Frage der Suggestion noch einmal näher eingehen. Gesetzt zunächst den Fall, es verhielte sich wirklich so, es wäre das alles nur Suggestion, dann geschähe ja auch etwas höchst Sinnvolles und Bedeutsames, dann müßte sich die Wissenschaft der Aufgabe unterziehen, festzustellen, wie es geschehen kann, daß eine unfaßbare Kraft die gestörte Ganzheit mit Dauerwirkung wieder in Ordnung bringt. Jedermann weiß, daß die Wissenschaft von vornherein darauf verzichtet, diese Kraft mit den Methoden der exakten Forschung zu erfassen. Mit Röntgenbild, Zählkammer und Reagenzglas kommen wir dem Wesen der Suggestivkraft nicht bei. Wir stehen auch hier vor der Notwendigkeit, den Boden der exakten Forschung zu verlassen. Das Lebendige hat eben noch andere Qualitäten jenseits des exakt Erfaßbaren. Die exakte Forschung macht uns ausschließlich mit der Peripherie des Lebendigen bekannt. Es gibt keine exakte Methode, um den Unterschied zwischen der sog. Suggestivwirkung und dem Geschehen z. B. bei einem Sekunden-Phänomen aufzudecken. Diese Unterscheidung ist allein über das Erleben der beiden wesensmäßig verschiedenen Vorgänge möglich. Sie setzt voraus, daß man zunächst einmal die fraglichen Phänomene auszulösen versteht. Das Können ist das einzige Tor, durch das man zum Verständnis dieser für den Fortschritt in der Medizin entscheidenden Erkenntnis gelangt. Damit steht zunächst einmal die bedauerliche Tatsache fest, daß man sich mit dem größten Teil der regierenden Mediziner über das Problem überhaupt nicht unterhalten kann, weil jede Verständigungsmöglichkeit fehlt. Darum bleibt mir ja gar nichts anderes übrig, als mich an andere Kreise zu wenden. So kam es zur Gründung der „Internationalen Gesellschaft für Neuraltherapie nach HUNEKE". Die Geschichte wird einmal meinen Freunden Anerkennung dafür zollen, daß sie sich in solcher Zahl so selbstlos für einen wahrhaft ärztlichen Kampf einsetzten. Alle meine Freunde wissen durch tägliche Heilungsbeobachtungen, worum es geht, nämlich um eine Revolution in den Fundamenten der Medizin.

Ein kürzlicher Brief des bekannten Psychotherapeuten HEYER dürfte geeignet sein, selbst einem verstockten Mediziner Veranlassung zum Nachdenken zu geben. Etwas gekürzt gebe ich den Brief wieder:

„Haben Sie Dank für die Zusendung Ihres Beitrages zur Zeitschrift ‚Privatklinik und Sanatorium‘. Wie ich Ihnen schon mehrfach schrieb, ist mir jeder Aufsatz von Ihnen immer eine Freude und Belehrung. Da Sie auch hier die Möglichkeiten der Impletol-Therapie bei psychischen Störungen nennen, darf ich Ihnen eine eigene Beobachtung zur Verfügung stellen.

Die postklimakterische Frau, früher sehr wohlhabend gewesen, nach 1945 völlig verarmt, erschien bei mir wegen schwerer Depressionen und massiver Angstzustände. Sie konnte nur zu mir kommen, wenn sie ihren kleinen Hund, einen erbärmlichen Fixköter, an der Leine bei sich hatte. (Typische Angstneurose! Was war der Hund schon für ein Schutz?) Die Anamnese ergab eine jahrzehntelange Lebenstragödie, die zu erzählen eine Art von Roman sein würde. Ich war demgegenüber als Psychotherapeut hilflos. Eigentlich nur verlegenheitshalber spritzte ich die Mandelpole. (Anginen in der Vorgeschichte.) — Ergebnislos. Ich bat die Frau, nochmals zu erscheinen. Sie kam eine Woche später in demselben trostlosen Zustand. Nun spritzte ich die Zähne. (Das Gebiß war infolge der absoluten Mittellosigkeit der Kranken in einem erbarmenswerten Zustand.) Ich war mit dem Zahnspritz-Programm noch nicht fertig, da sagte die Pat. zu mir: ‚Bitte, Herr Doktor, sagen sie mir ehrlich, ob Sie mich für hysterisch halten?‘ Ich antwortete: ‚Wie kommen Sie zu dieser Frage?‘ Darauf sie: ‚Ich bin doch zu Ihnen gekommen, weil ich mich so am Ende fühlte, ich habe seit Monaten so gut wie nichts mehr essen können. Ich brachte einfach nichts herunter, und wenn ich doch mein Mann mich zwang, dann habe ich es gleich wieder brechen müssen. Und nun wäre meine Frage an Sie, ob es in dem Gasthaus hier wohl wirklich eine reichliche massive Mahlzeit gibt? Ich habe eben einen Hunger bekommen wie ein hungriger Wolf.‘ Im Gasthaus hat diese Dame dann mit beneidenswertem Appetit eine Riesenmahlzeit verschlungen, und sie bekam ihr bestens. Sie aß daheim entsprechend weiter und nahm gut zu. (Vorher war sie zum Skelett abgemagert gewesen.) Und so blieb es.

Vielleicht interessiert Sie der Casus. Ihnen wird er nichts Neues bringen, aber da er von einem Dritten stammt, ist er vielleicht insofern von Wert. Auch kann wohl gerade ich unterscheiden, was ein Suggestionseffekt ist und was nicht. Daß das hier mit Suggestion nichts zu tun hatte, des bin ich mir absolut sicher."

Nun, meine Herren Exakten, lassen Sie diese Heilung einmal vor Ihren Augen lebendig werden. Angesichts der Persönlichkeit von HEYER werden Sie es ja wohl nicht wagen, das Faktum der Heilung selbst zu leugnen. Auch müssen Sie gerade HEYER wohl beipflichten, wenn er sich für berechtigt erklärt, zu entscheiden, daß es sich hier nicht um eine Suggestivwirkung gehandelt hat. Um was hat es sich dann aber gehandelt? Diese Frage ist eine entscheidende Frage unserer Ärztegeneration! Warum wirkte das *Impletol* nicht suggestiv, als es an die Mandelpole gespritzt wurde? v. ROQUES hat diese Frage einmal fröhlich beantwortet: „Das *Impletol* wirkt nur dann suggestiv, wenn es an den richtigen Ort gespritzt wird." Irgendeiner meiner vielen Gegner, der auch die Wirklichkeit meiner Erfolge nicht mehr zu leugnen wagt, hat einmal auf einem Kongreß erklärt: „HUNEKE hat seine Erfolge durch seine blauen Augen." Also auch hier die Flucht in die Phrase. In einem ebenfalls fröhlichen Gedicht aus Anlaß meines 65. Geburtstags hat Professor STORCK festgestellt, daß meine vielen Schüler mit völlig gleichartigen Erfolgen aufwarten können und daß bei ihnen sämtliche Augenfarben vertreten sind. Es ist also nichts mit der Augenfarbe. Es hat das überhaupt nichts mit Suggestion zu tun. Es handelt sich um ein physikalisch zwangsläufiges Phänomen und das kann jeder bestätigen, der sich ernsthaft und unvoreingenommen mit der Frage beschäftigt hat. Es handelt sich um eine ganz spezifische Reaktion des Vegetativums, des Organs der Ganzheit, von dem die Schulmedizin im Grunde genommen nichts versteht, trotz hochwissenschaftlicher Nobelpreisarbeiten auf diesem Gebiet, weil Wesen und Auftrag des Vegetativums mit den Methoden der exakten Forschung überhaupt nicht erfaßt werden können. Der Fall von HEYER könnte das lehren, wenn man endlich begreifen wollte. Angesichts solcher Phänomene des Vegetativums verliert die exakte Forschung jede Aussageberechtigung. Vor solchen Wundern der Heilkunst bleibt dem Exakten gar nichts anderes übrig, als sich bescheiden des Satzes „ignoramus, ignorabimus" zu erinnern. In solcher Frage hat allein der Könner das Recht zu einer Aussage. Ich glaube, daß dem Entdecker des Sekunden-Phänomens als erstem das Recht und die Pflicht zu solcher Aussage zusteht.

Einer der wenigen Kenner der lebendigen Seite des Sympathicus, mein verstorbener Freund der Generalarzt BUTTERSACK, legitimiert durch zahlreiche Schriften über den Sympathicus, schrieb mir im Mai 1936:

„Ihre biologische Bewertung des Sympathicus stößt bei mir als seinem Vorkämpfer auf volle Resonanz und ebenso Ihr Zurückgreifen auf elektromagnetische Potentiale bzw. Kraftfelder. Aber gerade darin liegt die reservierte, ablehnende Haltung des Zeitgeistes begründet. Sympathicus und Kraftfelder sind den Erzeugnissen der offiziellen Ausbildung böhmische Dörfer und der Mangel an philosophischer Schulung hindert sie, die Dinge unverzerrt zu sehen. Die wahre Forschung ist Kunst, und Künstler waren zu allen Zeiten selten."

So lautete der Originalbrief. Veröffentlicht wurde er im Vorwort meines ersten Buches, 2. Auflage, in etwas abgemilderter Form. Dort heißt es: „Sympathicus und Kraftfelder sind gar vielen unbekannt." Aber angesichts der Form, die sich das Nichtkönnen meinen Veröffentlichungen gegenüber gestattet, scheint mir der Originaltext einmal ganz angebracht. Freund BUTTERSACK wird es nur recht sein.

Mit besonderem Vergnügen erinnere ich mich jenes Essener Weingroßhändlers, der seine Ischias 4 Monate bei den dortigen Kapazitäten ohne jede Wirkung behandeln ließ. Er wurde mir im Krankenwagen gebracht von meinem langjährigen Patienten, dem Zigarrenhändler Hartmann, mit der Bemerkung, daß er mir böse wäre, wenn ich in diesem Falle keinen Gebrauch von der Tatsache machen würde, daß es sich um einen Weinhändler handelte. Es war im Jahre 1942, als guter Wein Mangelware bedeutete. Ich machte also vor dem Beginn der Behandlung den Vorschlag, daß ich nur im Erfolgsfalle bezahlt werden wollte und dann mit 50 Flaschen Wein, gleichgültig, wie lange die Behandlung dauern würde. Darob war der Kranke sehr zufrieden. Eine Impletol-Spritze ins Segment täuschte für 1 Minute Schmerzfreiheit vor. Es ist natürlich sinnlos, dann weitere Injektionen im Segment zu versuchen. Darauf spritzte ich an die verdächtigen Mandeln. Es gab ein Sekunden-Phänomen, das über 20 Std. vorhielt. 7mal kam die Ischias in unverminderter Stärke wieder, nach jeweils 20stündigem Vorhalten der Sekunden-Phänomen-Wirkung. Es ist in solchen Fällen nebenbei eine psychologische Aufgabe des Arztes, den Kranken zum Durchhalten zu bewegen. Nach der achten Behandlung blieb die Ischias verschwunden und ich erhielt den ausgemachten Lohn, 50 Flaschen guten Weins.

Ich möchte noch einige weitere Erlebnisse schildern, die ich mit dem gleichen Patienten hatte, um das Ausmaß der Erfolgsmöglichkeiten mit *Impletol* auch dem Widerstrebenden vor Augen zu führen. Etwa nach Jahresfrist bekam der Patient eine Arthritis eines Kniegelenks. Er ging damit wieder zu seinen Sachverständigen in Essen, bis er begriff, daß man ihm wiederum nicht helfen konnte. Zunächst testete ich die Mandeln, von der Vorstellung ausgehend, daß sie erneut Störungsfeld-Charakter angenommen haben könnten und nur das Fernsteuerungsziel geändert hätten. Kein Erfolg. Dann versuchte ich ebenso erfolglos im Segment Quaddeln zirkulär um das Kniegelenk. Nachdem auch dieser Versuch keinen Erfolg brachte, war es naheliegend, ein anderes Störungsfeld zu suchen, das sich in einigen toten Zähnen geradezu aufdrängte. Sekunden-Phänomen und Heilung nach Extraktion dieser Zähne. 50 Flaschen Wein. Wohlverstanden, der Patient hat mit der Lieferung des Weins als kluger Kaufmann natürlich immer solange gewartet, bis an der wirklichen Heilung kein Zweifel mehr bestehen konnte.

Nach diesem Kriege saß ich in den Trümmern meines Hauses in der Situation von so vielen Kollegen. Da fiel mir zufällig die Anschrift des Weinhändlers in die Hände. Ich schrieb ihm eine Postkarte und fragte mit galligem Humor an, ob er sich nicht wieder einmal eine Krankheit zulegen könne, die die anderen nicht in Ordnung brächten. Postwendend bekam ich Antwort, in der er mir zunächst seine Freude darüber ausdrückte, daß ich noch da sei, und außerdem habe er eine solche Krankheit. Aber diesmal könne auch ich nicht helfen, denn die Röntgen-Fachärzte hätten ihm die schweren arthrotischen Veränderungen an seinem anderen Kniegelenk gezeigt und dazu die Überzeugung ausgedrückt, daß ich in diesem Falle auch nicht helfen könne. Nun, ich einigte mich mit ihm sehr schnell, daß 50 Flaschen Wein fällig wären, wenn ich ihm mit Dauerwirkung die Schmerzen des arthrotischen Kniegelenks vollständig nehmen würde. 3malige Umquaddelung mit je 5 Quaddeln im Bereich des Kniegelenkspalts brachte mir wiederum den verdienten Lohn, der damals sehr dazu beitrug, mein seelisches Gleichgewicht in Ordnung zu bringen. Es erübrigt sich wohl zu betonen, daß alle bisher behandelten Symptome auch in späteren Jahren bis heute nicht wieder aufgetreten sind.

Einige Jahre danach rief mich der Patient am Abend vor meiner Abreise nach Karlsruhe an. Er habe wieder schwere Gehstörungen in einem Bein. Die Sachverständigen seien sich nicht einig, ob das nun eine Ischias sei oder Durchblutungsstörungen des Beins. Am Morgen vor meiner Abreise gab ich ihm dann eine einzige Ampulle *Impletol* an den entsprechenden Grenzstrang in Beckenkammhöhe und die nächsten 50 Flaschen waren verdient. Vivant sequentes!

6 Jahre nach der letzten Heilung erschien Freund Hammacher wieder in meiner Sprechstunde, diesmal mit allen Zeichen einer schweren A r t h r o s i s des rechten Hüftgelenks. Es ist wohl überflüssig zu sagen, daß er zunächst sein Heil bei

der Wissenschaft in Essen suchte. Als meine erste Injektion ans Periost in Hüftgelenksnähe nicht wirkte, suchte ich nach dem schuldigen Störungsfeld.

In den Wirren nach dem 1. Weltkrieg hatte der Patient eine Zertrümmerungsfraktur des linken Oberschenkels erlitten, die erst durch Knochenspäne von beiden Schienbeinen zur Konsolidierung kam. Es bestanden wirklich ausgedehnte Knochen- und Hautnarben, von denen es nur unverständlich ist, daß sie nicht schon bei den früheren Erkrankungen als Störungsfeld gewirkt hatten. Ich habe viel *Impletol* vertan, um über diese umfangreichen Narben ein Sekundenphänomen auszulösen. Die Versuche führten zwar jeweils zu weitgehender Schmerzbeseitigung, aber nie zu einer absoluten, wie sie beim Sekundenphänomen nun einmal gefordert werden muß.

Mein noch nicht ganz in Verlust geratener Medizinerverstand wußte mir immer wieder beizubringen, daß ich in dem ausgedehnten Narbenbereich die entscheidende Stelle nicht erwischte. In solchen Fällen könnte vielleicht ein Elektro-Testgerät doch von Nutzen sein. Ich kam also nicht zum Erfolg und der Patient blieb aus. Als ich ihn zufällig später einmal traf, veranlaßte ich ihn, doch noch einen letzten Versuch zu machen, weil wir gerade in jenen Tagen mit der Injektion an die 3. Mandel ungewohnte Erfolge gesehen hatten. Diese Injektion nach LÉGER brachte dann das gesuchte Sekundenphänomen, das nach einer Wiederholung zur dauernden Schmerzbeseitigung führte.

Der Verstand möchte uns natürlich vorreden, daß so umfangreiche Narben, wie sie bei Hammacher vorlagen, besonders störungsfeldverdächtig sind. Demgegenüber erinnere ich an die vielen im Buche geschilderten Heilungen über kaum oder überhaupt nicht erkennbare Narben. Es ist das alles sehr merkwürdig. Man muß aus den Beobachtungen lernen. Diesmal erhielt ich jedenfalls 80 Flaschen Wein mit dem besonders erfreulichen Begleitwort, daß man so eine Heilung ja garnicht gutmachen könne. Ob wir bei Hammacher wohl das halbe Dutzend Heilungen vollmachen werden? Die Leidensgeschichte dieses Mannes, die ich reichlich unwissenschaftlich geschildert habe — meine Freunde werden das mit Vergnügen hinnehmen, die anderen wahrscheinlich weniger —, ist zugleich ein Hinweis auf die Häufigkeit der Krankheiten, die mit der gekonnten Neural-Therapie heilbar sind und dann n u r mit der Neural-Therapie. Beim 4. Krankheitsbild hätte eine Grenzstrangresektion wahrscheinlich auch zur Heilung geführt, aber wie der Fall beweist, wäre die Operation völlig überflüssig gewesen. Es handelte sich m. E. nicht um eine Ischiaserkrankung sondern um eine Durchblutungsstörung, die mit einer Injektion ins Segment an den Grenzstrang verschwand. Für die Kollegen, die diese fröhlichen Heilungsberichte nachprüfen möchten, sei gesagt: das war der Weingroßhändler Hammacher aus Essen, der bereitwilligst seine Einwilligung zur Nennung seines Namens gegeben hat.

Wegen der symptomatischen Verwandtschaft der beiden Krankheitsbilder möchte ich hier 3 weitere Heilungen von Durchblutungsstörungen in den Beinen berichten, die manchen Sachverständigen wohl zu denken geben könnten:

Fall 1: Auszug aus einem Bericht meines Freundes STRANSKY aus Tata in Ungarn: „Ein Fall von R a y n a u d , beide Füße eiskalt, die Zehen schon eiternd, stand vor einer doppelseitigen Amputation. Der Mann — heute Bergarbeiter — war in seiner Jugend Ballettänzer. Jetzt konnte er mit zwei Krücken nur schwer gehen. Nach verschiedenen Versuchen, auch intraarteriell, fand sich eine alte Schußnarbe am re. Unterschenkel. Sofort nach Unterspritzung war das ganze Bein warm und der Mann konnte den Fuß bis in Kopfhöhe heben! Die Wirkung war bleibend. Das li. Bein blieb kalt und steif. Da bekannte der Patient, daß er noch eine Kriegsverletzung unterschlagen hatte. Sein li. Hoden war wegen Minensplitterverletzung entfernt worden. Die kaum sichtbare Narbe wurde unterspritzt: im Moment wurde das Bein warm und genauso beweglich wie das andere! In kurzer Zeit heilten die Geschwüre an den Zehen ohne weitere Behandlung."

Fall 2: Fritz Schäfer aus Remscheid, Walterstr. 1. Es bestehen D u r c h -
b l u t u n g s s t ö r u n g e n des li. Beines seit 1956. Im Jahre 1956
Grenzstrang-Resektion li., die bis vor kurzer Zeit zu einer Besserung,
aber nicht zur Heilung führte. Die Beschwerden waren also wieder
aufgetreten. Die Anamnese ergab, daß der Pat. früher ein Magenleiden
hatte und 1950 einer Blinddarmoperation unterzogen wurde. Impletol-
Injektion an den Grenzstrang im Nierenbett und präperitoneal in
der Magengrube blieb ohne Wirkung. Nach Quaddelung der Blinddarmnarbe erfolgte ein Sekunden-Phänomen. Die Beseitigung des Krankheitsbildes ist noch zu jungen Datums, als daß man schon von einer Heilung
sprechen könnte. Aber mir müssen Sie schon gestatten, daß ich heute
bereits daran glaube.

Fall 3: Der eben genannte Pat. führte mir einen Arbeitskollegen zu,
Erich Klaas, Remscheid, Burgerstr. 260, Alter 53 Jahre. D u r c h b l u -
t u n g s s t ö r u n g e n beider Beine. Juli 1957 Grenzstrang-Resektion re.
Danach zunächst Lungenembolie. November 1957 Gefäß-Resektion re.
Danach Venenentzündung im re. Bein. Das Bein stand neuerdings vor der
Amputation. In der Jugend mehrfach Mandelabscesse. Am 10. 4. 1958
Mandelpol-Injektion, Sekunden-Phänomen.

Wir stehen auch bei diesen Fällen wieder vor der heute
regierenden wissenschaftlichen Vorstellung, die aus dem Symptom Durchblutungsstörung eine Diagnose machen möchte.
Diese Diagnose besteht wohl nur zu Recht, wenn es sich um
eine im Segment verankerte Krankheit handelt. Da man das
aber mit den bisherigen diagnostischen Methoden nicht feststellen kann, fordert eine solche Diagnose heute die Ausschaltung eines etwa schuldigen Störungsfeldes, ehe man eine ein-
greifende und, wie man sieht, nicht immer ganz harmlose
Operation verantworten kann. Wenn eine solche Krankheit
störungsfeldbedingt ist, kann eine Operation gar keine Heilung bringen. Wenn man aber Sinn und Ausmaß der Neural-
Therapie erst begriffen hat, dürfte sich die Überzeugung wohl
durchsetzen, daß eine Grenzstrang-Resektion in jedem Falle
völlig überflüssig ist. Der Fall des Weinhändlers kann als
Beweis für diese Auffassung gelten.

Schon LERICHE erkannte die Überflüssigkeit solcher Operationen und lehnte sie für seine Person ab, indem er die Vorstellung vertrat, daß das gleiche Resultat mit dem „konser-

vativen Messer", dem *Novocain*, auf völlig ungefährliche und einfache Weise erreicht werden könne. Ich bin darüber hinaus der Überzeugung, daß das konservative Messer dem Messer des Chirurgen in solchen Fällen absolut überlegen ist, weil man seine Anwendung beliebig häufig wiederholen kann. Es dürfte doch inzwischen klar sein, daß nicht die anatomische Entfernung eines Gefäßnervenabschnitts oder eines Abschnitts des Grenzstrangs das heilende Moment darstellt, sondern der mit diesen Maßnahmen durchgeführte Stoß ins System, der mit dem Messer und der Spritze völlig der gleiche ist. Eine spätere Zeit dürfte wahrscheinlich alle solche Operationen als eine zeitgebundene grobe Überflüssigkeit bezeichnen. Die Namen der Patienten habe ich mit deren Erlaubnis angegeben, um wiederum jedermann Gelegenheit zu geben, das nachzuprüfen, und weil ich heute schon der Überzeugung bin, daß es sich um eine bleibende Beseitigung der Krankheit handelt. Schlimmstenfalls müßten die wirkenden Injektionen noch einmal wiederholt werden. Ich darf noch ganz bescheiden darauf hinweisen, daß es nicht richtig ist, wenn man nun etwa glaubt, daß in j e d e m Falle eine Durchblutungsstörung des Beins auf diese Weise geheilt werden kann. Aber wenn man den Erfolg mit dem konservativen Messer schon nicht erreicht, dann sollte man wenigstens mit dem anderen Messer auch wegbleiben. Von einem meiner Freunde weiß ich, daß er in solchen Mißerfolgsfällen manchmal mit der Niehans-Therapie Erfolg hat. Nach unserer Vorstellungswelt deuten wir einen solchen Erfolg dann als die Behebung eines Mangelzustandes.

Bei einem 23jährigen Studenten der Philosophie heilte ich eine schwere Ischias mit 3maliger Injektion an die Mandelpole. Auch dieser Mann stand unmittelbar vor einer Operation. Nach $^{1}/_{2}$ Jahr Neuerkrankung oder Rückfall von äußerster Heftigkeit. Alle therapeutischen Versuche blieben erfolglos, einschließlich der Testung von Mandeln und Zähnen. Da die erste Attacke sich durch ihr Ansprechen auf die Mandelinjektionen als sicher nicht nucleusbedingt erwiesen hatte, konnte ich mich auch in diesem Fall nicht zu dieser Diagnose entschließen. Die Entfernung der ja immerhin verdächtigen Mandeln brachte Schmerzfreiheit für 2 Tage, darauf verstärkter Rückfall. Dann führte die Entfernung eines toten Sechserzahnes zur endgültigen Heilung. Wir stellen also sachlich fest: die voraufgegangene Testung dieses Zahnes hatte nicht zu einem Sekunden-Phänomen geführt. Das tut mir leid für die Mathematiker der Heilkunst. Aber an der Tatsache kommen wir nicht vorbei, daß aus vorerst unerkennbaren Gründen ein schuldiges Störungsfeld an den Zähnen sich manchmal nicht meldet, wenn wir es mit *Impletol* ordnungsgemäß fragen. Es wäre eine ärztliche Aufgabe der Kliniken, der Ursache solchen Versagens auf den Grund zu gehen. Ich allein kann nicht alles klären. Aber auch die Kliniken werden diesem Problem nicht näherkommen, wenn sie nicht vorher die Realität neural-therapeutischer Phänomene durch massive Heilungen eingehämmert bekommen.

Ich möchte meinen, daß der Sechserzahn schon bei der ersten Behandlung die eigentliche Ursache der Ischiaserkrankung war. Injektion in das benachbarte Neuron, an die Mandelpole, kann ab und an zu einer mehr oder weniger langen Auslösung des Heilungseffekts führen, meist allerdings von kürzerer Dauer. Ich gab dieser Beobachtung die Bezeichnung „Nachbarschaftsreaktion". Aber das Wort ist etwas irreführend; die „Nachbarschaft" braucht gar nicht so nahe zu liegen, sie könnte auch an einem Störungsfeld am anderen Ende des Körpers gefunden werden. Ein zweiter ähnlich verlaufender Fall ist mir bei einer Patientin aus Hagen bekannt. Zunächst verschwand eine Ischias nach Injektion an einige beherdete Zähne, deren Entfernung dann zur scheinbaren Heilung führte. Nach längerer Zeit heftiger Rückfall. Injektion an einige weitere tote Zähne brachte kein Sekunden-Phänomen. Die trotzdem vorgenommene Entfernung auch dieser Zähne heilte dann auch dieses Rezidiv. Selbstverständlich waren der Entfernung der Zähne alle sinnvollen Versuche zur Beseitigung der Ischias vorausgegangen. Es ist mir noch ein dritter Fall bekannt. Die Frau eines Pelzhändlers, etwa 45 Jahre alt, kommt mit einer hartnäckigen Ischias, die für $^1/_2$ Jahr nach Mandelpol-Injektionen völlig verschwand. Der Rückfall anläßlich eines Spaziergangs wird von einem intensiven, vorübergehenden Schmerz im Bereich eines toten Zahnes begleitet. Das Phänomen war so auffallend, daß man gleich auf diese Stelle verwiesen wurde. Die Injektion von *Impletol* an vier Zahnstümpfe zeitigte ein Sekunden-Phänomen, aber nur für 20 Minuten. Die an sich fällige Entfernung der Stümpfe brachte dann die Heilung.

Diese Krankengeschichten sollen nun die Gültigkeit des Sekunden-Phänomens nicht in Mißkredit bringen. Es handelt sich dabei wahrscheinlich um seltene Ausnahmen von der Regel. Ich habe sämtliche mir bekannten Fälle gebracht. Auffallend bei den drei Fällen ist, daß bei einer voraufgegangenen Impletol-Behandlung das positive Phänomen von einer länger vorhaltenden Schmerzbefreiung gefolgt war. Außerdem beweisen auch diese Fälle die Gültigkeit meiner These, nach der eine Ischias relativ oft durch ein Störungsfeld bedingt ist. Das Lebendige wird uns seine Geheimnisse niemals völlig preisgeben.

„Die Welt des Irrationalen ist unendlich viel größer als die des Rationalen." — „Wir würden nicht Ärzte sein, wenn wir ein anerkannt heilsames Behandlungsverfahren ablehnen würden, weil wir die Einsicht in das Zustandekommen der Heilung noch nicht haben" (Ludolf v. KREHL).

Da wir nun einmal beim programmwidrigen Verhalten des Sekunden-Phänomens stehen, möchte ich noch 2 Beispiele dafür bringen. Die Inhaberin eines orthopädischen Geschäfts wurde von mir wegen Beschwerden einer ausgeprägten

Arthrosis coxae mit einem halben Dutzend Impletol-Injektionen in Gelenknähe ans Periost behandelt. Nach längeren Monaten völligen Wohlbefindens kamen die alten Beschwerden wieder. Weitere Injektionen ans Gelenk blieben diesmal völlig ohne Wirkung, so daß die Patientin nach 3 Behandlungen wiederum klüger war als ich. Sie ging zu einem HNO-Arzt, dem die Mandeln nicht gefielen. Er nahm sie heraus und wenige Zeit später verschwanden die Hüftgelenksbeschwerden mit Dauerwirkung. Die ins Bein ausstrahlenden Schmerzen bei einer solchen Arthrosis werden vielfach von den Patienten als Ischiasschmerzen gedeutet. Ich hatte aber mehrfach Gelegenheit zu erleben, daß solche Hüftgelenkspatienten auch von Ärzten manchmal sogar über Jahre unter der Diagnose Ischias behandelt wurden. Wenngleich eine einfache Rollbewegung im Hüftgelenk meist sofort Klarheit bringt, ist in solchen Fällen das Röntgenbild der beste Weg, um auch dem Patienten die Natur seines Leidens zu demonstrieren. Wir haben es uns auf jeden Fall zur Regel gemacht, bei allen irgendwie zweifelhaften Fällen zunächst die freie Beweglichkeit des Hüftgelenks festzustellen. Für die Therapie ist es natürlich ein wesentlicher Unterschied, ob es sich um die eine oder andere Erkrankung handelt. Das verwandte Medikament bleibt das gleiche, nur der Ort der Injektion ist bei der Segmentbehandlung in beiden Fällen verschieden.

ADLER in Spanien behandelte eine junge Zahnärztin, seine spätere Mitarbeiterin, wegen der Symptome einer schweren Encephalitis. Oberhalb eines toten Zahnes zeigte das Röntgenbild im Kieferknochen ein 3 mm langes Stück einer Nervnadel. Die Testung dieses Störungsfeldes hatte überraschenderweise ein umgekehrtes Sekunden-Phänomen zur Folge. Vorher im Abklingen begriffene Störungen wurden plötzlich wieder manifest. ADLER schloß daraus ganz richtig, daß auch diese Beobachtung auf ein mögliches Störungsfeld deute. Die Entfernung des Zahns mitsamt dem Fremdkörper außerhalb der Wurzel ließen die E n c e p h a l i t i s völlig abklingen. Ein sonst zu lebenslänglichem Siechtum verurteilter junger Mensch wurde dem Leben zurückgegeben. Damit endet aber meine Kenntnis der atypischen Verlaufsformen eines Sekunden-Phänomens. Man muß sie kennen, um gegebenenfalls entgegen der Regel zum Erfolg zu gelangen. Für einen richtigen Arzt sollten alle solche Beobachtungen eigentlich wertvoller sein als der Nachweis eines bisher unbekannten Bazillus. Aber Exaktheit ist Trumpf und Heilkunst ist alles andere als exakt.

„Es gibt Dinge, die wir nicht begreifen, für deren tatsächliche Aussagen wir aber Herrn HUNEKE dankbar sein müssen."

Der Satz stammt von Prof. NORDMANN und wurde mir von einem Assistenten, Dr. HAHN, mitgeteilt.

„In der weisen Benützung des vegetativen Nervensystems liegt ein Großteil der ärztlichen Kunst" (HERING).

Ich möchte nicht mit den atypischen Fällen schließen, damit man nicht mit einer falschen Vorstellung an die weiteren Ausführungen herangeht. Ich behandelte die Frau eines Kollegen aus Solingen an ihrer hartnäckigen Ischias. Nach verschiedenen Fehlversuchen, auch schon durch ihren Mann, gelang mir die Heilung durch Injektion an eine unter der Geburt gesetzte E p i s i o t o m i e - N a r b e. Vor 3 Jahren heilte ich eine seit langen Monaten bestehende schwere Ischias-Erkrankung gleich auf Anhieb durch Injektion an den Grenzstrang ins Nierenbett. Die Anamnese ergab zunächst, daß die vor mir behandelnden Ärzte schon ausgiebig im Segment behandelt hatten. Ein Störungsfeld als Ursache war also naheliegend. Die Patientin hatte vor längerer Zeit 2mal eine Gelbsucht überstanden. Die H e p a t i t i s hatte im zugeordneten Neuron ein Engramm hinterlassen, das wir Störungsfeld nennen. Seine Testung mit Impletol zeitigte ein vollgültiges Sekunden-Phänomen, dessen Wiederholung nach 8 Tagen zur endgültigen Heilung führte. In einem späteren Dankesschreiben brachte die Geheilte ihre Verwunderung darüber zum Ausdruck, daß die vorbehandelnden Ärzte nicht auf diese einfache Behandlung gekommen seien. Viel Schmerz und Geld hätte sie dann gespart.

Nicht immer drücken sich die Patienten so schonend gegenüber den erfolglosen Kollegen aus. Ich erinnere mich an die offene Postkarte einer Patientin, die seit 8 Jahren an einem quälenden P r u r i t u s litt. Hundert Calcium-Injektionen hatte sie bekommen neben zahlreichen anderen Medikamenten. Weiter hatte sie nicht immer ganz einfache Diätformen überstehen müssen, alles ohne Erfolg. Die Inspektion des Mundes ergab ein halbes Dutzend alter Zahnstümpfe. Ich hielt es für völlig überflüssig, diese Stümpfe erst noch lange zu testen und mein gutes *Impletol* zu verschwenden. Ohne jede weitere Behandlung gab ich ihr den Rat: Lassen Sie sich diese Stummel entfernen und dann kommen Sie einmal nach 4 Wochen wieder. Aber sie erschien gar nicht wieder, sondern eben jene Postkarte. Auf der stand in lakonischer Kürze:

„Die Zähne sind fort, die Krankheit ist fort und die vorbehandelnden Ärzte können sich ruhig ihr Lehrgeld wiedergeben lassen."

Angesichts solcher immer wieder bestätigten Störungsfeld-Fernstörungserkrankungen nimmt es mich eigentlich wunder, daß ein so ausgezeichneter Beobachter wie REISCHAUER vor einigen Jahren auf der Fokus-Forschungs-Tagung in Nauheim als ein grundsätzlicher Gegner der Fokus-Lehre auftrat. Es kam damals zu einem rednerischen Florettgefecht zwischen REISCHAUER und dem Orthopäden SCHÜLLER. Als REISCHAUER das Gefecht eröffnet hatte, meinte ich etwas bedenklich zu SCHÜLLER: „Sie werden es nicht ganz leicht haben." Aber SCHÜLLER lächelte fröhlich und sagte: „Warten Sie nur ab." Es war auf jeden Fall ein prachtvolles wissenschaftliches Duell, an dem sämtliche Zuhörer ihre Freude hatten. Aber schließlich wird ja die Frage nach der Existenz oder Nichtexistenz von Störungsfeldern nicht durch Rednertalent entschieden, sondern durch Heilungsexperimente, die jeden Zweifel unmöglich machen. In seinem Aufsatz in der „Therapie-Woche", den man nur mit Vergnügen lesen kann, hat REISCHAUER das Problem nicht berührt. Vielleicht hat er inzwischen umgelernt. Die geistige Elastizität auch zum Umlernen beweist er mit jedem Satz.

Der Kollege SCHRÖDER aus Berlin-Reinickendorf berichtete mir vor einigen Monaten über eine Sekunden-Phänomen-Heilung einer Ischias. Es heißt in seinem Schreiben:

„Der Pat. verunglückte vor über 20 Jahren bei der militärischen Reitausbildung schwer. Er fiel vom Pferd und schlug mit dem Kopf so unglücklich auf, daß sich ein Hirnschläfenlappen-Absceß entwickelte, der operiert wurde. Es kam zu einer leidlichen Wiederherstellung. Vor ca. 5 Monaten stellten sich quälende Ischiasschmerzen ein. Die schulmedizinische Behandlung blieb erfolglos. Sie bestand zuletzt in Heißluft und Infrarot-Bestrahlung, Massagen und 12 Irgapyrin-Injektionen. Darauf kam der Pat. zu mir. Ich behandelte anfangs mit Akupunktur, mit der ich zuweilen überlegene Erfolge hatte, und mit Hautreizmethoden nach BAUNSCHEIDT und Canthariden-Pflaster. Die erste Sitzung brachte keinerlei Besserung. Am folgenden Tage wurde deshalb neural-therapeutisch vorgegangen. Die erste Impletol-Injektion in die mehr als 20 Jahre alte Operationsnarbe am Kopf führte zu einem Sekunden-Phänomen. Der Pat. ist von diesem Augenblick an schmerzfrei."

Wir erkennen auch aus diesem Bericht, daß nur die richtige Diagnose zur Heilung führt, und die lautet nicht Ischias, sondern Ischias störungsfeldbedingt vom Störungsfeld Kopfnarbe.

Zur Zeit arbeite ich einmal wieder an diesem Buche als Gast meines Freundes Voss in Heidenheim. Bei dieser Gelegenheit erzählte er mir von seinem ersten Sekunden-Phänomen am 28. September 1953.

Zu ihm kam das 27jähr. Fräulein Sch. Sie kam mit zwei Stöcken angehumpelt mit erheblichen Ischiasschmerzen auf beiden Seiten. Nur unter Schmerzen konnte sie auf der Stuhlkante sitzen. Um sich selbst grundsätzlich Klarheit zu verschaffen, ob es wohl so etwas wie ein Sekunden-Phänomen gäbe, verzichtete Voss auf jegliche Untersuchung und auf jedes Eingehen auf die vorliegenden Beschwerden. Die Pat.

war im Februar 1953 am li. Ohr radikal operiert worden. Mit dem Bemerken, es sei an der Narbe etwas nicht in Ordnung, spritzte er 1 ccm Impletol in die Mastoid-Narbe. Dann unterhielt er sich eine Zeitlang mit der Pat. über Familienangelegenheiten und forderte sie dann auf, zur Untersuchung ins Nachbarzimmer zu kommen. Dabei stellte die Pat. dann zur beiderseitigen Überraschung fest, daß sie keine Spur Schmerzen mehr habe. Dieser Zustand besteht ohne weitere Behandlung unverändert bis heute.

Ich habe dieses Erlebnis bis in die Einzelheiten wiedergegeben, um dem Kritiker zu zeigen, daß Voss, um für sich selbst Klarheit zu gewinnen, jegliche Möglichkeit einer Suggestivwirkung oder Übertragung ausgeschaltet hatte, zumal er selbst mit einem solchen Erfolg gar nicht rechnete. Dieses Erlebnis wirkte auf den kritischen Geist von Voss derart überzeugend, daß es zum Anfangsglied einer Kette von vielen Hundert Sekunden-Phänomen wurde.

Wegen der praktischen Bedeutung des Kapitels noch einige Sekunden-Phänomene.

Fall 1: Mein heute sehr aktiver Anhänger und Freund Joachim BERNAU, Düsseldorf, Friedrich-Lau-Straße 26, verriet mir beim ersten zufälligen Zusammentreffen, daß er seit 7 Monaten wegen Bandscheibenschadens ein äußerst massives Korsett trüge, ohne daß damit die Schmerzen beseitigt wären. Eine Reihe von Kapazitäten hatte das Korsett als ihrer Weisheit letzten Schluß bezeichnet. Die Anamnese ergab, daß der Pat. als Generalstäbler in Nordafrika irgendeine Leberschädigung durchgemacht hatte. Also gleich die erste Injektion an den Grenzstrang und präperitoneal. Vielleicht hätte auch hier die Supraorbital-Injektion genügt, aber ich wollte sichergehen. Nach der ersten Behandlung zog BERNAU sein Korsett aus, und mit dieser einen Behandlung war er geheilt. Gleichzeitig mit der Beseitigung der Ischias kam es auch zu einer auffallenden Besserung des Allgemeinbefindens, dessen Gestörtsein vorher gar nicht bewußt war.

Fall 2: August Gores, Düsseldorf, Ellerstr. 70, geb. 1909. Bandscheibenschaden im Bereich des 5. Lendenwirbels seit 1953. Seither ständig Schmerzen, Korsett seit November 1959. *Impletol* an eine vor vielen Jahren erfolgte Unterkieferfrakturstelle und in die darüber befindliche Hautnarbe, Sekunden-Phänomen, seither ohne Schmerzen und Korsett.

Fall 3: Mitteilung des Zahnarztes HECKER aus Harzgerode: Patientin leidet seit Wochen an schwerstem Bandscheibensyndrom und soll nach dem Versagen jeder konservativen Therapie in 3 Tagen operiert werden. Injektion an die Mandelpole läßt sofort jeglichen Schmerz verschwinden,

es bleibt aber das Gefühl einer „Platte" im Krankheitsbereich. Also kein Sekunden-Phänomen. Darauf Injektion an das Periost des Steißbeins, das im 12. Lebensjahr einmal gebrochen war. Nunmehr völlig symptomfrei seit 4 Monaten. Eine Operation hätte hier natürlich nicht helfen können.
Fall 4: Etwa 70jähr. Mann leidet seit vielen Monaten an einer therapieresistenten Ischias. Nach dem Versagen zahlreicher Injektionen stellt sich heraus, daß der Patient mit 20 Jahren eine Zertrümmerungsfraktur eines Ellbogengelenks mit leidlicher Wiederherstellung der Funktion erlitten hatte. Injektionen rings um die Frakturstelle ans Periost ließen sämtliche Schmerzen verschwinden, aber nur für 4 Std. Bei der Wiederholung des Versuchs wurde keine völlige Schmerzfreiheit erzielt. Deshalb Versuch mit einer Injektion an das zugehörige Ganglion stellatum. Und jetzt gab es ein echtes Sekunden-Phänomen mit anschließender Heilung. Heilkunst muß man eben können, grau ist alle Theorie.

Zur Zeit feile ich wieder einmal an meinem Buche in der „Casa Ulivo" auf der Insel Ischia, die mich an das gegenüber auf der Insel Capri gelegene „San Michele" Axel Munthes erinnert, als Gast meines Freundes LOCHER aus Schaffhausen. Für dieses Kapitel berichtete LOCHER mir noch einen charakteristischen Fall.

Der Pat. litt an einem hartnäckigen Bandscheibensyndrom im Bereich der Halswirbelsäule. Nach dem Versagen jeder anderen Therapie führte die Impletol-Injektion an einige unverdächtige Zahnlücken über ein Sekunden-Phänomen zur Heilung.

Ich selbst behandelte den ehemaligen Offizier Ken Gibbins, der heute in Elmpt im Rheinland eine Autogarage unterhält, wegen einer solchen Halsbandscheibenerkrankung. Er war dieserhalben seit 20 Jahren Invalide und hatte das letzte Jahr ohne jeden Erfolg in einer Klinik verbracht. Mit einer einmaligen Injektion an die Mandelpole war der Mann geheilt nach 20jähriger Invalidität. Das glückliche Ereignis wurde in Elmpt groß gefeiert.

Nicht weit davon entfernt, in Amern, an der holländischen Grenze erlebte mein heute begeisterter Anhänger SPICKENBAUM sein erstes Sekundenphänomen. Es heißt in seinem Schreiben: „Im Jahre 1958 befand sich Herr Ernst Schleser aus Amern, Ringstr. 7, in meiner Behandlung wegen einer seit 1950 bestehenden *Ischialgie*. Auch der Ausdruck „Bandscheibenschaden" war bereits gefallen. Eine Kur in einem Rheumabad hatte Herr Schleser schon hinter sich und war von mir und anderen Ärzten vielfach und ohne Wirkung behandelt worden. Wegen der Hartnäckigkeit der Erkrankung wurde nun von mir eine neue Kur in einem Rheumabad beantragt.

Mit dem Kurantrag im verschlossenen Umschlag stand Herr Schleser mir gegenüber, um sich zu verabschieden. Da wurde mein Blick plötzlich gefangen von einer kleinen Narbe über seinem Mantelkragen. Da habe ein amerikanischer Arzt einmal in der Gefangenschaft einen Grützbeutel entfernt, hieß es. Einem Einfall folgend gab ich, „um die Narbe kosmetisch zu verbessern", *Impletol* in die Narbe. Kaum hatte ich die Spritze fortgelegt, da blickte der Kranke fassungslos an sich herunter auf sein Bein und begann es hin und her zu bewegen: „Herr Doktor, mein Rheuma ist weg", so rief er. Ich war genau so fassungslos, als ich hier das erste Sekundenphänomen meines Lebens in meiner eigenen Praxis beobachtete. Das gab es also wirklich. Der Kurantrag wurde zerrissen und brauchte bis heute nicht erneuert zu werden. Wieviel Geld für sinnlose Kuren könnte gespart werden, wenn man vor der Kur die Neuraltherapie fragen würde."

Die angeführten Beispiele dürften genügen, um zu zeigen, daß heute eine gültige Ischias- bzw. Bandscheibendiagnostik und die damit erst mögliche erfolgreiche Therapie ohne Kenntnis des Sekunden-Phänomens nicht möglich sind.

Eines Tages kam ein übergroßer englischer Oberst mit einer schweren Ischias in meine Behandlung. Man hatte ihm erzählt: Da gehst Du hin, dann bekommst Du eine Spritze und dann gehst Du geheilt nach Hause. Aber er bekam in einer Sitzung eine ganze Serie von Injektionen und keine half. Und so sah ich ihn in meiner Praxis nicht wieder. Ich hatte dann das Vergnügen, ihn auf einer echt englischen Party in seinem Hause wiederzutreffen. Bei dieser Gelegenheit erfuhr ich, daß er keine Ischias mehr hatte, aber nicht durch meine Injektionen, sondern weil vernünftige Freunde ihm gesagt hatten: Solange Du weiter 40 bis 50 Zigaretten pro Tag rauchst, wirst Du Deine Ischias behalten. Der Oberst als tapferer Mann verordnete sich sofort völlige Abstinenz und damit war er nach kurzer Zeit seine Erkrankung los.

In so einem Falle hilft natürlich kein *Impletol*, kein *Vitamin B,* kein chiropraktischer Handgriff und selbstverständlich auch nicht das Messer. Es gibt nicht „die" Ischiasbehandlung, weil es „die" Ischias nicht gibt. In jedem Falle stehen wir von neuem vor einem einmaligen Krankheitsbild, das jeweils nur durch die Erkennung und Ausschaltung der Ursache beseitigt werden kann. Und Nikotin-Mißbrauch ist auch für die Ischias eine gar nicht seltene Krankheitsursache. Nur findet man bei den Kranken nicht immer die Rücksichtslosigkeit, die der Oberst sich selbst gegenüber walten ließ. Ich erinnere mich an eine ganze Reihe von Kranken, bei denen die systematische Durchuntersuchung keinen anderen Schluß zuließ, als die Zigarette als Ursache der Erkrankung anzuerkennen. Nach Klärung des Sachverhalts hat es gar keinen Sinn, weiter zu behandeln! Man muß die Kranken belehren und dann gegebenenfalls ihrem Schicksal überlassen. Alles andere wäre Kurpfuscherei. Das gleiche gilt besonders auch für nikotinbedingte Gefäßstörungen an den Beinen und am Herzen.

Ischiasartige Schmerzen im Bein kommen bei T a b e s in Form der sog. lanzinierenden Schmerzen vor. Es handelt sich um eine besonders schmerzhafte Form von Ischias bzw. Gewebeschmerz, der nicht auf den eigentlichen Nerven begrenzt ist und der nur schwer zu behandeln ist. Ich erinnere mich eines etwa 70jährigen Kaufmanns, der lange wegen „Ischias" in einer Klinik gelegen hatte, dessen Grundleiden aber Tabes hieß. In diesem Falle hatte ich mit gehäuften Impletol-Injektionen im Segment, an den Ischiasnerv, an alle eingangs genannten Injektionsorte, verstärkt durch intraarterielle Injektionen in die Femoralis und durch einige Ponndorfsche Impfungen einen vollen Heilungserfolg, der sich u. a. in einer Gewichtszunahme von rund 30 Pfund äußerte. Ponndorfsche Impfung, Impletol-Injektion und Malaria-Therapie kommen ja letztlich auf ein gemeinsames Prinzip heraus: unspezifischer Stoß ins System oder Reiztherapie, was das gleiche bedeutet.

An eine andere Tabes-Patientin erinnere ich mich, die unter einer besonderen Form tabischer Dauerschmerzen litt. Der Fall ist schon in meinem ersten Buche beschrieben. Sie schilderte ihre Schmerzen sehr eindrucksvoll, indem sie sagte, „es ist, als wenn ich bis zum Nabel in flüssigem Blei säße". An diesen Schmerzen litt die Patientin etwa 20 Jahre. Auch dieses Krankheitsbild konnte ich völlig ausheilen mit monatelang fortgesetzten, täglichen multiplen Intracutan-Quaddeln in den schmerzhaften Bereich. Die Patientin hat sicher insgesamt wohl tausend Impletol-Ampullen bekommen. Sie haben ihr nicht nur nicht geschadet, sondern zu einer vollen Heilung geführt. Vor vielen Jahren ist aus einer Universitätsklinik, deren Name mir entfallen ist, eine positive Veröffentlichung über Tabes-Behandlung mit *Impletol* erschienen. Solchen Erfolgen gegenüber darf ich aber nicht verschweigen, daß ich mehrfach, besonders beim Krankheitsbild der gastrischen Krisen, gänzlich erfolglos blieb. Aus der Tatsache, daß ich bei den anderen Fällen Erfolg hatte, kann man ja wohl schlußfolgern, daß es grundsätzlich möglich ist, auch dieses Krankheitsbild mit *Impletol* zu heilen. Darum nehme ich an, daß ich bei meinen Mißerfolgen nicht den richtigen Injektionsort gefunden habe.

In dem angeführten Aufsatz zieht REISCHAUER vom Leder gegen den „Unfug" der Chiropraktoren, die vielfach die Ischias-Behandlung als ihre Domäne ansehen, wobei sie sich auf eine etwas mysteriöse Deutung von Röntgenbildern beziehen. Auf eine so gänzlich ablehnende Einstellung gegenüber der Chiropraktik muß ich erwidern, daß viele meiner Freunde sich auch erfolgreich chiropraktisch betätigen. Ich berichtete eingangs von einer Migräne, die ich selbst durch einen einmaligen Handgriff an der Halswirbelsäule beseitigen konnte. Um meine Erfahrung bezüglich der Chiropraktik zu bereichern, mußte ich erleben, daß ich die hartnäckige Ischias meiner eigenen Frau nicht beeinflussen konnte. Das gelang damals dem leider inzwischen verstorbenen Orthopäden SCHWARZ, einem Könner auf dem Gebiete der Chiropraktik. Die Tatsache, daß solche Krankheitszusammenhänge existieren, kann man heute wohl nicht gut leugnen. Man müßte wirklich zu viele Kollegen der mala fides bezichtigen. Wohl aber glaube ich, daß mein Schüler DRUSCHKY, der Neural-Therapeut und Chiropraktiker zugleich ist, mit seiner Auffassung recht hat, daß auf einen chiropraktischen Erfolg fünf neural-therapeutische kommen. Eine solche Statistik wird natürlich immer eine persönlichkeitsgebundene bleiben. Sie setzt voraus, wenn sie einigermaßen sinnvoll sein soll, daß man beide Behandlungsarten souverän beherrscht. Und wer tut das schon? Vom Katheder aus läßt sich so etwas nicht kommandieren. Freuen wir uns, daß es viele Wege gibt, Krankheiten zu heilen. Wieweit dabei die anatomischen Vorstellungen der Chiropraktiker richtig sind, dürfte vollkommen gleichgültig sein.

Um noch einmal auf den Aufsatz von REISCHAUER zu sprechen zu kommen, so teile ich nicht ganz seine Vorstellung von der Bedeutung autosuggestiver Kräfte, weder im Bereich von Wirbelsäulenerkrankungen noch anderswo. Es hängt die unterschiedliche Erfahrung natürlich auch z. T. zusammen mit meiner wahrscheinlich etwas andersartigen Klientel. Versicherungsfälle sind bei mir selten. Wenn so eine hartnäckige Ischias-Erkrankung auf zehn oder mehr vorausgegangene Impletol-Behandlungen nicht reagiert und man findet dann auf einmal die richtige Stelle und bläst die ganze Krankheit mit 2 ccm *Impletol* fort, als wenn sie ein Federchen wäre, dann kann man vernünftigerweise nicht gut von Suggestivwirkung sprechen, auch dann nicht, wenn man meinem Deutungsversuch nicht beipflichten sollte. Die Heilungstatsachen sind genau solche Realitäten wie ein nachgewiesener Bazillus, nur handelt es sich in beiden Fällen um Realitäten in zwei verschiedenen Seins-Ebenen, Realitäten, die man nicht auf der gleichen Waage wiegen kann.

Noch ein paar Worte zum Problem des Röntgenbildes. Prof. REISCHAUER demonstrierte damals in Karlsruhe ein Wirbelsäulen-Röntgenbild einer Lehrerin. Die Lehrerin war bis dahin immer ganz gesund gewesen. Dann mußte sie eines Tages aus irgendwelchen dienstlichen Gründen durchuntersucht werden. Der Arzt machte auch eine Wirbelsäulenaufnahme. Bei dieser Gelegenheit fand er kleine Zäckchen an den Wirbelkörpern, die er der Lehrerin zeigte. Von dem Augenblick an hatte diese Lehrerin unheilbare Beschwerden von seiten ihrer Wirbelsäule. Daneben zeigte er dann das Röntgenbild einer anderen Wirbelsäule. Da waren die organischen Veränderungen an den Wirbelkörpern um ein vielfaches stärker; und dann sagte er lachend: „Das ist das Röntgenbild meiner Wirbelsäule — und ich spüre davon gar nichts." Und das bekräftigte er mit ausgiebigsten Bewegungen der Wirbelsäule, wie sie nur einem voll gesunden Menschen möglich sind.

Gerade die Ischias-Behandlung ist ein Prüfstein der Kunst des Neural-Therapeuten. Er muß um das hintergründige Wesen der jeweiligen Erkrankung wissen und dann die Injektionstechnik beherrschen. Das letztere möge man aber immer als den geringeren, wenn auch selbstverständlichen Teil der Behandlung betrachten. Die mich besuchenden Kollegen sprechen immer wieder von der nachtwandlerischen Sicherheit meiner Technik. Das ist gar nicht so schwierig. Nur ein wenig Übung gehört dazu und die Überwindung anfänglicher Hemmungen, weil man immer wieder feststellen muß, daß man auf den hohen Schulen über dem vielen Wissen die Vermittlung der Praxis vernachlässigt.

Die ausgezeichneten Abbildungen, die REISCHAUER seinem Aufsatz beigefügt hat, vermitteln uns völlig neue Erkenntnisse über das Prolaps-Geschehen des Discus-Gewebes, aber auch nicht minder ausgezeichnete Vorstellungen über die sinnvollen Reparaturleistungen, deren die geschädigte Wirbelsäule fähig ist. Wenn man über solche wunderbaren Leistungen nachdenkt, muß man sich doch mit Notwendigkeit von einer rein chemisch-mechanistischen Deutung solchen Geschehens distanzieren. Man kommt doch nicht an der Schau vorbei, daß auch hier im knöchernen Bereich formende Kräfte am Werke sind, die nur als Auswirkung eines denkenden Heilmeisters verstanden werden können.

Die Neural-Therapie in der Augenheilkunde

„*Erkenntnis ist das Erfassen des Allgemeinen im Besonderen*"
(PLATO).

Gerade dieses Kapitel meines Buches darf ich nicht bringen, ohne gleich am Anfang vor einer nicht zulässigen Verallgemeinerung der aufgezeichneten Heilungen zu warnen. Nirgends mehr als gerade in der Augenheilkunde wird dem um wirkliche Heilung bemühten Arzt bewußt, daß die meisten wissenschaftlichen Diagnosen im Grunde nur Symptome bezeichnen. So gesehen ist z. B. ein' Glaukom keine echte Diagnose, wenngleich seine Feststellung beim heutigen Stande der Wissenschaft selbstverständlich notwendig ist und vielfach auch zur Erhaltung des Auges ausreicht. Aber wenn ein Glaukom von einem Störungsfeld ausgelöst wird, wie das viel häufiger der Fall ist, als man heute weiß, so fordert eine wirkliche Heilung die Klärung solchen Zusammenhangs.

Unter obigem Thema hielt ich im Jahre 1957 in Karlsruhe meinen letzten Vortrag, nachdem ich seit dem Bestehen des Kongresses alljährlich dort gesprochen hatte. Auch wenn mir die vielfache Vortragszeit in Karlsruhe zur Verfügung gestanden hätte, wäre es nicht möglich gewesen, alles das zu sagen, was gesagt werden mußte, um das Aufkommen falscher Vorstellungen zu verhindern. Der Wissenschaftler mußte mit einem gewissen Recht meine Ausführungen als Übertreibung empfinden, um einen schlimmeren Ausdruck zu vermeiden. Der von unheilbarer Augenkrankheit Befallene hingegen neigt dazu, bei jeder Krankheitsgeschichte s e i n e n Fall zu erkennen. Beide Einstellungen sind falsch. Beiden Denkrichtungen sei gesagt, daß die überwiegende Zahl der mich besonders nach diesem Vortrag aufsuchenden Augenkranken mich ungebessert verließ. Diese Feststellung bin ich der Wahrheit schuldig. Sie ändert aber nichts an der Wirklichkeit der geschilderten Heilungsfälle. Es gibt sicherlich zahllose Augenkranke in der ganzen Welt, denen mit den neuen Erkenntnissen geholfen werden könnte und nur mit diesen neuen Erkenntnissen, wenn man erst gelernt hat, die Heilung zu suchen und nicht nur eine unzureichende Diagnose. Die in diesem Kapitel angeführten Krankengeschichten stellen natürlich nur einen Teil unserer Erfolge bei Augenkranken dar. Ihre Zahl ist wesentlich größer. Wie in allen anderen Kapiteln auch wurde jeweils nur über ausgewählte Fälle berichtet, um eine grundsätzliche Kenntnis der Möglichkeiten der Neural-Therapie auch in der Augenheilkunde zu vermitteln.

In der Therapie existieren nun einmal einheitliche Regeln für den gesamten Organismus mit all seinen Organen, und diese Erkenntnisse gelten auch für den Bereich der Augenheilkunde. Auch das Auge schwebt nicht im leeren Raum. Es ist mit seinen hintergründigen Heilungsreaktionen genauso ein Teil der Harmonie des Ganzen wie jedes andere Organ. Das ist eine Erfahrungstatsache, die man vom Teilwissen her gerne übersieht. Auch im Bereich des Auges erweist sich das Gesamtvegetativum als das regierende Prinzip, wie zahlreiche, bisher nicht für möglich gehaltene Heilungsbeobachtungen immer wieder beweisen. Aber auch in der augenärztlichen Literatur existieren schon eine ganze Reihe von Veröffentlichungen, die in die neue Denkrichtung einmünden.

Besondere Aufmerksamkeit verdient ein zusammenfassender Aufsatz von Prof. SCHMELZER, Bamberg, der unter dem Titel „Die Neural-Therapie in der Augenheilkunde" im Karl-Marhold-Verlag, Halle/Saale, 1953 erschien. Der Aufsatz bringt zunächst in vorbildlicher Weise die erkenntnistheoretischen Grundlagen der Neural-Therapie, soweit sie von der Wissenschaft bisher erarbeitet wurden; im übrigen aber enthält die Arbeit lediglich Ergebnisse aus der Segment-Therapie der Augenerkrankungen. Die Möglichkeiten des Sekunden-Phänomens sind darin überhaupt nicht erwähnt. Es wird also eine wesentliche Aufgabe meiner Ausführungen sein, eine Ergänzung in dieser Richtung zu bringen.

Bei störungsfeldbedingten Erkrankungen pflegt der Behandlungsversuch im Segment der Krankheitserscheinung erfolglos zu bleiben, so daß wir aus dieser Erfolglosigkeit des segmentalen Versuchs die Notwendigkeit herleiten, das etwa schuldige Störungsfeld zu suchen, das an jeder Stelle im Organismus sitzen kann. Mit einigen Erfolgsbeobachtungen über die Segment-Therapie von Augenkrankheiten möchte ich beginnen.

Zunächst möchte ich die einzige Richtigstellung zu dem Aufsatz von Prof. SCHMELZER bringen, zu der ich mich auch als Nicht-Augenarzt für berechtigt halte. Es dreht sich um den in meinem ersten Buche geschilderten Fall der Heilung einer Irido-Cyclitis tuberculosa, die mir im Jahre 1940 gelang. Daß ich in solchem Zusammenhang keine Serie von Heilungen bringen kann, hängt schon damit zusammen, daß ich als Nicht-Augenarzt von solchen Kranken nur ausnahmsweise aufgesucht wurde. Erst seit meinem Vortrag in Karlsruhe hat sich das erheblich gewandelt, so daß meine eigentlichen Kenntnisse in dieser Frage erst hinterher entstanden sind. Auch SCHMELZER distanziert sich in seiner Arbeit von einer solchen statistischen Betrachtungsweise. Er schreibt zu meinem Fall:

„Unter anderen heilte er auch einen sehr schweren Fall von chronisch-rezidivierender Irido-Cyclitis tuberkulo-allergischer Natur, die wirklich eine Crux der Augenärzte darstellt und deren Heilung durch *Impletol* schon etwas Besonderes wäre."

Zunächst bedeutet es einen erfreulichen Grad von Sachlichkeit, wenn eine solche Heilung nicht einfach als unmöglich negiert wird. Bei der Darstellung von Prof. SCHMELZER muß ich aber an den Worten allergisch und chronisch-rezidivierend Anstoß nehmen. Es handelte sich um einen fortlaufend schlimmer werdenden Krankheitsfall bei einer etwa 40jährigen Arbeiterfrau aus Bochum, die nach der Diagnose des damals behandelnden Augenarztes Dr. HABERKAMP, Bochum, an einer echten Irido-Cyclitis tuberculosa litt. Ich kenne sehr wohl die Schwierigkeiten der Augenärzte bezüglich einer solchen Diagnose. Es steht mir auch nicht zu, rechthaberisch gerade an dieser Diagnose festzuhalten. Aber über meine Parallelerfahrungen bei anderen Organerkrankungen muß ich an der therapeutischen Grunderkenntnis festhalten, daß es sich hier nicht um ein ferngesteuertes Krankheitsbild etwa im Sinne tuberkulo-allergischen Geschehens gehandelt haben kann. Entweder hatte HABERKAMP wirklich recht mit seiner Diagnose, daß es sich ausnahmsweise einmal um eine echte Augentuberkulose gehandelt hat, oder aber es lag ein primär entzündlicher Prozeß andersartiger Genese im Auge vor. Bei einem tuberkulo-allergischen Prozeß wäre das erlebte Heilungsphänomen in der Form, wie es sich ereignet hat, nicht möglich gewesen.

Ich sah weder vorher noch nachher ein so hochgradig deformiertes Auge. Die Patientin war auf diesem Auge völlig blind, so daß sie nicht einmal die Mittagssonne als Lichtschein empfand. Sie hatte rasende Kopfschmerzen, die auch durch *Morphium* nicht gemildert werden konnten. Diese Schmerzen müssen als Folge einer im Auge selbst sich abspielenden entzündlichen Erkrankung und einer davon ausgehenden intraokularen Drucksteigerung angesehen werden. Es tut mir leid, daß ich zu dem Fall keine näheren wissenschaftlichen Angaben mehr machen kann, da sowohl HABERKAMP als auch ich darüber keine Aufzeichnungen mehr besitzen. Das wird leider noch öfter der Fall sein. Aber schließlich bestehen ja die Heilungen zu Recht, und ich hoffe, daß die Schilderung solcher Heilungen für diesen oder jenen Augenarzt zur Veranlassung wird, die Phänomene zu bestätigen und wissenschaftlich zu vertiefen. Ich darf heute schon sagen, daß sich diese Hoffnung in einem von mir gar nicht erwarteten Ausmaß abzuzeichnen beginnt. Die Aufnahmebereitschaft der Praxis ist doch immer größer als die der Großsiegelbewahrer.

Die Indikation zur Enucleation des Auges war absolut gegeben. Drei Tage vor dem festgesetzten Operationstermin erschien die Pat. erstmals bei mir. Man wird es bei solchem Sachverhalt verstehen, daß ich zunächst eine Behandlung ablehnte. Aber die Kranke appellierte in so rührender Weise an mein Arzttum, daß ich nicht anders konnte, als der Aussage meines Buches zu folgen, die besagt: „Das *Impletol* greift am Wesen der Entzündung an, gleichgültig, wie die entzündungsauslösende Noxe heißt." So wurde dieser Fall für mich zum Prüfstein meiner These, ohne daß ich allerdings zum damaligen Zeitpunkt schon die Überzeugung haben konnte, daß sie so weitgehende Möglichkeiten umschließen könnte.

Ich injizierte *Impletol* ins Segment, auf der kranken Seite natürlich, intravenös, an die Carotis (Sympathicus-Chirurgie), an das Ganglion ciliare und intracutan auf die Schläfe. Nach diesen 4 Injektionen stellte die Pat. zur beiderseitigen Überraschung fest, daß sie völlig schmerzfrei war, ganz entsprechend den zahlreichen Beobachtungen bei entzündlichen Erkrankungen anderer Organe. Da bis zum Operationstermin keinerlei Schmerzen mehr auftraten, gab mir HABERKAMP die Pat. für 6 Wochen frei. In diesen Wochen ist dann das Auge unter Hinterlassung von ausgedehnten Narben in der Netzhaut äußerlich vollkommen ausgeheilt. Ich habe die Pat. viele Jahre verfolgen können und die Heilung hat Bestand gehabt. Die Patientin hatte nach der Behandlung wieder ein Viertel Sehkraft und im übrigen ein normales Auge.

Der 33jährige Straßenbahnschaffner Robert Weckx aus Chatelet in Belgien, Loverval-Str. 207, erlitt im Jahre 1956 durch einen Verkehrsunfall eine Glassplitterverletzung beider Augen. Das führte zu Geschwürsbildung auf beiden Augen mit anschließender Panophthalmie. Der Pat. war 1/2 Jahr völlig blind. Dann bildete sich eine schwache Lichtempfindung zurück, so daß er sich bewegende Menschen als dunkle Schattenbewegungen erlebte. In den 3 folgenden Jahren kam es zu keiner weiteren Besserung des Zustandes, so daß der Kranke praktisch blind war.

Sowohl die Verletzung als solche als auch die anschließende Entzündung der Augen konnte nur als segmentgebundene Erkrankung angesehen werden. Deshalb war ein Behandlungsversuch im Segment angezeigt. Die erste Behandlung erfolgte am 5. 8. 1958 intravenös und an beide Ciliarganglien. Unmittelbar darauf empfand der Kranke eine deutliche subjektive Entspannung beider Augen und anschließend eine geringe Aufhellung der Sicht. Die 8 folgenden Behandlungen ließen jeweils eine weitere, wenn auch geringe Besserung erkennen. Bei der letzten Behandlung machte ich zusätzlich beiderseits eine Injektion an das Ganglion sphenopalatinum und eine Spray-Behandlung der Nasenschleimhaut mit 2%iger Pantocain-Lösung. Bei dieser Technik empfand der Kranke die bisher stärkste Besserung. Er konnte anschließend erstmals große Druckschrift lesen. Die Behandlung wird fortgesetzt, besonders da auch der heimische Augenarzt, beeindruckt durch den bisherigen Erfolg, dringend zur Weiterbehandlung rät.

Jeder Neural-Therapeut weiß, daß es in diesem Fall gar nicht erst zur Erblindung gekommen wäre, wenn die Behandlung sofort nach der Verletzung angewandt worden wäre. 3 Jahre Panophthalmie hinterlassen natürlich in der empfindlichen Netzhaut nur schwer reversible Dauerfolgen.

Ein Fall von Herpes zoster ophthalmicus verlor nach Injektion von 1 ccm *Impletol* an den Nervus supraorbitalis schlagartig die Schmerzen, um anschließend folgenlos auszuheilen. SCHOELER, Karlsruhe, berichtete mir, daß er einen akuten Glaukom-Anfall nachhaltig kupieren konnte durch Impletol-Injektion an einen auffälligen Schmerzpunkt am Hinterkopf. Nach meinem Vortrag in Wassenaar anläßlich des von MERCKELBACH aufgezogenen Kongresses für Neural-Therapie schickte mir der Hamburger Praktiker TROLTSCH spontan einen Bericht über seine augenärztlichen Beobachtungen, aus dem ich einiges wiedergebe:

Fall 1: Seine Patientin, Frau M., die ich selbst vor langen Jahren durch Stellatum-Injektion von ihrer Migräne geheilt hatte, nachdem zahlreiche Injektionsversuche an anderen Stellen versagt hatten, wandte sich wegen ihrer neuerlichen Virus-Conjunctivitis an den Neural-Therapeuten TROLTSCH, nachdem ihr der vorbehandelnde Augenarzt mitgeteilt hatte, daß es sich um ein langwieriges Leiden handele. Durch 2malige Impletol-Injektion an die Schläfen und an den Nervus supraorbitalis wurde die Krankheit unter augenärztlicher Kontrolle in wenigen Tagen geheilt. Gleichzeitig verschwanden Schmerzen in beiden Kniegelenken.

Fall 2: Frau Sch., ebenfalls Virus-Conjunctivitis. Nach Impletol-Injektion an beide Supraorbital-Nerven waren unter augenärztlicher Kontrolle die Augen bereits am nächsten Tage völlig klar.

Als vor Jahren meine eigene Frau an einer solchen Virus-Conjunctivitis erkrankte, hatte ich reichlich Gelegenheit, die Hilflosigkeit der Augenärzte gegenüber dieser Erkrankung festzustellen. U. a. ließ man ihr damals die Mandeln herausnehmen. Warum ich selbst nicht auf die an sich selbstverständliche Idee kam, *Impletol* ins Segment zu spritzen, ist mir heute unverständlich. So stammt die erste Heilungsbeobachtung bei einer Virus-Conjunctivitis von TROLTSCH und nicht von mir. Ob das nun eine Virus-Conjunctivitis ist oder eine Augentuberkulose, über die segmentale Anwendung beseitigt das *Impletol* eine Entzündung, und hier finden wir diese These auch für die Virus-Erkrankung bestätigt.

Der Kollege WÜRTHNER aus Badenweiler behandelte einen Patienten, der seit einigen Jahren nach einem heftigen Schlag, den er anläßlich eines Autounfalls aufs Auge erhielt, an grünem Star litt, der ihn in Intervallen von Tagen bis Monaten mit den schlimmsten Anfällen heimsuchte. Durch Impletol-Injektion ins Segment verschwanden die Beschwerden im Moment des Einstichs und blieben von da an verschwunden.

Ein solches traumatisch bedingtes Krankheitsbild bietet die günstigsten Voraussetzungen zu einer Segment-Heilung, da man in solchem Falle ja mit ziemlicher Sicherheit annehmen kann, daß es sich nicht um ein ferngesteuertes Krankheitsbild handelt.

Mein Freund ROSCHER aus Großschönau in Sachsen berichtete mir von einer 79jähr. Pat. mit der augenärztlichen Diagnose: Glaukom und grauer Star. Er behandelte segmental mit Impletol-Injektionen an das Ganglion ciliare, an die Carotis, an die Schläfen, intravenös und an die Hinterhauptnerven, wohl nach dem Muster meines eingangs beschriebenen Augenfalles. Heute würde ich in solchem Falle wohl nur noch ans Ganglion ciliare spritzen. Er verabfolgte monatlich 2 bis 4 Behandlungen. Erste Behandlung Mitte 1956. Im Januar 1957 heißt es: „Pat. kann jetzt ohne Brille lesen, sie sieht Gegenstände auch in der Dunkelheit. Obwohl ich der Kranken von Anfang an wegen der geringen Aussicht auf Besserung von der Behandlung abriet, kommt sie regelmäßig und gibt an, daß sie nicht nur besser sehe, sondern sich ganz allgemein wesentlich wohler fühle. Sie äußerte: Ich sah früher alles im Nebel und dieser Nebel verschwindet langsam."

Auch diese Beeinflussung des grauen Stars durch ROSCHER ist der erste mir zur Kenntnis gekommene Fall. Ich selbst hatte bis dahin an eine solche Möglichkeit überhaupt nicht gedacht. So wurde diese Mitteilung auch für mich zur Veranlassung, dahingehende Versuche zu machen. Über einen Fall darf ich berichten.

Es handelt sich um Frau Käthe Büscher, Köln-Holweide, Neufelder Straße 27. Die Pat. litt seit 6 Jahren an doppelseitigem grauem Star. Am 9. 10. 57 injizierte ich erstmals intravenös und beiderseits an die Schläfen ohne Wirkung. Am 30. 10. 57 erstmalig beiderseits ans Ganglion ciliare. Danach glaubte die Pat. eine eindeutige Besserung zu bemerken. Später zwischengeschaltete Injektionen an mögliche Störungsfelder hatten keinen Einfluß, so daß von da ab nur noch Ciliar-Injektionen gemacht wurden. Am 17. 4. 58 erfolgte die 7. Injektion an diese Stelle. Am 24. 4. 58 rief Herr Büscher am späten Abend telephonisch an, um mitzuteilen, seine Frau habe soeben erstmals den Sternenhimmel wieder sehen können. Sie hüpfte und weinte vor Freude, wie der Mann dabei berichtete.

Ich bin sicher, daß es auch einen störungsfeldbedingten grauen Star geben wird, der dann selbstverständlich nicht über das Segment heilbar ist, sondern nur über das schuldige Störungsfeld. Ferner nehme ich an, daß die ganz schweren Fälle von grauem Star für diese Behandlung wohl nicht mehr in Frage kommen.

Der Oberarzt Andreas PAYER aus dem Rheuma-Sanatorium Héviz in Ungarn bittet mich, folgende beiden A u g e n f ä l l e bekanntzugeben.
Fall 1: Eine Pat., 30 Jahre alt, war mit einem T i c c o n v u l s i v schon lange in Behandlung bei verschiedenen Ärzten und Kliniken. Sie war wegen dieser Situation ganz deprimiert. PAYER gab *Cofocain*, das ist der Name des ungarischen Parallelpräparats, in die „Augenschwarte" (das ist also in jedem Falle ins Segment [Anmerk. d. Verf.]) und darauf hörten die Zuckungen sofort auf. Nach 2 Tagen war nur noch ein schwaches Flimmern erkennbar, das mit der 2. Injektion auch verschwand. Seitdem ist die Pat. auch psychisch normal.
Fall 2 betraf eine Frau von 60 Jahren, die auf der li. Seite an einer so starken P t o s i s p a l p e b r a e litt, daß die Pupille verdeckt war und die Pat. nur noch mit dem re. Auge sah. Das Augenlid war dazu ödematös geschwollen. Auf 3 Einspritzungen oberhalb des Augenlides ging das Ödem zurück und das Lid ging fast hundertprozentig hoch, so daß die Pat. wieder mit beiden Augen sehen konnte. Die bereits vorgesehene kosmetische Operation in einer Augenklinik wurde der Pat. erspart.

Als Segment-Wirkung möchte ich auch zwei weitere Beobachtungen bei M u l t i p l e r S k l e r o s e deuten.

Fall 1 betraf eine Flüchtlingsfrau von etwa 50 Jahren mit einer schweren, noch mühsam gehfähigen M. S. Die Pat. war außerdem bis auf geringen Lichtschimmer seit 7 Jahren auf beiden Augen blind. Etwa sechs- oder siebenmal versuchte ich, über intravenöse und Störungsfeld-Behandlung die Krankheit zu beeinflussen. Als ich die Hoffnung, helfen zu können, schon aufgegeben hatte, machte ich nach der Angabe von GOHRBANDT noch eine Stellatum-Injektion. Was dann geschah, war für alle, die dabei waren, ein erschütterndes Erlebnis. Wenige Minuten nach der Injektion sagte die Pat. „Herr Doktor, ich kann sehen, ich sehe die bunten Rücken Ihrer Bücher!" Zufällige Zeugen dieses Erlebnisses waren der Generalmusikdirektor Balzer und seine Frau. In der kommenden Nacht rief mich Balzer an: sie hätten das seelische Bedürfnis, sich mit mir darüber zu unterhalten; sie könnten doch vor Erschütterung nicht schlafen. Solche Wirkung kann ein derartiges Erlebnis auf den unverbildeten Laien haben. Im weiteren Verlauf habe ich dann noch etwa 10 Stellatum-Injektionen gemacht mit dem Ergebnis einer fortschreitenden Besserung der Sehfähigkeit, so daß die Pat. heute praktisch normal sieht.

Das ist eine so unwahrscheinliche Beobachtung, daß ich wohl Verständnis dafür habe, daß die „Sachverständigen" sich diese Heilung nur als Suggestivheilung einer Hysterie denken können. Aber man ist in dieser Frage kein Sachverständiger, wenn man nicht den ganzen Umfang der neuraltherapeutischen Möglichkeiten kennt. Und wenn man ihn kennt, wird man seine Einstellung von selbst revidieren. Wir stehen hier immer wieder vor Phänomenen, die in ihrem letzten Grunde nicht zu erklären sind. Es ist Aufgabe der Heilkunst, sie zu kennen. Der Vollständigkeit halber berichte ich noch, daß sich an den Gehstörungen nichts geändert hat.

Fall 2: Im vergangenen Jahr erlebte ich dann einen weiteren Fall dieser Art, wenn auch nicht in so dramatischer Form. Der 45jähr. Buchhalter aus Duisburg litt seit 1944 an einer M. S. mit erheblichen Geh- und Sehstörungen. Etwa 1 Std. nach der ersten Stellatum-Injektion konnte der Pat. für 3 Tage besser sehen. Mit einigen weiteren Injektionen nahm die Sehfähigkeit und ihre Dauer jeweils zu. Der Pat. berichtete, daß er vor Beginn der Behandlung nur die Schlagzeilen der Zeitungen und die nur für kurze Zeit erkennen konnte. Später las er ohne Mühe die ganze Zeitung, so daß er hoffte, seinem Beruf wieder nachgehen zu können. Diese Hoffnung hat sich in diesem Falle nicht erfüllt, da später die Besserung leicht rückläufig war und weitere Injektionen nicht mehr wirkten. Vielleicht sollte man hier doch einmal die Cisternen-Injektion versuchen.

Von Spontan-Remission kann man in beiden Fällen wohl nicht gut sprechen, weil die Besserung jeweils in unmittelbarem Anschluß an die Injektion erkennbar wurde. Aber Spontan-Remission bedeutet ja grundsätzlich, daß bei der M. S. latente Besserungsmöglichkeiten existieren. Neural-Therapie vermag ja nichts anderes, als solche Selbstheilungsmöglichkeiten zu verwirklichen, u. zw. physikalisch zwangsläufig.

Die Multiple Sklerose gehört nicht zu unseren bevorzugten Indikationen. Besonders die schon bettlägerigen Kranken lehnen wir nach unseren immer wieder negativen Erfahrungen heute ab. Auch EVERS in Hachen dürfte da nicht mehr viel ausrichten. Die Erfolgsstatistik, die GOHRBANDT auf einem Münchener Chirurgen-Kongreß brachte, ist uns unbegreiflich. Aber bei noch nicht zu fortgeschrittenen Krankheitsfällen sehen wir doch hin und wieder einen Erfolg.

Günther Garmeister aus Duisburg-Huckingen, Im Alten Bruch 24, geboren 1928, kam am 23. 1. 1959 mit einer mittelschweren M. S. in Behandlung. Im Verlauf von 6 Monaten erhielt er 6 Stellatum-Injektionen. Er fühlt sich heute völlig gesund und kann ohne Stock und ohne jegliche Beschwerden gehen.

Wir sahen solche Erfolge einige Male, aber im großen und ganzen gilt das eingangs Gesagte.

Im Jahre 1948 behandelte ich einen katholischen Theologie-Studenten, der nach Kriegsverletzung am Kopf in einem wahrhaft bedauernswerten Zustand zu mir gebracht wurde. Er war praktisch blind auf beiden Augen und außerdem war er unfähig, zu gehen oder auch nur zu stehen. Er hing auf zwei Krücken und die spastisch-paretischen Beine mußten von der Begleitung einzeln vorgeschoben werden. Ein bekannter Orthopäde wollte in der kommenden Woche durch Sehnen-Transplantation den Versuch einer Besserung der Spitzfußstellung machen. Ich kann nicht gerade sagen, daß ich die Behandlung mit nennenswerten Erwartungen begann. Aber da wir entgegen allen wissenschaftlichen Vorstellungen bei der Littleschen Erkrankung immer wieder und manchmal unwahrscheinliche Besserung sehen, hielt ich mich auch hier nicht für berechtigt, einem gänzlich harmlosen Versuch auszuweichen. Ich spritzte also je 1 ccm *Impletol* beiderseits intravenös und unter die Kopfschwarte über den Scheitelbeinen. Das Ergebnis kann man als Arzt nicht glauben, wenn man es nicht selbst erlebt hat. Der Pat. ging in der nächsten Woche zu dem Orthopäden, um ihm mitzuteilen, daß sich eine Operation angesichts der neuen Sachlage völlig erübrige. Mir erzählte der Pat., der Orthopäde sei richtig böse gewesen, weil er das Messer nicht mehr zur Anwendung bringen konnte. Ich habe die gleiche Behandlung dann noch einige Male wiederholt. Heute ist der damalige hundertprozentige Krüppel amtierender Pastor in einem Eifeldorf. Im Hause geht er ohne Stock und niemand sieht ihm die geringste Behinderung an. Sein Sehvermögen hatte sich zunächst unter dieser Behandlung nur unwesentlich gebessert. Später sah ich den Pat. noch mehrfach, weil er auch für seine Augen eine weitere Besserung erhoffte. Nach meiner ersten M.-S.-Beobachtung machte ich dann auch diesem Pat. Stellatum-Injektionen und nun wurde die Besserung langsam deutlicher. Nach der letzten Stellatum-Injektion äußerte der Pat., daß zum ersten Male wieder eine gewisse Farbempfindung habe. Er kann auf der Straße wieder große Reklameschriften erkennen, wenn auch nicht lesen. Heute würde ich auch hier eine Cisternen-Injektion für indiziert halten.

Vor mir liegt ein Brief meines Freundes DOSCH aus Wittenberg, dem ich in diesem Zusammenhang folgendes entnehme:

„Nach meiner zweiten Cisternen-Injektion hat ein 36 Jahre alter Mann, der nach einem Herpes zoster (Diagnose der Universitäts-HNO-Klinik Leipzig) li. ertaubt war und li. nur noch einen Visus von 0,25 hatte, wieder das Gehör zurückbekommen und kann wesentlich besser sehen. Die HNO-Klinik hatte ihn am 18. 3. 1957 aus wissenschaftlichem Interesse letztmalig durchuntersucht: Ausfall des Nervus statoacusticus, angedeuteter Schüttelnystagmus nach re. Sensibilität der li. Kopfseite bis zur Clavicula herabgesetzt, Facialisschwäche, Gehör li. erheblich herabgesetzt, beim Zielblindgang Rechtstendenz. — Also ein wissenschaftlich Kranker, nun hört er wieder, Gott sein Dank! Ich habe ihn zur Nachuntersuchung nach Leipzig geschickt."

In einem anderen Brief heißt es dann, daß ein Augenarzt die weitgehende Besserung des Sehvermögens bestätigt habe.

In einem Schreiben des Geheilten heißt es:

„Am 23. 7. 57 fuhr ich nach Leipzig in die HNO-Klinik und bat um eine Nachuntersuchung. Im Befund von 1956 als unheilbar bezeichnet, wurde bei der jetzigen Untersuchung meine Wahrnehmung bestätigt. Die Herren Ärzte und auch der Oberarzt und die Schwester der Klinik waren sprachlos. Ich erzählte nun von meiner Behandlung durch Dr. DOSCH und die dadurch erzielte Heilung meines Leidens. Alle waren erstaunt darüber und der Oberarzt bat mich, Herrn Dr. Dosch zu bitten, mit ihm in Briefwechsel zu treten."

Ich habe einige Belanglosigkeiten mit berichtet, weil sie immerhin ganz aufschlußreich sind.

Mein Schüler Pelz aus Vitry sur Seine berichtet mir über erfolgreiche Anwendung der Stellatum-Anästhesie in der Klinik Leriche bei Augenkrankheiten, die in dem Buche von Maurice Lucuy „Les Infiltrations du Sympathique" (erschienen in Paris 1950 bei Masson & Cie.) angeführt sind.

Fall 1: M. R., 50 Jahre, berichtet, vor 14 Tagen in seinem re. Auge Wirbeln und Funkeln empfunden zu haben. Sehschärfe dieses Auges $1/20$, li. Auge $10/10$. Eine frühere Untersuchung hatte beiderseits $10/10$ ergeben. Ophthalmoskopisch ausgebreitetes Ödem der Macula, in dessen Zentrum ein kirschroter Fleck hervorsticht, von dem Ophthalmologen als „Läusestich" bezeichnet. Diese Feststellung ist charakteristisch für die Embolie der Zentralarterie der Retina. Wöchentlich eine Stellatum-Anästhesie re. Nach 3 Wochen Sehschärfe $6/10$. Dann erfolgte ein Rückfall als Folge eines Traumas in der Gegend der re. Carotis. Nach Fortsetzung der Stellatum-Anästhesien erneute Besserung auf $8/10$. Es besteht nur noch ein leichter Schleiereindruck.

Fall 2: Mme. B., 23 Jahre, im 3. Monat gravide. Infolge eines Schrecks plötzliche Amaurose re. Sehschärfe $1/100$, li. $10/10$. Der Augenhintergrund erscheint blaß auf der temporalen Seite der Papille. Die Arterien erscheinen blutleer. Man denkt an eine M. S., muß diese Diagnose jedoch wegen Fehlens anderer M.-S.-Zeichen fallen lassen. Spasmus der Arteria retinae. Durch 2malige Stellatum-Anästhesie in 14 Tagen völlige Heilung.

Fall 3: Mme. G., 75 Jahre, stellt beim Erwachen fest, daß sie mit dem re. Auge nichts mehr sieht. Nach Ausschluß eines Glaukoms Befund nach 6 Wochen: Weiße Papille mit fadenförmigen Arterien bei ungewöhnlicher Macula. Es wird die Diagnose einer Embolie der Arteria centralis bestätigt. Sofortige Stellatum-Anästhesie, die bereits am nächsten Tage eine solche Besserung zur Folge hatte, daß die Pat. nicht mehr zur Behandlung erschien, weil sie eine nochmalige Behandlung für überflüssig hielt. Alles weitere ist im Original nachzulesen.

Rumpold aus Kitzbühel teilte mir folgende Krankengeschichte mit:

„M. J., geb. 20. 6. 1915, Holm Island in England. Seit 2 Jahren rasch zunehmende Sehverschlechterung, die am li. Auge bis zur bloßen Lichtempfindung absinkt und re. den Eindruck eines über $2/3$ des Sehkreises herabfallenden schwarzen Schneevorhangs macht. Das plastische Sehen leidet durch diese Beinahe-Erblindung des li. Auges sehr. Der Beruf muß aufgegeben werden. Alle Untersuchungen, die von bedeutenden englischen Spezialisten gemacht werden, kommen zu irgendeinem anderen Ergebnis. Schließlich will ein Arzt ein sehr gefährliches und nur ganz selten im Hals vorkommendes Bakterium als die Ursache gefunden haben. Aber infolge der Aussichtslosigkeit der Behandlung raten die Ärzte, mindestens 1 Jahr sich jeglicher Arbeit zu enthalten, verständigen aber die Gattin, daß nurmehr mit einer Höchstlebenserwartung von 2 Jahren zu rechnen ist, da das Leiden und seine tieferen Ursachen unbeeinflußbar seien und ständig rascher fortschreiten.

Diese Anamnese wurde am 21. 2. 1956 aufgenommen. Bis zur fachärztlichen Untersuchung durch den ehemaligen Dozenten der Universitäts-Augenklinik München, Dr. Lisch, am 29. 3. 1956 wurden 16 Scheitelvenen-Impletol-Injektionen gemacht, die abwechselnd auch an die 4 Endpunkte der Augenbrauen gesetzt wurden. Ferner wurden 3 Injektionen an die Tonsillen und 3 Injektionen an das Ganglion stellatum gemacht, wobei zu bemerken ist, daß die Reaktion der Sichtverbesserung bei den Stirn-, Venen- und Tonsillen-Injektionen gleich war und darin bestand, daß der Vorhang gleichmäßig und langsam nach der lateralen Augenseite wanderte, die Sicht daher besser wurde und auch auf dem li. Auge einige Stunden nach der Injektion anhaltend die Lichtempfindlichkeit eine wesentlich deutlichere wurde. Am 22. 3. wurde erstmalig eine Injektion an das Ganglion stellatum gemacht. Die Reaktion auf diese erste Stellatum-Injektion war geradezu verblüffend. Pat. kam anderen Tages und war unter dem Eindruck der ruckartigen enormen Verbesserung seiner Sicht auch seelisch völlig verändert. Der Vorhang war nach dem Nachlassen des Horner bei Sicht nach li. und geradeaus praktisch verschwunden, bei Sicht nach re. etwa noch ¼ des Sichtkreises vorhanden. Besonders aber war die Lichtempfindung des li. Auges so stark geworden, daß bei Verschluß des re. Auges erstmalig eine größere Schrift ohne besondere Mühe gelesen werden konnte.

Am 29. 3. fachärztliche Untersuchung. Zweite Stellatum-Injektion am 4. 4. und die dritte am 27. 6. 1956, beide li. und mit einer so enormen Verbesserung der Sehkraft des beinahe erblindeten Auges, daß eine normale Zeitungsschrift fast flüssig anderntags gelesen werden konnte. Am 9. und 11. 7. 56 die beiden letzten Stellatum-Injektionen, beide re. Der Restvorhang war danach bis auf ein kaum erkennbares Restchen verschwunden. Ca. 8 Wochen danach erhielt ich von Herrn J. die Nachricht, daß er nicht nur subjektiv praktisch frei von allen vorher geklagten Symptomen sei, sondern daß vor allem die Untersuchung durch einen englischen Spezialisten in London einen für diesen Mann überraschenden und ihm unerklärlichen objektiven Heilungsbefund ergeben hatte, zumal er sein letzter und wichtigster Untersucher war, der auch alle schwerwiegenden Konsequenzen in bezug auf die Prognose gestellt hatte. Das mysteriöse, seltene und so überaus gefährliche Halsbakterium war damit besiegt.

Pat. ist wieder zu normalem Leben zurückgekehrt und arbeitet in Deutschland bei einer Versicherungsgesellschaft."

So der Brief von RUMPOLD. Anschließend der Bericht von Dr. LISCH vom 29. 3. 1956:

„Beiderseits bestehen Glaskörpertrübungen, li. mehr als re. Beiderseits sind die Netzhautvenen gestaut, in der Peripherie lassen sich vereinzelte Einscheidungsstreifen nachweisen. Mit dem re. Auge wird 6/6 z. T., mit dem linken nur 1/60 gesehen. Als Therapie habe ich Rö-Behandlung beider Augen, sowie Auromeol-Injektionen empfohlen."

Rein sachlich wäre hierzu noch zu bemerken, daß das Gutachten erst in einer Zeit gemacht wurde, in der durch die voraufgegangene Behandlung schon eine wesentliche Besserung des Befundes erfolgt war. Außerdem wurde hier eine schwere Augenkrankheit durch neural-therapeutische Maßnahmen geheilt bei praktisch fehlender Diagnose.

Zu meinem 65. Geburtstag überreichte mir Dr. KARSTEN, Arzt und Zahnarzt in Düsseldorf und Leiter eines kleinen Sanatoriums in Kripp am Rhein, folgende Krankengeschichte als Geburtstagsgeschenk:

„Prof. der Theologie G. H. erblindete 1941 nach Hinterhauptsverletzung durch Granatsplitter. Überführung in die Heidelberger Klinik (Prof. WEIZSÄCKER). Klinische Behandlung durch Prof. VOGEL unter Mitwirkung dortiger Augenärzte wegen Gesichtsfeldausfall und Seelenblindheit. Behandlung über 1/2 Jahr und ungeheilt zur ambulanten augenärztlichen Betreuung in die Göttinger Universitäts-Augenklinik überwiesen. Auch dort blieb die Behandlung von 1/2 Jahr ohne Wirkung. Anschließend kam der Pat. hauptsächlich wegen ständiger starker Kopfschmerzen zur physikalisch-diätetischen Behandlung in mein Sanatorium in Kripp. Die überweisenden Augenärzte empfahlen, die Augen nicht zu behandeln, da Gefahr, den letzten Augenschimmer zu verlieren. Alle 2 Tage 2 ccm *Impletol* intravenös und unter die Kopfschwarte zur Behandlung der Kopfschmerzen. Nach zufälliger Narbenumspritzung innerhalb von 2 Tagen plötzliche Wiederherstellung des Augenlichts. Seit dieser Zeit Sehschärfe gut und keine Kopfneuralgien mehr."

KARSTEN möchte diese Heilung als Sekunden-Phänomen über die Kopfnarbe deuten. Ich neige mehr zu der Vorstellung, daß es sich um einen Fall von Segment-Therapie handelt. Dem Geheilten ist das gleichgültig.

Über die Regeln der Therapie gesehen, handelt es sich m. E. um einen Parallelfall zu den beiden, in früheren Abschnitten dieses Buches geschilderten Heilungen. Der ebenfalls traumatisch bedingte Verlust von Geruch und Geschmack wurde damals von mir mit wenigen Impletol-Injektionen intravenös und unter die Kopfschwarte geheilt, nachdem drei Universitätskliniken nicht einmal einen Behandlungsversuch unternommen hatten. Bei dem zweiten Fall handelte es sich um jene schwerhörige Patientin, die Prof. Gaus als unheilbar im Kolleg vorgestellt hatte, und die von mir, ich möchte sagen versehentlich, ihre Hörfähigkeit zurückerhielt bei der erfolgreichen Behandlung gleichzeitig bestehender Kopfschmerzen. Bei allen drei Erkrankungen handelte es sich wahrscheinlich um wesensmäßig gleichartige Störungen zentraler Natur. Gestörtes Riechen, Hören und Sehen konnten deshalb auf die gleiche Weise geheilt werden.

In allen drei Fällen handelte es sich nicht um eine psychogene Störung, daher auch der Mißerfolg in Heidelberg. In der Betrachtungsweise des Therapeuten sind die Begriffe funktionell und organisch kein gültiges Kriterium der Diagnostik. Die geheilte Sehstörung war eine funktionelle Störung, aber gleichzeitig war sie eine organische Erkrankung, allerdings so zarter Natur, daß sie für unsere diagnostischen Untersuchungsmethoden keine greifbaren Unterlagen liefern konnte. M. E. handelte es sich um eine Strukturstörung an jener Nahtstelle, an der die physikalische Welle sich in Sehen umsetzt. Im Zeitalter der Quantenphysik werden wir uns an die Vorstellung gewöhnen müssen, daß quantenphysikalische Vorgänge auch im Lebendigen eine entscheidende Rolle spielen. Über die Natur solchen Geschehens gibt uns das Heilungs-Phänomen Auskunft. Zu mir kommen praktisch nur Kranke, an denen vorher alle Therapie spurlos abgeglitten war. Damit dürfte ein Placebo wohl einbegriffen sein. Wenn wir mit unserer Therapie bei einem Kranken nicht zum Erfolg kamen, dann half vielfach mein Freund WITTGENSTEIN und lieferte durch seinen Erfolg den Nachweis, daß ein psychogenes Krankheitsbild vorgelegen hatte. So kommt man über die erfolgreiche Therapie zur Unterscheidung vom Wesen der jeweiligen Erkrankung, einer Unterscheidung, von der der Erfolg der Therapie abhängt.

Die Forderung von BODECHTEL, die Impletol-Phänomene im „Doppelblindversuch" nach JORES zu überprüfen, ist genau so absurd, als wenn man die Berechtigung zu einer Magenoperation vom Ausgang eines Doppelblindversuches abhängig machen wollte. LERICHE nannte mit Recht das *Novocain* das „konservative Messer". Es handelt sich bei jeder Impletol-Injektion um einen konservativ-neurochirurgischen Eingriff. Das darf man nie vergessen, auch wenn man es nicht begreifen sollte. So gesehen ist die Antwort, die mein Schüler RIEDEL aus der Steiermark an BODECHTEL und die „Münchener" richtete, mehr als ein gerade in dieses Kapitel passender Scherz. Es hieß in seinem Schreiben: „Es handelt sich weniger um Doppelblindversuche, als um Versuche von zwei Blinden." Damit sind weniger zwei belanglose Assistenten gemeint als zufällige Unterzeichner jenes Aufsatzes, mit dem ich lächerlich gemacht werden sollte, sondern jene hochakademische Richtung, die über ihrem vielen Wissen manchmal das unverbildete Sehen verlernt hat.

Der Augenarzt LEIMBROCK aus Herne i. W. teilt mir unter dem 18. 4. 58 mit, daß er bei schmerzhaftem absolutem Glaukom durch retrobulbäre Injektion von *Impletol* mit 2 bis 3 Injektionen fast stets Schmerzfreiheit erzielt habe (ohne Rückgang des Augendrucks). Seit der Zeit habe er keinen Bulbus mehr enucleiert. Dazu möchte ich kurz bemerken, daß es sich wohl um störungsfeldbedingte Erkrankungen gehandelt haben muß; anderenfalls wäre nach meiner Erfahrung auch der Augendruck zurückgegangen. Die zweite Indikation von LEIMBROCK waren zahlreiche Hornhautgeschwüre, bei denen antibiotische oder sulfonamidhaltige Salben versagten. Durch subconjunctivale Impletol-Injektionen meist schlagartige Besserung, bzw. Heilung, die vorher nicht zu erreichen war.

Am 8. 7. 54 wurde in der Universitäts-Augenklinik zu Bonn Frau Emma L. aus Lannen in Luxemburg untersucht und mit einem hier vorliegenden Rezept entlassen. Frau L. war auf einem Auge blind, ohne daß man das äußerlich erkennen konnte. Durch den Dozenten MEYER-SCHWICKERATH war die Unheilbarkeit dieser Augenstörung nach Angabe von Frau L. festgestellt worden. In Begleitung des Naturheilkundigen WEISSENSEEL aus Luxemburg erschien sie am gleichen Tage in meiner Praxis. Sie erhielt von mir einige Impletol-Injektionen ins erkrankte Segment, ans Ganglion ciliare und ans Ganglion sphenopalatinum. Binnen 8 Tagen hatte das Auge seine normale Sehfähigkeit zurückbekommen und das hat bis heute vorgehalten, wie mir Herr WEISSENSEEL anläßlich eines letzten Zusammentreffens vor einigen Wochen bestätigte. Mein Versuch, die wissenschaftliche Diagnose in Bonn zu erfahren, stieß auf Schwierigkeiten. Das Krankenblatt war nicht auffindbar und MEYER-SCHWICKERATH in Urlaub. Die Heilung aber besteht auch so zu Recht.

Der folgende Fall, dessen Kenntnis ich meinem Freunde Martin SPRINGER aus Halle/Saale verdanke, ist für mich insofern besonders erfreulich, als sich bei der Behandlung der Patientin erstmalig eine wohlwollende Aufgeschlossenheit mit dem Ziel einer Zusammenarbeit zwischen SPRINGER und Prof. VELHAGEN von der Augenklinik Leipzig ergab. Es handelt sich um Frau Else Fruth aus Merseburg. Zunächst bringe ich einen Brief von Prof. VELHAGEN an SPRINGER:

„Von mir aus gesehen war es bei Frau F. folgendermaßen: Sie hat zunächst seit 1953 migräneartige Anfälle gehabt und 1956 im Anschluß an eine Aufregung einen G l a u k o m - A n f a l l. Ich operierte sie re. deswegen am 25. 4. 1956. Daraufhin ging der Druck herunter, war aber in der nächsten Zeit wieder höher. Unter den diversesten Tropfen schleppte sich die Sache hin, bis die Pat. einen Glaukom-Anfall bekam und li. ebenfalls operiert werden mußte. Nach einiger Zeit ging der Druck beiderseits herunter und das Sehvermögen stieg auf $6/12$ beiderseits. Wir waren sehr froh; doch nun kam allmählich die große Verschlimmerung in Form eines immer mehr zunehmenden Reizzustandes, der allmählich in eine s y m p a t h i s c h e Ophthalmie überging (Iridocyclitis mit Präzipitaten). Der Augendruck blieb gut, das Sehvermögen sank aber ab, vor allem wegen der Niederschläge und der allmählich entstandenen Cataracta complicata. Während früher der Druck abnorm hoch gewesen war, wurde er jetzt abnorm weich und eine

Phthisis stand zu befürchten. Die Linsen trübten sich, und wir mußten auch die Linsen extrahieren. Der Visus besserte sich nach Nachstar-Operation vorübergehend, doch trat immer wieder Schwartenbildung ein und zugleich auch eine toxische Hornhauttrübung beiderseits. 1957 stieg der Druck plötzlich wieder an, sank aber auf *Miotica* wieder ab. Dann gaben wir Suprarenin-Präparate *(Suprarenin-Cocain* subconjunctival und *Cortison,* auch *Glaukosan)* und ganz allmählich wurde es besser. Am 15. 8. 1957 wurde li. die Linse extrahiert ohne operative Zwischenfälle. Der Verlauf war re. so ähnlich wie li. Seit Oktober 1957 ging der Reizzustand zurück. Das ist der Zeitpunkt, wo Sie mit dem *Jecoffin* begonnen haben. Diese Tatsache ist so auffallend, und ich will sie in keiner Weise bagatellisieren, möchte nur hervorheben, daß nicht selten eine sympathische Ophthalmie nach *Cortison* oder auch ganz spontan zum Stoppen kommt. Immerhin ist die Beruhigung mit dem *Jecoffin* doch eindrucksvoll, und wir wollen es fortsetzen, wenn der Druck nicht steigt. Vielleicht ist dabei auch interessant, daß ja gerade das Cocain-Suprarenin immer so gut gewirkt hat, was ja nicht nur als Mioticum, sondern auch als Neural-Therapie gewirkt haben könnte." So der Bericht von VELHAGEN.

Aus dem Bericht von SPRINGER an mich entnehme ich noch einige kurze Daten:

„Die Pat. erscheint erstmals am 3. 10. 1957 bei mir in der Sprechstunde mit einer Schutzbrille. Beide Augen sind fest geschlossen und zeigen gerötete Lider. Sie können aktiv nicht geöffnet werden. Beim passiven Öffnen quillt ein Tränenstrom aus beiden Augen. Beide Augen zeigen conjunctivale und ciliare Injektion. Beide Hornhäute sind zu ²/₃ im oberen Abschnitt weißlich verfärbt (milchig) und zeigen vor allem re. frische Vascularisationsgefäße. Sie spiegeln nicht ganz klar. Im unteren Teil, der etwa ¹/₄ der ganzen Hornhaut ausmacht, kann man die Iris nur gräulich durchschimmern sehen. Es besteht ein Blepharospasmus, bei dem beide Unterlider ganz nach einwärts gerollt sind. Es handelt sich also um Augen mit schwersten organischen Veränderungen. Beidseits schweres sekundäres Glaukom, sympathische Ophthalmie. Therapie: je ¹/₂ ccm *Jecoffin* in beide Armvenen und 2 ccm an beide Ggl. sphenopalatina. Eine Einspritzung an das Ganglion ciliare lehnte die Pat., die durch die 1¹/₂jährige Krankenhausbehandlung sehr ängstlich und mürbe geworden ist, zunächst ab. Fast schlagartig nach den Injektionen an die beiden Ganglien sagte die Patientin: „Es wird auf einmal so hell und so ganz anders in meinen Augen; ich kann meine Augen auch offen behalten!" So war es in der Tat. Zum Spritzen hatte ich eine Bestrahlungslampe mit 300kerziger Birne eingeschaltet. Es war keine Spur von Lichtscheu mehr. Sie konnte ungehindert in das helle Licht hineinschauen. Anhalten dieser Besserung etwa ¹/₂ Woche. Wiederholung der Behandlung am 7. 10. mit zusätzlicher Injektion an beide Ggl. ciliaria. Wieder das gleiche wunderbare Phänomen. Wieder dieselben freudigen Ausrufe. Sie hat an den nächsten Tagen die weißen Mäntel der Ärzte und Schwestern gesehen."

SPRINGER hat dann noch versucht, über irgendwelche Störungsfeld-Injektionen weiterzukommen, praktisch ohne Erfolg. Allein wirksam waren jeweils die Spritzen ins Segment. Es würde das der Diagnose gerecht, nach der der entzündliche Zustand als sympathische Ophthalmie aufgefaßt werden mußte, also als eine im Auge selbst ausgelöste entzündliche Erkrankung. Nach der allgemeinen Erfahrung der Neural-Therapie mußte eine solche Entzündung über das Segment heilbar sein. Die Entzündung der Augen ist dann durch weitere Injektionen am wirkenden Ort restlos abgeklungen.

In einem Schreiben von SPRINGER an VELHAGEN heißt es zum Schluß:

„Ich bin mir klar, daß es unmöglich ist, durch *Impletol* Leukome der Hornhaut oder alte Verschwartungen der Iris, wie sie bei der Pat. vorhanden sind, zu lösen. Ich weiß, daß das Schaffen einer neuen Pupille Ihrer Kunst vorbehalten bleiben muß."

Bezüglich des *Coffein* im *Impletol* heißt es im Schreiben von SPRINGER an VELHAGEN:

„Es kann erfahrungsgemäß nichts schaden, da es in komplexer Verbindung gebunden ist und nicht als reines *Coffein* in die Körpersäfte gelangt." Weiter heißt es in dem gleichen Schreiben: „Erst kürzlich gelang es mir einen akuten Glaukom-Anfall durch Injektion ans Ganglion ciliare und sphenopalatinum zu kupieren. (Von Augenarzt Dr. LANGE, Halle, bestätigt)."

Seit meinem Vortrag in Karlsruhe habe ich selbst und mein Mitarbeiter viele Hunderte von Impletol-Injektionen bei Augenkrankheiten angewandt, ohne jemals die geringste Schädigung durch die Coffein-Komponente zu erleben.

Hier möchte ich noch einen Auszug aus einem Schreiben des Kollegen SPRINGER vom 20. 9. 1958 bringen. Er berichtet über die letzten Beobachtungen bei Frau Fruth. Darüber hinaus möchte ich am Beispiel dieses Briefes mit einem gewissen

Stolz zur Kenntnis geben, daß ich sicher tausend solcher Arztbriefe aus aller Welt besitze, aus denen die Verbundenheit der Praxis mit meinen Beobachtungen und auch mit meinen Anschauungen spricht:

„Zu Ihrem Geburtstag sende ich Ihnen meine herzlichsten Glück- und Segenswünsche. Möge der gütige Gott Ihnen noch recht viele Jahre in Gesundheit und Schaffenskraft schenken, damit Sie uns und der notleidenden Menschheit erhalten bleiben. Es ist nun 2¼ Jahre her, daß ich bei Ihnen hospitierte, und es sind Jahre erfreulichen, heilvollen Wirkens mit hundert und aberhundert Sekunden-Phänomenen, wo die bisher bekannten klassischen Methoden versagten. Aber es ist dasselbe Lied, auch bei uns ‚Kleinen‘, wie Sie es in Ihrem ganzen Leben erfahren haben, Abwehr gegen die Methoden, Kampf gegen ihre Verfechter, enorme Prüfungsabstriche der Krankenkassenliquidation. Und das alles bloß, weil man noch keine wissenschaftliche Deutung und Erklärung dafür hat, und weil viele, die es anzuwenden versuchen, es nicht können und Mißerfolge haben. Aber wo gibt es denn beim menschlichen Organismus mit seiner Vielgestaltigkeit der Ansprechbarkeit und Reaktionsweise eine Methode, die hundertprozentig wirken kann?

Nun möchte ich Ihnen noch über Frau Fruth aus Merseburg berichten. Ihr großer Gegner von ehemals, VELHAGEN, ist also, wie ich Ihnen bereits berichtete, sehr tolerant und sogar zustimmend geworden. Er hat vor etwa 10 Wochen bei beiden völlig reizlosen Augen — durch die Impletol-Therapie! — eine Irotomie gemacht, da die alten Pupillen völlig verzogen und verschwartet waren. U. zw. hat er es sozusagen unter ‚Impletol-Schutz‘ getan, indem er direkt nach der Operation und an den folgenden Tagen *Impletol* in die Gegend des Sphenopalatinums gespritzt hat. Dadurch ist das linke Auge völlig reizfrei geblieben, das rechte, das immer das labilere war, hat nur leichte Reizerscheinungen gezeigt, die ich bei der Rückkehr der Patientin durch Injektion ans Ciliare leicht beseitigt habe. Dabei hat VELHAGEN ein über das andere Mal geäußert, er stünde vor einem Rätsel, wie diese Wirkung zustande käme ... Er hat aber nach der Operation der Patientin, mit besten Empfehlungen an mich, die weitere Behandlung dringend ans Herz gelegt.

Nun der Erfolg: Sie kann mit dem linken Auge Einzelheiten, Gegenstände und sogar Gesichtszüge erkennen und wirklich sehen, natürlich unscharf wegen Aphakie trotz Starbrille! ... Frau Fruth ist glücklich über das bisher Erreichte. Sie kann sich nun wenigstens in ihrer Wohnung allein zurechtfinden. Sie hat neulich sogar Oberhemden plätten können."

Das Ganze muß als ein höchst erfreuliches Ergebnis harmonischen Zusammenwirkens von Klinik und Neural-Therapie bezeichnet werden.

Dem Dankesbrief, den die Patientin mir schrieb, entnehme ich, daß sie im Verlaufe ihrer Krankheit noch eine ganze Reihe Ordinarien und weitere Augenfachärzte konsultiert hatte, daß sie dann in einer Westzeitung über die Möglichkeiten der Neural-Therapie las und daß eine Stationsschwester sie an SPRINGER verwies. Dann ist die Patientin jeweils aus der Klinik zu SPRINGER nach Halle gereist und wurde dort mit dem angegebenen Erfolg behandelt. Im Schreiben der Patientin an mich heißt es:

„Nur Ihre Methode, sehr verehrter Herr Doktor, hat mich vor der totalen Erblindung bewahrt und ich bin Ihnen außerordentlich dankbar dafür."

Ich habe diesen Krankheitsfall etwas ausführlicher wiedergegeben, weil er zunächst die rein symptomatische Betrachtungsweise und Therapie der Schule demonstriert. Eine solche Einstellung regiert z. Z. in der Augenheilkunde der ganzen Welt. Es bedeutet wiederum keinen Vorwurf, wenn ich mich angesichts des relativen Erfolgs in diesem Spätstadium zu der Aussage für berechtigt halte, daß es bei rechtzeitiger gekonnter Anwendung der Neural-Therapie niemals so weit gekommen wäre. SPRINGER stellt mit Recht fest, daß er mit dem erreichten Erfolge an der Grenze der Kunst angelangt ist. *Impletol* vollbringt niemals ein Wunder. Es kann gestörte Form wieder herstellen, soweit der „Innere Heilmeister" das im jeweiligen Falle noch vermag. Dieser Satz gilt für jedes der in diesem Buche angeführten Krankheitsbilder. In ihrer Einstellung zum Problem des kranken Auges weiß die gesamte Schulmedizin wenig von den Selbstheilungskräften der Natur.

Von meinem Schüler BREITSOHL aus Salzgitter-Bad erhielt ich Kenntnis von folgendem Fall:

„Fräulein H. Ö., 60 Jahre, schon als Kind Migräne-Anfälle, die fortlaufend häufiger und heftiger wurden. Etwa im 21. Lebensjahr verspürte sie Schmerzen in den Augen und vor der Pupille tanzten kleine Pünktchen, die einen Kranz von Regenbogenfarben hatten. Im Jahre 1943 kam von heute auf morgen das Augenleiden zum katastrophalen Ausbruch. Das re. Auge erblindete völlig und auf dem li. blieb nur noch $^1/_{60}$ Sehrest. In einer Augenklinik wurden g r a u e r und g r ü n e r S t a r sowie N e t z - und A d e r h a u t - E n t z ü n d u n g festgestellt (32 Druck). Der Druck verstärkte sich mit den Jahren auf 60 bis 70. Die Schmerzen nahmen überhand, so daß seitens der Augenklinik die Herausnahme zunächst des re. Auges empfohlen wurde. In diesem Zeitpunkt war die Pat. nach vorheriger Weigerung damit einverstanden, daß erstmalig ein Versuch mit der von mir vorgeschlagenen Neural-Therapie mit *Impletol* durchgeführt wurde, um die Augen zu erhalten. Sie erhielt fortlaufend 2mal wöchentlich intra- und paravenöse Impletol-Injektionen, außerdem Quaddeln an die Schläfen und schließlich 2mal wöchentlich Injektionen ans Ganglion ciliare hinter das Auge. Mittels dieser drei Wege ist nun folgendes seit dem Beginn der Behandlung von Mitte 1956 bis April 1957 eingetreten:

Die auf Grund ihres schweren Glaukoms erblindete Pat., die ich nur im Bett nach der Blindenschrift tastend antraf, hatte in zunehmendem Maße Lichteindrücke. Allmählich erkannte sie die Personen und Gegenstände ihrer Umgebung und schließlich war es ihr wieder möglich, zunächst größere Buchstaben zu lesen, bis sie uns eines Tages damit überraschte, uns in etwa 10 cm Entfernung selbst die kleinste Schrift aus Zeitungen und Zeitschriften frei vorzulesen, was sich noch besserte bis zum heutigen Tage, nach der Behandlung des Ganglion ciliare. Dazu waren die heftigen, durch intraoculare Drucksteigerung entstandenen Schmerzen völlig verschwunden und das Allgemeinbefinden war als gut zu bezeichnen. Lediglich bei Wetterumschwung und Tiefdruckstörung traten gelegentlich vorübergehende Beschwerden auf. Das Sehvermögen bzw. dessen Besserung auf das in 10 cm Abstand mögliche Lesen von Kleinschrift wird überhaupt nicht mehr nachteilig beeinflußt. Nebenher überwies ich die Pat. zu Anfang meiner Behandlung an einen hiesigen Augenarzt, der am 19. 10. 1956 folgendes mitteilte: ‚Im Vergleich zu vorigen Befunden ist wenig geändert. Im Grunde liegt hier ein chronisches Glaukom vor, am re. Auge schon ein absolutes. Der intraoculare Druck bleibt auf früherem Niveau bedeutend erhöht, re. 46 mm Hg, am li. Auge kompensiert und nach wie vor bis auf 30 mm Hg.'

Nach der oben angegebenen Behandlung mit Neural-Therapie wurde am 5. 4. 1957 vom gleichen Augenarzt die Pat. erneut untersucht. Er ließ mir durch die Pat. mündlich mitteilen, daß eine weitere Druckmessung nicht nötig sei. Die Pat. selbst sagt hierzu aus, daß sie keinerlei Schmerzen habe, sich sehr wohl fühle und daß das Lesen nach den Injektionen an das Ganglion ciliare wesentlich leichter geworden sei."

Am 16. 2. 1958 berichtet BREITSOHL zu diesem Fall: „Bei Frl. Ö., welche nach einem doppelseitigen grünen Star bei völliger Erblindung und hochgradigen, schmerzhaften Augeninnendruck-Erscheinungen, die nach 30jähriger erfolgloser Behandlung durch Enucleation der Augen behandelt werden sollten, hat das gute Ergebnis unverändert vorgehalten. Sie behielt ihre Augen, geht frei auf die Straße, hat keine Schmerzen und liest wieder in ca. 10 bis 15 cm Entfernung die Zeitung, was sie sonst nur durch Blindenschrift ertasten konnte."

In dem gleichen Schreiben berichtete BREITSOHL über seine Erfolge bei weiteren 6 Augenpatienten:

„Herr K. aus Wolfsburg leidet laut Augenarztbericht von Dr. med. W. STILLER vom 20. 12. 1957 an weit fortgeschrittenem Glaukom re. Li. Auge war angeblich ohne Anlaß ab 1954 langsam erblindet. Es fand sich danach li. ein Sekundär-Glaukom mit Iris- und Linsen-Schlottern, vollkommen getrübter Linse und Zeichen einer chronischen I r i d o - C y c l i t i s ! Das re. Auge jedoch war noch etwas sehend mit entsprechenden Kopfschmerzen. Der Druck war 60 mm Hg, das Gesichtsfeld zeigte eine nur langsam fortschreitende Einengung seit 1954, die Sehschärfe wurde mit ³/₂₀ nach NIEDEN V mit + 4 + 8 Dsph angegeben! Eine geplante Operation wurde nicht durchgeführt wegen ausgesprochener Excavation der Papille re. und starker Gefäßveränderungen am Hintergrund." — Die eingeleitete Neural-Therapie führte nach den Angaben der Pat. zu einer zunehmenden Besserung des Allgemeinbefindens, zum völligen Verschwinden·der Kopfschmerzen, zunächst zum Wiedereintritt des Farbensehens, zur Besserung der Helligkeit und der Lichtempfindung und einer Zunahme der Unterscheidungsmöglichkeit von Buchstaben. Der Pat. wurde ihm vom Augenarzt zur Behandlung überwiesen. Sein weiterer Befundbericht steht noch aus.

„Dr. Wilhelm H., 70 Jahre alt, bisher gesund, bekam Mitte 1957 nach einer fieberhaften Erkältung eine akute Herzschwäche. Sehvermögen bis dahin nicht fühlbar eingeschränkt. Verliert plötzlich innerhalb von einigen Tagen völlig das Sehvermögen, sieht nur noch Funken tanzen, keine Gegenstände. Der Augenarzt in Salzgitter-Bad stellte einen grauen Star mit völliger Trübung der Linsen und des Glaskörpers beiderseits fest. Pat. ist völlig hilflos. Augentropfen schlagen nicht an. Ich spritze lege artis nach HUNEKE ins Segment. Danach vollkommne Besserung des Sehvermögens innerhalb von 8 Tagen! Nach Angabe des kritischen Pat. jetzt noch besser, als es schon vor der Erblindung gewesen war. Der Augenarzt stellt bei der Nachuntersuchung ein Sehvermögen von rechts 100%, links 90% fest. Pat. war dann bis Anfang 1958 ohne Augenstörungen. Seit kurzem wieder Nachlassen, Augenarzt stellte wiederum zunehmende Trübung von Linse und Glaskörper fest. Therapie wie vorher. Nach der ersten Behandlung impulsiver Anruf des sehr kritischen Pat.: Völlige Beseitigung der rückfälligen Sehstörung."

Es würde den Rahmen dieses Buches sprengen, wenn ich die einzelnen Fälle alle beschreiben würde. Sie beweisen immer wieder, daß der Neural-Therapeut, der das Prinzip der Therapie begriffen hat, bei den unterschiedlichsten organischen Augenkrankheiten mehr erreicht als die wissenschaftliche Augenheilkunde.

Aus mehreren umfangreichen Briefen meines Schülers HERSCHKOWICZ (Brüssel) bringe ich folgenden Extrakt: Bei einer Reihe von schlecht sehenden Patienten habe er das Sehvermögen verbessert, so daß sie die Brille ablegen konnten. Keiner dieser Patienten kam wegen seiner Augen zu ihm. Bei der Behandlung von Kopfschmerzen oder arteriosklerotischen Störungen der Hirngefäße oder von Trigeminus-Neuralgien (Ramus frontalis) oder von Schmerzen einer Sinusitis frontalis erkannten diese Patienten, daß sie besser sahen und auch ohne Brille die Dinge in der Ferne genau unterscheiden konnten. Deshalb fing er an, bewußt auch kranke Augen neuraltherapeutisch zu beeinflussen. Vielfach war der Erfolg dauernd bei genügender Wiederholung der Spritzen. Er habe sich einfach von der diagnostisch-therapeutischen Spritze leiten lassen und auch nie daran gedacht, diese Fälle zu publizieren, könne er auch eine genaue Diagnose nicht angeben.

Besonders herausgestellt finden sich zwei Fälle:

Fall 1: Frau R. P., geb. 1913. Seit ihrem 7. Lebensjahr leidet sie an einem universellen Rheumatismus, Ischias, Neuralgien und Kopfschmerzen. Zahlreiche Ärzte und Kliniken ohne Erfolg aufgesucht. Sehen schlecht, da der Augenarzt nicht in der Lage sei, ihr die richtige Brille anzupassen. Mit dem li. Auge, das in der Folgezeit nach einem 42° heißen Moorbad völlig erblindete, sah sie die Gegenstände ungenau, deformiert und vervielfacht. Nach dem Verlassen des heißen Bades stellte

sie fest, daß sie mit dem li. Auge überhaupt nichts mehr sehen konnte.
Der Augenarzt stellte eine Glaskörperblutung fest. Die Behandlung
durch mehrere Spezialisten konnte an dem Zustand nichts ändern. Nach
der Impletol-Behandlung des linken Ramus frontalis Trigemini stellt
die Patientin erstmals fest, daß das Auge heller geworden sei und nach
mehrfacher Wiederholung auch an den Orbitalrand sei das Auge ganz
klar geworden, so daß sie zum Schluß alle Dinge unterscheiden und den
kleinsten Text ohne Schwierigkeiten und ohne Brille lesen kann. Die
gleichen Injektionen auch an das re. Auge bewirkten, daß sie heute mit
beiden Augen ohne Brille ausgezeichnet sieht. Die Pat. gibt weiter an,
daß der dauernde, brennende Schmerz im li. Auge, der sie sehr gepeinigt
habe, von der dritten Behandlung an verschwunden und nicht mehr
wiedergekehrt sei.

Fall 2: Noch bedeutungsvoller erscheint HERSCHKOWICZ der jetzt geschilderte Fall. Es handelt sich um einen 55jähr. Direktor, der seit dem
5. Lebensjahr auf seinem re. Auge völlig blind war. Außerdem ergab die
Anamnese, daß er in Holland zwei Neffen habe, die ebenfalls an einer
angeborenen Blindheit des re. Auges leiden. Die zu Rate gezogenen
Augenspezialisten und Universitäts-Augenkliniken haben dieses blinde
Auge für unheilbar erklärt. Er kam zahlloser anderweitiger Störungen
wegen zu HERSCHKOWICZ. Kopfschmerzen, Schwindelzustände, stenocardische Beschwerden und Herzarrhythmie, Atembeschwerden, Periarthritis des Schultergelenks, Claudicatio mit eiskalten Beinen. Seit 2½ J.
Libido und Potentia coeundi verschwunden, allgemeine Müdigkeit, die
große Anstrengung erfordert, um seinen Arbeitspflichten nachzukommen.
Alle genannten Beschwerden, einschließlich des größten Teils der Augenstörungen, verschwinden nacheinander durch multiple Impletol-Injektionen in das jeweilige Segment. Die Sexualstörung verschwand schlagartig
durch Injektion an die Mandelpole. Man wird beim Lesen dieser Heilung
an die rumänischen Erfolge erinnert, die man dort bei alten Leuten
immer wieder durch Novocain-Behandlung gesehen hat. Der Mann befand sich bei Beginn der Behandlung in einer solchen Verfassung, daß
er mit seinem baldigen Ableben rechnete. Bezüglich der Augen stellte
der Augenarzt 2 J. vorher eine ausgeprägte Arteriosklerose der Augen-
gefäße fest. Alle Behandlung brachte statt Besserung eine fortschreitende
Verschlimmerung des Zustandes.

An dieser Darstellung eines Allgemein-Praktikers kann
man mit Recht vieles aussetzen, aber die Fakten selbst kann
man ja nicht gut leugnen. Ich gestatte mir noch das letzte
Gutachten des Brüsseler Augenarztes wörtlich wiederzugeben:

Bruxelles, den 28. Mai 1957

Sehr geehrter Herr Kollege!

Die Untersuchung der Augen des Herrn J. v. Sch. ergab vor 3 Jahren eine Schärfe von $8/10$ am linken Auge und ein verringertes Sehen am rechten Auge mit Lichtwahrnehmung. Die Störungen des Augenhintergrundes waren erheblich, Sklerose im zweiten Stadium, Zeichen Gunn, spastische Gefäße und Blutdruck der Arteria centralis der Retina 45 mm beiderseits (TAR). Der Patient klagte über Kopfschmerzen und Müdigkeit.

Dieses Jahr im Monat April ist die Verbesserung offensichtlich. Die Lichtwahrnehmung des rechten Auges ist ersetzt durch eine Schärfe von $1/10$, der Patient hat leider an diesem Auge eine Schwachsichtigkeit durch paramaculäre Fixierung. Das Bild des Augenhintergrundes ist hervorragend gebessert, die Durchblutung ist reichlicher, der spastische Zustand ist verschwunden, man stellt weder Exsudat noch Blutungen fest.

Zusammenfassung: Maximale Verbesserung der Sehschärfe, sehr stark verjüngtes Aussehen des Hintergrundes und Verschwinden der schmerzhaften Symptome.

gez.: Dr. G. PARENT
Spéc. 1528 Maladies de Yeux,
10, rue de la Caserne,
Bruxelles

Man kann in diesem Fall nicht gut an der Erblichkeit des vorliegenden Augenleidens zweifeln. Auch BREITSOHL berichtet über eine ähnliche Besserung bei einem weiteren erblichen Augenleiden. Man muß also vielleicht die These revidieren, nach der es nicht möglich ist, erbliche Krankheiten durch die Neural-Therapie zu beeinflussen.

Jetzt möchte ich über eine Heilung berichten, bei der ich nicht weiß, welchen Anteil daran das *Impletol* beanspruchen kann, weil viele Mittel zur Anwendung kamen. Mein Schüler MISGELD aus Köln teilte mir von sich aus folgendes mit:

„Ich möchte Ihnen nochmals bestätigen, daß eine vor 8 Jahren an inoperablem Gehirntumor erkrankte Pat. in ihrem damaligen Zustand allein durch *Impletol* Hilfe von ihren unsäglichen Kopfschmerzen finden konnte. Als Prof. BODECHTEL im November 1948 diese Mitteilung von mir hörte, war er aufs höchste unangenehm beeindruckt und lehnte das vollständig ab. Die Operation erfolgte am 8. 12. 48 (Prof. TÖNNIS). Der Kopf mußte wieder geschlossen werden, weil das ‚Chorion-Blastom' so verbacken war, daß eine Entfernung unmöglich schien. Ich übernahm dann selbst die weitere Behandlung, veranlaßte Röntgentiefenbestrahlungen, die auch den Gehirndruck wesentlich besserten. Nach mehreren Wochen trat eine Gehirnblutung ein, in deren Folge das damals 17jähr. Mädchen während 1/2 Jahres völlig absent war und eine linksseitige Lähmung erlitt. Selbst in der Bewußtlosigkeit schrie das Mädchen vor wahnsinnigen Kopfschmerzen, die ich Tag und Nacht immer wieder mit hohen Dosen von *Vitamin C* und *B* und *Impletol* anging. Erst durch Einsetzen von *Thorium X* erzielte ich eine schlagartige Änderung des Zustands. Nach wenigen Wochen gesundete das Kind langsam, aber sicher, und es blieben nur geringfügige Lähmungserscheinungen zurück. Durch Gaben von homöopathischen Mitteln, Reflexzonen-Massagen und immer wiederholte Gaben von *Impletol* gesundete das Mädchen derartig, daß sie mir schon seit 3 Jahren eine wertvolle Hilfe bei der Betreuung meiner Pat. werden konnte. Die anfangs bestehende, fast völlige Erblindung hat sich auch derartig gebessert, daß ihre jetzige Sehkraft es ihr ermöglicht, allein große Reisen zu unternehmen."

Ich würde diese Heilung nicht erwähnen, wenn ich nicht bei einem anderen Fall von H y p o p h y s e n t u m o r , der von rasenden Kopfschmerzen und einem hochgradigen Diabetes insipidus begleitet war, 3 Tage vor der Operation durch einmalige intravenöse und Kopfschwarten-Injektion einen dauernden völligen Rückgang sämtlicher Krankheitserscheinungen erlebt hätte. Vielleicht hat es sich in diesem Falle um einen entzündlichen Hypophysentumor gehandelt, aber das kann niemand beweisen. Sollte im Fall MISGELD nur die Schmerzbeseitigung auf das Konto des *Impletols* kommen, so würde auch das einiges bedeuten. Darüber hinaus zeigt der Fall, wie weit der innere Heilmeister es fertig bringt, der Idee der Form wieder Gültigkeit zu verschaffen.

An dieser Stelle möchte ich noch über eine immerhin doch sehr interessante Beobachtung am Rande der Augenheilkunde berichten.

Eine Schreinersfrau von etwa 55 Jahren litt, soweit sie zurückdenken konnte, an schwersten M i g r ä n e a n f ä l l e n , die in den letzten 30 Jahren 2- bis 3mal wöchentlich einen ganzen Tag lang auftraten. Die ursprünglich häufig nicht zu umgehende Morphium-Spritze wurde vor etwa 3 Jahren von dem damals behandelnden Kollegen verlassen, als er die Beobachtung machte, daß in diesem Fall *Impletol* intravenös und unter die Kopfschwarte symptomatisch von Fall zu Fall wirkte. Aber es blieb bei der symptomatischen Wirkung. Nachdem die Pat. nach glaubhafter Angabe etwa 1000 Impletol-Injektionen bekommen hatte, las sie in der Packung meinen Namen und kam mit einem abklingenden Migräneanfall zu mir. Anders wäre sie gar nicht reisefähig gewesen. Selbstverständlich spritzte ich nicht intravenös und unter die Kopfschwarte. Ich spritzte in der gleichen Sitzung an verdächtige Mandeln, an tote Zähne, an den Grenzstrang im Gallenblasensektor, in den gynäkologischen Raum und an eine Narbe; alles ohne die geringste Wirkung. Auf meine dahingehende Frage berichtete die Kranke, daß der Augenarzt die Augen für nichtschuldig erklärt hatte. Da es sich aber ausgesprochen um eine Vorderhirn-Migräne handelte, versuchte ich trotzdem eine Injektion an das Ganglion ciliare auf der kranken Seite. Im gleichen Augenblick empfand die Pat. das völlige Verschwinden der Krankheit. Nach 14 Tagen kam sie noch einmal wieder mit einem leichten Anfall auf der anderen Seite, der auch durch die entsprechende Injektion auf dieser Seite sofort verschwand. Von da ab ist die Pat. nunmehr schon seit Jahren geheilt.

Dazu darf ich kurz bemerken, daß vorher 1000 Impletol-Injektionen, die nicht am rechten Ort gespritzt wurden, keinerlei Wirkung hatten. Das ist bedeutungsvoll in Hinsicht auf das heute bestehende ASLAN-Problem. Inzwischen habe ich einige weitere ähnliche Migränefälle über diese Stelle heilen können. Vielleicht handelt es sich dabei um ein Krankheitsbild, das mit dem Auge selbst gar keinen Zusammenhang hat, sondern um eine Strukturstörung im Ganglion ciliare selbst, die mit unseren bisherigen diagnostischen Möglichkeiten nicht zu klären ist. Ich neige zu dieser Auffassung, da man auch Migräne-Heilungen über das Ganglion sphenopalatinum und über das Ganglion stellatum erlebt, nachdem in solchen Fällen alle anderen Injektionsstellen versagt hatten.

Dazu schreibt der Augenarzt Gustav HATSCHEK in seiner ausgezeichneten Monographie „Die Augenkrankheiten in der täglichen Praxis" (erschienen im Hippokrates-Verlag) auf Seite 51 folgendes:

„Wir müssen bei jeder Kopfschmerzform an diese Möglichkeit denken. Das Ciliarganglion und das von ihm ausgehende hintere Ciliarnervengeflecht spielen in der modernen Therapie eine immer größere Rolle. Die Neural-Therapie hat hier ein Tor aufgestoßen in ein Neuland, welches nicht nur für die Ophthalmologie, sondern auch für die Migräne-Therapie grundlegend neue Ausblicke gestattet. HUNEKE hat als erster diesen Weg gewiesen! Denken wir bei jeder Migräne auch an die Möglichkeit einer ciliaren Neuralgie. Diese Fälle sind in der täglichen Praxis viel häufiger, als man vielleicht annehmen mag. Sie lassen sich durch die Impletol-Quaddeln am Ciliarpunkt sowie durch Cocain-Einträufelungen immer wieder auf die eleganteste Weise beseitigen! Ausgezeichnete Ergebnisse zeigt die Neural-Therapie auch bei bestimmten H o r n h a u t - e n t z ü n d u n g e n : vor allem H o r n h a u t - H e r p e s und H o r n h a u t - E r o s i o n e n nach Verletzungen sprechen gut an."

Das Sekunden-Phänomen in der Augenheilkunde

"Das ist genau so, als wenn jemand, der einen Künstler hat Klavier spielen hören, sich nach zwei Wochen selbst an den Flügel setzen und eifrig darauf herumklimpern und dann das Instrument als untauglich und die Sache für eine Täuschung erklären würde, weil es ihm nicht gelingen wollte, die Musik des Künstlers nachzuahmen."

(F. PRAGER in „Die Erkennung von Krankheiten")

Grundsätzlich gesehen ist das, was ich zu diesem Problem zu sagen habe, ja gar nicht so umstürzend neu, wie es dem einen oder anderen erscheint. Es ist den Augenärzten lange bekannt, daß ein Fokus an den Zähnen oder Mandeln zu unterschiedlichen Augenkrankheiten führen kann. Setzen Sie für das Wort Fokus den Begriff Störungsfeld ein und dazu die Erkenntnisse, die die Neural-Therapie zu diesem Begriff geschaffen hat, dann ist alles weitere eigentlich eine Selbstverständlichkeit. Ein Störungsfeld kann zu krankhaften Erscheinungen in jedem Organ und System führen, also auch im Auge. Dann kann jede Stelle des Organismus Störungsfeld-Charakter annehmen. Während man bisher an solche Fernwirkungen in der Augenheilkunde praktisch nur bei Mandeln und Zähnen dachte, muß der Augenarzt sich heute an die Vorstellung wohl gewöhnen, daß ein solches Störungsfeld an jeder Stelle des Körpers sitzen kann, in jeder Narbe, im gynäkologischen Raum, im Gallensegment und an einer Frakturstelle. Es gehört dann dazu die Erfahrung, daß die Hintergründe des Heilungsgeschehens im ganzen Organismus die gleichen sind. Und als Entscheidendes käme noch hinzu, daß man heute mit dem *Impletol* in der Lage ist, grundsätzlich ein schuldiges Störungsfeld als solches festzustellen und die von ihm ausgehenden Fernstörungsreize mit Dauerwirkung abzustellen. Wenn man dieses, dem Neural-Therapeuten vertraute Gedankengut begriffen hat, dann müssen eigentlich die nun folgenden Krankengeschichten selbstverständlich sein.

Ich möchte ein paar Fälle sprechen lassen. MERCKELBACH, Rotterdam, den ich vor 7 Jahren durch einmalige Impletol-Injektion in die Mandelbetten von einem therapieresistenten, nässenden und juckenden Ekzem heilen konnte, gewann durch dieses Erlebnis am eigenen Leibe Kontakt mit der Neural-Therapie, so daß er einer meiner erfolgreichen Jünger wurde. Immer wenn wir mit der Segment-Therapie bei der Behandlung einer Krankheit nicht weiterkommen, müssen wir auch im Augenbereich daran denken, daß das vorliegende Augenleiden vielleicht störungsfeldbedingt ist. Es gehört allerdings ein wenig Sachkenntnis dazu, um das mit Erfolg zu tun. MERCKELBACH hat als Orthopäde mit der Behandlung von Augenkrankheiten ja nichts zu tun. Gegen seinen ausdrücklichen Willen brachte ein Landarzt persönlich ihm von weither einen Chauffeur, bei dem durch eine holländische Universitäts-Augenklinik eine doppelseitige P e r i v a s c u l i t i s t u b e r c u l o s a festgestellt worden war. Vor mir liegt das Original-Einweisungsschreiben, durch das der Patient I. v. G. in das Sanatorium für Augenkranke in Beerschoten eingewiesen werden sollte, um — wenn möglich — die völlige Erblindung zu verhüten.

Seit etwa 2 Jahren bekam der Pat. 2- bis 3mal in der Woche Sehstörungen durch Blutung in die Glaskörper. Der Pat. weigerte sich, in die vorgeschriebene Klinik zu gehen, und so kam es zur Konsultation bei MERCKELBACH, der sich nur auf dringende Vorhaltungen des Hausarztes bereitfand, den Kranken mit den Augen des Neural-Therapeuten zu betrachten. Er spritzte eine Ampulle *Impletol* in die Narbe einer mehrere Jahre zurückliegenden Radikaloperation eines Mittelohrs. Von dieser einen Behandlung an wurden in der Folgezeit keine Blutungen mehr beobachtet.

Für den Neural-Therapeuten folgt daraus, daß es sich hier nicht um eine Augentuberkulose gehandelt haben kann, sondern um eine störungsfeldbedingte Erkrankung, die mit den bisherigen diagnostischen Methoden von einer echten Tuberkulose anscheinend schwer zu unterscheiden ist. Es dürfte sich hier um die Kategorie von Augenerkrankungen gehandelt haben, in die SCHMELZER meinen Augentuberkulose-Fall verweisen wollte. Im Falle MERCKELBACH bestand natürlich nicht die Möglichkeit, ein Sekunden-Phänomen unmittelbar zu beobachten, weil keinerlei Schmerzen bestanden und die Blutung nicht in der gleichen Sekunde verschwunden sein kann. Darin liegt natürlich eine gewisse Schwierigkeit, solche Krankheitszusammenhänge aufzudecken.

Veranlaßt durch einen Artikel in einer illustrierten Zeitung wurde mir eine Französin aus Südfrankreich gebracht, die seit Jahren auf beiden Augen praktisch blind war. Beginn der Erkrankung 1952, Anfälle von Rotwerden zunächst des li. Auges, erhebliche Schmerzen im Auge, zunehmende Sehstörungen. Mai 1953 Glaukom-Operation li. ohne Erfolg, Verlust des Sehvermögens. Beginn der Erkrankung auf dem re. Auge Anfang 1954 etwa mit den gleichen Erscheinungen. Krisenhaft auftretende Schmerzattacken, manchmal in beiden Augen. 1955 Operation des re. Auges. Völlige Erblindung. Nach der Operation des zweiten Auges Rückkehr eines kleinen Sehschimmers auf dem erstoperierten Auge. Außerdem bestanden schwere Migränezustände, Druck in beiden Augen, sowie Magenschmerzen mit der Unfähigkeit, schwere Speisen zu essen. Am 15. 11. 1957 verschwanden nach Mandelpol-Injektionen sofort die Kopfschmerzen, der Augendruck und die Magen-Darmstörungen. Auf dem Heimweg konnte die Pat. Häuser und Bäume erkennen. Ich habe in der Folgezeit noch 8mal behandelt, indem ich an die unterschiedlichsten Körperstellen als mögliches Störungsfeld spritzte, an den Grenzstrang im Nierenbett, in den gynäkologischen Raum und an eine Narbe. Am überzeugendsten blieben die Mandelpol-Injektionen. Die erreichte Sehfähigkeit war, gemessen an der Tabelle eines Augenarztes, nicht groß. Aber für einen Blinden dürfte es ein gewaltiger Unterschied sein, ob er praktisch nichts sieht oder ob er sich wieder ohne Begleitung auf der Straße bewegen kann.

In einem Schreiben, das ich am 15. 12. 57 aus Montbéliard erhielt, heißt es:

„Sie ist nach wie vor glücklich, etwas sehen zu können und von häßlichen Schmerzen befreit worden zu sein. Sie macht ihre Einkäufe in der Nachbarschaft ohne Begleitung und ist Ihnen sehr, sehr dankbar. In Montbéliard und Vienne hat die so schnelle und radikale Heilung von Madame Camille großen Eindruck gemacht. Allein in Montbéliard baten mich vier Familien um Ihre werte Adresse."

Ein solcher Brief mag für einen von vornherein ablehnenden augenärztlichen Kritiker nichts besagen. Für den kranken Menschen steht einiges darin von Besserungsmöglichkeiten, die in den Kliniken in diesem Falle und in solchem Ausmaß nicht erreicht wurden. Auch das *Impletol* bewirkt keine Wunder. Es kann jeweils immer nur eine immanente Selbstheilungsmöglichkeit verwirklichen. Vielleicht ist diese Möglichkeit mit dem erreichten Zustand im vorliegenden Falle erschöpft. Diese Frau ist auf jeden Fall glücklich, daß eine illustrierte Zeitschrift das Problem aufgegriffen hatte. Ich könnte noch über eine ganze Reihe so zustande gekommene Erfolge berichten. Es ist selbstverständlich bedauerlich, wenn durch eine unsachliche Berichterstattung in einer ganzen Kategorie von Kranken Hoffnungen erweckt werden, die sich in der Mehrzahl der Fälle nicht erfüllen lassen. Aber es ist immer noch besser, es wird in dieser Form berichtet als überhaupt nicht. Die Enttäuschung von Kranken legt sich wieder. Es ist ja nur eine Enttäuschung mehr zu den vielen, die man bereits hinter sich hat. Die Heilung jedoch wird Bestand haben.

Aus der Augenklinik von Prof. SCHULTE, Mülheim, habe ich einen Mann wegen etwa gleichartiger Krankheitserscheinungen ohne jeden Erfolg behandelt und deshalb die Weiterbehandlung nach drei Versuchen aufgegeben. Vielleicht war in diesem Falle wirklich nichts mehr zu machen, vielleicht habe ich aber nur das schuldige Störungsfeld nicht gefunden.

Dann aber hatte ich bei Frau Martha Diemer aus der gleichen Klinik einen relativ guten Erfolg. Die Pat. litt an einer U v e i t i s beiderseits. Als Kind skrofulöse Augenentzündung. Wegen Iridocyclitis 1946 und 1957 stationär behandelt. SCHULTE hatte vor Jahresfrist eine Weiterbehandlung als zwecklos abgelehnt. In dieser Situation kam die Pat. zu mir. Nach verschiedenen Fehlinjektionen fand ich in diesem Falle das schuldige Störungsfeld im gynäkologischen Raum. Die hier nun einsetzende Therapie mit Injektionen oberhalb des Pecten ossis pubis intraperitoneal, an den Frankenhäuserschen Plexus und in die dortigen Operationsnarben führte von Mal zu Mal zu einer deutlich erkennbaren Besserung des Sehvermögens. Die Pat. kann heute schon ausgezeichnet lesen. Die Behandlung ist noch nicht abgeschlossen, weil immer noch mit jeder Behandlung eine weitere Besserung erkennbar wird. Während es bei der ambulanten Nachuntersuchung durch Prof. SCHULTE am 29. 10. 1957 noch heißt: „Besserung der entzündlichen Erscheinungen, Sehvermögen ist noch unverändert", heißt es am 17. 12. 1957: „Sehvermögen subjektiv und objektiv gebessert," ferner bei der Untersuchung am 10. 4. 58: „Die vordere Augenkammer ist beiderseits optisch klar und entzündungsfrei. Es bestehen hintere Synechien und Linsenkerntrübungen."

Inzwischen haben wir in einer ganzen Reihe von Fällen den gynäkologischen Raum als auslösendes Störungsfeld unterschiedlicher Augenerkrankungen über deren Heilung oder Besserung beweisen können. Einen besonders lehrreichen Fall möchte ich hier bringen.

Es handelt sich zugleich um das männliche Gegenstück zu Frau Diemer u. zw. um Johann Dietrich aus Hennef/Sieg, Dreikaisereiche 1. Der Pat. wurde im Jahre 1953 an der Prostata operiert. Etwa ¹/₂ Jahr später bemerkte Pat. ein rapides Nachlassen der Sehfähigkeit. Ambulante Behandlungen in der Universitäts-Augenklinik Bonn bei Prof. MÜLLER und stationäre Behandlung bei Prof. REISER in Beuel konnten an dem Zustand nichts ändern. Der Kranke konnte nicht mehr lesen und schreiben und mußte geführt werden. Vorgeschichte und Erfahrung wiesen auf die Prostata. Bereits nach der zweiten Behandlung konnte Herr Dietrich ¹/₄ Std. später kleine Druckschrift lesen.

Wenn man in solchem Falle Erfolg haben will, genügt es nicht, nur in die äußere Operationsnarbe zu quaddeln, sondern man muß gleichzeitig mit etwa 8 cm langer Nadel unter Leitung des im Rectum liegenden Fingers in den inneren Narbenbereich spritzen, an die Stelle des ehemaligen Sitzes der Prostata. Aus erkenntnistheoretischen Gründen wurde diese tiefe Injektion einmal unterlassen. Beim nächsten Besuch meldete der Pat. spontan, daß die vorige Behandlung gänzlich ohne Wirkung geblieben sei. Das ist im übrigen eine Beobachtung, die selbstverständlich Allgemeingültigkeit besitzt, um welches Krankheitsbild es sich auch immer handeln möge.

So hinterläßt eine Magen- oder Gallenoperation sehr häufig ein Störungsfeld. Um das zu testen, genügt es vielfach nicht, die Injektionen allein in die äußere Narbe vorzunehmen. Wir machen dann immer zusätzlich eine Injektion an den Grenzstrang im Nierenbett und präperitoneal in die obere Magengrube. So bekommen wir unsere Heilungsresultate; anders zumindest nicht in dem Ausmaß. Auch das muß man wissen und danach handeln. Solange man das nicht tut, aus professoralem Dünkel oder einer nicht minder verbreiteten Talentlosigkeit, sollte man zumindest mit seinem Urteil zurückhalten. Ein Titel ist noch kein Beweis für Können. Und Vielwissen führt häufig vom Können weg. Darüber darf man ruhig einmal nachdenken. Heute sah ich den Patienten wieder zur fünften Behandlung, wobei eine ja nicht zählt. Er sieht ausgezeichnet und ist glücklich und das besonders Erfreuliche an solchen Beobachtungen ist, daß die Heilungen Bestand haben. Bis heute ist die Augenheilkunde nicht in der Lage, in solchem Falle eine sinnvolle Diagnose zu stellen. Das was man dafür ausgibt, ist ein unfruchtbares Surrogat einer Diagnose, von der der Patient außer den Unkosten nichts hat.

Neben den erkenntnistheoretischen und technischen Unterweisungen darf ich den Sachverständigen wohl noch einen allgemein-menschlichen guten Rat geben. Wir machen immer wieder die uns langsam belustigende, im Grunde allerdings beschämende Feststellung, daß ein vorbehandelnder Augenarzt, wenn ihm der Patient den Erfolg mitteilt, diesen Erfolg vielleicht anerkennt, daß er dann aber seine eigene Diagnose für falsch erklärt, um ja nicht gezwungen zu sein, ein grundsätzlich Neues in der Therapie gelten zu lassen. Mehrfach erlebten wir, daß Kranke, die gar nicht so dumm zu sein pflegen, nicht zu bewegen waren, sich noch einmal ihrem bisherigen Augenarzt vorzustellen, weil sie mit ihrem überstandenen schweren Augenleiden keinen Wert darauf legten, nunmehr als Hysteriker bezeichnet zu werden, oder weil sie sich der Gefahr ausgesetzt sahen, daß ein solcher Augenarzt die weitere Betreuung ablehnte.

In der Zeitschrift „Das Deutsche Gesundheitswesen" vom 12. September 1957 findet sich eine Aufstellung von Prozentzahlen über gefundene Herde bei den verschiedensten Augenerkrankungen. Man fand an Mandeln und Zähnen allein in rund 50%/o Herde. Dazu kämen noch Herde an den Nebenhöhlen, ferner bei chronischer Appendicitis, bei Cholecystitis, Adnexitis usw. Aber solche auf wissenschaftliche Weise festgestellte Herde brauchen ja durchaus nicht die auslösende Ursache einer Augenstörung zu sein. Dieser Nachweis liegt allein in der Heilung einer Augenkrankheit nach Ausschaltung des Herdes. Bei den bis jetzt genannten Herden denkt man auch in der angeführten Arbeit immer nur an chronisch entzündliche Prozesse im Sinne eines Fokus. Ein nachgewiesener Fokus braucht aber durchaus nicht das krankmachende Agens zu sein. Darüber hinaus kämen die vielen Störungsfelder in Frage, bei denen das Vorliegen einer Infektion völlig ausgeschlossen werden muß, wie z. B. bei einem steril geheilten Knochenbruch. Ein Heilungsvorgang kann immer nur aus der Gesamtheit der Phänomene beurteilt werden.

Wie weit aber neural-therapeutisches Gedankengut, vielleicht ganz unbewußt, schon Allgemeingut geworden ist, läßt ein kleiner Satz erkennen, den ich in dieser Arbeit fand. Es heißt dort:

„Bei allen diesen Erklärungsversuchen löst der vielleicht zunächst latent und unbemerkt vorhandene Fokus das Krankheitsgeschehen aus. Als integrierender Bestandteil ist bei diesem Vorgang aber wahrscheinlich das vegetative Nervensystem anzusehen, dessen Einfluß das oft streng segmentale Befallensein der endogenen Augenerkrankungen erkennen läßt."

Auch die Augenärzte werden damit vor die Notwendigkeit gestellt, sich etwas mehr als bisher mit den allgemeinen

Regeln der Neural-Therapie zu befassen. Man muß auch die Technik beherrschen. Ein Augenarzt ohne Stellatum-Anästhesie ist damit jedem Praktiker unterlegen, der diese Technik beherrscht. Er muß schon wissen, daß ein Glaukom z. B. im gynäkologischen Raum begründet sein kann, und dann muß er die entsprechenden Injektionen durchführen können. Mit der alleinigen Betrachtung des Auges und seiner nächsten Umgebung verkennt man die Gesetze der Ganzheit.

So entspricht es auch dem Gesetz der Ganzheit, daß eine überstandene Erkrankung im Augensegment diesen Bereich selbst zum Störungsfeld machen kann, von dem aus es dann zu ferngeleiteten Störungen irgendwo im Organismus kommen kann. Dafür eine sehr instruktive Beobachtung meines Bruders:

„Pat. Hans J., 36 Jahre; Vorgeschichte: 1943 Malaria-Gelbsucht, 1945 Oberschenkel-Schußbruch mit Narben. Fraktur des 12. Brustwirbels 1947. Narben im Gesicht und am re. Handteller. 1943 Operation eines ‚wahrscheinlich angeborenen Jugendstars' (Augenarzt). Zwei Nachoperationen 1946 wegen Schielstellung (Tenotomien). 1952 etwa ³/₄ Jahr krank mit fieberhaftem Infekt und Herzaffektion. Internistische Diagnose: Postgrippale Myocardschädigung mit ventriculären Extrasystolen. Deshalb 1952 Tonsillektomie. Ab 16. 9. 1955 erneut erkrankt mit Fieber. Nacken-, Schulter-, Armschmerzen, schmerzhaftes Lähmungsgefühl im linken Arm, Pelzigwerden der linken Hand, besonders beim Hängenlassen, deutliche schmerzhafte Schwellung, besonders am li. Handgelenk und an der li. Hand. Lendenbeschwerden, Herzbeschwerden mit Luftmangel, starke nervöse Erregbarkeit. Schweißausbrüche, Depressionen, Schlafstörungen, allgemeines Krankheitsgefühl. Röntgenologisch mäßige Osteochondrose der mittleren Halswirbelsäule. Blutsenkung normal. Linsenoperiertes und praktisch blindes re. Auge. Labile Hypertonie mäßigen Grades. Leichte Myocardschädigung mit ventriculären E. S. ohne klinisch nachweisbare Herabsetzung der Herzleistung.

Kommt am 10. 10. 1955 — überwiesen durch den Internisten Berthold KERN, Stuttgart — in meine Behandlung wegen mehr oder weniger erfolgloser Vorbehandlung und diagnostischer Unklarheit. Zunächst Testung der Tonsillenlager ohne Erfolg. Impletol-Test der Zähne, ebenfalls ergebnislos. Da mir die deutliche Protrusio bulbi re. — als Folgezustand der Augenoperationen — der Ausdruck zu sein schien für ein hier sinnfällig in Erscheinung tretendes neurales Störungsfeld, machte ich einige Tage später eine Injektion an das Ganglion ciliare re., im

Einverständnis mit dem behandelnden Augenarzt Dr. DANNHEIM. Klassisches Sekunden-Phänomen, 30 Std. anhaltend, mit Auslöschen aller Beschwerden. 6malige Wiederholung in etwa wöchentlichen Abständen, jeweils mit Sekunden-Phänomen und schnellem Zurückgehen des Krankheitszustandes mit länger werdenden, völlig beschwerdefreien Intervallen. Bis Ende 1956 unter Beobachtung, Wohlbefinden. Die rheumatoiden bzw. rheumatischen Beschwerden in Lenden, Schulter und Arm sind völlig fortgeblieben. Der befallene Arm schmerzfrei beweglich. Der Pat. wirkt wie verwandelt und ist sehr glücklich. Ab 28. 11. 1955 die Arbeit wieder aufgenommen. War seitdem arbeitsfähig trotz schwerer Belastung. Auch die Depressionen und Schweißausbrüche, Luftmangel usw. sind seitdem fast völlig fortgeblieben. Auch der Exophthalmus tritt deutlich weniger in Erscheinung. Von dem Heilerfolg konnten sich der Internist und der Augenarzt überzeugen, wenn auch der objektive Herzbefund (EKG und Blutdruck) ungebessert blieb. Indessen konnte objektiv beobachtet werden, wie nach der ersten Injektion an das Ganglion neben der Auslöschung aller subjektiven Beschwerden die ziemlich erhebliche Schwellung am li. Handgelenk und der li. Hand schon nach Minuten anfing zurückzugehen und noch am selben Abend völlig verschwand und auch nicht mehr wiederkehrte. Ein Suggestiverfolg kommt bei dem ungläubigen und mißtrauischen Pat. nicht in Frage, zumal die ersten Behandlungen mit Testung der Tonsillen und der Zähne ergebnislos waren."

Es lagen in diesem Falle viele Störungsfeldmöglichkeiten vor. Warum ausgerechnet die überstandenen Augenoperationen hier zu Fernstörungen führten, bleibt wissenschaftlich völlig unklar. Wir stellen sachlich fest, daß es sich so zugetragen hat. Die Beseitigung aller Beschwerden des Kranken über dieses Störungsfeld und das Versagen aller Versuche über die anderen möglichen Störungsfelder dürfte für den Einsichtigen Beweis genug sein, daß die am Auge erfolgten Operationen Ursache der Fernstörungen waren. Damit ist wiederum ein Beweisglied in der Kette der Beobachtungen gefunden, wonach jede Stelle des Organismus Störungsfeld-Charakter annehmen kann.

Unter dem 14. September 1959 berichtet mir DRUSCHKY über einen Fall von Störungsfeld im Auge.

Friedrich Pleil, 55 Jahre, wohnhaft in Jesingen, Kreis Nürtingen, Eisenbahnstraße 25. Bauhilfsarbeiter. Klinische Diagnose: Arthrosis deformans der Hüft- und Kniegelenke beiderseits, Osteochondrose der Lendenwirbelsäule. Schmerzen im Kreuz, ausstrahlend nach beiden Seiten in die Beine, besonders re. Behandlung: Zunächst eine Impletol-Injektion an den unteren Grenzstrang re.; außerdem zwei gezielte Massagen mit Wirbelsäulen-Repositionen. Es trat Besserung, aber keine Beschwerdefreiheit ein. Bei der nächsten Behandlung klagte der Pat. über Schmerzen im Auge li. Das Auge war blind wegen einer Kalkätzung der Hornhaut vor 5 Jahren. Es bestand eine rezidivierende Conjunctivitis, die z. Z. wieder akut war. Eine Injektion mit 1 ccm *Impletol* an das Ganglion ciliare machte das Auge schmerzfrei. Der Kreuzschmerz mit Ausstrahlung in die Beine war im Sekunden-Phänomen restlos verschwunden, die Bewegungs-Blockierung beim Bücken völlig aufgehoben. Der Pat. konnte geheilt nach Hause entlassen werden. Auch die Lichtempfindung im blinden Auge war wesentlich besser.

Ich selbst erlebte noch kürzlich einen verwandten Fall.
Werner Gatsch aus Mülheim/Ruhr, Zinkhüttenstraße 3, erlitt im Jahre 1943 eine Leichtmetall-Splitterverletzung des li. Auges mit schwerster Kataraktbildung. Durch Impletol-Injektion ans Ganglion ciliare verschwand über ein Sekunden-Phänomen ein seit 4 Jahren bestehendes Rheuma. Ich glaube nicht, daß es in solchem Falle gelingt, auch die massive Kataraktbildung zu beseitigen.

Anläßlich des Internationalen Rheuma-Kongresses in Scheveningen demonstrierte DOMMISSE, Scheveningen, folgenden Fall:
Ein Milchhändler von 35 Jahren litt seit 3½ Jahren an einer rezidivierenden Iridocyclitis des re. Auges. Die Anfälle wiederholten sich in Abständen von 14 Tagen. Das Auge wurde rot und der Pat. konnte dann auf diesem Auge praktisch nichts sehen. Innerhalb von 10 Tagen pflegte sich das Auge wieder aufzuhellen, und einige Tage später wiederholte sich dann der Vorgang. Am 10. Mai 1955 erfolgte vormittags die erste Behandlung. DOMMISSE spritzte an die Mandelpole und gleichzeitig an Narben, die der Pat. nach einem Autounfall vor 7 Jahren an beiden Beinen zurückbehalten hatte. Bereits am Nachmittag war sein Auge bedeutend besser, als es seit Jahren gewesen war. In dieser Verfassung ist das Auge seither geblieben, so lautet die Nachricht von DOMMISSE vom 1. 12. 1955. Ob nun in diesem Falle die Mandel- oder die Narbenspritzen geholfen haben, wird ungeklärt bleiben. Eine etwa 2 Jahre später erfolgte augenärztliche Nachuntersuchung ergab, daß noch wesentliche entzündliche Prozesse im Auge vorlagen oder sich wieder gebildet hatten. Für den Pat. hatten sie bisher keine Veranlassung zu einer Weiterbehandlung abgegeben.

Es ist selbstverständlich eine Hauptregel der Neural-Therapie, auch bei Augenleiden die Behandlung an der wirkenden Stelle bis zur Heilung zu wiederholen und sich nicht mit dem Erfolg einer ersten Injektion zu begnügen.

Ernst SCHWAMM, Landarzt in Obernhof a. d. Lahn, bekannt durch sein Testgerät, berichtete mir über die Behandlung einer 50jährigen Patientin E. P., die wegen Polyneuritis und Hypertonie zu ihm kam. Sie trug eine schwarze Brille und wurde geführt, da sie fast völlig erblindet war. Allein konnte sie sich vor allem draußen nicht orientieren. Die Behandlung von SCHWAMM war nur gegen die Polyneuritis und die Hypertonie gedacht. Nach Impletol-Injektion an die Mandelpole sank der Blutdruck sofort von 205/120 mm Hg auf 180/105. Die schmerzbefallenen Glieder wurden sofort frei. Auf die Augen wurde SCHWAMM erst aufmerksam, als die Pat. fragte, ob hinter ihm wohl ein Fenster sei und ob es stimmen könne, daß dahinter eine grüne Fläche sei. Sie konnte dann die draußen liegende Wiese und ein 60 m entferntes Haus mit Einzelheiten beschreiben. Sie verließ dann ohne Führung das Sprechzimmer und erschien noch 2mal zur Behandlung ohne Begleitung. Die Behandlung erfolgte im Juli 1953 und bis Mitte 1956 blieb der erfreuliche Zustand der Augen laut schriftlicher Mitteilung bestehen.

Am 20. 12. 1956 schickte mir der Privatdozent Heinz SCHOELER aus Karlsruhe folgenden Bericht, den ich im Wortlaut wiedergebe:

„Pat. F. J., geb. 1889, kam am 15. 9. 1954 in meine Sprechstunde. Er litt seit ¼ Jahr an Schmerz- und Fremdkörpergefühl im li. Auge, wobei eine dauernde Conjunctivitis bestand. Ferner waren mehrmals kleine schmerzhafte Hornhautgeschwüre aufgetreten. Vom Augenfacharzt wurde Erhöhung des intraocularen Druckes festgestellt. Es bestand größte Lichtempfindlichkeit und verschwommenes Sehen auf dem betreffenden Auge. Vom Augenarzt war bereits ein operativer Eingriff wegen Glaukom vorgeschlagen worden. Die Untersuchung bei mir ergab eine chronische Tonsillitis. Auf Injektionen an beide oberen und unteren Mandelpole nach HUNEKE ließen Kopf- und Augenschmerzen sofort nach. Am 25. 9. konnte der Pat. wieder normal mit dem erkrankten Auge lesen, hatte keine Lichtscheu mehr, die Cornea war glatt und ohne geschwürigen Defekt. Es bestand noch eine geringfügige conjunctivale Injektion. Die Tonsille wurde nochmals injiziert; seitdem ist alles abgeheilt."

Es handelte sich auch in diesem Falle um ein typisches Sekunden-Phänomen, wie es in der Augenheilkunde wahrscheinlich oft zu finden wäre, wenn man um die Zusammenhänge weiß und wenn man die Suche gelernt hat. Eine Operation hätte in diesem Falle natürlich zu keinem Erfolg, wohl aber zu weiteren Komplikationen geführt. Ich bin der festen Überzeugung, daß zahlreiche Operationen, deren Erfolg auch im Augenbereich doch recht problematischer Natur ist, durch die gekonnte Anwendung der Neural-Therapie überflüssig werden und daß es bei deren rechtzeitiger Anwendung häufig nicht mehr zu den schweren Krankheitsbildern kommen wird.

Unter den von TROLTSCH, Hamburg, mitgeteilten 9 Erfolgsfällen ist auch ein Sekunden-Phänomen.

Frau Kl., 68 Jahre. Seit 1/2 Jahr in augenärztlicher Behandlung wegen linksseitigen G l a u k o m s. Trotz fachgerechter Behandlung kein Nachlassen der Schmerzen. Sehvermögen stark reduziert. Nach 2 paratonsillären Injektionen mit *Impletol* am oberen Mandelpol innerhalb 1 Woche keine Schmerzen mehr, Besserung der Sicht und einer ebenfalls bestehenden Obstipation, sowie Absinken einer Hypertonie. Nach Wiederholung der Mandelpol-Injektionen seit Ende 1953 bis heute alles in Ordnung.

Ein Sekunden-Phänomen ist leichter zu beobachten, wenn neben der Augenerkrankung vom Störungsfeld gleichzeitig weitere Krankheitssymptome an anderen Stellen des Körpers existieren, deren sofortiges Verschwinden man besser beobachten kann, als das bei den Augenstörungen vielfach möglich ist. Schon in meinem ersten Buche steht die Heilung eines 70jährigen Patienten, der eine Prostatahypertrophie, eine Herzmuskelerkrankung und gleichzeitig ein Glaukom hatte. Durch wiederholte Injektionen in die Prostata verschwanden mit Dauerwirkung sämtliche Krankheitserscheinungen.

Am 5. 4. 1958 schrieb mir der praktische Arzt BAECKER aus Flensburg:

„So bin ich schon mitten in der Impletol-Schlacht und jeder Samstag füllt sich mehr mit Patienten. Die Erfolge sind gut. Meine größte Freude war die Auslösung eines Sekunden-Phänomens bei einer durch g r ü n e n S t a r fast erblindeten Frau von 66 Jahren aus Holstein. Gerade das Augenthema ist besonders schwierig und man muß auf diesem Gebiet erst einmal ein Sekunden-Phänomen erlebt haben. Ich bin sehr glücklich darüber."

Der Augenarzt Dr. HANDMANN, damals noch in Eilenburg wohnend, schickte mir vor einiger Zeit folgendes Referat aus der Moskauer Zeitschrift „Vestnik Oftalmologii", 1956, Heft 4, Seite 39/40:

„28jährige Patientin mit einer leichten inaktiven Tuberkulose und linksseitigem Pneumothorax hat links einen E x o p h t h a l m u s von 8 mm, hervorgerufen durch entzündliches Infiltrat in der Orbita. Sehr eingehende Untersuchung, einschließlich Röntgenuntersuchung des gesamten Kopfes, ergibt nichts Bemerkenswertes. Nach Entfernung eines verdächtigen Zahnes ist bereits am anderen Tage der Exophthalmus um die Hälfte zurückgegangen. Er schwindet im Verlauf von 2 Monaten so gut wie gänzlich. Das Störungsfeld des betreffenden Zahnes war nicht entzündlich, sein Wurzelbett wurde nur als anomal bezeichnet. Die Wirkung der Extraktion ist dem sog. Sekunden-Phänomen vergleichbar." (Katheder für Augenkrankheiten Prof. BALODIS des Rishker Medizinischen Instituts.)

Dieser Fall ist eine erneute Bestätigung meiner These, daß von jedem Störungsfeld aus krankhafte Zustände in jedem Organ, also auch in der Augenhöhle ausgelöst werden können. Aus der Feder des Augenarztes HANDMANN besitze ich noch eine längere Zuschrift, in der über zahlreiche Heilungsbeobachtungen bei Augenkrankheiten berichtet wird, von deren Veröffentlichung ich aber in diesem Zusammenhang absehen möchte, weil sie nicht allein mit *Impletol* behandelt wurden. Das Wissen um all solche Krankheitszusammenhänge wird für zahlreiche banale chronische Krankheiten im Bereich des Auges eine wirkliche Heilungsmöglichkeit eröffnen. Wir erleben doch immer wieder, daß eine chronische C o n j u n c t i v i t i s oder B l e p h a r i t i s von Fachärzten jahrelang ohne erkennbare Wirkung mit Zinktropfen od. dgl. behandelt wird. Auch die Augenärzte werden nicht daran vorbeikommen, bei solchen chronischen Krankheitszuständen nach der letzten Ursache der Krankheit zu suchen und nicht nur am Symptom zu kleben. Diese letzte Ursache kann an jeder Stelle des Organismus sitzen, u. zw. für jegliches Krankheitsbild, also auch für eine chronische Conjunctivitis.

Auf dem vorjährigen Naturärzte-Kongreß in Pyrmont hatte ich Gelegenheit, bei einer Frau in mittleren Jahren mit einem doppelseitigen schweren, seit Monaten bestehenden

E x o p h t h a l m u s , verbunden mit quälender Conjunctivitis in der Öffentlichkeit ein Sekunden-Phänomen zu demonstrieren. Dem Auftreten der Störungen war eine Schilddrüsen-Operation voraufgegangen. Deshalb machte ich gleich die ersten Injektionen in die Halsnarbe mit dem erwarteten Ergebnis. Am nächsten Abend konnte ich die ausgezeichnete Wirkung des Sekunden-Phänomens noch einmal vorführen.

Dann behandelte ich einmal in Ideal-Konkurrenz mit der Kölner Augenklinik einen Fall von einseitigem schwerstem Exophthalmus, dem die Klinik die wahrhaft zutreffende Bezeichnung „E x o p h t h a l m u s m a l i g n u s" gegeben hatte. Wie eine kleine rote Tomate lag der ganze Augapfel vorgelagert außerhalb der Augenhöhle. Um etwas Platz zum Ausweichen zu schaffen und wohl auch in der Absicht, eine bösartige Geschwulst hinter dem Auge auszuschließen, hatte man den knöchernen Boden der Augenhöhle operativ entfernt, ohne zu einem erträglichen Ergebnis zu kommen. In diesem Falle bewirkte die wiederholte Impletol-Injektion ins Segment hinter das kranke Auge einen jeweils sofort erkennbaren deutlichen Rückgang des Krankheitsbildes, ohne daß es allerdings gelang, zu einer wirklichen Heilung zu kommen.

In einer Nachuntersuchung vom 15. Februar 1962 konnte ein krankhafter Befund auch bei kritischster Betrachtung nicht mehr erhoben werden. Zwischenzeitlich wurde nur eine Schieloperation vorgenommen, die infolge der ersten Operation der Augenklinik notwendig geworden war. Es handelt sich um Josef Richmann, Köln-Vingst, Kuthstr. 126.

Einem Briefe des Zahnarztes Dr. ADLER aus Lloret de Mar in Spanien entnehme ich folgende Angaben:

„Die N e t z h a u t b l u t u n g des Pat. I. V., Barcelona, begann auf dem li. Auge vor 5 Jahren, die des re. vor etwa 1¹/₂ Jahren. Man dachte wohl an einen Herd. Man entfernte dieserhalb zunächst die Tonsillen und dann sämtliche verdächtigen Zähne. Nach der Extraktion kam es am nächsten Tage zur vollkommenen Erblindung auch des re. Auges. Da es sich um einen sehr gut situierten Pat. handelte, kamen sämtliche Augenspezialisten Barcelonas sowie die besten Internisten an die Reihe. Anschließend noch je ein Augenprofessor aus Genf und aus Bonn. Man dachte wohl an ein Störungsfeld. Aber da alle vorliegenden entfernt waren und keine Besserung eintrat, überließ man den Pat. seinem Schicksal." Mein Schüler ADLER fand dann bei der von ihm vorgenommenen Untersuchung einen vollkommen eingeschlossenen, verlagerten Weisheitszahn. Da hier mit keiner Infektion gerechnet werden konnte, maß man diesem Zahn keine Bedeutung zu. Nach der schwierigen Extraktion erfolgte die Heilung der Augen in etwa 4 Monaten.

Es heißt in seinem Schreiben dann weiter: „Du warst der Beginn der Lawine und wir, Deine Schüler, müssen sie weiterrollen zum Wohle der Menschheit."

Inzwischen meldete ADLER zwei weitere Augenfälle. Der erste betrifft einen befreundeten Arzt aus Barcelona, der eine P a r a l y s e des rechten Auges hatte. Ursache vier devitale Zähne. Nach Beseitigung der Zähne und des infizierten Kieferknochens völlige Heilung binnen 20 Tagen. „Er läßt Dich herzlich grüßen." Bei dem zweiten handelt es sich um einen ganz ungewöhnlichen Fall. Es heißt in dem Schreiben von ADLER: „Ich will Dir mein gestriges Erlebnis schildern, das mir eine unglaubliche Freude machte, obzwar es noch nicht abgeschlossen ist. Wie Du weißt, schrieb Dir ein Blinder, durch einen Artikel in der ‚Quick' aufmerksam gemacht, den Du mir dann gefälligerweise hierher überwiesen hast. Obzwar es sich um eine Explosion handelte, wobei er ein Auge verlor, das andere durch eine Hornhautübertragung gerettet wurde, aber nach einigen Monaten ebenfalls total erblindete, versuchte ich auf meine Weise, Störfelder oder Foci zu ergründen. Der Fall war äußerst schwierig, d. h. die Störfelder zu finden, die evtl. an der totalen Erblindung des einzigen Auges beteiligt sein konnten. Aber mit dem Spürsinn, der nicht von BODECHTEL erfunden wurde, stellte ich zwei Störfelder fest. Das eine, wie bei dem vorgenannten Blinden, im Weisheitszahn, das andere in einer schwierig zu sehenden Cyste zwischen den Wurzeln eines oberen Molaren verborgen, wie eine Perle in einer Muschel aus der Südsee. Es war mehr Spürsinn als Blick und der intelligente Patient, ein deutscher Ingenieur, ließ sich ‚sanieren'. Ich selbst machte die Operation und das Resultat war, als er gestern nach 14 Tagen wiederkam, folgendes: Das eingeschrumpfte Auge — die Iris war nicht größer als eine Linse — war schon fast normal. Seitlich bereits normale Farbe (es war vorher nur ein milchiger Fleck zu sehen): Es begann, wie der Patient schilderte, schon wieder ein Flimmern mit Lichtschein. Es ist noch zu früh, von diesem Fall zu sprechen, aber wenn er wirklich so fortschreitet, so wäre es wohl ein einmaliger Fall in der Geschichte der Medizin. Der Mann schüttelte meine Hände vor Begeisterung, daß es mir fast einen elektrischen Schlag gab." In einem Schreiben vom 16. 3. 1958 heißt es dann: „Der Patient mit der Explosion war heute hier; er machte weitere Fortschritte. Das wäre wohl der interessanteste Fall von allen."

Hier handelte es sich also um eine Zweitschlag-Erkrankung. Durch die Explosion oder die Augenoperation wurde ein latent bestehendes Störungsfeld manifest in Richtung auf das verletzte Auge. An diesem Falle erkennen wir, wie weitgehend das gestörte Formprinzip einer Wiederherstellung fähig ist. Die krankmachende Wirkung verlagerter Zähne, ohne daß diese dabei in einer infizierten Umgebung stecken müssen, ist viel häufiger, als das in der Praxis bekannt ist. Ein verlagerter Weisheitszahn sollte deshalb bei jeder vorkommenden Krankheit entfernt werden, nachdem andere Störungsfelder ausgeschaltet sind, auch wenn man bei seiner Testung mit *Impletol* zu keinem Sekunden-Phänomen kommen sollte.

Vor vier Wochen erlebten wir in der eigenen Praxis ein Sekunden-Phänomen nach Impletol-Injektion an einen verlagerten Weisheitszahn. Der Patient O. R. kam zur Behandlung wegen eines beiderseitigen Glaukoms bei einem Druck von etwa 32 mm Hg. Nebenbei bestand eine Angina pectoris und Wirbelgleiten in Höhe von L 4/5. Durch die erste Behandlung verschwanden sofort sämtliche Krankheitssymptome. Es ist noch zu früh, um schon von Heilung zu sprechen.

Immer wenn ein rechter Arzt am eigenen Leibe die Heilkraft der Neural-Therapie erfahren hat, sind die Voraussetzungen zum späteren Erfolg auch in seiner Praxis besonders günstig. Mein Schüler, der Zahnarzt Dr. LÜBBEN in Oldenburg, hat mir einmal über seine „Bekehrung" zur Neural-Therapie berichtet. Er selbst litt seit mehreren Jahren an ständigem quälendem Druck im Oberbauch, der ihn an den Rand der Verzweiflung brachte, zumal vielfache Untersuchungen mit den Methoden der exakten Medizin keine Klärung brachten. Nach einem meiner Vorträge auf dem Naturärzte-Kongreß in Bad Pyrmont suchte LÜBBEN mich in meiner Praxis auf, von der Vorstellung geleitet, daß ich entweder ein großer Scharlatan oder der Erkenntnisträger von etwas grundsätzlich Neuem sein müßte. Nachdem er zunächst einige Tage aufmerksamer Beobachter gewesen war, schilderte er mir sein Leid. Nach einigen Injektionen an mögliche Störungsfelder gelang mir gleich bei der ersten Behandlung die Dauerbeseitigung der quälenden Störung durch Impletol-Injektion ins Segment, an den Grenzstrang im Nierenbett und präperitoneal in die obere Magengrube. Unmittelbar nach dieser Injektion empfand der Patient die nunmehr seit mehreren Jahren anhaltende Entlastung. Ein solches Erlebnis formt den Arzt, sofern er überhaupt die Voraussetzungen dazu mitbringt. Später schrieb mir LÜBBEN dann einmal, daß er nach all den Erlebnissen in meiner und dann in seiner Praxis nicht mehr Zahnarzt sein möge. Er würde gern umsatteln, um Vollarzt zu werden, aber Alter und Kosten machten das unmöglich. Und wieder einige Zeit später teilte er mir lakonisch mit, daß er die Prüfung als „Naturheilkundiger" mit Auszeichnung bestanden habe, und daß er nunmehr seiner Leidenschaft, kranke Menschen zu heilen, folgen könne. Auch eine Wirkung der Neural-Therapie.

In mehrfachen Briefen und mündlichen Berichten hielt LÜBBEN mich dann über seine steigenden Erfolge auf dem laufenden. Seinen ersten Augenfall berichtete er am 21. 10. 57:

„Ich machte eine Blinde sehend! Frl. T. B., 62 Jahre, seit 2 Jahren auf dem li. Auge blind. Der Augenarzt Dr. ELZE aus Leer bescheinigt unter dem 7. 10. 1957: ‚Rechtes Auge Kurzsichtigkeit, linkes Auge blind durch N e t z h a u t a b l ö s u n g.' Die Anamnese ergab, daß die Pat. vor etwa 6 Jahren linksseitige starke Ohrenschmerzen gehabt hatte, ohne daß es zu einer ausgeprägten Otitis gekommen war. Freitag abend Injektion von 1 ccm *Impletol* an den Processus mastoideus li. In der gleichen Sekunde sagte die Pat.: ‚Herr Doktor, ich sehe, wie Sie die Spritze weglegen.' Angeschlossene Prüfungen ergaben eine recht gute Sehfähigkeit des bis dahin völlig blinden Auges, die bis heute unverändert vorgehalten hat. Gleichzeitig verschwand ein seit 2 Jahren bestehendes Augenwackeln und Flimmern der Augen." Angesichts des Erfolges kann man diese wenig wissenschaftliche Bezeichnung ja wohl in Kauf nehmen. In der auf mein Drängen hin vorgenommenen Nachuntersuchung durch den Augenarzt KÜBLER in Oldenburg vom 19. 2. 1958 heißt es: „ . . . hier liegt die Netzhaut offenbar also noch an, und daher hat Frl. B. auch einen Gesichtsfeldrest nach außen hin und sieht hier Gegenstände nach dieser Seite, wenn auch nicht scharf und klar."

Da die Pat. vor der Behandlung auf dem Auge nichts sah und nunmehr doch etwas, kann man zunächst einmal die Wirkung der Impletol-Injektion an das Störungsfeld Mittelohr nicht leugnen. Daß die Wirkung nicht noch größer sein konnte, liegt in der Natur des Leidens begründet. Zerstörte oder von der Unterlage getrennte Netzhaut kann natürlich nicht wieder funktionstüchtig werden. Die grundsätzliche Bedeutung dieser Beobachtung liegt in der Feststellung, daß auch das Krankheitsbild der Netzhautablösung keine Diagnose im Sinne der Heilkunst bedeutet. Es handelt sich um ein Symptom, das wie zahllose andere Symptome im gesamten Organismus durch ein Störungsfeld verursacht sein kann. In solchem Falle gilt dann die weitere Erkenntnis, daß ein örtlicher Eingriff, z. B. eine Operation, zum Mißerfolg verurteilt sein muß. So erklären sich zahlreiche Mißerfolge auch der Augenärzte bei den unterschiedlichsten Krankheitszuständen.

Es ist verständlich, daß ein solcher Erfolg zum weiteren Suchen anspornt und daß andere Kranke davon Notiz nehmen, trotz der ablehnenden Haltung der Augenärzte.

Der 16jähr. Dietrich Cordes aus Huntlosen in Oldenburg litt seit August 1957 an einer doppelseitigen O p t i c u s - E n t z ü n d u n g mit hochgradiger Schädigung der Sehfähigkeit. Vor mir liegt der Bericht der Städtischen Nervenklinik Bremen an den Vater des Jungen: „Wie wir Ihnen bereits mündlich mitteilten, handelt es sich bei Ihrem Sohn um eine Sehnervenentzündung beiderseits, während sonst Nervenstörungen bei den durchgeführten Untersuchungen nicht festgestellt werden konnten. Derartige Sehnervenentzündungen kommen erfahrungsgemäß auch im Rahmen anderer Erkrankungen vor, wie Hirnentzündung, Hirnhautentzündung usw., darunter auch bei der Multiplen Sklerose. Da bei Ihrem Sohn jedoch andere charakteristische Krankheitszeichen einer Multiplen Sklerose fehlen, haben wir diese Diagnose nicht mit genügender Sicherheit stellen können, wenn es auch gelegentlich vorkommt, daß derartige Sehnervenstörungen isoliert bei einer M. S. sich zeigen. Es bleibt daher nichts anderes übrig, als den weiteren Verlauf abzuwarten, und wir hoffen, daß es zu einer weitgehenden Besserung kommen wird.

Ob jedoch die Sehkraft bei Ihrem Sohn wieder voll erreicht wird, ist noch nicht sicher zu beurteilen und es bleibt auch hier nichts anderes übrig, als abzuwarten. Es ist jedoch zu überlegen, ob Ihr Sohn ... nicht doch einen anderen Beruf ergreift, der nicht ein so gutes Sehen verlangt, wie das Uhrmacherhandwerk." Nun, der Kenner weiß, daß dies ein trostvoller Arztbrief an einen Vater ist. An den einweisenden Kollegen würde er wohl etwas anders ausgefallen sein.

In der Anamnese heißt es: Otitis media 1942, Hundebiß in beide Arme 1948. Impletol-Injektion ans Mastoid zeigte kein brauchbares Resultat. Nach mehrfachen Quaddel-Injektionen in die noch erkennbaren Bißnarben an beiden Oberarmen erfolgte die völlige Wiederherstellung der Sehfähigkeit, unmittelbar im Anschluß an jede Injektion erkennbar. In einem Schreiben des Vaters an mich heißt es: „Mein Sohn ist seit einiger Zeit wieder in seinem Beruf als Uhrmacher tätig und nach meiner Ansicht hat er die volle Sehfähigkeit wieder, da er die kleinsten Teile genau wahrnimmt. Ich kann dies deshalb genau bezeugen, da ich selbst auch sein Lehrmeister bin. Mit der Namensnennung meines Sohnes in Ihrem neuen Buch bin ich einverstanden."

Ein weiterer Beweis für die wiedergewonnene Sehfähigkeit: Der Junge schoß anläßlich eines Kirchweihfestes drei Zehner.

Dazu wäre noch einiges zu sagen. Von jedem Störungsfeld kann es zu einschlägigen Störungen in jedem Organ und System kommen. Warum das in diesem Falle zu einer Opticus-Schädigung führte und im Falle des Tierarztes SIEGERT zu einer ganz analogen Schädigung im Lendenmark, wissen wir nicht. Wohl aber weiß der Neural-Therapeut aus der Erfahrung, daß eine störungsfeldbedingte Erkrankung nur durch die Ausschaltung des schuldigen Störungsfeldes geheilt werden kann, und daß die Störung anderenfalls weiterbesteht. Der Junge war zu lebenslänglicher Blindheit verurteilt ohne die gekonnte Anwendung der Neural-Therapie, trotz aller ausweichender Formulierungen in dem Brief der Nervenklinik. Kein Augenarzt der Welt weiß oder will auch nur davon Kenntnis nehmen, daß eine solche Bißnarbe aus längst vergangenen Tagen zur Ursache von Blindheit werden kann.

Ich sah solche Zusammenhänge mehrfach in meiner Praxis, ohne daß ich die Fälle im einzelnen angeführt habe. Der Augenarzt kann in solchem Falle keine Diagnose stellen und deshalb kann er als ehrlicher Arzt nur abwarten, ob sich nicht vielleicht doch ein Wunder ereignet. Die Auslösung eines solchen Wunders ist heute dem Arzt in die Hand gegeben. Dazu verhelfen niemals die Spaltlampe und auch kein Elektronen-Mikroskop. Die Aussagen dieser toten Instrumente führen nur tiefer in die Kenntnis der materiellen Seite der Ganzheit hinein, aber gerade dadurch bei vielen Krankheitszuständen weg von wirklicher Heilkunst, die an das Wissen um das Wirken einer anderen Seite gebunden ist. Ich kann mich des bitteren Gedankens nicht erwehren, daß es gerade mein Augenvortrag in Karlsruhe war, der zum Anlaß wurde, daß ich dort nicht mehr sprechen darf, weil das grundsätzlich Neue von den „Sachverständigen" immer noch zuletzt begriffen wurde. Überall regieren längst überfällige Sachverständige in der Medizin. Diese Sprache ist man bei den Regierenden nicht mehr gewohnt. Aber einige wenige, die allerdings nicht oben sitzen, verstehen diese Sprache und sie verstehen auch ihre Notwendigkeit nach 34 Jahren. Für diese wenigen schreibe ich.

Wenn so ein Zahnarzt, der sich heute Naturheilkundiger nennt, einmal Feuer fängt, dann findet er weitere Kranke, denen er helfen kann. In einem Brief vom 3. 12. 58 heißt es:

„Gastwirt H. D. 5malige Operation wegen grauem und grünem Star. Erosion auf der linken Cornea. 12 Injektionen ans Ganglion ciliare, in die Augenwinkel (Segment) und an die Mandeln haben den Mann so weit gebracht, daß er heute wieder in seiner Gastwirtschaft bedient und sein Wechselgeld selbst herausgibt."

Besonders bei solchen vielfach operierten Fällen ist es manchmal schwer zu entscheiden, half nun die Spritze ins Segment oder die an das Störungsfeld? Eine Ideal-Heilung dürfte nach so vielen Operationen sowieso nicht zu erwarten sein. Aber vielleicht führt die allgemeine Kenntnis der Neural-Therapie auch in der Augenheilkunde einmal dazu, daß manche Operation unterbleibt zugunsten einer wirklichen Ideal-Heilung, d. h. zugunsten einer Wiederherstellung der „Idee der Form".

Bei unserem letzten Zusammensein berichtete mir LÜBBEN mit berechtigtem Stolz, daß sich die Zahl der von ihm geheilten Augenpatienten, die vorher nicht geheilt werden konnten, auf 14 Personen belaufe. Angesichts einer solchen Mitteilung kommt einem schon einmal der an Hochverrat grenzende Gedanke, daß ein vom Heilungswillen besessener Naturheilkundiger für den Fortschritt der Heilkunst schwerer wiegt, als der Inhaber eines Lehrstuhls. Hochverrat kann gegebenenfalls zur Pflicht werden, wie unsere Generation das schmerzlich erfahren mußte.

Aus verschiedenen Krankenblättern meines Schülers IHLENFELDT, Hamburg, möchte ich über die Heilung der 10jährigen Bärbel Schwanke berichten, die lt. Diagnose von Prof. MYLIUS an S t r a b i s m u s c o n - v e r g e n s und A m b l y o p i e seit dem 2. Lebensjahre litt. Eine Operation blieb erfolglos dahingehend, daß nunmehr die Patientin mit dem linken Auge fast garnicht, mit dem rechten Auge nur durch ein scharfes Brillenglas beschränkt sehen konnte. In der Schule konnte das Kind wegen Sehmangels und psychischer Bedrängnis nicht versetzt werden. IHLENFELDT spritzte *Impletol* in die kleine Narbe eines im 2. Lebensjahr operierten Blutschwämmchens. Im gleichen Augenblick schielte das Kind nicht mehr und konnte normal sehen. In einer Nachschrift zum Krankenblatt heißt es: „Das jetzt 10jährige Mädchen hat sich in seiner Entwicklung und psychischen Situation (seit April 1962 ohne Brille, ohne Schielen und mit voller Sehkraft) so verändert, daß es jetzt beste Schülerin der Klasse ist. Darüber hinaus ist es ein ausgesprochen hübsches Mädchen geworden. Das war Bärbel Schwanke aus Pinneberg, August-Rohmeier-Weg 19.

Zwischendurch einmal wieder ein eigener Erfolg, auf den ich durch eine ungewöhnliche Weise aufmerksam wurde. Es schrieb uns irgendein Patient aus Heidelberg, daß er in meine Behandlung kommen möchte, weil ich den Friedrich Hepper aus Frankfurt, Schwarzburgstraße 86, von seinem Augenleiden geheilt hätte. Wir waren uns dieses Erfolges gar nicht bewußt, und das ist weiter gar nicht zu verwundern, wenn man weiß, daß es bei mir ganz anders zugehen muß als in einer Klinik mit einem Dutzend oder noch mehr Assistenten. Hepper war bei uns in Behandlung vom 15. 10. 1958 bis 6. 11. 1958 wegen P a n o p h t h a l m i e und G l a u k o m. Auf unsere Anfrage schrieb uns dann Herr Hepper folgendes:

„Im März dieses Jahres war ich am grünen Star operiert worden und hatte im Juni Hornhaut- und im August Regenbogenhautentzündung. Der Zustand des Auges verschlimmerte sich Anfang Oktober derart, daß die Sehkraft völlig schwand und zwei hiesige Fachärzte zur Rettung des gesunden die Herausnahme des kranken Auges verlangten. In diesem Zeitpunkt begab ich mich in Ihre Behandlung und konnte bereits am ersten Behandlungstage einen Teil des Sehvermögens wiedererlangen. Nach 4maliger Konsultation machte die Besserung weitere Fortschritte, so daß ich sogar ohne Schwierigkeiten in der Lage bin, wieder lesen und autofahren zu können. Ich hoffe, daß die Besserung auch weiterhin anhält, und möchte mit Recht behaupten, daß mir durch Ihre Behandlung mein Auge erhalten blieb. Hierfür möchte ich Ihnen bei dieser Gelegenheit meinen herzlichsten Dank sagen."

Befundbericht des Augenarztes Dr. KORTHÄUER aus Duisburg vom 16. 10. 1958:

„Rechtes Auge reizlos, o. B., Visus ⁵/₅. Linkes Auge: hochgradige Epithel-Endothel-Dystrophie fast der gesamten Hornhaut, besonders in der unteren Hälfte. Iris — soweit überhaupt sichtbar — schmutziggelb verfärbt und strukturlos. Im Kammerwasser massenhaft frische Zellen. Totales Iriskolobom nach oben, außerdem 2 mm Hypopyon. Visus: Lichtschein und Projektion allseits prompt und richtig."

Zu diesem Befundbericht wäre von mir aus noch zu sagen, daß er ja erst am Tage nach der ersten Behandlung erhoben wurde und daß wir dem Patienten in diesem Falle wohl glauben müssen, daß schon meine erste Behandlung eine wesentliche Besserung des Zustandes bewirkt hatte. Herr KORT-

HÄUER hat also den Höhepunkt der Erkrankung gar nicht mehr begutachten können. Sein Befund vom 9. 1. 1959 lautet: „Rechtes Auge reizlos, linkes Auge weitgehender Rückgang der Hornhautdystrophie, Iris reizlos, Pupillarschwarte in Auflösung. Visus ⁵/₅₀ mühsam. Tension (nach zwischenzeitlichem Sekundär-Glaukom) mit 24 mm Hg wieder normal."

Nach dem Urteil des erstbehandelnden Augenarztes und nach dem ganzen Verlauf der Erkrankung dürfte hier eine Ophthalmie vorgelegen haben, d. h. also, eine örtlich im Auge entstandene Entzündung. Im Segment angewandtes *Impletol* pflegt die Entzündung zu heilen, gleichgültig, wo sie sitzt, und gleichgültig, welches Bakterium die Ursache der Entzündung ist. Die Anwendung dieser einfachen Regel der Heilkunst dürfte bei jeder Ophthalmie ihre Wirkung zeigen, wie auch schon der Leipziger Fall zeigte. Wenn sich die Augenärzte doch endlich an die Tatsachen halten wollten und ihre Ablehnung des Unbekannten nicht hinter einem chemisch-pharmakologischen Wissen verschanzen wollten, das in der Praxis der Therapie mit *Impletol* noch nie eine Rolle gespielt hat. Die richtige Anwendung des *Impletols* schadet — wie die praktische Erfahrung zeigt — niemals.

Auf der Tagung der Internationalen Gesellschaft für Neuraltherapie nach HUNEKE im Jahre 1961 berichtete BREITSOHL, Salzgitter-Bad, über einen sehr eindrucksvollen Heilungsfall einer seit 7 Jahren bestehenden chronisch rezidivierenden beiderseitigen G l a s k ö r p e r b l u t u n g mit fortgeschrittener Einschränkung der Sehfähigkeit. Die Erkrankung wurde aufgefaßt als Begleiterscheinung einer allgemeinen Gefäßschädigung nach BÜRGER. Der Vortrag kam damals nicht gut an wegen fieberhafter Erkrankung des Redners, die zur Einnahme von zahlreichen Tabletten geführt hatte. Es wäre aber schade um die mustergültige Heilung, wenn sie aus solchen äußeren Gründen vergessen würde. Die chronisch entzündete Gallenblase erwies sich als das schuldige

Störungsfeld. Die 12malige Impletolinjektion ins Nierenbett rechts und praeperitoneal in die Magengrube ließen nach 7jähriger erfolgloser klinischer Behandlung die Krankheit folgenlos ausheilen, wie der abschließende Originalbericht des Augenarztes bestätigt. Es handelte sich um Wolfgang Ranft aus Gr. Heere-Ringelheim am Harz, Nr. 99.

Der Kollege GEISINGER aus Mundelfingen in Baden berichtete mir über die erfolgreiche Behandlung von drei Fällen von schwerem S c h i e l e n durch Mandelpol-Injektionen. Da auch diese Beobachtung für unser wissenschaftliches Denken zunächst sehr unwahrscheinlich klingt, habe ich später noch einmal um eine Bestätigung durch die Geheilten nachgesucht. Diese Bestätigung liegt nun vor mir, wobei ein Fall nur eine wesentliche Besserung aufweist. Es gilt eben auch hier die selbstverständliche Regel, daß die Injektion an der wirkenden Stelle genügend häufig wiederholt werden muß. Ich selbst hatte bei einem bereits operierten Fall keinen Erfolg. Das ist auch ohne weiteres verständlich, denn durch die Operation wird unter Umständen eine Situation geschaffen, bei der die Selbstheilungskraft des Organismus über das eventuell krankheitsauslösende Störungsfeld unnatürliche Verhältnisse vorfindet.

Diese Arbeit wäre unvollständig, wenn ich nicht des mir vorliegenden Aufsatzes des ungarischen Augenarztes Julius FÉJER gebührend Erwähnung täte. FÉJER gehört zu dem vom Zahnarzt Janos STRANSKY in Tata ins Leben gerufenen „Impletol-Arbeitskreis", dem in vorbildlicher Weise angehören neben dem Zahnarzt je ein Internist, Neurologe, Gynäkologe, Ophthalmologe, Dermatologe, der Kreisarzt und der Apotheker. Es ist eigenartig, daß gerade unter den Zahnärzten so viele fanatische Anhänger der Neural-Therapie existieren. Der einfache Zahnarzt STRANSKY ist der Begründer einer neural-therapeutischen Bewegung, die ganz Ungarn erfaßt hat. Dabei gilt in Ungarn gar nicht das hier gültige

Gesetz, nach dem jede Entdeckung, die aus dem Ausland kommt, besondere Beachtung verdient. Mein kürzlich verstorbener Freund, der Zahnarzt Fritz Schönlein in Dessau, hat sich in der Geschichte der Neural-Therapie ein Denkmal gesetzt, indem er die 30 Vorträge, die ich nach diesem Kriege im deutschen Osten gehalten habe, unter schweren persönlichen Opfern ermöglicht hat. Ich könnte noch viele Zahnärzte hier benennen, aber dann wüßte ich nicht, mit wem ich aufhören sollte.

Féjer berichtet vom Standpunkt des wissenschaftlichen Augenarztes aus über Heilerfolge auf allen augenärztlichen Gebieten, die in meinem Aufsatz berührt wurden. Ich hoffe immer noch, daß es gelingt, den Aufsatz von Féjer in einer deutschen medizinischen Zeitschrift unterzubringen, damit der kritische Wissenschaftler sich auch in seiner Sprache angesprochen fühlt. Eines der Sekunden-Phänomene aus diesem Aufsatz möchte ich hier bringen:

„60jähriger Mann; unter Fieber und allgemeinem Unwohlsein trat ein Herpes corneae an einem Auge auf, mit starken Schmerzen und Lichtscheu. Nach Impletol-Injektion in die Gingiva des etwas gelockerten, aber lebendigen rechten oberen Eckzahns hörten die Schmerzen sofort auf (Huneke-Phänomen). Die Wirkung hielt 8 Std. an. Nach Zahnextraktion sowie zwei perilimbalen Injektionen in 6 Tagen vollkommen geheilt."

Zusammenfassung: Verfasser berichtet über neural-therapeutische Heilerfolge in der Augenheilkunde bei 104 Fällen. In 61 Fällen erzielte er vollkommene Heilung. Das Indikationsgebiet dehnte er aus auf Störungen trophischen Charakters. So erzielte er auch in einem Falle von Epithel-Dystrophie „Fuchs" einen vollkommenen Heilerfolg. Der Schluß seines Aufsatzes lautet:

„Abschließend sei mir gestattet, darauf hinzuweisen, daß wir mit der Impletol-Therapie ein wertvolles und wirksames, viele Möglichkeiten bergendes Heilmittel für die Augenheilkunde gewonnen haben."

Beim Blättern in alten Briefen fand ich einen Brief von SYLVESTER aus Philadelphia aus dem Jahre 1952, aus dem ich zum Abschluß dieses Kapitels etwas ausführlicher zitieren möchte:

„In den letzten Monaten habe ich mich viel mit Ihren therapeutischen Gedankengängen beschäftigt. Meine Aufmerksamkeit wurde zunächst durch die Artikel im ‚Hippokrates' erregt. Dann fand ich ein Büchlein in meiner Bibliothek, das ich mit einem Stoß anderer Bücher 1939 in Stuttgart gekauft hatte und das ich erst jetzt ‚entdeckte'. Der Titel ‚Krankheit und Heilung, anders gesehen' klingt so harmlos, daß man niemals die epochemachende Bedeutung seines Inhalts vermuten würde. Wohl jeder Arzt, der durch die Schule der Naturheilkunde, der Homöopathie, der Paracelsus'schen Lehren und neuerdings der Fokal-Theorie gegangen ist, mit anderen Worten, dem Heilproblem besonders nahegerückt ist, hat sicher immer versucht, sich theoretisch Rechenschaft über die Natur der Heilungsvorgänge abzulegen. Nichts Befriedigendes ist jemals produziert worden, das als grundlegendes Prinzip nicht nur in einer Therapie gelten, sondern für alle existierenden Heilrichtungen als Wegweiser angenommen werden könnte. Ich kann nicht umhin, Ihre Lehre von dem bio-elektrischen Potential im geschlossenen System des Vegetativums und Ihre therapeutischen Schlußfolgerungen als kurzweg genial zu bezeichnen. Gewiß haben auch Andere Beiträge zur Lösung des Problems geliefert, aber niemand hat die Frage so umfassend und so in sich abgeschlossen beantwortet wie Sie.

Ich werde niemals ein dramatisches Erlebnis vergessen, das ich in meiner Office vor etwa 5 Jahren hatte. Es betraf einen fast erblindeten Patienten, der einen im Röntgenbild deutlich sichtbaren Abszeß über dem rechten Augenzahn hatte und bei dem ich eine radikale Alveolektomie des ganzen Oberkiefers vornahm. In dem Augenblick, in dem ich diesen Zahn zog, füllte sich das Zimmer mit einem unheimlichen Gestank (Coli) und zugleich platzte der Patient heraus: ‚Ich kann alles klar sehen!' Ich erinnere mich noch lebhaft, wie ich einem dabei anwesenden Kollegen dieses Phänomen als eine Unterbrechung einer toxischen Wirkung zu erklären versuchte, und wie dieser Kollege zu meiner Mißstimmung den Kopf schüttelte und sagte: ‚Eine Unterbrechung der Toxizität kann nicht so schnell den Weg vom Zahn bis zum Sehnerv zurücklegen.' Das Bild ist mir nie aus dem Kopf gegangen. Immer wieder habe ich darüber nachgedacht, bis ich Ihr Buch las. Natürlich wurde das Potential blitzartig durch den operativen Eingriff unterbrochen. Wie herrlich eine Erkenntnis durch jemand empfunden wird, den die Dunkelheit wie eine schwere Last bedrückte! Wenn Sie sich, lieber Kollege, darüber klar werden, daß es 25 Jahre braucht, bis eine grundlegende Wahrheit, die das herrschende System des Denkens umgestaltet, sich durchsetzt, dann werden Sie mit Geduld und Zuversicht in die Zukunft sehen. Die Krautköpfe müssen aussterben und eine neue Generation muß das Banner zum Siege tragen."

Zum Problem der Alterskrankheiten

„In der Mannigfaltigkeit die Einheit zu erkennen, die Einzelheiten prüfend zu ordnen und doch nicht ihrer Masse zu unterliegen, der erhabenen Bestimmung des Menschen eingedenk, den Geist der Natur zu ergreifen, welcher unter der Decke der Erscheinungen verhüllt liegt" (aus dem Vorwort zum „Kosmos" von ALEXANDER VON HUMBOLDT).

In den Tageszeitungen Europas und darüber hinaus erschienen in großer Aufmachung Berichte über den Vortrag, den Frau Prof. ASLAN aus Bukarest auf dem Therapie-Kongreß in Karlsruhe 1957 gehalten hat über weitreichende Verjüngungsvorgänge durch intramuskuläre Injektionen von *Novocain*, die allerdings manchmal über Jahre hindurch vorgenommen werden müssen. Es dürfte zunächst richtig sein, was BRÜCK in seiner Zeitschrift „Medizin heute", Heft 2, Jahrgang 1958, in einer grundsätzlichen Stellungnahme zu dieser Veröffentlichung schreibt: „An der Tatsache dieser Beobachtungen besteht wohl kein Zweifel."

Es ist äußerst interessant, daß die auch uns seit langem bekannten Rückbildungsvorgänge degenerativer Altersveränderungen, die wir allerdings schneller und augenfälliger mit der gezielten Impletol-Injektion erreichen, auch mit der ungezielten intramuskulären Injektion ausgelöst werden können. Insofern wäre das sehr in Ordnung.

Daß der rumänischen Schule die Existenz des seit über 30 Jahren in der Welt bekannten Bayer-Medikaments *Impletol* und der damit verknüpften Beobachtungen und Erkenntnisse unbekannt sein sollte, dürfte höchst unwahrscheinlich sein, auch wenn weder mein Bruder und ich, noch das *Impletol* im Vortrag von ASLAN genannt wurden. Es hängt das wohl damit zusammen, daß auch eine wissenschaftliche Erkenntnis heute sofort zu einem Politicum wird. Außerdem entspricht solches Verhalten dem in der Wissenschaft vielfach üblichen Brauch, Veröffentlichungen aus nicht-akademischer Feder großzügig zu ignorieren.

Zwei besonders krasse Fälle wissenschaftlicher „Vergeßlichkeit" aus der letzten Zeit möchte ich doch an dieser Stelle herausstellen, schon zur Warnung für künftige noch nicht ganz ausgereifte Ehrgeizlinge. Zunächst das Buch „Neuraltherapie" des Wiener Privatdozenten SCHMID. Der Verfasser hat in einer anerkennenswert fleißigen Arbeit — das ist aber auch alles — viele wissenschaftliche Forschungsergebnisse über das Vegetativum zusammengestellt. Erstaunlich ist auch der Instinkt, mit dem er das Kommen einer von ihm allerdings nicht verstandenen Neural-Therapie wittert. Wenn man die vielen wissenschaftlichen Einzelergebnisse liest, dann ergibt sich für den noch nicht ganz verwissenschaftlichten Arzt zunächst einmal die Frage, wie ist es möglich, daß ein so subtiles Nervengefüge als der Träger der Ganzheit des lebendigen Organismus sich überhaupt bilden kann. Die einfache Feststellung, daß diese Entwicklung ja im Chromosomengefüge des Eies verankert ist, bedeutet ja noch keine Erklärung.

Herr SCHMID hat sich einen Buchtitel angemaßt, der diesem Buch in keiner Weise zusteht. Neural-Therapie in der heute allein gültigen Form führt auf die Brüder HUNEKE zurück. Jeder Versuch, diese Tatsache auszuschalten, kann nur zu einem nicht lebensfähigen Torso führen. Neural-Therapie ruht auf zwei Säulen, auf der Segment-Therapie, wie sie z. B. von KIBLER besser gebracht wurde, weil auf wirklicher Erfahrung beruhend, und auf dem Sekunden-Phänomen. Dieses letztere ist im Buche von SCHMID nirgendwo auch nur erwähnt. Daß dieses Phänomen Herrn SCHMID unbekannt ist, dürfte nach Lage der Dinge unmöglich sein. Herr SCHMID hat ganz richtig erkannt, daß die Anerkennung dieses Phänomens mit Notwendigkeit dazu führen müßte, eine wissenschaftlich nicht erklärbare Gegebenheit in sein Buch einzuführen. Er hatte aber den Ehrgeiz, ein einwandfrei wissenschaftliches Buch zu schreiben, und so mußten denn alle Tatsachen schweigen, für die unser ach so kluger Verstand und die tote Anatomie des Nervensystems keine Deutung wissen. Ganz konsequent hat SCHMID dieses Schweigegebot durchgeführt, indem auch die Begründer der Neural-Therapie und die vielen wirklichen Könner auf diesem Gebiet nirgendwo auch nur genannt werden. Das ist schon beinahe ein akrobatisches Kunststück, und insofern wäre selbst dieses Buch ein Kunstwerk. SCHMID hat wohl auch den Ehrgeiz noch nicht aufgegeben, einmal Professor zu heißen. Professor heißt Bekenner, auf griechisch Martyros (FUDALLA). Zum Märtyrer eines ärztlichen Auftrags möchte er nicht werden. Das könnte allerdings leicht eintreten, wenn er sich für die Wahrheit einsetzte. Rein sachlich wäre zu dem Buche noch zu sagen, daß es immer noch vom streuenden Fokus ausgeht, eine in der Neural-Therapie völlig unhaltbare Vorstellung. Wir sprechen heute vom Störungsfeld, einer Erkenntnis, die sich mit Notwendigkeit aus jedem Sekunden-Phänomen ergibt.

Eine besondere Gefahr bildet die oben angeführte rumänische Veröffentlichung für das gesamte wissenschaftliche Denken und insonderheit für die Neural-Therapie, und aus diesem Grunde ist es notwendig, dazu etwas ausführlicher Stellung zu nehmen. Ich meine die Deutung, die Frau ASLAN ihren Beobachtungen gibt. Mit dem charakteristischen wissenschaftlichen „Röhrenblick", der nur den engen Gesichtsfeld-Ausschnitt der eigenen Beobachtungen zur Kenntnis nimmt, wird der Stoff *Novocain* zum wirkenden Prinzip erhoben und mit dem wohlklingenden Namen H_3 belegt. Die Beobachtungen von ASLAN fußen auf Massenversuchen in einem Altersheim und übersehen zunächst die Tatsache, daß das *Impletol*, das ja im Grunde das gleiche ist wie dieses H_3, in gleichartiger Weise schon beim Säugling wirkt. Mit dieser leicht als Irrtum zu beweisenden Vitamin-Vorstellung droht das ganze Problem in eine rein materialistische Betrachtungsweise zurückzusinken. Wenn eine solche Vorstellung sich erst einmal in den Wissenschaftler-Gehirnen eingenistet hat, dann braucht es erfahrungsgemäß Jahrzehnte, um den Irrtum wieder daraus zu entfernen. Unser Name wurde, wenn auch nicht bei ASLAN, sondern in den Presse-Veröffentlichungen so am Rande erwähnt, und so kam es, daß wir von zahlreichen Kranken aus aller Welt um Vermittlung dieses Medikaments H_3 angegangen wurden.

Schon in der Diskussion in Karlsruhe habe ich auf den grundlegenden Irrtum hingewiesen, daß es sich bei den Heilungsbeobachtungen mit *Novocain* nicht um eine spezifische Wirkung dieses Stoffes handeln kann, da man bei unserer Versuchsanordnung ohne Beeinträchtigung der Wirkung den Stoff weitgehend austauschen kann mit Stoffen aus gänzlich anderen chemischen Bereichen, als da wären: *Plenosol, Schlangengift* usw. Ferner ist das angewandte Quantum weitgehend belanglos, bis zum völligen Verzicht auf jeden Stoff, z. B. bei der Anwendung der Akupunktur, mit der grundsätzlich gleichgerichtete Effekte erzielt werden können.

Der Wirkungsmechanismus der intramuskulären Novocain-Injektion muß zunächst, für sich betrachtet, als nicht bekannt angesehen werden. Da man aber mit der gezielten Impletol-Injektion völlig gleichartige Vorgänge beobachtet und da der Wirkungsmechanismus der gezielten Behandlung über die dabei gemachten Feststellungen eindeutig als elektroneuraler Natur bewiesen ist, zumindest für den, der diese Vorgänge auszulösen versteht, dürfte es kein Fehlschluß sein, daß auch das in größerer Dosis resorbierte *Novocain* unter noch unbekannten Voraussetzungen zu synonymen Wirkungen im Sinne einer Wiederherstellung gestörter Form fähig ist. Die rumänischen Beobachtungen bedeuten keine Aufhebung unserer Erkenntnisse; sie besagen vorerst nur, daß das ganze therapeutische Prinzip der Impletol-Therapie — infolge des Beiseitestehens der deutschen Wissenschaft — erst in den Anfängen steht und daß es noch viel universellere Gültigkeit hat, als wir heute ahnen können.

Mein Bruder Walter in Stuttgart-Cannstatt hat sich seit vielen Jahren schon mit den Wirkungen des *Impletols* bei der Behandlung von Altersstörungen beschäftigt und bereits im Jahre 1952 in seinem Buch „Impletol-Therapie" von einer verjüngenden und lebensverlängernden Wirkung einer richtig durchgeführten Impletol-Behandlung berichtet. Angesichts der ASLAN-Veröffentlichung hat er es deshalb für seine Pflicht gehalten, den Standort des Neural-Therapeuten in der Frage der Alterserkrankungen zu präzisieren in einem Aufsatz, der unter dem Titel „Verjüngung durch Novocain, Bestätigung, Kritik und Ausblick auf weitere Forschungsaufgaben" im „Hippokrates" 1958, Heft 1, erschienen ist. Wegen der grundlegenden Bedeutung dieses Aufsatzes trug ich mich zunächst mit der Absicht, den ganzen Aufsatz an dieser Stelle wiederzugeben. Aber inzwischen ist aus der Feder von WALTER HUNEKE, in Gemeinschaftsarbeit mit dem Internisten KERN, ebenfalls Stuttgart, eine weitere Monographie erschienen unter dem Titel „Verjüngung durch Novocain" (Hippokrates-Verlag). Das aufmerksame Studium dieses kleinen Büchleins kann nicht dringend genug empfohlen werden.

Es wird in beiden Schriften zunächst einmal der Grundirrtum klargestellt, dem zahllose alte Menschen durch die ASLANschen Veröffentlichungen in der ganzen Welt verfallen waren, daß mit dem *Novocain* die Möglichkeit bestehe, den physiologischen, schicksalsbedingten Alterungsprozeß aufzuhalten oder sogar zurückzuschrauben. Auch die Rückbildung von Alterserscheinungen kann nur sinnvoll gedeutet werden im großen Zusammenhang der Beobachtungen und die beziehen sich auf jedes Lebensalter, vom Säugling angefangen, und auf gänzlich andere Krankheitshintergründe, bei denen auch Frau ASLAN niemals auf die Idee käme, als Ursache der Störung einen Mangel ihres hypothetischen Vitamins H_3 anzunehmen. Bei der Urteilsfindung über solche schwierigen Fragen ist es doch ein Unterschied, ob der Urteilende sich vielleicht 10 Jahre mit dem Problem befaßt hat oder ob er ein ganzes Leben darauf verwandt hat.

Wenn wir unsere universellen Beobachtungen und die weltweiten Feststellungen unserer zahlreichen Schüler auswerten, dann stehen wir vor grundsätzlich neuen Erkenntnissen, die zwangsläufig zur Überwindung des rein materialistischen Denkens bei jedem echten Heilungsvorgang führen müssen. Diese Entwicklung im medizinischen Denken betrachten wir als den spezifisch deutschen Beitrag zur Medizin der Gegenwart. Ich habe Verständnis für die Situation von Frau Prof. ASLAN, die es ihr schwer oder vielleicht sogar unmöglich macht, unsere Erkenntnis zu der ihrigen zu machen. Dazu müßte man ihr wohl einen Lehrstuhl im Westen anbieten.

Man kann einem völlig gesunden Menschen beliebige Quantitäten (selbstverständlich in wiederholter Gabe) *Novocain* einspritzen und man wird feststellen, daß er das zwar in der Regel ausgezeichnet verträgt, daß aber keinerlei heilende Wirkung auftritt, weil nichts zu heilen da ist. Diese Erfahrung bezieht sich auf jedes Lebensalter und auch auf das Greisenalter. Das *Impletol* ist niemals ein Verjüngungsmittel in der vorhin bezeichneten Richtung und auch nicht das H_3, weil beides im Prinzip das gleiche ist. Das *Impletol* ist und bleibt in jedem Falle ein Heilmittel, und es kann nur da wirken, wo es etwas zu heilen gibt. Das bezieht sich selbstverständlich auch auf die mit dem Alter zunehmende Neigung des Organismus zu pathologischen Veränderungen. Schon seit 30 Jahren beobachten wir immer wieder, wie sich solche krankhaften Altersveränderungen mit all ihren Folgeerscheinungen durch das *Impletol* zurückbilden. Mit dieser Rückbildung von Altersveränderungen kommt es dann vielfach auch zu den von ASLAN und der ganzen Schule PARHON gemachten Feststellungen, die sich praktisch als Verjüngung auswirken. Diese Feststellung ist kein Widerspruch zu dem vorher. Gesagten. In dem Büchlein von HUNEKE-KERN ist gerade diese Seite des Geschehens äußerst klar formuliert. Man hat hierfür den Begriff der „Voralterung" geprägt, der mir äußerst glücklich gewählt scheint.

Unter Voralterung hat man also den Zustand zu verstehen, daß ein Organismus unter der Einwirkung krankhafter Veränderungen beliebiger Natur vorzeitig gealtert erscheint. Durch Beseitigung der krankhaften Veränderungen führt das hintergründig formende Prinzip, das im Vegetativum verankert ist, den vorgealterten Organismus in den Zustand zurück, der dem physiologischen Alter entspricht. Wesensmäßig kann ein voll gesunder Achtzigjähriger durch noch so viele H_3-Injektionen nicht in den Zustand eines Fünfzigjährigen versetzt werden. Hunderte Male haben wir in unserer Praxis die Aussage von Patienten gehört: „Ich fühle mich um 20 Jahre jünger." Diesem subjektiven Verjüngungsbewußtsein folgt zwangsläufig die objektive Anpassung des Organismus, d. h. der vorgealterte Organismus wird wirklich jünger. Das ist eine allgemeine und selbstverständliche Beobachtung der Neural-Therapie. Über das Sekunden-Phänomen erzielen wir völlig gleichartige Umstellungen im Gesamt-Organismus gar nicht selten mit der Injektion von nur 1 ccm *Impletol* an ein schuldiges Störungsfeld.

Die Presse-Veröffentlichungen über das Verjüngungsproblem hatten erfreuliche und weniger erfreuliche Folgen. Besonders durch die Aufsätze der Reporterin Olga FRANKLIN von der „Daily Mail", die in anerkennenswerter Weise das Institut von Prof. ASLAN persönlich aufsuchte, um sich von der Realität der von dort ausgehenden Behauptungen zu überzeugen, wurden die Beobachtungen in der Weltöffentlichkeit bekannt. Damit wurde das erreicht, was unserem 34jährigen Ringen um Anerkennung gleichgerichteter Beobachtungen versagt blieb.

Die „Daily Mail" handelte in der Folgezeit dann so sachlich, daß sie ihre Reporterin, diesmal in Begleitung eines aufgeschlossenen Arztes, des Dr. MACKARNESS aus London, auch in meine Praxis schickte. Heute kann man mit Humor feststellen, daß diese Veröffentlichungen so nach und nach in der Tagespresse immer weiterer Länder auftauchen.' Das ist die selbstverständliche Folge davon, daß man uns so viele Jahre nicht gehört hat. Schließlich handelt es sich ja um Fragen, deren Kenntnis die Menschen näher berührt als die Atombombe, wenigstens vorerst noch.

Die unvermeidbare, weniger erfreuliche Seite solcher Veröffentlichungen in der Tagespresse betrifft die übersteigerten Hoffnungen und Enttäuschungen, die vielen Menschen damit zwangsläufig bereitet werden. Es hat nicht jeder die weise Einsicht des alternden August BIER, dem ich vor vielen Jahren auf Grund eines Briefwechsels, in dem er mir seine Altersbeschwerden schilderte, anbot, zumindest den Versuch zu machen, ihn davon zu befreien. Ich hatte damals, wie heute, die Vorstellung, daß das wohl möglich gewesen wäre. BIER schrieb mir damals zurück: „Ich habe soviel Einsicht in das Wesen des Lebendigen gewonnen, um zu wissen, daß wir den Zoll, den wir dem Alter schulden, bezahlen müssen." So kam es damals nicht zu meinem Versuch. Wir können die Jahre nicht zurückschrauben, wohl aber können wir vielfältige zusätzliche Krankheitsprozesse beseitigen und damit das Alter verschönern.

Wenig begrüßenswert scheinen sich die Veröffentlichungen in der Tagespresse auch auf das Handeln mancher Ärzte auszuwirken. Besonders in Holland führten Veröffentlichungen im „Telegraaf" zu einer indikationslosen Massenspritzerei entsprechender Präparate von seiten noch nicht gefestigter Kollegen, die sich das so einfach dachten, ohne tiefere Kenntnis des Problems 2mal wöchentlich intramuskuläre Injektionen zu verabreichen. Solches Verhalten mußte zwangsläufig zu einem Rückschlag führen, wo doch selbst die Veröffentlichungen von ASLAN bestenfalls von 30% Erfolgen sprechen.

Warum bleibt der Erfolg bei der überwiegenden Zahl der Behandelten aus? Sind das vielleicht die störungsfeldbedingten Voralterungszustände? Mit zunehmendem Alter wächst die Zahl der Störungsfelder, die man beim Kleinkind vielleicht einmal an den Mandeln oder nach einer Otitis am Mastoid findet. Hier Klarheit zu schaffen, wäre Aufgabe einer aufgeschlossenen Forschung. Aber man wird diese Aufgabe nur meistern, wenn man ohne jede Voreingenommenheit nach ausgiebigem Studium des Problems mit Liebe an sie herantritt. Hoffentlich kommt es einmal zu dieser Einstellung. Aber jenseits von erfreulich und weniger erfreulich steht die Tatsache, daß Prof. ASLAN in der Frage, die auch die unsere ist, ein neues Kapitel von noch nicht zu übersehender Tragweite geschrieben hat.

Ein sehr aufgeschlossener Aufsatz über das Problem aus der Feder von Paul LÜTH aus Offenbach/Main steht in der Münch. med. Wschr., Nr. 48, Jahrgang 1959, unter dem Titel „Welche Bedeutung hat die ASLANsche Procain-Therapie?" LÜTH stellt sich in diesem Aufsatz zunächst positiv zu den Beobachtungen ein. Angesichts der Vielzahl von Präparaten, die von der Industrie für diese Behandlung auf den Markt gebracht werden, nimmt er kritisch Stellung zu der vielfach in Erscheinung tretenden Tendenz, das reine *Procain* durch Zusätze von Vitaminen oder sonstigen Stoffen zu „verbessern". Auch LÜTH lehnt diese Verbesserungen als abwegige Versuche klar ab. Die Wirkung des *Procains* wird durch solche Zusätze nicht verbessert. Nur teurer werden die Präparate dadurch. Zum Schluß beruht die Wirkung eben doch auf dem "altvertrauten *Procain*". Auch der *Coffein*-Zusatz beim *Impletol* dürfte die therapeutische Wirkung wohl kaum erhöhen, wenngleich auch darüber positive Veröffentlichungen vorliegen. Das *Coffein* wirkt nur entgiftend auf das *Procain*, soweit man bei diesem Stoff überhaupt von Giftwirkung sprechen kann. Auf einen weiteren schwerwiegenden Mangel der AsLANschen Methode weist LÜTH besonders hin, nämlich auf die Notwendigkeit, so viele Injektionen über einen so großen Zeitraum zu machen, ein Verfahren, das in der freien Praxis nur schwer bis zum erfolgreichen Ende durchführbar ist.

Über die in der Praxis sich ergebenden Schwierigkeiten, so viele Injektionen zu benötigen, ohne daß auch nur die Wahrscheinlichkeit eines Erfolges vorauszusagen war, ist es dann z. T. in der gleichen Presse, die vorher Frau Prof. ASLAN in den Himmel hob, zu einer restlosen Ablehnung gekommen. Es wurde direkt von „ASLAN-Schwindel" geschrieben. Angesichts dieser Entwicklung halte ich mich für berufen, für Frau Prof. ASLAN eine Lanze zu brechen. Es gibt wirklich solche Heilungsvorgänge über gehäufte intramuskuläre Impletol-Injektionen, und das festzustellen, ist zunächst einmal bedeutungsvoll.

Mit einem besonders geeigneten Fall möchte ich dieses Kapitel illustrieren: Der 87jährige Arzt Dr. Th. Fl. in Honnef am Rhein hat mich ermächtigt, seine eigene Heilung mit *Impletol*, das er nach der Vorschrift der Frau ASLAN angewandt hat, zu veröffentlichen. Es heißt in seinem Schreiben, daß er seit dem Bestehen des *Impletols* in seiner eigenen Praxis sehr häufig mit Erfolg davon Gebrauch gemacht hat und daß er zur Behandlung seiner eigenen Krankheit die 5-ccm-Ampullen *Impletol* verwandt hat. Weiter schreibt er darüber:

„Ich schreibe Ihnen dieses alles, weil ich selbst ein eklatantes Beispiel von der Wirkung des *Impletols* bezüglich der Verjüngung und der Altersbeschwerden bin. Ich litt seit 3 Jahren an einer zunehmenden O s t e o c h o n d r o s e der Halswirbelsäule mit fortwährenden schwersten Kopfbeschwerden, Neuralgien etc. Die Halswirbelsäule versteifte sich derart, daß fast völlige Unbeweglichkeit entstand. Aufmerksam gemacht auf die Behauptung der rumänischen Ärzte über die heilsame Wirkung des *Novocains (Impletol)* und ihre Berichte auf dem Therapie-Kongreß versuchte ich diese Kur bei mir und zwar mit *Impletol*. Nach etwa 30 Injektionen war wie durch ein Wunder das Leiden vollständig behoben, die Versteifung radikal ausgeheilt, ebenso die Kopfbeschwerden. Daneben ein wesentlicher körperlicher und geistiger Aufschwung und neue Pigmentbildung in den Haaren. Eine zweite Kur habe ich neuerdings begonnen, als ich einen lästigen und hartnäckigen Prozeß im rechten Handgelenk bekam. Auch hier wieder auffällige Besserung oder fast Heilung."

Das wäre also eine klassische Heilung mit *Impletol*, aber mit dem ungezielten Verfahren nach ASLAN. Es geht nicht an, diese Heilung zu bezweifeln.

Ich bin nun in der glücklichen Lage, von einem fast identischen Krankheitsfall berichten zu können, der mit dem gezielten Verfahren über das Segment mit einer Behandlung geheilt wurde. Es handelt sich um die damals 81jährige Frau Steffens aus Horrem. Sie litt seit 4 Jahren unter völlig gleichen Krankheitserscheinungen und wurde von mir im Jahre 1950 einmal mit Impletol-Quaddeln beiderseits längs der Halswirbelsäule behandelt. Unmittelbar im Anschluß an die Behandlung waren sämtliche Krankheitserscheinungen bis zu dem nach 3 Jahren erfolgten Tode der Patientin völlig verschwunden. Das wird die Tochter, Frau Steffens-Wachendorf, Düsseldorf, Franz-Jürgen-Straße 12, jedem Arzt bestätigen. Für mich steht es außer Zweifel, daß der Kollege Th. Fl. mit diesem Verfahren auch wohl mit einer oder wenigen Injektionen geheilt worden wäre. Die grundsätzliche Überlegenheit dieser Form der Behandlung dürfte offensichtlich sein. Wir haben Grund zu der Annahme, daß beim Vorliegen eines störungsfeldbedingten Krankheitsbildes, das ja bekanntlich das gleiche Aussehen haben kann, das ungezielte Verfahren völlig wirkungslos bleibt.

Zwei Beispiele für das gezielte Verfahren: Auf dem Neural-Therapie-Kongreß in Freudenstadt brachte mein Bruder in der Diskussion ein ausgezeichnetes Beispiel:

Ein 60jähr. Lehrer aus Freiburg war wegen seiner allgemeinen Beschwerden und völliger Verelendung vorzeitig invalidisiert worden. Er hatte das Aussehen eines 70jährigen. Die Vorgeschichte ergab, daß er vor 20 Jahren einen Bruch des ersten Lendenwirbels erlitten hatte. Er brachte das Gutachten eines Münchner Arztes mit, in dem ihm bescheinigt war, daß seine Beschwerden im Sinne einer vegetativen schweren D y s t o n i e unheilbar seien und daß er sich damit abfinden müsse. Der Patient selbst kam ohne jede Hoffnung und nur gezwungen durch seinen Schwiegersohn. Röntgenologisch war an dem vor 20 Jahren gebrochenen Lendenwirbel nichts Krankhaftes zu erkennen. Nach den Regeln der Neural-Therapie spritzte also mein Bruder beiderseits an das Periost des ersten Lendenwirbels je 1 ccm *Impletol*. Es erfolgte sofort ein Sekunden-Phänomen bezüglich der Schmerzen und des allgemeinen Krankheitsgefühls. Nach 4 Wochen kommt der Patient wieder und berichtet: „Ja, die Schmerzen sind weg. Aber etwas ganz Tolles ist eingetreten. Ich bin ein völlig anderer Mensch, ich habe an nichts geglaubt, ich habe ja auch eine Bescheinigung gehabt, daß ich unheilbar bin. Sie wissen, wie kritisch wir Lehrer sind. Ich bin nicht 10 Jahre verjüngt, nach meinem Gefühl müssen es 15 Jahre sein." Und der ganze Erfolg mit einer Behandlung.

Mein Bruder bedauerte dann, daß es ihm als Praktiker natürlich nicht möglich ist, die Labor-Analysen zur Bestätigung der objektiven Veränderungen wie Frau ASLAN vorzunehmen. Schließlich wird Frau ASLAN ganz groß vom Staat unterstützt, wir hingegen werden ganz groß von den Universitäten totgeschwiegen. Daß es sich im vorgeschilderten Falle nicht um eine Vitamin-Heilung handeln kann, dürfte ja selbst ein Laie begreifen.

Aus meinen eigenen vielfachen Beobachtungen darf auch ich ein klassisches Beispiel bringen. Es handelt sich um die Heilung von Lea v. Mayersheimb aus Pörtschach am Wörther See, die am Schluß dieses Buches noch einmal erscheint. Nach kurzer, aber entscheidender Anamnese wird gleich die erste Injektion in das schuldige Störungsfeld im gynäkologischen

Raum gemacht. Sekunden-Phänomen. Die Kranke verliert im Augenblick der Anwendung der Spritze ihre sämtlichen Beschwerden mit Dauerwirkung, und sie fühlt sich um Jahrzehnte verjüngt. Diesem Gefühl der Verjüngung folgen die physiologisch-organischen Umstellungen in sämtlichen Organen und Geweben des Organismus nach Maßgabe des Möglichen. Es verhält sich das auch in solchem Falle genauso, wie ich das beim Sudeck geschildert habe. Mit dem Verschwinden des subjektiven Krankheitsgefühls gibt der innere Heilmeister das Signal, die Idee der Form, wie sie dem jeweiligen Alter entspricht, in voller Gesundheit wiederherzustellen. Ein solches „Wunder", denn als solches empfindet es der Geheilte, ist mit wissenschaftlichen Teilerkenntnissen nicht zu begreifen. Es ist eine Aussage der Heilkunst und die gründet jenseits des jemals Wißbaren.

Wenn ich also zur gezielten und ungezielten Novocain-Therapie abschließend noch einmal Stellung nehmen darf, so dürften die angeführten Beispiele vom verantwortungsbewußten Arzt fordern, daß eine ungezielte Anwendung des Medikaments erst dann verantwortet werden kann, wenn die so sehr viel einfachere Methode der gezielten und gekonnten Neural-Therapie zu keinem Ergebnis geführt hat. Nur in dieser Form bedeuten die Beobachtungen der Frau ASLAN eine Bereicherung der Novocain-Therapie.

**An seine Magnifizenz
den Rektor der Düsseldorfer Medizinischen
Akademie
Herrn Professor Dr. Bay**

Düsseldorf, den 12. 6. 1964

Sehr verehrter Herr Professor Bay!

Auf meine höfliche Zuschrift an Ihren Herrn Amtsvorgänger vom Februar 1963 erhielt ich bisher nur eine Empfangsbestätigung. Ich kann es verstehen, daß es der Akademie schwerfällt, eine Antwort zu finden, die in jedem Falle den gewohnten Vorstellungsbereich überschreiten muß. Aber gleichwie mit dem ersten Experiment der Atomzertrümmerung die klassische Physik durch eine gänzlich neuartige physikalische Denkrichtung, die Quantenphysik, überhöht wurde, ebenso wurde mit der Beobachtung des ersten Sekundenphänomens, das man einmal als das polare Gegenstück zur Atomzertrümmerung erkennen wird, eine vertiefte Erkenntniswelt zwangsläufig in das wissenschaftliche Blickfeld gerückt. Als erster Universitätslehrer hat das NONNENBRUCH in seiner ganzen Bedeutung erkannt. Ihm folgte SIEGMUND, der sich auf einer Fortbildungstagung bei ZABEL in Berchtesgaden öffentlich zu mir bekannte. Aber bevor man sich mit Deutungsproblemen befassen kann, muß man zunächst einmal die Realexistenz des Sekundenphänomens und seine universelle Gültigkeit erfahren haben.

Hunderte von Ärzten haben es in ihrer Praxis zum Wohle von bis dahin unheilbar kranken Menschen und Tieren ausgelöst. Schon vor 5 Jahren waren über 10 000 wissenschaftliche Arbeiten über die Neuraltherapie und das Sekundenphänomen bekannt. Ferdinand HOFF, dessen Aussage ja wohl auch in Ihrem Kreise Gewicht hat, sah das Sekundenphänomen häufig, zuerst als Gast in meiner Praxis und anschließend in seiner Klinik in Gegenwart zahlreicher Assistenten. Es gibt, zur Ehrenrettung der Schule sei es gesagt, heute schon zahlreiche Universitätslehrer, für die das Sekundenphänomen eine Selbstverständlichkeit ist.

Die Düsseldorfer Medizinische Akademie wird hiermit zum zweiten und letzten Male vor die historische Aufgabe gestellt, den Weg aus der immer toten exakten Teilforschung in die Seinsschicht der lebendigen Ganzheit zu finden und damit den Weg zu einer Vertiefung des gesamten naturwissenschaftlichen Denkens überhaupt zu bahnen. Am Ende der Erkenntnisreihe steht mit Notwendigkeit die durch das Experiment begründete Überwindung des Materialismus jeglicher Prägung. Doch lassen wir zunächst einmal das Experiment zu Wort kommen. Wenn ich nunmehr ausschließlich über die Heilung der Trigeminusneuralgie spreche, so weiß jeder erfahrene Neuraltherapeut, daß alle in diesem Zusammenhang gemachten Aussagen grundsätzlich Gültigkeit haben für zahlreiche, gänzlich andere Krankheitsbereiche. Mit der Trigeminusneuralgie wurde nur ein besonders heikles Kapitel der Medizin gewählt.

1. Beispiel: Der am weitesten zurückliegende Fall der Heilung einer Trigeminusneuralgie über ein Sekundenphänomen datiert aus dem Jahre 1945. Der Kranke, ein robuster Landwirt vom Niederrhein, litt damals seit 4 Jahren an einer Trigeminusneuralgie des zweiten Astes. Einmal war er bereits ohne Wirkung operiert worden. Ich selbst habe ihn etwa 2 Jahre lang im Grunde auch ohne nachhaltige Wirkung mit Impletol-Injektionen ins Segment behandelt. Mehrfach kam ich ohne Zielgerät direkt ins Ganglion Gasseri. Das führte jeweils zu einem vielstündigen Verschwinden der rasenden Schmerzen, und deshalb blieb der Patient in meiner Behandlung. In den letzten Kriegstagen ließ mich der gequälte Mann nachts im Wagen holen. Es war keine Vergnügungsfahrt bei der ständigen Überwachung der Landstraßen durch Jagdbomber. Ich war wieder erfolglos. Da meinte der Patient selbst- „Herr Doktor, Sie haben nun so ziemlich an alle Stellen gespritzt, die es gibt, nur noch nicht an die Leber." Es fehlte jegliche Leberanamnese. Mit einer Impletol-Injektion ins rechte Nierenbett kombiniert mit einer Injektion in die Magengrube verschwand in der gleichen Sekunde das furchtbare Krankheitsbild völlig und bis heute.

Man kann das Geschehen ja nicht gut leugnen. Es unter den geschilderten Umständen als Suggestion zu bezeichnen, wird ja mein größter Gegner wohl kaum wagen. Es ist ein physikalisch zwangsläufiges Phänomen, mit dem wir uns auseinanderzusetzen haben, wenn wir den Anspruch erheben, Wissenschaftler zu sein. Im Segment half weder das Messer des Chirurgen noch das konservative Messer (LERICHE) der Neuraltherapie. Beide Anwendungsweisen können bei einer störungsfeldbedingten Krankheit im Segment niemals helfen. So gesehen ist auch die Trigeminusneuralgie keine Diagnose, sondern eine symptomatische Krankheitsbezeichnung. Hier war die Leber das auslösende Störungsfeld auch ohne erkennbare Anamnese. Es ist eine tausendfach bewiesene Erfahrung, daß eine störungsfeldbedingte Erkrankung nur über die Erkennung und Ausschaltung des schuldigen Störungsfeldes geheilt werden kann. Das gilt selbstverständlich auch für die Trigeminusneuralgie. Im vorliegenden Falle lautet also die Diagnose: Trigeminusneuralgie ausgehend vom Störungsfeld Leber. Nur diese Diagnose ist sinnvoll, weil nur sie den Weg zum Erfolg zeigt. Es ist heute wohl kaum mehr zu verantworten, das Messer des Chirurgen an den Anfang der Therapie zu stellen. Die Klärung der entscheidenden Frage kann nur noch das konservative Messer übernehmen, weil dessen Erfolglosigkeit im Segment mit größter Wahrscheinlichkeit für ein Störungsfeld als Ursache der vorliegenden Trigeminusneuralgie spricht. Das zu finden, ist der Auftrag der gekonnten Neuraltherapie. Damit sind dann die vielen Mißerfolge der chirurgischen Behandlung erklärt. Der Eingriff führt in der Regel zunächst zu einem Scheinerfolg, aber nach einigen

Wochen kehren die Schmerzen zurück und eine Wiederholung des chirurgischen Eingriffs hilft dann nicht mehr:

2. Beispiel: Frau Erna Haack aus Wetter an der Ruhr, Weststraße 5, litt seit 16 Monaten an einer rechtsseitigen Neuralgie des dritten Trigeminusastes. 1947 hatte die Patientin eine Gelbsucht überstanden. Die Erfahrung lehrt, daß in solchem Falle der Leberbereich häufig Störungsfeldcharakter annimmt. Deshalb wurde gleich die erste Injektion ins rechte Nierenbett gemacht, dazu eine Praeperitoneal-Injektion in die Magengrube und eine weitere Injektion an den Voglerschen Punkt, das ist das Periost des Rippenbogens in der Mamillarlinie. Eine zweite Behandlung war nicht mehr nötig. Eine chirurgische Behandlung im Schmerzbereich hätte mit Sicherheit keine Heilung gebracht, auch nicht die Ausrottung des Ganglion Gasseri. Störungsfeldbedingter Schmerz verläuft nicht über die uns bekannten anatomischen Schmerzleitungsbahnen. Das ist eine Erfahrungsaussage, deren Gültigkeit man erleben muß.

3. Beispiel: Frau Pelzer wurde von mir vor etwa 5 Jahren wegen einer seit 3 Jahren bestehenden Trigeminusneuralgie des zweiten Astes behandelt. Sie lebt zusammen mit ihrem Sohn, der in Angermund eine Kunsttöpferei betreibt. Zunächst machte ich einen Versuch im Segment mit einer Injektion an das Foramen ovale, die zu keinem Erfolg führte. Deshalb suchte ich das schuldige Störungsfeld, das nach drei vergeblichen Versuchen im Bereich von Mandeln, Zähnen und Leber, im gynäkologischen Raum gefunden wurde. Die erste Injektion von *Impletol* beiderseits suprapubisch intraperitoneal je 1 ccm löste ein klassisches Sekundenphänomen aus, dessen Wirkung bis heute unvermindert anhält, wie eine kürzliche telefonische Anfrage bestätigte.

Heute würden wir die suprapubischen Injektionen kombinieren mit Injektionen an die Frankenhäuserschen Plexus, weil wir glauben, dann den Erfolg mit größerer Sicherheit zu erzielen. In diesem Falle gelang die Heilung auch ohne diese zusätzlichen Injektionen, die wir damals in meiner Praxis noch nicht machten. Wir haben sie übernommen von Prof. GOECKE (Münster), der über diese Injektionstechnik mit *Impletol* bei zahlreichen Fällen von behandlungsrefraktärem Fluor mit wenigen Injektionen völlige Heilung erzielte. Es dürfte doch wohl außer Zweifel sein, daß man auch diese Heilung einer Trigeminusneuralgie nicht als Suggestivheilung deuten kann.

4. Beispiel: Die Frau des Professors der Musik, Erna Bergh, aus Kopenhagen, litt seit 11 Jahren an einer schwersten Trigeminusneuralgie, die jeder Behandlung getrotzt hatte und die die Patientin zusätzlich zur hochgradigen Morphinistin gemacht hatte. Heute ist sie das nicht mehr, weil die Heilung des Grundleidens das *Morphium* überflüssig machte. Im Falle der Frau Bergh hatte ich zunächst mit 4 Behandlungen, die über das Segment und dann an unterschiedlichen störungsfeldverdächtigen Stellen erfolgten, keinerlei Erfolg. Die Suggestivwirkung meiner mehrfach genannten blauen Augen versagte also restlos, um dem oft gehörten Geschwätz von der suggestiven Natur meiner Heilungen zu begegnen. Jetzt gab ich der Patientin mein Buch zu lesen mit der Weisung, bei jedem Satz zu überlegen, ob er wohl eine Beziehung zu ihrer Krankheit aufdecken könne. Beim nächsten Besuch brachte die kluge Patientin die Diagnose mit. Sie hatte vor 13 Jahren auf dem Fußrücken eine Verletzung erlitten, die 3 Monate zur Heilung benötigte, die aber dann so vollkommen erfolgte, daß nicht die geringste Narbe zu erkennen war. Den Ort der Verletzung konnte sie aber genau angeben. Dorthin gab ich eine Ampulle *Impletol*. Noch während der Injektion empfand die Patientin das völlige Verschwinden der Trigeminusneuralgie. Nach 24 Stunden traten noch einmal leichtere Schmerzen auf, die mit einer Wiederholung der Injektion wiederum verschwanden. Wie mir später brieflich mitgeteilt wurde, mußte die gleiche Injektion in Kopenhagen noch 2mal vom Hausarzt wiederholt werden. Von da ab blieb die furchtbare Neuralgie verschwunden.

Die damalige Verletzung hat also im betroffenen Vegetativum ein Engramm hinterlassen, das 2 Jahre später als Störungsfeld die Trigeminusneuralgie auslöste, die im Erscheinungsbereich der Neuralgie nicht zu beseitigen war. Das sind Erkenntnisse, die man vorerst noch nicht messen kann, die sich aber eindeutig aus den Heilungsphänomenen ergeben. Dadurch werden ganzheitliche Verknüpfungen aufgedeckt, die über das bisher gültige, exakt wissenschaftliche Denken nicht vorstellbar sind. Es handelt sich um Zusammenhänge im Lebendigen.

Jeder echte Heilungsvorgang kann nur verstanden werden als Selbstverwirklichung einer hintergründig real-existenten formenden Idee, die wesensmäßig nicht mit messenden Begriffen erfaßt werden kann. Ein richtiger Arzt, der sich noch nicht rettungslos im materialistischen Teildenken verloren hat, kann angesichts der neuartigen Heilungsphänomene gar nicht anders, als ehrfürchtig erkennen, daß das heute die Medizin beherrschende exakte Denken ausschließlich die Peripherie der lebendigen Ganzheit zu erfassen in der Lage ist. Der Auftrag des Arztes ist nicht messen, sondern heilen, auch wenn der Verstand nicht mehr mitkommt.

5. **Beispiel:** Der 87jährige Kaufmann H. W. aus Düsseldorf-Meererbusch litt seit über 7 Jahren an einer schweren linksseitigen Trigeminusneuralgie des zweiten und dritten Astes. Seit etwa 15 Jahren war er der Düsseldorfer Akademie bekannt als Zahnpatient. Vor etwa 10 Jahren wurde er wegen Prostatahypertrophie von BOEMINGHUUS operiert. Vor über 3 Jahren von TÖNNIS wegen der Trigeminusneuralgie. Diese Operation machte den Patienten für einige Monate schmerzfrei. Dann kamen die Beschwerden in alter Stärke wieder. Im August 1963 wurde er in der Düsseldorfer Akademie zum zweiten Male im Segment operiert, diesmal ohne jede Wirkung.

Diese Operationsbeobachtungen sind für den erfahrenen Neuraltherapeuten ein fast charakteristisches Zeichen dafür, daß die vorliegende Trigeminusneuralgie durch ein Störungsfeld verursacht ist. Der erste Stoß in das gestörte System mit dem Messer des Chirurgen bringt zunächst einen Scheinerfolg, der nach dem Abklingen nicht wiederholt werden kann. Die entscheidende Frage war, wo sitzt das Störungsfeld? Die Anamnese wies vordringlich auf die operierte Prostata. Ich injizierte also gleich die erste Spritze in diesen Bereich. Damit verschwand via Sekundenphänomen jeglicher Schmerz, und zwar derart, daß die am meisten quälende Neuralgie des dritten Astes bis heute völlig verschwand, während nach etwa 7 Wochen die Neuralgie des zweiten Astes zunächst in leichter Form, aber nach einiger Zeit in alter Stärke zurückkehrte. Das war eine sehr ungewöhnliche Beobachtung. Die Wiederholung der Prostataspritze hatte gar keine Wirkung. Die Neuralgie des dritten Astes konnte nicht mehr reagieren, weil sie seit der ersten Injektion nicht mehr existierte, und mit der Neuralgie des zweiten Astes machten wir offensichtlich die gleiche Beobachtung, die die Neurochirurgen mit ihrer zweiten Operation gemacht hatten. Wir standen hier wohl vor der einmaligen Tatsache, daß bei dem gleichen Patienten zwei selbständige Trigeminusneuralgien vorlagen, die beide von getrennten Störungsfeldern ausgingen. Wo lag das Störungsfeld des zweiten Astes?

Der Patient hatte seit längerer Zeit ein laufendes Ohr als Ausdruck einer chronischen Otitis media. Eine Impletol-Injektion auf das Mastoid hatte keine Wirkung auf die Neuralgie, aber das laufenden Ohr war von da ab trocken, wie zu erwarten stand. Wir haben dann längere Zeit vergeblich nach dem zweiten schuldigen Störungsfeld gesucht. Dann fand mein Mitarbeiter FISCHER im Zuge der systematischen Durchuntersuchung des Organismus im zahnlosen rechten Oberkiefer einen sehr großen Zahnrest unsichtbar im Kiefer eingebettet und völlig umschlossen von einer Granulomhöhle. Das war ein so ausgesprochenes Störungsfeld, daß für uns kein Zweifel daran bestehen konnte, daß hier die Ursache der Neuralgie des zweiten Astes gefunden war. Der Zahntorso wurde entfernt und die Wirkung eine Zeitlang abgewartet. Dann vorgenommene Injektionen lingual und buccal an das Periost im Bereich des entfernten Zahns führten jeweils zu einem Sekundenphänomen, aber die Neuralgie kehrte immer wieder. Die Granulomhöhle hatte ja wahrscheinlich Jahrzehnte bestanden. In solchem Falle genügt erfahrungsgemäß die einfache Auslöffelung des Operationsfeldes nicht, um eine bestehende Ostitis des Kieferknochens zu beseitigen. Mein Schüler SYLVESTER in Philadelphia hat für solche Fälle eine besondere Operationstechnik entwickelt, in dem er die ganze Zahnleiste operativ entfernt. Aber mit dem Zahnarzt ADLER in Lloret de Mar bin ich der Meinung, daß es im vorliegenden Falle genügt, den Kieferknochen im Bereich des Viererzahns zu resezieren. Diese Maßnahme habe ich dann auch mit dem sehr aufgeschlossenen Prof. GERKE, ehemals akademische Zahnklinik, verabredet. Diese Krankengeschichte weist also vorerst noch einen Schönheitsfehler auf, wenngleich meine jahrzehntelangen Erfahrungen mich am Erfolg nicht zweifeln lassen. Weitere Schwierigkeiten bestehen allerdings bei diesem 87jährigen alten Herrn dadurch, daß er nach den langjährigen vergeblichen Behandlungen nur schwer zu weiteren Versuchen zu bewegen ist. Man hat dieses Störungsfeld in der Akademie wohl deshalb übersehen, weil es im zahnlosen rechten Oberkiefer lag, während die Neuralgie links war. In ihrer Bindung an tote anatomische Vorstellungen kam den Verantwortlichen gar nicht die Idee, daß die lebendigen Abläufe gänzlich anderen Gesetzmäßigkeiten gehorchen.

Mein sehr erfahrener Freund und Schüler Dr. ADLER aus Lloret de Mar in Spanien teilte mir zur Veröffentlichung an dieser Stelle zwei Heilungen von behandlungsrefraktären Trigeminusneuralgien mit, die meine Beobachtung und Überlegung im Falle W. bestätigen. Es heißt in seinem Schreiben:

6. Beispiel: „Schwer erkennbare Restostitiden waren die häufigste Ursache. Bei dem Patienten Sr. C., schon vorgemerkt zur Radikaloperation (also mit genauer Diagnose von verschiedenen Neurologen – Idiopathische Trigeminusneuralgie), ging der Krankheit von einem Störfeld im zahnlosen Oberkiefer aus. Besonders interessant ist jedoch Fall M. S., der bereits 2mal radikal operiert worden war, bei dem die Schmerzen jedoch immer wiederkehrten. Unsere Untersuchung brachte eine diffuse Restostitis zutage, nach deren Ausräumung der Patient von seinen Beschwerden geheilt wurde. Wir wollen am Rande bemerken, daß wir nach Ausräumung der krankhaften Knochenpartie stets eine Nachbehandlung durchführen, denn die trophischen Veränderungen im Kieferbereich sind besonders schwierig zu heilen. Diese Nachbehandlung ist jedoch äußerst einfach. Sie besteht in der wiederholten Impletol-Injektion an die affizierte Knochenpartie."

Soweit die Zuschrift von ADLER.

Einem Schreiben des Kollegen Helmut Löw aus Wehrheim i. T. vom 27. 11. 1963 entnehme ich folgende Angabe:

7. Beispiel: „Die 45jährige Patientin wurde über ein Sekundenphänomen durch Umspritzung einer auf der linken Halsseite gelegenen Narbe von einer seit über 10 Jahren bestehenden Hypertonie, verbunden mit anfallsweisen Neuralgien der gesamten linken Gesichtshälfte, befreit. Die Patientin hatte täglich bis zu 10 und mehr Kopfschmerztabletten jeder Art in diesen Jahren genommen. Seit dem Tage der Umspritzung ist sie völlig beschwerdefrei. Die Hypertonie ist verschwunden, und die Patientin fühlt sich seit dieser Zeit sehr wohl. Die Narbe war vor über 10 Jahren durch Excision tuberkulöser Halsdrüsen entstanden und wirkte demgemäß als Störungsfeld. Eine hypnotische Wirkung, die der Neuraltherapie nachgesagt wird, scheidet restlos aus, da die Patientin nicht wußte, was geschehen sollte."

Ein Störungsfeld kann mehrere Krankheitsbilder auslösen, im vorliegenden Falle also eine Hypertonie und eine Trigeminusneuralgie aller drei Äste. Dazu gilt als Regel, daß ein Krankheitsbild nicht von zwei unterschiedlichen Störungsfeldern gleichzeitig ausgelöst wird. Im übrigen stellt die letzte Briefnotiz noch einmal überzeugend das entscheidende Anliegen der neuraltherapeutischen Heilungsphänomene heraus. Sie beruhen nicht auf Suggestion. Diese Feststellung zieht sich wie ein roter Faden durch den ganzen vorliegenden Aufsatz. Dem unverbildeten Leser wird es überflüssig vorkommen, das überhaupt zu betonen, aber er weiß eben nicht, daß man von seiten der „Wissenschaft", die die Heilungsphänomene nicht begreifen kann, immer wieder diese Phrase benützt, um einer ernsthaften Diskussion des Problems auszuweichen. Es ist ja so einfach, jedes Geschehen, das man nicht begreift, als Suggestion abzutun. Dann, so meint man, sei es überflüssig, sich dem Problem zu stellen. Außerdem fürchtet mancher Wissenschaftler wohl, sein Gesicht zu verlieren, wenn er sich mit unmeßbaren Gegebenheiten befaßt. Es kommt ja nicht von ungefähr, daß meine Veröffentlichungen manchmal etwas Bitterkeit ausstrahlen, zumal gerade in diesen Tagen ein wissenschaftlicher Arbeitskreis gegründet wurde, der sich mit einer Randerscheinung der ganzen Problematik, mit den Alterskrankheiten, befassen soll. Auch der von mir sehr geschätzte Prof. DERRA gehört zu diesem Arbeitskreis. Es wird wohl noch soweit kommen, daß Frau Prof. ASLAN ausgerechnet von der deutschen Wissenschaft als Fahnenträger der Neuraltherapie auf den Schild gehoben wird. Ich hoffe, Herr DERRA versteht diesen Aufschrei eines deutschen Arztes auch dann, wenn die von der Neuraltherapie geschaffene Erkenntnis so umfassend ist, daß sie gerade deshalb von einer sich im toten Teil verlierenden Wissenschaft nicht mehr gesehen wird. So ähnlich drückte sich Prof. PISCHINGER (Wien) gegenüber meinem Bruder und Mitstreiter WALTER HUNEKE (Cannstatt) aus. Dem Wiener Arbeitskreis PISCHINGER, FLEISCHHACKER und HOPFER ist es gelungen, objektiv reproduzierbare Veränderungen des Blutbildes im Gefolge eines Sekundenphänomens nachzuweisen. PISCHINGER hielt darüber vor 3 Jahren auf dem „Internationalen Kongreß für Neuraltherapie nach Huneke" in Freudenstadt ein Hauptreferat neben den Professoren GOECKE, HARRER und GRUMMT. Im übrigen darf ich eine kleine Geschichte einflechten. Frau Dr. Cecelia ROSENFELD aus Los Angeles befand sich auf einer Fortbildungsreise in Moskau. Als man sie dort fragte, wohin sie weiterreisen wolle, sagte Frau ROSENFELD: „Zu ASLAN nach Bukarest, um Neuraltherapie zu lernen." Da belehrte man sie ausgerechnet in Moskau: „Da geht man zu HUNEKE nach Düsseldorf!" So wurde Frau ROSENFELD ein überzeugtes und opferbereites Mitglied unseres Arbeitskreises. Wirklich sehr aufschlußreich!

Bei den bis jetzt geschilderten Fällen von Trigeminusneuralgie erwies sich das operative Vorgehen immer als vergeblich. Warum das so sein muß, möchte ich an einem Gleichnis, das auf Seite 265 meines Buches „Das Sekunden-Phänomen" steht, versinnbildlichen. Es heißt dort: „Ein Junge wirft mit einem Spiegelchen das Bild der Sonne an die im Schatten liegende Wand eines Zimmers. Die sehr ordentliche Hausfrau versucht, den Fleck an der Wand mit einem Staubtuch fortzuwischen. Genausowenig ist es möglich, eine von einem Störungsfeld ferngesteuerte Erkrankung am Ort der Krankheitserscheinung durch irgendeine Behandlungsmethode, also auch durch das Messer zu beseitigen." Um das Gleichnis zu verstehen, muß man allerdings wissen, daß ein Störungsfeld nicht streut, weder Bakterien noch Toxine, sondern durch elektrische Fernsteuerung im ganzheittragenden Vegetativum die unterschiedlichsten Krankheitsbilder hervorruft.

Es ist schwer zu sagen, wie groß der Prozentsatz der störungsfeldbedingten Trigeminusneuralgien ist, kommt doch zu uns eine Auswahl der verfahrenen Fälle. Aber man geht sicher nicht fehl, wenn man die größere Hälfte der zu uns kommenden Trigeminusneuralgien als solche betrachtet. Auf jeden Fall ist der Prozentsatz so groß, daß es langsam zur unabdingbaren Pflicht der Wissenschaft wird, sich in dieses Problem einzuschalten, wie das die Naturheilkundigen längst getan haben. Nun, die haben es ja auch leichter, weil sie nicht auf Maß und Gewicht vereidigt sind. Man wird auch in der Schulmedizin seiner Würde nichts vergeben, wenn man die Wahrheit sucht, auch wenn sie lebendig sein sollte, und damit unmeßbar.

Über einen Sonderfall möchte ich noch berichten. Frau Katherine Even aus Ebersviller Nr. 10, geb. 1895, schrieb mir folgendes zur Veröffentlichung an dieser Stelle:

8. Beispiel: „Ich litt 5 Jahre an einer Trigeminusneuralgie. Die schmerzhaften Anfälle dauerten einige Minuten und kamen bis zu 20mal während eines Tages und des Nachts vor. Zahlreiche Injektionen vorher bis zu 5 am Tage hatten keinen Erfolg, auch nicht die Impletol-Injektionen an den Nerven selbst. Dann führte die einmalige Injektion von *Impletol* in die Cisterne durch Dr. LÉGER aus Metz am 9. August 1963 bis heute zu einer völligen Beseitigung der Anfälle."

Ich gebe den Brief ohne Kommentar wieder. Dr. Victor LÉGER aus Metz hat uns Neuraltherapeuten die Injektion an die dritte Mandel gelehrt, die ein gar nicht seltenes Störungsfeld für die unterschiedlichsten Krankheitsbilder ist. Er schrieb das erste Buch in französischer Sprache: „Neuraltherapie, en particulier celle d'après HUNEKE (Le Phénomène instantané)". Man bezieht es über den Verfasser.

Bei einem weiteren Patienten mit Trigeminusneuralgie im Gefolge eines Herpes zoster, bei dem zunächst die Düsseldorfer Akademie erfolglos geblieben war, hatte auch ich kein Resultat. Die Krankheitssituation erschien mir derart daß ich zuletzt Freund DRUSCHKY in Rappenau bat, eine Cisternen-Injektion zu versuchen. Auch diese Injektion führte nicht zur Heilung. Es ist wichtig, so etwas einmal festzustellen, weil die Aufzählung von so vielen Heilungen in verzweifelten Fällen von Trigeminusneuralgien zu der irrigen Auffassung führen könnte, als ob wir das immer fertigbrächten. Aber die bis jetzt beschriebenen Fälle waren mit den Methoden der Schulmedizin wesensmäßig nicht zu heilen. Und das war für die Geheilten ein erschütterndes Erlebnis.

Auch bei der nicht störungsfeldbedingten Trigeminusneuralgie dürfte die Anwendung des Messers in der Regel überflüssig sein. Das konservative Messer, das *Impletol* oder das *Novocain*, erfüllt den gleichen Dienst. Meist genügt die wiederholte Injektion an das Foramen ovale, oder auch nur die Injektion an die peripheren Äste des Nerven. In dem im Karl F. Haug Verlag erschienenen Buche von DOSCH „Lehrbuch der Neuraltherapie nach Huneke" heißt es: „1910 empfiehlt BRAUN (einer der Väter der Lokalanästhesie) die Novocain-Injektion an die Nervenaustrittspunkte bei Trigeminusneuralgien." Die Injektion ins Ganglion Gasseri selbst, die ja mit Hilfe des Kirschnerschen Zielgeräts in der Klinik unschwer zu machen wäre, ist wohl nur ausnahmsweise vonnöten. Zunächst jedenfalls lehnen wir die unphysiologische Anwendung des Messers und des Alkohols ab. Wenn wir mit unserer Segmenttherapie nicht zum Ziele kommen, dann suchen wir das Störungsfeld, und das ist nicht immer ganz einfach.

An ein klassisches Beispiel der Segmentheilung einer Trigeminusneuralgie erinnere ich mich aus dem Jahre 1928. Damals war mein späterer Schüler und Freund Carlos LÜDERS Hafenarzt in Hamburg. Später ging er in seine Heimat Buenos Aires zurück und wurde dort zum Begründer einer neuraltherapeutischen Ärztegruppe. Ich selbst fuhr als Schiffsarzt nach Ostasien. In der Unterhaltung mit ihm erfuhr ich, daß seine Frau seit etwa 20 Jahren eine Neuralgie des ersten Trigeminusastes hatte, die damals mit einer einzigen Impletol-Injektion in den Sulcus supraorbitalis mit Dauerwirkung verschwand. Dieses Erlebnis war es, das aus LÜDERS einen Neuraltherapeuten machte. Selbstverständlich hätte man diese Neuralgie auch durch operative Entfernung des Nerven beseitigen können. Man kann auch einen Spatzen mit einer Kanone totschießen, wenn man ihn trifft. Aber wenn man auf das Spiegelbild eines Spatzen schießt, führt auch das stärkste Kaliber nicht zum Ziel. Diese Situation ist gegeben bei der störungsfeldbedingten Trigeminusneuralgie. Auf meine Frage teilte mir Freund DOSCH aus Wittenberg gleich vier Heilungen von Trigeminusneuralgien mit. Ich möchte nur die erste davon bringen, schon um die anderen Freunde, deren Zuschriften unberücksichtigt bleiben müssen, nicht zu kränken.

9. Beispiel: „Frau Frieda Müller, Wittenberg V, Heimstätte 3, geb. am 6. 2. 1917, Hausfrau. Seit 1950 Trigeminusneuralgie, die laufend in der Inneren und Nerven-Abteilung der Poliklinik von mehreren Fachärzten mit Tabletten und Injektionen behandelt wurde. Nach einer Facialisparese 1953 wurden die Schmerzen unerträglich. Trotz laufender Behandlung war sie nie schmerzfrei. Schließlich unternahm sie zwei Suicidversuche. August 1954 Beginn mit der Neuraltherapie nach HUNEKE. *Impletol* intravenös und Indikationen an die Nervenaustrittspunkte brachten immer nur für Stunden Linderung der wahnsinnigen Schmerzen. Im November 1954 erste Injektion an das Ganglion Gasseri (Foramen ovale). Die bohrenden Schmerzen verschwinden sofort. Die Patientin ist wieder lebensfroh und als Hausfrau wieder voll arbeitsfähig, was vorher über 1 Jahr nicht möglich war. Im November werden drei, im Dezember nochmal zwei Behandlungen erforderlich. Dann ist das Leiden rezidivfrei ausgeheilt. 1960 kommt sie durch einen Unfall ums Leben."

Der Schlußsatz des DOSCH-Briefes lautet: „Trigeminusneuralgien sind ein dankbares Betätigungsfeld für den Neuraltherapeuten. Die geplagten Patienten sind für die damit zu erzielende Hilfe besonders dankbar." Ungünstig ist nach seinen Erfahrungen, wenn die Patienten zu lange unter Opiaten stehen und wenn sie vorher mehrmals koaguliert, reseziert oder mit Alkoholinjektionen behandelt worden sind. Die unbehandelten Fälle gehen am mühelosesten. Daher, Neuraltherapie vor Chirurgie!

Es sei mir gestattet, hier meinen Deutungsversuch der Impletol-Heilungsphänomene zu bringen. Das *Impletol* oder *Novocain* wirkt zunächst einmal sicherlich nicht als Medikament im Sinne von *Digitalis* oder *Morphium*. Es bewirkt am Orte der Einspritzung eine Anästhesie, und diese Anästhesie ist das Wirkende. *Impletol* macht im betroffenen vegetativen Bereich einen elektrischen Kurzschluß, wie das Messer des Chirurgen auch. Deshalb bezeichnete ja auch LERICHE das *Novocain* als das konservative Messer. Mit jeder Impletol-Injektion, wenn sie sinnvoll sein soll, betreiben wir also konservative Sympathicus-Chirurgie. Nur so versteht man auch die Deutung des Ortes der Injektion.

So kann man am Beispiel der Trigeminusneuralgie die Bedeutung des Sekundenphänomens für die gesamte Diagnostik und Therapie erfahren. Unter Berücksichtigung der im Buche aufgeführten Ausnahmen kann man durch einen „Stoß ins System", sei es im Segment oder über ein Störungsfeld, einen Großteil der chronischen Krankheiten überhaupt auslöschen. Wir müssen nur den Mut haben, angesichts der neuen Tatsachen, uns von dem irrenden Hochmut zu distanzieren, der nur das dem Verstand zugängliche Meßbare gelten lassen will.

„Exakte Forschung führt zwangsläufig zum Materialismus, aber Heilkunst führt ebenso zwangsläufig zur Überwindung desselben" (BAVINK zitiert nach DOSCH).

„Auch die Naturwissenschaft kann nicht ohne eine Dosis Metaphysik auskommen" (Max PLANCK).

„Alles was am lebendigen Wesen chemisch oder physikalisch meßbar gemacht werden kann, erweist sich allein dadurch als nicht zum Wesen des Lebendigen gehörend" (Werner KOLLATH).

Neuraltherapie kann nur verstanden werden als Wissenschaft vom Lebendigen, und dieses Lebendige erweist sich über das Experiment der Heilung als bipolar. Auf der einen Seite stofflich meßbare Teile, auf der anderen Seite wirkende Ganzheit im Sinne von Anima Forma Corporis, die über quantenphysikalische Vorgänge im formtragenden Vegetativum die Idee des gesunden Organismus verwirklicht, so sagt es das Sekundenphänomen.

Vor der Weltöffentlichkeit richte ich an die Düsseldorfer Medizinische Akademie die schicksalsschwere Frage, ob die Schule in ihrer selbstgewählten exakten Umzäunung so lebensfern geworden ist, daß man sich mit ihren Vertretern gar nicht mehr über Probleme einer lebengebunden Heilkunst unterhalten kann, wie sie das eigentliche Anliegen des Arzttums sein sollte.

Ich suche die große Begegnung mit der heute regierenden Universitätsmedizin, das heißt mit der exakten Forschung. Wir müssen den Weg aus der rationalen Sackgasse, in die sie geraten ist, durch ehrfürchtiges Erleben der arationalen Aussagen des Lebendigen suchen, wie sie uns das Sekundenphänomen predigt. Fast 40 Jahre pausenloses Ringen um neue Erkenntnis und daraus erwachsene vielfach unwahrscheinliche Heilungsbeobachtungen geben mir wohl das Recht auf diese

Begegnung. Ich glaube die Geschichte würde kein Verständnis dafür haben, wenn man ihr wiederum aus dem Wege ginge.

Dr. med. FERDINAND HUNEKE
4 Düsseldorf-Nord, Erwin-von-Witzleben-Straße 17

Noch einmal rund um die Neural-Therapie

„*Die Heilkunst ist von allen Künsten die edelste*" (HIPPOKRATES).

Der Magdeburger Zahnarzt IWANOWSKI berichtete mir einige Zeit nach meinem ersten Magdeburger Vortrag, daß er bei seinem 27jährigen Sohn, der an schweren Lähmungserscheinungen nach einer vor 12 Jahren überstandenen P o l i o m y e l i t i s litt, weil er keinen Arzt finden konnte, der eine so „sinnlose" Therapie beginnen wollte, die Behandlung selbst übernommen habe. Der Sohn sei so weitgehend gebessert, daß er den Rollstuhl nicht mehr benötige, und dadurch seien nun auch die Sachverständigen anderer Meinung geworden. Das ist der erste Fall, der mir bei dieser so aussichtslosen Erkrankung bekannt wurde, bei dem die Behandlung einen so ungewöhnlichen Erfolg erzielte. Auch ich selbst hätte wahrscheinlich in dem Falle gar keinen Versuch gemacht, weil auch ich durch mein Wissen um die Natur des Leidens daran gehindert worden wäre. Bei einigen Versuchen in meiner Praxis konnte ich bei der gleichen Krankheit keinen so weitgehenden Erfolg erzielen. Dadurch wird aber der auffallende Heilerfolg von Magdeburg nicht hinfällig, und es wäre des Schweißes der Edlen wohl wert, nach der Ursache des Erfolges und der Mindererfolge zu suchen.

In der „Frankfurter Allgemeinen Zeitung" vom 30. 11. 1957 findet sich ein kurzer Bericht über Erfolge, die Prof. MOLLARET, Ordinarius an der Sorbonne, im akuten Stadium der P o l i o m y e l i t i s mit der intravenösen Anwendung massiver Dosen von *Novocain* erzielte. Er gab den Kranken in langsamer Injektion 30 ccm einer 1%igen Novocain-Lösung. Der erwartete tödliche Herzstillstand blieb aus, die

Lähmung der Nerven, soweit sie bereits eingetreten war, wurde gestoppt und die Temperatur ging innerhalb von 3 Std. herunter. Die Therapie wurde nach dem Bericht bisher an 22 Kranken mit gutem Erfolg angewendet. Ich gebe die Meldung ohne Kommentar zur Kenntnis. Persönliche Nachprüfungen sind mir nicht möglich.

Der Internist STRUMANN aus Münster berichtete mir unter dem 14. 4. 1958 über eine grundsätzlich aufschlußreiche Heilung, die in dieser Form bisher nicht bekannt war.

Ein 45jähr. Pat. litt seit 1945 an M a g e n b e s c h w e r d e n. Röntgenologisch wurden mehrfach U l c e r a festgestellt. Als psychologische Ursache des Leidens galt die Tatsache, daß mit dem Jahre 1945 die Laufbahn des Pat. als Berufssoldat zerstört war. Der Pat. selbst bezeichnete die schlechte Kost im Internierungslager als auslösenden Faktor. Nachdem Injektionen im Segment versagt hatten, wurde zunächst an verdächtige Zähne gespritzt. Nach den Zahninjektionen hatte man zunächst den Eindruck eines Sekunden-Phänomens, weil der Druck im Oberbauch und bestehende Kopfschmerzen sofort völlig verschwanden. Aber schon nach 3 Std. kamen die Beschwerden zurück. Wegen Otitis-Anamnese Injektionen beiderseits ans Mastoid, die ebenfalls erfolglos blieben. Dann ergab die Vorgeschichte als wichtigste Voraussetzung einer sinnvollen Diagnose, daß der Pat. im Alter von 10 Jahren beim Spielen mit einer Pistole von einem ebenso jungen Freund ins Gesäß geschossen worden war. Auf der re. Gesäßhälfte war eine winzige Einschußnarbe zu sehen und ein etwa kirschgroßer Tumor war in der Tiefe zu tasten. Eine Injektion in die Einschußnarbe blieb ohne Effekt. Doch unmittelbar nach Injektion in den tastbaren Tumor — die Nadel berührte dabei das Geschoß — gab es ein Sekunden-Phänomen, das einen Monat vorhielt. Es heißt dann weiter in dem Bericht, daß der Pat. bei der zweiten Behandlung nach 4 Wochen an den Nachwehen einer gerade überstandenen Grippe leidet. Bei der Untersuchung ist der Tumor, d. h. der Entzündungswall um die Pistolenkugel, nicht mehr zu tasten. Impletol-Injektionen an den ungefähren Lagepunkt des Geschosses. Im gleichen Augenblick ist das als Grippefolge angesehene Gliederreißen schlagartig fort. Der Pat. ist bis heute beschwerdefrei.

Das Beispiel zeigt uns zunächst wieder einmal den zweifelhaften Wert eines Röntgenbildes. Eine eventuelle Resektion des Magengeschwürs wäre mit Sicherheit erfolglos geblieben. Desgleichen muß die „Grippe" auf Grund des Heilungsphänomens mit anderen Augen betrachtet werden. Aber als wesentlichste Feststellung erscheint mir die Auslösung eines Sekunden-Phänomens über einen Ort, der entweder in der Muskulatur oder im Bindegewebe zu suchen ist. Es ist das wiederum ein Beweis für die Gültigkeit der These, daß jede Stelle des Körpers Störungsfeld-Charakter annehmen kann.

Obige Heilung wurde zum Anlaß, daß auch mir in einem verwandten Falle eine Heilung gelang, die mir ohne den Brief des Kollegen STRUMANN wohl nicht gelungen wäre.

Beim Schreiben dieses Buches suchte mich die Wirtschafterin eines nahegelegenen Alpengasthofes auf wegen allgemeinen Krankheitsgefühls, das sich besonders im Oberbauch als quälender Druck manifestierte. Vielfache klinische Untersuchungen machten eine chronische P a n k r e a t i t i s wahrscheinlich. Es war auch schon eine Operation geplant. Zu mir kam sie frisch von der letzten klinischen Durchuntersuchung. Eine Injektion ins Segment, an den Grenzstrang und präperitoneal täuschten für einige Stunden eine Besserung vor. Da der Beginn des Krankheitsgefühls bis in die frühe Jugend verlegt wurde, forschte ich nach einem Anhaltspunkt, der so weit zurückreichte. Als Kind war die Pat. bei einem Sturz in die Spitze eines Eisengitters gefallen. Es hatte eine klaffende Wunde am Oberarm gegeben, aus der man auch Kleiderfetzen entfernt hatte. Danach war die Wunde normal verheilt. Impletol-Injektionen oberflächlich in die Narbe führten zu keinem Effekt. Aber es gab ein Sekunden-Phänomen, als ich von der Narbe aus infiltrierend in die Tiefe spritzte. Und das tat ich, veranlaßt durch die Beobachtung von STRUMANN. Ich habe die Behandlung noch 2mal wiederholt und seitdem weiß die Pat. nichts mehr von ihrem 40jährigen Leiden.

Alle heute bekannten Untersuchungsmethoden der Schulmedizin wären nicht in der Lage gewesen, die Natur des Leidens zu klären, geschweige denn es zu heilen.

Die Inhaberin des gleichen Alpengasthofs litt seit langer Zeit an schweren p e c t a n g i n ö s e n A n f ä l l e n. Nebenbei hatte sie ein Myom, dessen operative Entfernung vom Chirurgen von der Behebung des Herzschadens abhängig gemacht wurde. Die Herzbeschwerden wurden über ein Sekunden-Phänomen völlig beseitigt durch Impletol-Injektionen in den gynäkologischen Raum oberhalb des Pecten ossis pubis. Ich weiß nicht, was die vielfachen Elektrokardiogramme ausgesagt haben. Aber soviel weiß ich, daß noch so viele Elektrokardiogramme über das Wesen dieser Herzstörung nichts Entscheidendes aussagen konnten, d. h. daß sie für die Behandlungspraxis belanglos waren.

Der 13jähr. Herbert Brennig aus Düsseldorf-Rath, Gatherhof 40, kam mit einer G e l b s u c h t zur Welt. Er konnte selbst Muttermilch schwer vertragen. Im weiteren Leben vertrug er keinerlei fette Speisen, wie Sahne und Mayonnaise. Er mußte dann immer brechen. Der Stuhl war blaß. Nach der ersten Impletol-Injektion ins Nierenbett und präperitoneal war der Junge völlig verwandelt. Heute verträgt er alles und der Stuhl ist normal.

Um dem Jungen zu helfen, hatte man ihm auch die Mandeln herausgenommen. Vor meiner Behandlung bekam er als letztes ein Jahr lang *Prohepar*. Das ist ja ein sehr vielversprechender Name, aber Wirkung hatte das Medikament nicht. Es dreht sich in solchem Falle ja auch nicht um eine Mangelkrankheit, sondern um eine von der H e p a t i t i s zurückgebliebene Strukturstörung im zugeordneten Vegetativum, die man mit *Impletol* auf einfachste Weise mit bleibender Wirkung beseitigt.

Auf der letzten Tagung der Neural-Therapeuten trug Dosch, Wittenberg, folgenden Fall vor.

Ein 40jähr. Bäckermeister hatte nach dem Krieg ein so heftiges B r o n c h i a l a s t h m a bekommen, daß er daran war, seinen Beruf aufzugeben, weil er eine A l l e r g i e gegen Roggenmehl hatte. Kam er damit in Berührung, schwollen erst die Nasenschleimhäute zu, wenige Minuten später war der Anfall da. Es gab kaum Asthmamittel, die er nicht versucht hatte. Auch mehrere Kuren und eine Hypnosebehandlung hatte er erfolglos absolviert. Er hatte im Krieg 3 Finger der li. Hand verloren. Die oberflächliche Injektion von Impletol in die Narben ergab nur eine gewisse Linderung der Beschwerden, alle anderen Testinjektionen erwiesen sich als erfolglos. Daraufhin Impletol-Injektion direkt an ein überempfindliches Neurom in der Tiefe der Amputationsnarben. Unmittelbar darauf war der Ring um die Brust in dem schweren Anfall schlagartig gesprengt. Das Asthma blieb mit einer Wiederholung der gleichen Behandlung bis heute, das sind jetzt 5 Jahre, verschwunden. Auch die Roggenmehlallergie ist von diesem Tage an nie mehr aufgetaucht. Diese Heilung ist gleichzeitig ein Paradefall bezüglich der neural-therapeutischen Hintergründe einer Allergie.

Ein hartnäckiger Fall von chronischer Polyarthritis bei einem Mann in mittleren Jahren erwies sich zunächst als unbeeinflußbar sowohl über das Segment als auch über die übliche Störungsfeldsuche. Die Anamnese ergab, daß der Mann vor vielen Jahren einmal einen Muskelriß in der Wadenmuskulatur (Tennisbein) ohne äußere Verletzung überstanden hatte. Die infiltrierende Injektion von einer Ampulle *Impletol* an der mutmaßlichen Stelle der Wadenmuskulatur bzw. der Muskelnarbe führte über ein Sekunden-Phänomen zur Klärung des Krankheitszusammenhangs, d. h. zur Diagnose und damit zur Heilung.

HOPFER aus Wien berichtete mir bei seiner letzten Anwesenheit in meiner Praxis, daß er einen Fall von chronischer Polyarthritis nach vergeblicher Injektion an Mandeln, Zähne und Narben durch einmalige Impletol-Quaddel-Behandlung auf Brust und Rücken zur sofortigen Ausheilung bringen konnte. Die Pat. litt seit 1¹/₂ Jahren an dieser Arthritis, die mit erheblichen Gelenkschwellungen verbunden war. Sie war zuletzt 1 Jahr lang in internistischer Behandlung und wurde mit den üblichen Cortison-Präparaten gefüttert mit dem ebenso üblichen Mißerfolg. Die Pat. litt seit mehreren Jahren an einer Bronchitis mäßigen Grades. Nach der einmaligen Behandlung waren Bronchitis und Polyarthritis verschwunden.

Das ist der erste mir bekannt gewordene Fall, bei dem ein Sekunden-Phänomen über das Störungsfeld Lunge zur Heilung führte. Jede Stelle des Organismus kann eben, wie auch dieses Beispiel wieder zeigt, Störungsfeld-Charakter annehmen. In solchem Fall hilft nur die Erkennung und Ausschaltung des schuldigen Störungsfeldes und niemals eine Schema-Behandlung mit einem der heute so beliebten Cortison- oder sonstigen Präparate.

Ich selbst hatte bis dahin ein solches Störungsfeld, Bronchitis-Lunge, zwar theoretisch immer als möglich gefordert, aber in der Praxis, die ja allein beweisend ist, nie gesehen. Ich habe einmal wieder etwas dazugelernt, das sich wenig später erneut bestätigen sollte.

Der 50jähr. Pat. K. ist seit 2 Jahren als 40% silicoseerkrankt anerkannt. Er kommt zu mir wegen seines chronischen, behandlungsrefraktären Rheumatismus. Impletol-Injektion an ein vordergründiges Störungsfeld (Magenoperationsbereich) führte zu sofortiger Erleichterung, aber zu keinem Sekunden-Phänomen.

Der Bericht von HOPFER war es wohl, der in mir nachklang, als ich die silicotische Entzündung der Lungen durch

Intracutan-Quaddeln auf Brust und Rücken anging. Der Kranke verlor sofort sein Rheuma und konnte tief durchatmen. Bezüglich des Rheumatismus wurde bei mehrfacher Wiederholung eine Dauerheilung erzielt. Die Silicose wird wohl mit mehr oder weniger großen Zwischenräumen eine neue Behandlung erfordern.

Dieses S i l i c o s e - Phänomen löste ich aus in Gegenwart zweier Hamburger Freunde, JAFFKE und TROLTSCH. Der letztere teilte mir darauf folgende Heilungsbeobachtung mit:

Ein 55jähriger Pat. hatte seit Jahren Beschwerden seitens der Galle und der Bronchien, die hier als Asthma-Zustände in Erscheinung traten. Dazu bestand ein quälender Heuschnupfen. Nachdem Impletol-Injektionen an verschiedenen Stellen erfolglos geblieben waren, führte die Schema-Behandlung des Asthmas mit Quaddel-Injektionen auf Brust und Rücken, kombiniert mit wahrscheinlich überflüssigen intravenösen Injektionen, zur Dauerbeseitigung von A s t h m a , C h o l e c y s t o p a t h i e und H e u s c h n u p f e n .

Es war also auch hier das Störungsfeld Lunge die Ursache der Gesamtstörung. Jeder Praktiker, der die Kunst der Neural-Therapie begriffen hat, ist ja jedem Universitätsinstitut in der Therapie auf großen Gebieten überlegen.

Kurz noch ein zweiter Fall von HOPFER aus den 300 Fällen seiner Statistik.

Patientin mit P o l y a r t h r i t i s seit 20 Jahren. Nach den üblichen Injektionen an mögliche Störungsfelder führte die einmalige Injektion an einen Nervus supraorbitalis über ein Sekunden-Phänomen zur völligen Beseitigung der seit 20 Jahren bestehenden Krankheit. Heute, nach 9 Monaten, besteht die Heilung immer noch. Die Pat. hatte vor 21 Jahren eine heftige Stirnhöhlenentzündung überstanden.

Die 72jähr. Schwiegermutter von HOPFER litt seit 5 Monaten an einer schmerzhaften A r t h r i t i s der Sacro-iliacal-Gelenke. Sowohl Injektionen ans Periost in Gelenknähe als auch die Testung aller bis dahin üblichen Störungsfelder blieben ohne jede Wirkung. Die Pat. hatte in der Jugend ein mehrfach rezidivierendes Gesichtserysipel überstanden, das ohne Narben ausgeheilt war. Mehrere Impletol-Quaddeln im Bereich des damaligen Erysipels führten über ein Sekunden-Phänomen zum sofortigen dauernden Verschwinden sämtlicher Krankheitserscheinungen. Bei meiner letzten Anwesenheit in Wien konnte ich mich von dem Wohlbefinden der Pat. persönlich überzeugen. Meines Wissens ist ein solches Störungsfeld bisher in der Literatur noch nicht beschrieben.

Ob eine Entzündung nun als Hepatitis oder als Erysipel stattgefunden hat, von jeder Entzündung kann ein Engramm im zugehörigen Vegetativum zurückbleiben, und dieses Engramm kann zu beliebiger späterer Zeit als Störungsfeld in Erscheinung treten. Der Arzt, der heilen will, muß eben ein Gespür für die lebendige Wirklichkeit entwikkeln. Er darf sich niemals mit den üblichen Diagnosen zufrieden geben. Diese Erfahrung von HOPFER wurde auch für mich zum Grunde neuen Könnens. Wenige Zeit später gelang mir bei einem rheumatischen Krankheitsbild die Auslösung eines Sekunden-Phänomens, das ebenfalls durch die Quaddelung im Bereich eines früher überstandenen Gesichts-Erysipels zur Auslösung kam. Alle diese Beispiele sollen zum eigenen Denken anregen. Wenn im übrigen, wie man das doch häufig findet, ein Erysipel zu Rezidiven neigt, dann spritze man doch ruhig einmal in seinen Bereich intracutan. Dann wird man erleben, daß es auch für diese Form der Entzündung keine wirkungsvollere Behandlungsmethode gibt.

Im Beisein von HOPFER erlebte ich bei einer chronischen Polyarthritis ein Sekunden-Phänomen durch Impletol-Injektion an das Ganglion sphenopalatinum. Die Patientin hatte äußerst verdächtige Zähne und Mandeln, ferner Narben nach Operationen im gynäkologischen Raum. An allen drei Stellen führten Impletol-Injektionen zu erheblicher, vorübergehender Besserung, aber niemals zu einem Sekunden-Phänomen mit seiner absoluten Hundertprozentigkeit. Vor Jahren hatte die Patientin auch einmal eine Kieferhöhlenentzündung überstanden, und aus unbekannten Gründen hatte diese Stelle Störungsfeld-Charakter angenommen.

Vor längerer Zeit gelang mir wieder einmal die Beseitigung von langjährigen Phantomschmerzen bei einem Beinamputierten durch Mandelpol-Injektionen. Bei dem Kranken hatte man bereits eine Nachamputation vorgenommen, von der heute immer noch üblichen Vorstellung ausgehend, nach der die im Bein empfundenen Schmerzen dort auch genetisch verankert sind. Eine solche Vorstellung kann heute doch nur als primitiv bezeichnet werden. Aber gerade diese Vorstellung ist immer wieder Veranlassung zu Fehloperationen, nicht nur bei Phantomschmerzen, sondern auch bei zahlreichen Krankheitszuständen im gesamten Organismus, bei denen die Krankheit von einem Störungsfeld aus über das Stammhirn in den Erscheinungsbereich der Krankheit projiziert wird. Wir müssen immer wieder um- und dazulernen, um zunächst einmal eine sinnvolle Diagnose zu stellen. Sinnvoll aber ist nach therapeutischer Auffassung eine Diagnose erst dann, wenn sie zur Heilung führt. In diesem Zusammenhang ist es nicht sinnvoll, wenn etwa ein Röntgenbild oder das Laboratorium einen objektiven Befund ergeben. Diese Beobachtungen enthalten vielleicht einen Hinweis auf den bisher völlig ungeklärten Grund, warum sich ein Störungsfeld am jeweiligen Erscheinungsort manifestiert. Durch den operativen Eingriff in die Ganzheit, wie ihn eine Amputation ja in hohem Maße darstellt, wird ein latent vorhandenes Störungsfeld offensichtlich veranlaßt, Fernstörungserscheinungen in den Operationsraum zu projizieren.

Zwei Beobachtungen aus der letzten Zeit haben mir einmal wieder deutlich gemacht, daß die Injektion in den gynäkologischen Raum intraperitoneal oberhalb des Pecten ossis pubis, wie wir sie gewöhnlich handhaben, um ein Störungsfeld in diesem Bereich zu bestätigen, und die vaginale Injektion an den Frankenhäuserschen Plexus doch nicht immer zum gleichen Ergebnis führen, wie das bei einiger Kenntnis des Problems ja auch zu erwarten stand. Kurz ausgedrückt heißt das, wir fanden einige Male ein Sekunden-Phänomen bei vaginaler Injektion, das bei voraufgegangener peritonealer Injektion nicht aufgetreten war. Es ist also bei voraufgegangenem Douglas-Absceß z. B., aber auch bei unklaren Fällen, bei denen man an ein Störungsfeld im gynäkologischen Raum denkt, unerläßlich, die Testung auch mit der Technik der Münsterschen Frauenklinik vorzunehmen, die man dort allerdings nur zum Zwecke einer segmentalen Behandlung durchgeführt hat.

Ein Arzt, der heilen will, darf sich all solchen Notwendigkeiten nicht verschließen. Man hört schon einmal die Äußerung, diese oder jene Injektion mache ich nicht, sie könnte zu einer Infektion führen, oder wie auch immer die Ausreden vor dem Mangel an Zivilcourage lauten mögen. Nun, bei Verwendung eines sterilen Instrumentariums gibt es mit *Impletol* keinen Absceß mit der alleinigen seltenen Ausnahme der Mandel-Injektion. Aber das hat, wie wir sahen, besondere Gründe. Abscesse kennen wir praktisch nur bei den Patienten, die von anderer Seite mit den vielfach doch sehr gewebsreizenden Stoffen behandelt wurden, mit denen man heute immer noch dem Rheumatismus und anderen chronischen Leiden, meist jedoch nur mit symptomatischem Erfolg beizukommen sucht. Das *Impletol* macht keinen Absceß, und es gehört für meine ärztliche Einstellung mehr Mut dazu, eine heilende Injektion zu unterlassen. Das Gesagte gilt für jede der von uns angewandten Injektionstechniken.

In der Tagespresse steht einmal wieder zu lesen, daß im kommenden Jahr allein in Nordrhein-Westfalen 1200 Krankenbetten mit einem Kostenaufwand von vielen Millionen Mark geschaffen werden sollen. Der ständige Ausbau und die Verfeinerung unserer Untersuchungstechnik führen nur ausnahmsweise zu einer Beschleunigung der Heilung. Mit der Zahl der Krankenbetten verhält es sich ähnlich wie mit den Beamtenstellen. Beide Zahlen wachsen automatisch. Gekonnte Neural-Therapie dürfte ohne jede Frage ausreichen, um aus einem Zuwenig an Krankenbetten einen Überfluß werden zu lassen. Man lasse doch einmal die ganzen Heilungsfälle dieses Buches vor dem geistigen Auge vorbeiziehen. Wie viele Operationen sind überflüssig, um einen anderen

Ausdruck zu vermeiden! Wie viele internistische und sonstige Dauerfälle wären mit wenigen Injektionen ohne nennenswerte Kosten zu heilen! Aber man muß es schon verstehen, grundsätzlich umzuschalten, von der Seite wissenschaftlicher Teilerkenntnis auf das Wissen um die Möglichkeiten des inneren Heilmeisters. Diese Möglichkeiten sind universell, entsprechend der universellen Anwesenheit des vegetativen Nervensystems, das nun einmal als das Organ der Ganzheit erkannt wurde.

Der praktische Arzt GEISINGER aus Mundelfingen in Baden berichtete mir, daß er einer Frau, die einen W e s p e n s t i c h in die Zunge erhalten hatte, *Novocain* an die Zungenwurzel gespritzt habe. Damit wurde zunächst einmal die unmittelbare und nicht ungefährliche Auswirkung des Wespenstichs, die Schwellung der Zunge, beseitigt. Schon SPIESS hat eine solche Wirkung beschrieben. Einige Monate nach der Injektion in die Zungenwurzel wurde über die Sofortwirkung hinaus festgestellt, daß ein vorher bestehender K n o t e n k r o p f völlig verschwunden war. Von anderer Seite wurde eine solche Wirkung nach Injektion ans Ganglion stellatum beobachtet. Wir sehen immer wieder die Wiederherstellung gestörter Form durch einen sinnvoll angewandten Stoß ins System. Stets das gleiche Prinzip, so unterschiedlich auch das Erscheinungsbild der gestörten Form sein mag.

Vor mir liegen 3 Krankengeschichten, die mir MERCKELBACH zur Verfügung stellte. Alle drei betreffen Zahnfälle mit höchst komplizierten Allgemeinstörungen. Alle waren Monate oder Jahre in Behandlung, und es wurde keine wissenschaftliche Untersuchungsmethode ausgelassen, um die Krankheiten zu klären, mit Ausnahme natürlich des Sekunden-Phänomens, das allein auch in diesen drei Fällen Klarheit bringen konnte. Wann endlich wird man das begreifen? Auf den letzten Fall möchte ich etwas eingehen.

Im Vordergrund stand eine doppelseitige typische P e r i a r t h r i t i s
h u m e r o s c a p u l a r i s , die man bereits seit Jahren symptomatisch
gepflegt hatte. Außerdem bestand eine hochgradige Schlaflosigkeit und
ein so starker Bartwuchs, daß sich die Dame 2mal am Tage rasieren
mußte. Der behandelnde Zahnarzt hielt es für restlos überflüssig, Zahn-
photos zu machen, da er das Gebiß seit Jahren kenne und nichts daran
auszusetzen sei. Die dann von MERCKELBACH angefertigten Bilder ergaben vitale Zähne mit mehreren ausgedehnten Plomben, aber ohne
jeden erkennbaren pathologischen Befund an den Wurzeln. Das trotzdem
angestellte Sekunden-Phänomen über diese Zähne fiel mehrfach positiv
aus, desgleichen bestätigte der Großzehentest generell das Bestehen eines
Störungsfeldes. Schulterschmerzen und Schlaflosigkeit verschwanden bereits nach der ersten Zahntestung, so daß die Pat., beeindruckt durch dieses
Erlebnis, selbst auf Entfernung der Zähne drängte. Wenige Zeit nach der
Entfernung der vitalen Zähne konnte die Pat. freudestrahlend berichten,
daß auch der seit vielen Jahren bestehende B a r t w u c h s völlig verschwunden sei.

Auch solch pathologischer Haarwuchs ist Ausdruck einer
gestörten Form. Wir sahen mehrfach, daß der k r e i s f ö r -
m i g e H a a r a u s f a l l durch entsprechende Störungsfeld-
behandlung zur Ausheilung kam. Mein hautärztlicher Nach-
barkollege KRUMEICH vertrat mir gegenüber den Standpunkt,
daß diese Krankheit immer störungsfeldbedingt sei (er sagte
natürlich „Fokus"). Wir hatten mehrfach Erfolg bei der Behandlung des totalen Haarausfalls durch multiple und wiederholte Impletol-Injektionen in die Kopfschwarte. Solche
Erfolge wurden mir auch von anderer Seite bestätigt. Aber
zur Behandlung solcher Krankheiten gehört immer etwas
Geduld, weil die jeweilige Injektion ja nicht durch eine Sofort-
Wirkung den richtig gewählten Injektionsort bestätigen kann.
Es ist immer sehr eindrucksvoll, wenn heftige Schmerzen im
Gefolge eines Sekunden-Phänomens im Augenblick der Behandlung verschwinden. Das allmähliche Verschwinden eines
pathologischen Bartwuchses ist für den tiefer in das Lebens-
geschehen schauenden Arzt nicht minder aufschlußreich.

Aus der Dermatologischen und Sozialhygienischen Für-
sorgestelle in Malaga schickte mir der Abteilungsleiter GALI-
ANA seinen Aufsatz: „Alopecie und Impletol", der in deut-

scher Sprache in „Der Hautarzt", 11. Jahrgang, Heft 3, im März 1960 erschienen ist. So bekomme ich immer wieder aus allen Teilen der Welt von mir unbekannten Ärzten spontane Erfolgsmitteilungen, die meine Überzeugung bestärken, daß die neue Erkenntnis nicht mehr aufzuhalten ist. Es heißt bei GALIANA:

„Mit der Impletol-Behandlung erzielten wir in 11 Fällen Heilung, bei 2 Mißerfolgen, wobei es sich in einem Falle um eine seit der Kindheit bestehende generalisierte Alopecie gehandelt hat. Alle Patienten wurden an die Mandeln oder an die Mandelbetten gespritzt."

Der rein pharmakologisch denkende Wissenschaftler wird nun wieder einwenden: Was soll nun das *Impletol* eigentlich bewirken? Entweder läßt es Haare wachsen oder es läßt sie verschwinden, wo sie nicht hingehören. Aus der Tatsache, daß es beides vermag, sollte er eigentlich entnehmen, daß seine Überlegungen einen fundamentalen Irrtum enthalten. Die heilende Wirkung des *Impletols* beruht auch hier, wie überall, überhaupt nicht auf einem pharmakologischen Vorgang, um das zum Schluß des Buches noch einmal herauszustellen. Das *Impletol* kann nur eines: es macht im betroffenen vegetativen Bereich einen Kurzschluß mit dem Ergebnis eines „Stoßes ins System". Alles Weitere ist dann Eigenleistung des Vegetativums. Über die universellen Heilungsphänomene erweist sich ja gerade dieses Vegetativum als der Träger der „Idee der Form", einer Idee, zu der auch der normale Haarwuchs gehört. Wie es das im einzelnen fertigbringt, das ist gar kein wissenschaftliches Problem, das ist eine Aussage der anderen Seite. Das ist auch kein Suggestivvorgang. Wenn man es bis jetzt immer noch nicht begriffen haben sollte: hier tritt sie uns noch einmal in aller Deutlichkeit gegenüber, die schöpferische Kraft der Idee. Die Bipolarität des Lebendigen ist die immanente Voraussetzung der lebendigen Form und jeglichen Heilungsvorgangs.

Ganz interessant war mir eine Erstbeobachtung bei einer jüngeren Frau, der man wegen ständiger Halsschmerzen die Mandeln entfernt hatte. Ein Facharzt hatte die Mandeln als chronisch entzündet bezeichnet. Die Beschwerden wurden durch die Operation nicht beseitigt. In solchen Fällen hilft dann in der Regel die Impletol-Injektion ins Mandelbett, die hier aber auch versagte. Entsprechend den allgemeinen Regeln der Neural-Therapie suchte ich also ein Störungsfeld. Die Injektion in eine etwa 3 cm lange Narbe von einer Probeexcision aus der Mamma ließ sofort die seit Jahren bestehenden Halsbeschwerden verschwinden. Hier war also die festgestellte chronische Tonsillitis ferngesteuert vom Störungsfeld Brustnarbe und nicht Ausdruck einer örtlichen Infektion. Damit bekommt die Diagnose ein völlig anderes Gesicht, und zugleich haben wir die Erklärung für den Mißerfolg der Mandeloperation.

Im Juni 1958 erschien Frau Gertrud Q., 61 Jahre alt. Ich hatte sie im Dezember 1955 behandelt an einer Kapselarthritis des li. Schultergelenkes. Mehrere Behandlungen, die sich über Wochen hinzogen, blieben ohne jeden Erfolg. Ich gab Injektionen ins Segment und auch ans Ganglion stellatum, an die Mandelpole, in den gynäkologischen Raum, in verschiedene Operationsnarben und zum Abschluß machte ich noch eine Ponndorfsche Impfung. Als wir am Erfolg schon fast zweifelten, berichtete die Pat. auf nochmalige Befragung, daß sie 6 Monate vor dem Auftreten der Störung eine heftige Verstauchung des Großzehengrundgelenks am li. Fuß erlitten hatte. Zur höchsten Überraschung der gerade anwesenden Gastkollegen führte eine Impletol-Injektion in die Zone der damaligen Verstauchung zu einem Sekunden-Phänomen, dessen heilende Wirkung bis heute vorgehalten hat. Diesmal kam die Pat. mit einer Kapselarthritis des re. Schultergelenkes und berichtete gleich ungefragt, daß sie vor einigen Monaten eine Verstauchung des re. Großzehengrundgelenks erlitten hatte. Es war also naheliegend, gleich die erste Injektion an die neue Verstauchungsstelle zu geben, und wiederum verschwand der Schmerz aus dem Schultergelenk vollständig.

Nachdem wir im Laufe der Jahre wirklich sehr sonderbare Störungsfelder kennengelernt haben, war dieser merkwürdige Doppelerfolg auch für uns eine ziemliche Überraschung. Aber im Grunde genommen brauchte er das ja gar nicht zu sein, denn eine heftige Distorsion hinterläßt ja sicherlich irgendwelche Narben im Gewebe. Das Bemerkenswerte an dem Fall ist erstens die Duplizität und zweitens die Feststellung, daß sehr viel mehr im Vordergrund stehende Möglichkeiten an Mandeln, Adnexen usw. nicht die schuldige Stelle darstellten. Wenn man solche Fälle immer wieder erlebt, begreift man auch, daß man ein derartiges Störungsfeld trotz subtilster Anamnese nicht herausfindet, und diese Überlegung enthält dann vielleicht die Erklärung dafür, warum so manche Aufgabe auch für den Neural-Therapeuten nicht zu lösen ist.

Der Lokomotivführer Heinrich Franke aus Maschen, Krs. Harburg, wurde mir erstmals am 4. 7. 1955 in die Sprechstunde gebracht. Er litt an einem ungeklärten L e b e r l e i d e n und an einer begleitenden P o l y - a r t h r i t i s. Der Pat. befand sich in einem völlig hoffnungslosen Zustand. Seit Wochen konnte er praktisch nichts mehr zu sich nehmen. Die Folge davon war ein richtiger Gewichtssturz bei hochgradigen Ödemen. Man dachte an ein Carcinom (Blutsenkung 110/125). Da nichts mehr zu verlieren war, machte ich im Lebersegment einen Versuch mit der Grenzstrang- und Präperitoneal-Injektion. Wenige Minuten später setzte eine profuse Diurese ein und am gleichen Tage bekam er richtigen Appetit. Die Injektionen wurden damals 9mal wiederholt und dann noch 2mal im März 1958. Im Anschluß an die Behandlung nahm er trotz der Wasserausschwemmung 40 Pfund an Gewicht zu. Die Senkung wurde langsam normal. Heute ist der Pat. völlig gesund. Ich sah ihn zuletzt vor 14 Tagen.

Seine Frau heilten wir so nebenher von einem chronischen Rheumatismus. Eine weitere Folge der Behandlung war eine Masseninvasion von Kranken aus dem Bereich Maschen in meine Praxis.

Frau Gertrud Blumenrath aus Solingen-Ohligs, Baustr. 3, kam am 3. 10. 1958 in meine Behandlung wegen einer schwersten spastischen O e s o p h a g u s - S t e n o s e. Ein Malignom war klinisch vorher ausgeschlossen worden. Sie konnte kaum mehr Flüssigkeit zu sich nehmen. Gewicht 34 kg. Am ersten Behandlungstage fahndete ich vergeblich nach einem Störungsfeld. Am 27. 10. erste Segment-Behandlung mit sofort erkennbarer Erleichterung. Ich injizierte in Abschnittshöhe beiderseits an die Wirbelsäule und Quaddeln auf Brust und Rücken. Diese Behandlung wurde bisher 8mal wiederholt. Bei der letzten Behandlung am 17. 7. 1959 wog die Pat. 62 kg und war völlig gesund. Sie schickte mir kürzlich aus überströmender Dankbarkeit eine Photographie aus früheren gesunden Tagen. Daraus war zu sehen, daß sie vor der Krankheit sehr viel mehr gewogen hatte, nämlich um 200 Pfund. Man vergleiche diese Zahl mit dem Gewicht bei Behandlungsbeginn. Es wäre schön, wenn die Entelechie es mit dem jetzt erreichten Gewicht bewenden ließe, aber das zu bestimmen, liegt nicht in unserer Macht.

Aber das Vegetativum wäre nicht das formbestimmende Organ, wenn es in geeigneten Fällen nicht auch das Gegenteil fertigbrächte.

Fräulein Maria Schmitz aus Kervenheim b. Kevelaer, Schloßstr. 25, geb. 1935, litt an einer e n d o k r i n e n F e t t s u c h t. Gewicht 235 Pfund. Wiederholte Hungerkuren konnten daran gar nichts ändern. Bei normaler Ernährung verlor die Pat. bis jetzt 37 Pfund an Gewicht durch 12malige Injektionen an die Schilddrüse. Jeweils nach den Injektionen hat die Pat. das subjektive Gefühl, 30 Pfund leichter zu sein, ein Empfinden, das das Vegetativum dann zu verwirklichen bestrebt ist. Die Behandlung ist noch nicht abgeschlossen.

Der Patient Alfred L. litt seit 25 Jahren an quälendem O h r e n s a u s e n. Viele Sachverständige hatte er im Laufe seines Leidens konsultiert. In meinem ersten Buche habe ich die Heilung eines ähnlichen Falles beschrieben. Eine Tante meiner Frau verlor damals das gleiche Krankheitsbild durch einige Impletol-Injektionen ins Segment, intravenös und aufs Mastoid hinter das Ohr. Die Heilung hat viele Jahre bis zum Tode der Patientin Bestand gehabt. Im vorliegenden Falle versagte dieser Weg. Also lag der Verdacht nahe, daß es sich um ein störungsfeldbedingtes Leiden handeln könne. Es gibt natürlich noch weitere Ursachen, die außerhalb der Wirkungsbreite der Neural-Therapie liegen. Die Anamnese wies auf ein Störungsfeld im Gallensegment. 3malige Impletol-Injektionen an den Grenzstrang im Nierenbett, jeweils kombiniert mit einer Injektion präperitoneal in die obere Magengrube, beseitigten via Sekunden-Phänomen bis heute das quälende Krankheitsbild.

„Gerade neue Tatsachen, die zunächst durch die bestehende Theorie nicht zu erklären sind, sind für den Fortschritt der Wissenschaft von Bedeutung", schreibt HOFF.

Professor G. HARRER, Salzburg, schreibt in „Physikalisch-diätetische Therapie" vom Februar 1965: „Und schließlich gibt es Autoren, die HUNEKE bewußt totschweigen. Als deren glänzendsten Vertreter darf ich hier Josef SCHMID zitieren, der das einmalige Kunststück fertigbrachte, in einer 1960 erschienenen, 284 Seiten umfassenden Monographie über „Neuraltherapie" das Wort „Sekunden-Phänomen" oder den Namen HUNEKE kein einziges Mal zu erwähnen."

Die Neural-Therapie mit ihren zahllosen, bisher unerklärlichen Heilungsphänomenen quer durch den ganzen Organismus will ja letztlich auch nichts anderes, als den Fortschritt der Erkenntnis. Aber die Neural-Therapie dient einer Wissenschaft vom Lebendigen. Auch das betrachten wir als eine notwendige Seite der Wissenschaft. Aber diese Form der Wissenschaft kann ihrem Wesen nach keine exakte Forschung sein. Es ist der historische Auftrag der Neural-Therapie, d. h. also der Anwendung einer Wissenschaft vom Lebendigen, neben der Erkenntnis der exakt meßbaren Teile auf der einen Seite auch die polare andere Seite, die wirkende Ganzheit zu erkennen im Sinne des Satzes: „Anima forma corporis."

Lea von Mayersheimb aus Pörtschach, 63 Jahre alt, wurde 1952 an einem Unterleibscarcinom erfolgreich operiert. In der Folgezeit entwickelte sich mit zunehmender Intensität folgendes Krankheitssyndrom: Schmerzhafter Myocardschaden, Bronchialasthma, schmerzhafte Spondylosis, Gallenkrämpfe, schwere Depressionen, Gleichgewichtsstörung und Platzangst. Sie fühlte sich wie eine 90jähr. Frau. Am 21. 4. 1959 auf Grund der Anamnese je 1 ccm *Impletol* intraperitoneal re. und li. oberhalb der Mitte des Schambeins. Durch diese eine Behandlung verschwanden sämtliche Krankheitssymptome mit bleibender Wirkung. Es heißt in ihrem Bericht: „Als Dr. HUNEKE mich aufstehen hieß, fühlte ich zunächst einen kalten Schauer von den Wangen ausgehend den Körper herunterrieseln. Dann bewegte ich mich ganz leicht und frei von Schmerzen, auch die Treppe hinauf ohne Angst, Mühe oder Atemnot. Ich fühlte mich frisch und glücklich wie seit Jahren nicht. Es war, als wäre ein schweres Gewicht von mir genommen worden."

Das war ein ganz charakteristisches Sekunden-Phänomen, wie wir deren wohl ein Dutzend täglich in der Praxis sehen.

Der wissenschaftliche Nichtkönner, der daraus jetzt die Suggestivheilung einer Hysterie machen will, weiß gar nicht um seine Unwissenheit. Eine Hysterie kann man mit *Impletol* nicht heilen. Es gibt viele Tausende solcher gequälten Wesen mit immer anderen Symptomen. Die Exakten, die mit den toten Augen ihrer Untersuchungsapparate nur eine negative Diagnose stellen können, entfernen sich mit jeder neuen Untersuchungsmethode weiter vom echten Arzttum.

Es muß das alles einmal gesagt werden auf die Gefahr hin, daß man mich bis an mein Lebensende auf keinem Kongreß mehr sprechen läßt. Seit 34 Jahren hat es kein Internisten-Kongreß und überhaupt kein Facharzt-Kongreß für richtig gehalten, mich einmal zu hören; alleinige Ausnahme: der „Bayerische Chirurgen-Kongreß". Aber das war keine Einsicht der Chirurgen, sondern ein persönlicher Freundesdienst von NIEDERMAYER, dem damaligen Präsidenten des Kongresses. In diesem bemerkenswerten Verhalten der Fachärzte wird so recht der Irrweg offenkundig, den der ganze Stand gegangen ist. Der heilende Arzt gilt nicht mehr, der Untersuchungstechniker ist alles. Als erste empfinden das die Kranken in immer größerer Zahl.

Der russische Chirurg WISCHNIEWSKY hat, aufbauend auf den Forschungen von SPERANSKY, auf dem Chirurgen-Kongreß in Berlin 1947 über zahlreiche verblüffende Heilungsbeobachtungen berichtet, die er nach Injektion von großen Dosen (200 ccm) 0,5%iger Novocain-Lösung ins Nierenbett beobachten konnte. Mein Schüler W. GRÜGER, jetzt prakt. Arzt in Holzwickede, hat im Jahre 1949 über seine Nachprüfung dieser Methode im „Zentralblatt für Chirurgie" berichtet. Ursprünglich verwandte auch er die großen Dosen, von denen er heute völlig abgekommen ist, seitdem der Besuch in meiner Praxis auch ihn dazu führte, nur 1 oder 2 Ampullen *Impletol* zu verwenden, so daß die Behandlung ambulant durchgeführt werden kann. Er überblickt heute die Ergebnisse von über 2000 solcher Injektionen, die ohne nennenswerte Begleitfolgen vertragen wurden. Zu seinen Indikationen rechnen zunächst einmal alle von uns genannten segmentalen Störungen im Bereich von Magen, Leber, Gallenblase, Pankreas und Darm. Darüber hinaus aber konnte GRÜGER bestätigen, daß durch diesen konservativen neuro-chirurgischen Eingriff an einer Stelle höchster Massierung vegetativer Fasern, wie sie im Bereich des Nierenstiels gegeben ist, auch entfernt liegende entzündliche Prozesse, wie Phlegmonen an den Extremitäten, Nasenfurunkel usw., auffallend günstig beeinflußt oder geheilt werden konnten.

Auch hier wird wieder erkennbar die Wirkung eines sachkundigen Stoßes ins System mit kleinen Dosen, die nun bei diesem Vorgehen, und das ist grundsätzlich neu, über den eigentlichen Segmentbereich hinausreicht, ohne daß es sich um Störungsfeld-Phänomene handelt. Die von GRÜGER gebrachten Beispiele sind besonders für den Chirurgen äußerst wertvoll. Man muß die Arbeit wohl im Original lesen. Sie ist ein zweites Mal erschienen in „Medizinische Klinik" Nr. 48 vom Jahre 1949. Über seine eigene Heilung schreibt er:

„Ich habe anläßlich eines N a s e n f u r u n k e l s m i t E r y s i p e l die ‚Blockade' ausführen lassen mit dem Erfolg, daß 12 Std. später das Erysipel abgeblaßt war. Nach 4 Tagen konnte ein linsengroßer Eiterpropfen entfernt werden. Vor der Injektion bestehende starke Schmerzen ließen nach der Blockade von Stunde zu Stunde nach. Ich fühlte mich sehr matt. Nach 24 Std. war das vorher bestehende subjektive Krankheitsgefühl nicht mehr vorhanden. Ich fühlte mich frisch."

Es werden ferner überzeugend beschrieben mehrere Fälle von beginnender P h l e g m o n e an der Hand und am Unterschenkel:

„Bei der Beurteilung der bisherigen Ergebnisse der Anwendung der Novocain-Blockade ist zu betonen, daß sie am günstigsten wirkt, wenn die Krankheit erst begonnen hat, bei phlegmonösen Prozessen z. B. dann, wenn im Stadium der Gewebs-Infiltration die Phlegmone noch nicht incisionsreif ist. Häufig kann die Operation umgangen oder auf nur einen kleinen Bezirk beschränkt werden. Aber auch bei weiter fortgeschrittenen Prozessen unterstützt die Blockade den Heilungsverlauf und kürzt die Heildauer ab. Geradezu wunderbar wirkt die Blockade bei den frischen Thrombosen mit starkem Ödem der Extremitäten."

Trotz vielseitiger Anfechtungen hat SPERANSKY mit seiner Konzeption grundsätzlich recht. „Krankheit ist Reizbeantwortung durch den Organismus unter Führung des Nervensystems." Das Buch von SPERANSKY „Grundlagen einer Theorie der Medizin" wurde der deutschen Ärzteschaft durch die dankenswerte Übersetzung von v. ROQUES zugänglich gemacht. „Die Lehre von der Pathologie des Nervensystems ist die Lehre von den Krankheiten schlechthin" (SPERANSKY).

Zwischenfälle und Gefahrenmomente in der Neuraltherapie

Nachdem ich nunmehr viele Jahrzehnte hindurch reichlich Gelegenheit hatte, die Phänomene der Neuraltherapie zu beobachten, wurde ich durch das Heilungserlebnis am eigenen Leibe veranlaßt, mich mit seltenen Reaktionsabläufen zu beschäftigen, über die einmal gesprochen werden muß, auch wenn sie so selten sind, daß die meisten Neuraltherapeuten wohl kaum Gelegenheit hatten, so etwas selbst zu beobachten. Im letzten Sommer bekam ich, wie bereits berichtet, sehr beunruhigende Dauerbeschwerden im Bereich des Herzens. Eine schulmedizinische Behandlungsmethode habe ich erst gar nicht versucht und ein Elektrocardiogramm habe ich auch für überflüssig gehalten. *Impletol* im Segment und über das Ganglion stellatum blieb ohne jede Wirkung. So suchte ich dann das etwa schuldige Störungsfeld zunächst bei den Zähnen. Ich ließ mir also ordnungsgemäß die Zähne testen. Es gab kein Sekundenphänomen, aber am nächsten Tage kam es im Bereich des linken vitalen oberen Achterzahnes, bei dem eine ausgeprägte Taschenbildung vorlag, zu einer schweren Entzündung, so daß der Zahn entfernt werden mußte, auch wenn ich das nicht gewollt hätte. Zwei Tage danach waren meine Herzstörungen verschwunden bis heute. Was sich da abspielte, kann man nur als das Aufflackern eines latenten Fokus auffassen. Insofern gibt es also auch heute noch einen Fokus, der in diesem Falle um sich ein Störungsfeld aufgebaut hatte, das dann zu den H e r z s t ö r u n g e n führte. Durch eine Impletoltestung kann also gelegentlich ein latenter Entzündungszustand manifest werden. Das ist in der Regel eine wünschenswerte Reaktion. Der Neuraltherapeut sucht sie gegebenenfalls mit anderen Provokationsmethoden zu erreichen, um über eine örtliche Reaktion das auf andere Weise nicht auffindbare Störungsfeld zu erkennen. Es wurde darüber im Buche bereits gesprochen. Es handelt sich in solchem Falle nicht um eine durch die Injektion in den Körper hineingebrachte Infektion, sondern um das Aufflackern einer bereits vorhandenen; andernfalls wäre die Beseitigung der Herzstörungen in der erlebten Form nicht erfolgt. Auch diese Beobachtung hat wie alle Phänomene im Bereich des Vegetativums grundsätzliche Gültigkeit.

Relativ häufig erleben wir dieses Akutwerden eines latenten oder schleichenden Entzündungsherdes bei einer chronischen Otitis media. Aus der Balneologie kennen wir dieses Geschehen unter der Bezeichnung Badereaktion. Auch die Badeärzte fassen dieses Zeichen als günstige Reaktion auf, der in der Regel eine Besserung der Grundkrankheit folgt. Auch mit dem *Impletol* suchen wir ja letztlich das Gleiche wie die Badeärzte, nur daß wir mit der gezielten Spritze eine ganz andere Wirkungsintensität auslösen können.

Die Injektion von 1 ccm *Impletol* an das Periost des Mastoids bei einem chronisch laufenden Ohr bringt oft nach 20 Jahren den Entzündungsprozeß unmittelbar im Anschluß an die Behandlung ohne jede Reaktion zum Verschwinden. Wir hatten häufig Veranlassung zu lächeln, wenn ein weiter nebenher behandelnder Ohrenarzt seinen Klienten voll Stolz sagte, wie gut seine letzte Behandlung angeschlagen habe. Im Interesse der Verbreitung dieser so einfachen Kunst ist es immer wieder schade, daß die Patienten meist nicht zu bewegen sind, ihrem Facharzt, der sie seit Jahren betreut, die Wahrheit zu offenbaren.

Ein Vetter meiner Frau, Meyer-Thoene, war vor 20 Jahren an einer tuberkulösen Otitis media operiert worden. Der Prozeß war nie richtig ausgeheilt. Nach 20 Jahren kam es zu einem akuten Schub des Prozesses. Der Ohrenarzt RICK wollte die unerläßliche Operation aber nicht selbst vornehmen wegen der damit verbundenen Gefahr und überwies den Patienten an die akademische Ohrenklinik, wo der Termin zur

Operation festgelegt wurde. In dem Stadium gab ich den üblichen 1 ccm *Impletol* aufs Mastoid. Unmittelbar danach erklärte der Behandelte, es sei ihm, als ob in dem Moment 10 000 Volt Spannung aus der kranken Kopfseite abgeflossen sei. Darauf begann das Ohr zu laufen wie ein Brunnen. Nach 3 Wochen beseitigte eine zweite Injektion den Zustand und das Ohr war in Ordnung, zum ersten Male seit 20 Jahren. Beim Ohr erlebten wir bis jetzt nie, daß eine solche Badereaktion einen ungünstigen Verlauf nahm, weder beim akuten noch beim chronischen Krankheitsbild.

Ein wenig anders ist die Verlaufsform des gleichen Geschehens in seltenen Fällen bei der Testung der Mandeln. Die meisten Neuraltherapeuten werden das nie erlebt haben. Aber wenn man seit Jahrzehnten solche Injektionen mehrfach täglich vornimmt, kommt man eines Tages nicht an der Beobachtung vorbei, daß sich im Bereich einer getesteten Mandel ein entzündlicher Zustand entwickelt hat. Ich bin der begründeten Überzeugung, daß diese Entzündung niemals durch die Injektion in den Körper hineingetragen wird. Ein solches Aufflackern einer vorher latenten Entzündung an den Mandeln ist, wie das in meinem eigenen Falle beim Zahn beobachtet werden konnte, wohl immer der Beweis dafür, daß im Bereich der Mandeln ein entzündlicher Zustand vorlag, dessen Ausschaltung so oder so zur Gesundung des Organismus fällig war. Es kommt so schon einmal zu einem Absceß hinter den Mandeln, den man tunlich öffnet. Zweimal im Laufe der Jahrzehnte war es notwendig, die Mandeln in dem entzündeten Zustand herauszunehmen. Gefährlich ist an dem Geschehen wohl weniger der Prozeß als solcher, als gelegentlich die Einstellung von „Sachverständigen", die von der ganzen Sache im Grunde nichts verstehen. Leichtere Entzündungsprozesse, die sich in Kürze von selbst zurückbilden, kommen wohl etwas öfter vor. Aber welche heilende Maßnahme des Arztes wäre wohl ohne jeden Schönheitsfehler? Wie immer, wenn Neuland erschlossen wurde, ist die Kritik schnell bei der Hand – eine Kritik, die bei eigenen Zufällen schon durch die herrschende Auffassung wegfällt.

Dreimal erlebte ich im Laufe der vielen Jahre, daß eine Patientin nach Injektionen in den gynäkologischen Raum, suprapubisch und an die Frankenhäuserschen Plexus wegen eines solchen entzündlichen reaktiven Prozesses in eine Klinik eingewiesen werden mußte. In allen drei Fällen kam es nach mehr oder weniger langer Zeit zur Entwicklung eines Douglas-Abscesses, nach dessen Eröffnung der Entzündungszustand dann abklang. Bei der ersten Patientin handelte es sich um eine seit Jahren bestehende völlig behandlungsrefraktäre sehr schmerzhafte Polyarthritis. Der äußerst kritische Ehemann, dem auch die Sachverständigen in den Ohren gelegen hatten, konnte sich nach dem Ende der Krankenhausbehandlung gar nicht überschwenglich genug ausdrükken, um seine und seiner Frau Dankbarkeit zu bezeugen, daß das ein lebenslängliches Siechtum versprechende Grundleiden, die Polyarthritis, mit dem Abklingen der Entzündung ebenfalls völlig verschwunden war. Für den Einsichtigen dürfte das ein Beweis dafür sein, daß es durch die Injektion in den gynäkologischen Raum zu einem völlig analogen Prozeß gekommen war, wie bei meinem Zahn und den beschriebenen Mandelinfektionen. Das die Krankheit bewirkende Störungsfeld wurde über die Entzündung erkennbar und am Ende stand die Heilung, die auf andere Weise nicht möglich war.

Von dem zweiten Falle weiß ich nur, daß er nach Eröffnung des Abscesses folgenlos abgeheilt ist. Der dritte Fall führte unter gütiger Beihilfe eines etwas rückständigen Kollegen, der eigenes Versagen bei der Patientin zu bemänteln hatte, zu Ersatzansprüchen. Es ist ganz gut, wenn der Neuraltherapeut weiß, daß es auch diese Möglichkeit gibt.

Angesichts solcher, wenn auch äußerst seltener Vorkommnisse, steht man als Arzt vor der Frage nach der Berechtigung des Eingriffs. Über diese Frage kann man nur urteilen, wenn man auf der anderen Seite die tausend Heilungen erlebt hat von Krankheiten, die eben nur über diesen Versuch möglich waren. Im Interesse zahlloser kranker Menschen hoffe ich, daß die Zeit nicht mehr fern ist, in der es nicht zur Debatte steht, ob das Handeln des Arztes ein Kunstfehler war, sondern daß umgekehrt das Nichthandeln des Arztes zum Kunstfehler wird. Es ist sehr viel einfacher, den Menschen ihre Krankheiten zu belassen, um sich selbst vor völlig unberechtigten Ansprüchen zu sichern. Aber ein rechter Arzt wird immer nach seinem Gewissen handeln und gerade das wird ihn immer wieder zum Wagnis der Heilung zwingen.

Ausklang

„*Alles durchdringst Du, die Höhen, die Tiefen und jeglichen Abgrund, Du bauest und bindest alles.*
Durch Dich träufeln die Wolken, regt ihre Schwingen die Luft und rinnen die Bächlein.
Du führest die Geister, die gläubig Dich trinken, ins Weite, hauchst ihnen Weisheit ein und mit der Weisheit die Freude."
(Hildegard von Bingen)

Dieses Buch begann ich im gastlichen Hause Moufang über Sonthofen. Mein Blick während der Arbeit reicht weit in einen wunderschönen Teil der Gottesnatur, über Wald und Wiesen in Sonne und Schnee. Am Hang gegenüber die Rehe, am Fenster Meise, Fink und Kleiber. Man kann gar nicht anders, man muß darüber nachgrübeln, wie das alles wohl geworden ist.

Auch da stehen wir wieder vor den zwei Standorten, vor den zwei möglichen Ausgangspunkten des Erkennens. Zufälliges Spiel von Elektronen und Atomen, von denen niemals jemand wissen wird, woher sie kommen, allen geistreichelnden Theorien zum Trotz. Kampf ums Dasein, Überleben des Stärkeren. Ich sehe die bunten Blumen und Falter. Ich sehe, wie einem jeden zur rechten Zeit der Tisch gedeckt ist. Je mehr ich eindringe in die Wunder der Natur, um so mehr weiß ich, daß nur menschliche Blindheit, geboren aus dem Hochmut, ein so primitives Weltbild erfinden konnte.

„Der ganze Umfang der Wirklichkeit wird durch die verstandesmäßige Naturwissenschaft nicht erschöpft, und in keiner Weise beansprucht die analytische Arbeit, die Rätsel dieses Lebens zu lösen. Das Leben selbst liegt in einer anderen Ebene, als das Wissen um seine Wirkung. Der Beruf des Arztes fühlt diese Zusammenhänge unmittelbar auf den Fingern brennen. Deshalb ist die Arbeit des Arztes auch so sehr der Befruchtung durch den Geist bedürftig. Die Herrschaft der Apparate hat vor kurzem JASPERS als die Gefahr unserer Zivilisationsstufe bezeichnet" (GROTE).

Unser wissenschaftliches Denken lebt in und von der Fiktion, als sei es imstande, alles zu begreifen und sei es auch erst in einer späteren Zukunft. Bei THOMAS VON KEMPEN fand ich den vor 500 Jahren geschriebenen Satz, der noch heute voll gültig ist:

„Sag an, wo sind nun alle die in diesem Leben so vertrauten Herren und Meister, jene Leuchten der Wissenschaft? Schon sitzen andere auf ihren Lehrstühlen und wer weiß, ob diese an ihre Vorgänger überhaupt noch denken. In ihrem Leben schienen sie etwas zu bedeuten, nun ist es stille um sie geworden."

Es ist der Auftrag des Menschen, zu forschen. Das ist auch der Sinn dieses Buches, und nichts liegt mir ferner, als die Forschung gering zu achten. Aber Forschen heißt, die Wahrheit suchen. „Die Wahrheit wird Euch frei machen", so steht es über meiner alten Universität Freiburg. Was ist Wahrheit? Auch die Ergebnisse der exakten Forschung sind Wahrheit. Sie werden unwahr in dem Augenblick, in dem sie beanspruchen, die letzte Wahrheit zu sein. Und wieder hat THOMAS VON KEMPEN heute noch recht:

„Wenn Du wähnst, vieles zu wissen und es in seiner ganzen Tiefe zu erfassen, so sei dennoch überzeugt, daß es noch unendlich mehr gibt, was Deiner Einsicht verborgen ist."

Das naturwissenschaftliche Experiment ist die Grundlage unserer heutigen Naturerkenntnis. Auch die Heilungsphänomene dieses Buches sind naturwissenschaftliche Experimente. Aber mit diesen neuen Heilungsexperimenten stehen wir vor Aussagen der Natur, die wir nicht mehr begreifen, die wir nur mehr ehrfürchtig erfahren können. Damit stehen wir vor Aussagen jener anderen Seite, zu der die exakte Forschung keinen Zutritt hat. Der Arzt steht vor der Notwendigkeit, das naturwissenschaftliche Denken im Rahmen der exakten Forschung zu überwinden.

KÖTSCHAU hat den neuen Standort gekennzeichnet:

Ausklang

„Es handelt sich vielmehr um Urphänomene im Sinne GOETHEs, deren Analyse Auflösung und Zerstörung bedeuten würde, denn im Urphänomen hat der Ganzheitsforscher letzte Erkenntnisse in der Hand, die tiefer greifen als alle Causal-Analytik."

Heilen ist unser Auftrag, d. h. die Wiederherstellung einer der Schöpfung innewohnenden, alles umfassenden Harmonie.

„Die schöpferische Idee der Welt muß ihrer Wirklichkeit vorausgegangen sein" (PLATO). — „Die Himmelskörper sind ebenso sichtbare Spuren der Wirksamkeit und Tätigkeit ihres Schöpfers, wie etwa ein Feld mit frisch gefallenem Schnee den Fuß des Wanderers, der am frühen Morgen es durchschritten hat, offenbart" (PLATO).

„Im Anfang war das Wort." So beginnt das Johannes-Evangelium. Wenn wir den Zustand der heutigen Welt betrachten, so entspricht er dem analytischen Denken einer Wissenschaft, für die charakteristisch ist das Denken in meßbaren Teilen. Alles ist in Auflösung begriffen. Die Atombombe ist der Schlußpunkt unter der Entwicklung einer ehrfurchtslosen Zeit.

Das Sekunden-Phänomen als der Prototyp einer Heilung, d. h. der Wiederherstellung einer gestörten Ordnung, ist über die toten Teile des Lebendigen niemals zu begreifen. So wird es für die Eintagsgrößen der Zeit zum Stein des Anstoßes. Hier scheiden sich die Geister. Die ganze Welt ist krank, wer könnte das übersehen? Sie kann nur gesunden, wenn die Herren dieser Erde ein neues Fundament gewinnen, das menschliche Hybris nur im eigenen Verstande suchte. Das Erlebnis des Wunders einer Heilung führt mit Notwendigkeit zur Anerkennung jenes zweiten Standortes, nicht nur für die Welt im kleinen, für die Phänomene der Physik. Die Welt als Ganzes kann nur sinnvoll gedeutet werden, wenn wir oberhalb jener verstandesmäßig faßbaren und vielleicht richtigen Erkenntnis wissenschaftlicher Natur einen hinter allem stehenden Schöpfergeist erkennen, der allem faßbaren Geschehen die Richtung weist. Die Idee der „Göttlichen Ko-

mödie" ist dichterischer Ausdruck einer solchen Schau. „Er"
ist das hintergründige Ordnungsprinzip allen Seins, unfaßbar für jedes menschliche Erkennen, darum aber nicht minder wirklich. Heilkunst steht der Religion wohl näher als der exakten Forschung.

„Die großen Erschütterungen, welche den Kulturwenden vorangehen, scheinen auf den ersten Blick durch bedeutsame politische Veränderungen bestimmt zu sein, durch Völkerinvasion oder durch den Sturz von Herrscherhäusern. Eine aufmerksame Untersuchung dieser Ereignisse enthüllt jedoch hinter ihren scheinbaren Ursachen als wahre Ursache eine tiefgehende Veränderung in den Anschauungen der Völker. Das sind die wahren historischen Erschütterungen, die uns durch ihre Größe und Heftigkeit verwundern. Die einzigen Veränderungen von Bedeutung — die einzigen, aus welchen die Erneuerung der Kulturen hervorgeht — vollziehen sich innerhalb der Anschauungen, der Begriffe und des Glaubens. Die bemerkenswerten Ereignisse der Geschichte sind die sichtbaren Wirkungen der unsichtbaren Veränderungen des menschlichen Denkens." Dies sind die einleitenden Worte des Buches „Psychologie der Massen" von LEBON (deutsch im Kröner-Verlag).

Ferdinand HOFF, der die Realexistenz des Sekunden-Phänomens bei mir und in seiner Klinik vielfältig erlebt hat, sagt von seinem wissenschaftlichen Standort aus mit Recht, daß es zwar existiert, aber vorerst nicht zu deuten ist. Es wird vom exakt-forscherischen Standort aus niemals gedeutet werden, weil es eine Wirkung aus einer anderen Seins-Schicht — eben aus jener metaphysischen Welt — ist. Wenn diese Erkenntnis einmal selbstverständlicher Besitz einer ärztlichen, das ist einer künstlerischen Betrachtungsweise des Lebendigen geworden ist, dann ist die Zeit reif für jenen großen Gesundungsprozeß, der auch die Atomfurcht von uns nehmen kann. Unser ganzes Denken wird dann auf einem neuen Fundament ruhen. Diese Schau ist keine Utopie, wie sie das notwendigerweise in den Augen der Nur-Exakten sein muß. Sie ist die neue Wirklichkeit, die der Seins-Schicht des Lebendigen entspricht. „Wer je einen tiefen Blick in die Voraussetzungen lebendigen Denkens getan hat, der wird wissen, daß eine widerspruchslose Einsicht in die letzten Gründe des Daseins uns nicht gegeben ist" (SPENGLER). Auch SPENGLER sah seinen Auftrag mit den Augen des Künstlers im Sinne von GOETHE. NEWTON bezeichnete den geistlosen und trostlosen Materialismus als die Weltanschauung der Dummen und Denkfaulen.

„Der Materialismus ist die mystischste aller Lehren, denn er setzt den Glauben an eine mystische Materie voraus, die alles — Wolken, Bäume, Menschen und Hochschulen — aus sich hervorbringt und alles schafft" (TOLSTOI).

Von zwei hervorragenden Repräsentanten ihrer Weltschau fand ich kürzlich zwei charakteristische Aussprüche gegenübergestellt, die das letzte Problem der Erkenntnis noch einmal herausstellen. CHRUSTSCHOW sagte zu Moskauer Korrespondenten der Pariser Zeitung „Figaro":

„Ich bin ein Anhänger der wissenschaftlichen Auffassung, und Wissenschaft und Glaube an übernatürliche Kräfte sind unversöhnliche Standpunkte, die mit Notwendigkeit einander ausschließen, wenn man konsequent ist."

Der entsprechende Satz von PLANCK lautet:

„Wohin und wie weit wir blicken mögen, zwischen Religion und Naturwissenschaft finden wir nirgends einen Widerspruch, wohl aber gerade in den entscheidenden Punkten volle Übereinstimmung."

Der Ausspruch von CHRUSTSCHOW ist die unausweichliche Konsequenz der Herrschaft des exakten Denkens unserer Tage. Wir haben dieses Denken und damit unseren Verstand zum Maß der Dinge erhoben. Aber jeder exakte Forscher muß bestätigen, daß sein Denken ihn immer und überall an eine Grenze führt und daß er nicht in der Lage ist, das Lebendige selbst zu deuten. Mit den Gesetzen der Causalität und der statistischen Wahrscheinlichkeit gewinnen wir keinen Zugang zum Wesen des Lebendigen, das als ein Eigenständiges sich jeder exakten Deutung verschließt. Im Sekunden-Phänomen berührt uns der Saum des Gewandes eines allmächtigen Schöpfers, der seinen Geschöpfen nicht die Gabe verlieh, ihn mit messendem Verstande zu erkennen.

„Der Kommunismus ist die endgültige Phase der Wissenschaftsgläubigkeit ... Der Aufstand gegen Gott ist gescheitert. Nur die Machthaber des Bolschewismus wehren sich gegen die Rückkehr zur Religiosität." (Aus „Der Volkswirt", Wirtschafts- und Finanzzeitung, Beilage zu Heft 31, vom 1. August 1959.)

„Soweit Positivismus und Materialismus dergestalt die Welträtsel zu lösen geglaubt hatten, ist allerdings erkannt worden, daß die Einengung unseres Denkens auf die meß- und wägbaren Tatbestände dem Dasein, wo es lebendig ist, nicht gerecht wird. Im übrigen aber sind wir heute von den (bewundernswerten!) Ergebnissen der rationalen Verfahrensweisen noch fasziniert und mit dieser geistigen Haltung noch identifiziert; wir ringen uns daher nur schwer zu der Einsicht durch, daß auch unsere rational-mentale Bewußtseinsstruktur nur eine der möglichen menschlichen Haltungen ist, um der Welt gerecht zu werden ... So kommt es, daß weite, anderswo und zu anderen Zeiten hochbedeutsame Realitäten entweder völlig unbemerkt außerhalb des Gesichtsfeldes liegen bleiben, oder daß man von ‚unwissenschaftlich', von Aberglauben, Irrtum und Betrug spricht." (Aus „Magie und Wunder in der Heilkunde" von G. R. HEYER.)

Das Saatkorn solcher Erkenntnis ist gesät. Der Boden, auf dem es wachsen kann, ist seit Generationen bereit. Die Vorherrschaft der exakten Forschung in der Heilkunde mußte den Tod echter Heilkunst auf großen Gebieten bedeuten. Weltanschaulich gesehen kann man solche Vorherrschaft nur als ein kurzes Zwischenspiel ansehen, das uns an den Abgrund des Nichts geführt hat. Ein Nichts aber kann niemals zum Schöpfer des Alls werden. Solche Gedanken wachsen aus den Phänomenen der Heilkunst und nicht aus den Retorten einer exakten Forschung.

Der „Januskopf des Lebendigen" weist auf die zwei Standorte, über die wir zu Erkenntnis gelangen. Aber jenseits von allem weltanschaulichen Streit stehen die tausendfältigen Heilungen von Kranken. Sie fordern den Arzt, der sie kann, jenen Arzt-Künstler, den es immer wieder gibt, aller Vorherrschaft einer toten medizinischen Teilforschung zum Trotz.

Dieses Buch ist mein Testament für meine Freunde. Meine Jahre zwingen mich, daran zu denken, daß es meine letzten Worte enthalten könnte. Als Menschenwerk unterliegt es dem Irrtum. Aber jenseits von allem Irrtum stehen die immer gültigen Heilungen von Kranken. In dieser Richtung birgt es neue Wahrheit, die zeitlos gültig ist.

Ich glaube an den Schöpfer-Geist! Zu dieser letzten Erkenntnis führt jede echte Kunst und damit auch die Kunst zu heilen. Dahin führt ebenso jede echte Wissenschaft, die nicht nur die toten Teile sieht, sondern auch das lebendige Ganze. „Das Ganze ist mehr als die Summe seiner Teile" (LAOTSE). Wenn man dieses philosophische uralte Weistum überdenkt, dann bedeutet es das Primat eines wirkenden und darum real-existenten Geistes.

„Es ist der Geist, der sich den Körper baut" (SCHILLER).

Zum heutigen Stand der Neuraltherapie nach Huneke/Nachtrag

A) Darstellung der Neuraltherapie nach Huneke

1. Einleitung

Die Neuraltherapie ist eines der bekanntesten Naturheilverfahren – nicht nur in Deutschland und hat, wie andere außerklinische Verfahren, den großen Vorteil der Nebenwirkungsarmut. Die besondere Effektivität dieser seit über 60 Jahren bestehenden Heilmethode hat u. a. dazu geführt, daß die Neuraltherapie mit eigenen Positionen in der GOÄ bzw. EBM vertreten ist und bei den Kassenärztlichen Vereinigungen als Praxisbesonderheit geführt wird.

Auch die wissenschaftliche Anerkennung wurde ihr nach den Erkenntnissen u. a. des Zelle-Milieu-System nach PISCHINGER zuteil, wobei es auch heute noch durch Unkenntnis und Emotionen bedingte Gegner im Bereich der sogenannten Schulmedizin gibt.

Die Kunst des Arztes in der Wahl der Therapieform von heute besteht darin, herauszufinden, welche Methode bei welchem Patient die geeignetste ist und ob Kombinationen mit anderen Verfahren, selbstverständlich auch klinische Maßnahmen, angebracht sind.

Die Beherrschung der Neuraltherapie sollte heute zum Rüstzeug eines umfassend ausgebildeten niedergelassenen Arztes gehören, da sie nicht nur der Therapie, sondern auch der Erkenntnis von Krankheitsphänomenen und deren Heilungschancen dient.

2. Geschichtlicher Überblick

Die Geburtsstunde der Neuraltherapie fällt mit der Entwicklung des Novocain (Procain) zusammen, das von EICHHORN 1905 entdeckt und von SPIESS und SCHLEICH erstmals zu lokalen Behandlungen von Entzündungen und Schmerzzuständen ange-

wandt wurde. Auch die russischen Mediziner SPERANSKI und WISCHNEWSKI bestätigten 1906 die entzündungshemmende Wirkung des örtlich angewandten Novocain. Publikationen von LERICHE, RICKER, BRAUN und W. SCHEID folgten. Bald erkannte man auch die positive Wirkung von Quaddeln mit diesem Lokalanästhetikum auf in der Tiefe gelegene Organe und nutzte so die kutiviszeralen Reflexe der HEADschen Zonen.
Später folgten die Injektionen an Ganglien und Nervenplexus.

1910 BRAUN beschreibt die Novocaininjektionen zur Behandlung der Trigeminusneuralgie.
1912 HÄRTEL veröffentlicht die Injektionstechniken, die das Ganglion Gasseri und die Ischiasnerven therapeutisch erfassen.
1925 LERICHE behandelt zum ersten Mal das Ganglion Stellatum.
1928 FERDINAND und WALTER HUNEKE berichten über unbekannte Fernwirkungen der Lokalanästhesie.
1935 WISCHNEWSKI stellt seine Injektionsmethode an den Grenzstrang vor.
1940 FERDINAND HUNEKE erzielt das erste bewußte Sekunden-Phänomen.
1948 WISCHNEWSKI veröffentlicht seine Arbeit „Der Novocainblock als Methode der Einwirkung auf die Gewebetrophik".
1963 PISCHINGER objektiviert das Sekunden-Phänomen an Hand der Jodometrie.

Diese auf rein klinischer Basis entstandene Therapieform wurde Heilanästhesie genannt und unterscheidet sich von der einer örtlichen Betäubung durch längere Wirkungsdauer und größere Wirkungsbreite.
Heute spricht man oft auch von der therapeutischen Lokalanästhesie, womit dasselbe gemeint ist (GERBERSHAGEN, Schmerzklinik der Universität Mainz).

Durch die Entdeckungen F. HUNEKES wurden nicht nur neue Behandlungsmöglichkeiten, sondern auch eine neue Betrachtungsweise der Medizin ermöglicht.

Durch die intravenöse Injektion eines procainhaltigen Medikamentes (Atophanyl) koupierte er 1928 einen vorher therapieresistenten Migränekopfschmerz und erzielte später den gleichen Effekt durch eine paravenöse Verabreichung. Er widerlegte dadurch auch die damalige Lehrmeinung der Risikobehaftung einer intravenösen Applikation von Lokalanästhetika, was heute u. a. der Intensivmedizin zugute kommt, zusätzlich bewies er, daß die therapeutische Wirkung des Lokalanästhetikums nicht pharmakologischen Ursprungs sein konnte, sondern durch eine Beeinflussung des perivaskulären nervalen Geflechtes zustande kommt.

Heute weiß man von einer Dysfunktion des vegetativen Nervensystems bei vielen Erkrankungen, bei denen die intravenöse Anwendung eines Lokalanästhetikums, ähnlich wie bei der Sympathikusblockade, eine Normalisierung durch eine Umstimmung der vegetativen Reaktionslage erzielen kann.

Bei der zweiten Zufallsentdeckung 1940 behandelte F. HUNEKE eine alte schmerzende Osteomyelitisnarbe am Unterschenkel durch Unterspritzung mit Procain und heilte damit gleichzeitig eine chronische therapieresistente und sehr schmerzhafte Schulterarthralgie.

Das war die Geburtsstunde des HUNEKE-Sekunden-Phänomens.

Das große Verdienst dieses Mannes ist es, dieses Ereignis nicht als reine Zufälligkeit abgetan, sondern das Außergewöhnliche und Revolutionierende dieses Vorganges erfaßt zu haben.

Er erkannte den Zusammenhang mit der Fernwirkung bei Herderkrankungen und begründete damit die Neuraltherapie, die auf dem Wissensgut der Heilanästhesie (heute auch therapeutische LA) und dem Sekunden-Phänomen basiert.

Eine zentrale Stellung nimmt dabei das vegetative Nervensystem ein. Die Methode ermöglicht eine erweiterte Vision der Medizin und erklärt Vorgänge, die bei den sogenannten Herderkrankungen eine entscheidende Rolle spielen und weit über das VIRCHOWsche pathomorphologische Substrat hinaus gehen.

3. Wirkungsweise der Neuraltherapie

Die Neuraltherapie ist eine Methode, bei der sowohl zur Diagnose als auch zur Therapie lediglich LA verwendet werden. Die Erklärung für die erfolgreiche Anwendung der LA basiert nicht auf einem pharmakologischen Effekt, wie bei den meisten anderen Medikamenten, sondern wird durch einen regulierenden Einfluß auf Organe bzw. ganze Organsysteme verständlich. Das geschieht über entsprechende Nervenbahnen, wobei das Vegetativum die entscheidende Führungsrolle übernimmt. Die therapeutische Wirkung besteht nicht in einer analgetischen Unterdrückung von Schmerzzuständen, die bei der lokalen Behandlung kurzfristig hinzukommt.

Erklärend sind hier einige Ausführungen zur Segmenttherapie, die ihren Namen von KIEBLER erhielt, und schon seit langem anerkannt ist. Der Einsatz des Anästhetikums erfolgt lokal in Form von Infiltrationen im entsprechenden Körpersegment durch Quaddelsetzung und durch Unterspritzung von Narben; auch Periostveränderungen und Myogelosen werden infiltriert. Oft ist die Behandlung von Ganglien noch effektiver.

Schon HEAD und MACKENZEE beobachteten, daß bei Erkrankungen innerer Organe in bestimmten Haut- bzw. Unterhautregionen Veränderungen auftauchen und folgerten daraus, daß eine nervale Wechselwirkung zwischen den inneren Organen und den dazu gehörenden Körperoberflächen bestehen muß. Diese Verbindungen kennen wir heute als die sogenannten „kutiviszeralen Reflexbahnen", hyperalgetische Zonen sind als HEADsche Zonen in die Medizin eingegangen (Schmerzen im re. Schulterbereich bei der Cholezystopathie).

Über diese Reflexbahnen kann man auf der einen Seite bestimmte Krankheitsgeschehen erklären (Blasen- und Prostatareizung entstanden durch Sitzen auf einem kalten Stein, Durchfälle und Koliken durch Abkühlung der Bauchhaut oder Angina-pectoris-Anfälle bei kalter Witterung), andererseits aber auch therapeutisch auf die inneren Organe einwirken (wie das außer die Neuraltherapie auch die Akupunktur, Massagen, Bestrahlungen, Zugpflaster, Schröpfköpfe usw. beweisen).

Im weiteren Sinne sind auch sie neuraltherapeutische Anwendungen. Bei der Neuraltherapie nach HUNEKE aber zielen wir mit den Lokalanästhetika direkt an die Nervenendigungen und beeinflussen darüber hinaus, nach den Vorstellungen von Prof. PISCHINGER, regulierend auch das Grundsystem. Durch die Möglichkeit an Schaltstellen, d. h. Ganglien, direkt zu injizieren, sind die Einwirkungen der neuraltherapeutischen Anwendung deutlich effektvoller.

Die geringen Mengen der angewandten Lokalanästhetika und die langanhaltenden Effekte einer erfolgreichen neuraltherapeutischen Behandlung rechtfertigen in keiner Weise einen, wie oft fälschlicherweise interpretiert, reinen Anästhesieeffekt. Oft kommt es zur völligen Ausheilung der verschiedensten Krankheitsbilder durch eine oder nur wenige therapeutische Sitzungen.

Außerdem können beispielsweise bei einer störfeldinduzierten, also ferngelenkten Ischialgie, selbst hohe Dosen eines Lokalanästhetikums die Schmerzen nicht einmal kurzfristig beseitigen.

Die Wirkung der neuraltherapeutischen Eingriffe beruht vor allem auf der Normalisierung gestörter Regulationskreise. Daher zählt die Neuraltherapie auch zu den Regulationsverfahren. Hyper- und Hypofunktionen (z. B. der Schilddrüse) werden daher gleicherweise therapeutisch angegangen. Verständnis und Erklärung dieser Vorgänge basieren auf der Kenntnis des vegetativen Grundsystems.

4. Das Vegetativum

Das Verständnis um die Abläufe im Vegetativum verdanken wir dem österreichischen Forscher PISCHINGER, der nachwies, daß nicht nur Sympathikus und Parasympathikus, sondern auch das vegetative Grundsystem existieren. Das letztere stellt eine funktionelle Einheit aus Zellen, Nerven, Kapillaren und dem gemeinsamen Wirkfeld der extrazellulären Flüssigkeit dar.

Diese stellt ein zentrales Sammelbecken aller Informationen des Organismus dar, mit der Aufgabe der Normierung des Zelle-Milieu-Systems. Nervenbahnen und Blutgefäße enden frei und hüllenlos in der extrazellulären Flüssigkeit ohne direkten Zellkontakt. Jede Information, ob nervaler, biochemischer, physikalischer, pathologischer oder therapeutischer Natur, muß sich dieses Mechanismusses bedienen, um von Zelle zu Zelle bzw. von Organ zu Organ zu gelangen. Jede Organerkrankung läßt im umgebenden Vegetativum Informationen zurück, die sofort oder später andere Beschwerdebilder auslösen können – man spricht dann von einem Herd-Störfeld-Geschehen, das ausschließlich durch das Huneke-Sekunden-Phänomen verifiziert werden kann und von HEINE belegt wurde.

5. Das Herd-Störfeld-Geschehen

Störfeld im Sinne der Neuraltherapie bedeutet:
Jede Stelle und jedes Organ, das pathologisch verändert ist oder war und die Fähigkeit angenommen hat, über die nächste Umgebung hinaus andere Erkrankungen hervorzurufen oder zu unterhalten. Häufige Störfelder finden sich z.B. im Zahn-Kiefer-Bereich, an den Tonsillen oder in Narbengebieten, wobei die Ausführung beliebig ergänzt werden kann.

Entscheidend bei der Definition ist die nachgewiesene Fähigkeit der pathologischen Fernwirkung, nicht jedoch ausreichend ist schon der lokale Befund.

Daher kann einer Tonsillitis oder Adnexitis nicht schon à priori das Attribut Störfeld zuerkannt werden. Erst der neuraltherapeutische Nachweis rechtfertigt die Bezeichnung. Das Störfeld ist eine im Vegetativum verankerte Information, die jahrelang ruhen kann und plötzlich entweder ohne erkennbare Ursache oder durch ein Additivreiz (Trauma, Infekt, Operation) aktiviert wird.

Der Nachweis eines aktiven Störfeldes gelingt durch die Unterbrechung des pathologischen Informationsflusses am Ursprungsort und der Ausheilung des krankmachenden Geschehens am Empfangsorgan. Die Information zieht vom Störfeld zur gestörten Stelle und nutzt u. a. das weiche Bindegewebe (Interzelluläre Milieu) als Leitschiene. Diese Bahn wird beim Huneke-Sekunden-Phänomen unterbrochen, die krankmachenden Impulse fallen kurzschlußartig fort. Die Selbstheilungskräfte des Organismus setzen wieder ein.

Jeder Mensch ist demnach ein potentieller Störfeldträger. Es beginnt schon mit dem Narbengewebe des Nabels, das relativ häufig Nabelkoliken bzw. Asthma bronchiale des Kleinkindes hervorruft, und jede Mutter kennt die häufige Tendenz zur Windeldermatitis beim zahnenden Kind, die durch neuraltherapeutische Intervention am Zahn-Kiefer-Bereich beseitigt werden kann, ansonsten beim Durchbruch des Zahnes von selbst ausheilt.

Bisweilen sind Dauererfolge auch nicht durch wiederholte Störfeld-Eliminierungsversuche zu erzielen. Jahrelange Dysregulationen sind daran Schuld. Erst zusätzliche Umstimmungsmittel wie Cutivaccine Paul Novum® oder Fastenkuren machen den Organismus reaktionsfähig.

Störfelder sind eine Dauerstreßsituation, die die Abwehrkräfte erschöpfen können und schließlich zur Entgleisung des Grundsystems führen können.

Erste Anzeichen sind funktionelle Störungen ohne klinisch meßbare pathologische Parameter, so daß oft psychosomatische

Hintergründe vermutet werden, bei deren Fortbestand sich dann eine Organerkrankung manifestieren kann.

Hinweise auf ein Herd-Störfeld-Geschehen

1. *Therapieresistenz* bei lokalen Maßnahmen.
2. *Das Reaktionsphänomen,* die vorübergehende Verschlimmerung nach lokaler, besonders nach neuraltherapeutischer Behandlung.
3. *Der Zweitschlag,* das plötzliche Auftreten einer Erkrankung nach einem Additivreiz (z. B. OP-Trauma usw.). – Erst die zusätzliche Belastung blockiert das Regulationsvermögen des Organismus endgültig und verifiziert präformierte, aber noch stumme Erkrankungen.
4. *Der Halbseitenbefall,* bei dem eine Körperstelle anfälliger ist, als die andere, ist dringend herdverdächtig. Im Sinne der Seitenkonkordanz findet sich das verantwortliche Störfeld auf der kranken Seite (häufig).
5. *Signifikante anamnetische Zusammenhänge* (Migräne seit dem Partus).
6. *Vegetative Begleitsymptomatik* wie Müdigkeit, Schlafstörungen, Wetterfühligkeit, subtropische Temperaturen.
7. *Normale Laborbefunde.*

Zusammenfassend muß zum Herd-Störfeld-Geschehen gesagt werden, daß die Theorie des bakteriellen toxischen Geschehens falsch ist, die üblichen klinischen Untersuchungsmethoden von nicht neuraltherapeutisch geschulten Fachärzten wertlos sind, wenn ein Störfeld vorliegt, der Nachweis eines Störfeldes nur über das Huneke-Sekunden-Phänomen möglich ist und das Umdenken auf die moderne derzeitig gültige Herdtheorie unbedingt Voraussetzung ist.

6. Die Regulationsstarre

Die Regulationsstarre ist eine Blockade der Regulationssysteme durch pathogenetische Einflüsse, die den Zustand der

Therapierefraktarietät herbeiführt. Ursachen können Medikamente (Psychopharmaka, Kortikoide, Antibiotika, Antiallergika) aber auch Umwelteinflüsse wie Schwermetallbelastung oder Fettsucht darstellen.

Häufig steht jedoch ein permanenter Störfeldeinfluß im Hintergrund. PISCHINGER und KELLNER konnten diesen Zustand der Regulationsstarre mit der Jodometrie, ROST mit der Thermographie, nachweisen. Nur eine Beseitigung der Ursächlichkeit, evtl. in Verbindung mit Umstimmungsmethoden, führt dann zum therapeutischen Ziel.

7. Die Anamnese

Der Anamnese kommt bei der Neuraltherapie eine zentrale Bedeutung zu, da allein daraus oft schon entscheidende kausale Rückschlüsse gezogen werden können.

Die exakte Aufstellung aller bisher durchgemachten Krankheiten, sowie die Datierung der evtl. erfolgten Operationen, ja sogar auf den ersten Blick erscheinende Bagatellerkrankungen sind von Wichtigkeit.

Sollte der Verdacht auf ein Herdgeschehen gegeben sein, so ist dem zeitlichen Nacheinander eines pathologischen Ereignisses und danach aufgetretenen Beschwerden besondere Beachtung zu schenken.

Tritt z. B. eine Migräne erstmals nach einer Hysterektomie auf, so ist das Augenmerk auf den gynäkologischen Raum zu richten, oder bei Beginn eines rheumatischen Geschehens nach einer Tonsillitis, sind die Mandeln als kausaler Faktor zu testen.

Nicht zu vergessen ist die Frage nach Narben durch Unfälle, Operationen, Eiterungen oder Frakturen, die oft nicht nur pathologische Abläufe darstellen, sondern auch Fremdkörper oder Talkumreste beinhalten können. Oft werden Krankheiten auch durch mehrere Störfelder unterhalten; in diesen Fällen führt nur die gleichzeitige Behandlung aller Ursachen zum Therapieerfolg.

Eine weitere Grundregel der Neuraltherapie ist daher die gleichzeitige Unterspritzung aller in Frage kommenden Narben in einer Sitzung.

8. Die Neuraltherapeutika

Mit der Entdeckung des Procain hat die Ära der Neuraltherapeutika ihren Anfang genommen, moderne Lokalanästhetika wie Lidocain oder Mepivacain sind hinzugekommen, konnten jedoch das Procain aus seiner Führungsrolle nicht verdrängen.

a) Procain

Die lokalanästhetisch wirksamen Substanzen leiten sich vom Alkaloid Kokain ab. Das Procain, ein Ester aus aromatischen Säuren, wird im Gewebe relativ rasch hydrolytisch gespalten. Der Abbau geht weitgehend ohne Leberpassage rasch vonstatten. Die Resorption ist schnell abgeschlossen, die maximale Einzeldosis beträgt 500 mg. Der reine Anästhesieeffekt dauert ca. 30 Minuten. Sensibilitätsneigungen bzw. allergische Nebenreaktionen auf das Abbauprodukt Para-amino-benzoesäure (PAB) sind sehr selten, werden jedoch häufig von Laien bzw. nicht geschulten neuraltherapeutisch tätigen Kollegen mit kurzfristigen Blutdruckabfällen und daraus resultierenden Kreislaufschwierigkeiten der Patienten verwechselt, die aufgrund zu hoher Dosierung vorkommen können. Procain wird sowohl in reiner 1%iger Form als auch als 2%ige Procain-Coffein-Verbindung (Impletol) verwendet. Die maximale Einzeldosis ist auf 15–20 ml zu beschränken.

b) Lidocain

Dieses amidstrukturierte Lokalanästhetikum wurde erstmals 1942 vorgestellt. In der Neuraltherapie bekannt und bewährt ist das Xyloneural®, eine 1%ige gewebsneutrale Lidocainlösung, von der ebenfalls pro Behandlung 20 ml gegeben werden können.

Es wird im Gewebe nur gering hydrolytisch gespalten und als Gesamtmolekül durch die Nieren eliminiert bzw. teilweise in der Leber metabolisiert.

Allergische Reaktionen sind ebenfalls sehr selten.

Das Toxizitätsverhältnis von 1:2 im Vergleich zum Procain wirkt sich bei den neuraltherapeutischen Dosierungsempfehlungen nicht negativ aus.

Beide Präparate sind umfassend erprobt und haben sich millionenfach bewährt. Welches andere Medikament wird schon seit über 60 Jahren im Vergleich zum Impletol auf dem pharmazeutischen Markt angeboten? In der Wirkung stehen sich beide kaum nach.

Auch das neuere Mepivacain (Meaverin®) und das im Einzelfall besonders im Zahn-Kiefer-Bereich eingesetzte Articain (Ultracain®) werden verwendet.

Zusätze wie Adrenalin oder Kortikoide in Kombinationspräparaten widersprechen den Grundsätzen der Neuraltherapie und werden von Neuraltherapeuten entschieden abgelehnt.

9. Die Phänomene

Die Neuraltherapie besteht aus der Lokalbehandlung (Segmenttherapie) und der Störfeldsanierung.

Alle bei dieser Tätigkeit gesetzten Injektionen müssen als Frage an den Organismus gesehen werden, auf die dieser wiederum mit bestimmten Reaktionen antwortet. Diese Reaktionen müssen den Therapeuten unbedingt bekannt sein.

a) Das Huneke-Sekunden-Phänomen

Man versteht darunter das vollständige Verschwinden von Fernbeschwerden nach der Behandlung der vermuteten Störfelder. Die Beschwerden müssen sofort und für mindestens 20 Stunden fortfallen. Die Wiederholungsbehandlung führt zu immer längeren beschwerdefreien Intervallen bis zu völliger Ausheilung, soweit anatomisch noch möglich.

Die beschwerdefreien Zeitintervalle nach Behandlung des Zahn-Kiefer-Bereiches sind erfahrungsgemäß anfangs kürzer (ca. 8 Std.), müssen aber auch hier zur völligen Ausheilung führen.

Sind diese Bedingungen erfüllt, liegt mit Sicherheit ein Störfeld vor, und das Krankheitsbild kann dann nur über die Ausschaltung dieses oder dieser Störfelder erfolgen.

Das Sekunden-Phänomen ist der Beweis über die gelungene Unterbrechung eines pathogenetischen Informationsflusses.

b) Nachbarschaftsreaktion
Die Injektion an ein vermutetes Störfeld bringt nur eine zeitlich kürzere, vorübergehende Beschwerdefreiheit am Empfangsorgan. Die Folgeinjektionen bewirken keine wesentliche zeitliche Streckung des schmerzfreien Intervalls.

Diese häufig anzutreffende Reaktion läßt vermuten, daß der eigentliche Initiator in der Nähe des Injektionsortes liegt, aber nicht voll getroffen wurde. Diese Nachbarschaftsreaktion tritt z. B. relativ häufig nach Injektionen an die Tonsillen auf, wenn der Störsender im Zahn-Kiefer-Bereich liegt.

c) Das Reaktionsphänomen (nach Hopfer)
Nach einer lokalen Behandlung kommt es zu einer reaktiven Verschlimmerung der Beschwerden für einige Tage. Bei der Reproduzierbarkeit dieses Vorganges liegt mit hoher Sicherheit ein Störfeldgeschehen vor.

Die Krankheitsbeschwerden können dann nur über die Ausschaltung des Störfeldes beseitigt werden.

Bei dieser Situation wird über die lokale Behandlung auf retrogradem Weg das verantwortliche Störfeld aktiviert, daß sich als solches manchmal sogar zu erkennen gibt (Auftreten von Zahnbeschwerden nach Behandlung der Ileosakralfugen aufgrund einer Lumbago).

Daraus resultiert dann eine verstärkte Impulstätigkeit in Richtung Krankheitsort, was wieder mit Verstärkung der Anfangsbeschwerden einhergeht.

Arzt und Patient müssen dieses Reaktionsphänomen kennen, was allerdings keine strikte Eigenart der Neuraltherapie ist, sondern auch bei anderen lokalen Maßnahmen auftreten kann (z. B. Wärmetherapie und Kuren).

Nur über die neuraltherapeutische Ausschaltung stellt sich hier der Heilungserfolg ein.

10. Indikationen und Kontraindikationen sowie Grenzen der Neuraltherapie

Die Indikationsbreite der Neuraltherapie ist wesentlich größer als allgemein angenommen wird. Der Neuraltherapeut wird jedoch meist zu einem Herd- oder Schmerzarzt für die schon anderswo erfolglos anbehandelten Patienten.

40–50 % des Patientengutes sind orthopädischer und rheumatologischer Natur. Es folgen Neuralgien und Allergien, alle Formen des Kopfschmerzes, von der Migräne bis zur Trigeminusneuralgie, aber auch Bewerdebilder des Oberbauches oder der Genitalorgane sowie alle Formen der Durchblutungsstörungen gehören zum täglichen Patientengut.

Ideopatische, essentielle und funktionelle „Diagnosen" sind häufig.

Bei folgenden Erkrankungen sollte die Neuraltherapie nicht eingesetzt werden, bzw. ist die Erfolglosigkeit vorprogrammiert.

- Erb- und Mangelerkrankungen
- Geisteskrankheiten
- Narbenendzustände (Leberzirrhose usw.)
- Therapieeinschränkung bei Patienten, die unter Antikoagulantien-Therapie stehen
- Überempfindlichkeit gegenüber Lokalanästhetika
- Bakterielle Haut- und Mukosainfekte im Bereich der Injektionsstelle

- Tumoren (hier kann lediglich die Störfeldbehandlung zur Entlastung des befallenen Organs unterstützend zu anderen Maßnahmen hinzugezogen werden)
- Fadengranulome und Verwachsungen sowie andere anatomisch pathologische Endzustände (z. B. Hüftdysplasie im fortgeschrittenen Zustand)
- Aversion des Patienten gegenüber Injektionen

11. Neuraltherapie in der täglichen Praxis

Die Neuraltherapie läßt sich sowohl zur Therapie, als auch zur Diagnostik, zur Differentialdiagnostik, zur Rehabilitation und zur Prophylaxe einsetzen, geht also über das normale Maß im Sinne einer Therapie weit hinaus.

Diagnostik und Differentialdiagnostik

Die einfache Injektion des Neuraltherapeutikums in das Schilddrüsengewebe wird bei Verdacht auf eine thyreogene Kardiopathie Beschwerdefreiheit bringen.

Die Behandlung der kleinen Wirbelgelenke beim LWS-Syndrom wird keinen Erfolg bei Ursächlichkeit der Ileosakralgelenke erbringen. Dieser tritt erst bei der Injektion an die betroffenen Sakralfugen ein.

Hüftgelenksbedingte Ausstrahlungsschmerzen im Kniegelenk sprechen erst auf die ursächliche Ausschaltung am Hüftgelenk an. Tiefere Injektionen und Quaddeln im Bereich des betroffenen Kniegelenkes allein führen zu keiner wesentlichen Besserung.

Differentialdiagnostisch muß man zwischen einem selbständigen und einem störfeldbedingten Leiden unterscheiden.

Bringt die lokale Behandlung eine Besserung, handelt es sich um eine eigenständige Erkrankung, und die Fortsetzung dieser Therapie wird zum Erfolg führen.

Kommt es aber zu einer vorübergehenden reproduzierbaren Verschlimmerung (Reaktionsphänomen) handelt es sich um ein störfeldbedingtes Leiden, bei dem keine lokale Behandlungsform erfolgreich sein wird. Hier muß herdtherapeutisch vorgegangen werden.

Die Neuraltherapie als Therapieform reicht von der lokalen Behandlung in Form von Quaddeln oder Injektionen an den Bandapparat und der Infiltration von Myogelosen über die Therapie von Ganglien und Nervenwurzelgebieten (Segmenttherapie) bis hin zur Ausschaltung von Störfeldern. Die Vorgehensweise entscheidet der jeweilige Einzelfall, wobei häufig die sogenannte kombinierte Segment-Störfeld-Behandlung angewendet wird; das heißt bei Vorliegen eines Störfeldes werden Sender- und Empfangsorgane gleichermaßen therapeutisch angegangen.

Auch bei der Rehabilitation kann die Neuraltherapie positive Akzente setzen und nach Erkältungsinfekten, operativen Eingriffen, Traumen und Frakturen, Hepatitis und Herzinfarkten den Heilungsvorgang beschleunigen. Gerade in der Geriatrie findet sie ein sehr dankbares Umfeld vor. Die Genesung nach einer Hepatitis schreitet durch Quaddeln im Epigastrium und durch Behandlung des Ggl. coeliacum in eklatanter Weise voran. Bei Erfolglosigkeit oder übermäßig schleppender Rekonvaleszenz ist an einen hinzugetretenen Störfeldeinfluß zu denken und entsprechend vorzugehen.

Als prophylaktische Behandlung nach Traumen und Frakturen oder operativen Eingriffen an Extremitäten läßt sich die Neuraltherapie beispielsweise mit gutem Erfolg zur Vermeidung eines Morbus Sudeck einsetzen.

12. Zwischenfälle

Wie bei jeder medizinischen Handlung können auch bei der Neuraltherapie Zwischenfälle auftreten. Diese können durch das Medikament oder Überdosierung bedingt sein, durch den Behandler verursacht werden oder von Erkrankungen des Patienten herrühren.

Die Neuraltherapeutika haben abgesehen von leichten passageren Kreislaufbeeinflussungen, die sich durch Schwindel oder Benommenheit ausdrücken, nur sehr selten andere Nebenwirkungen. Die Allergierate ist im Vergleich zu anderen Medikamenten wie z. B. Penicillin extrem gering. Bei einer vorliegenden allergischen Veranlagung des Patienten, die unbedingt zu erfragen ist, wird ein Empfindlichkeitstest durchgeführt. Iatrogene Schäden werden durch fehlerhafte und risikoreiche Injektionstechniken hervorgerufen. Man sollte sich daher unbedingt an die Empfehlungen der Internationalen Gesellschaft für Neuraltherapie nach Huneke e. V. halten.

In den entsprechenden Kursen wird eine eingehende Schulung durchgeführt, die mit einer Prüfung abgeschlossen wird. Die perfekte Beherrschung der Neuraltherapie benötigt allerdings eine langjährige Ausbildung und Erfahrung.

Blutgerinnungsstörungen sind unbedingt vor der ersten Sitzung zu erfragen, da hierbei besonders auf tiefere Injektionen verzichtet werden muß.

Insgesamt gesehen ist die Neuraltherapie eine ausgesprochene risikoarme Therapieform. Es gibt keine Interaktionen, und es entfallen vor allem Nebenwirkungen und Schäden, die andere Medikamente hervorrufen können. Vorgegebene Höchstdosen dürfen allerdings nicht überschritten werden und Zusätze wie Adrenalin, Kortikoide oder Alkoholderivate sind unbedingt zu vermeiden.

Weiterhin sollten nur die bereits genannten bewährten Neuraltherapeutika eingesetzt werden.

Die Kenntnis der Anatomie und der Injektionstechniken ist eine Selbstverständlichkeit; klinische Kontraindikationen sind zu beachten.

Dokumentiert wird die weitgehende Ungefährlichkeit der Neuraltherapie in zwei nachkontrollierten Berichten offizieller Institute:

In der Statistik des Chirurgen, Prof. REISCHAUER, der Städtischen Klinik Essen aus dem Jahre 1971 wird die zwischenfallsfreie Applikation von jeweils 30 ml 1%igem Novocain innerhalb von 8 Jahren belegt bei:

  77000 paravertebralen Wurzelblockaden,
         davon ca.
  40000 lumbalen Wurzelblockaden
  13000 lumbalen Grenzstrangblockaden
  20000 Stellatumblockaden
         und
   5000 thorakalen Infiltrationen

In der ausschließlich neuraltherapeutischen Ambulanz für Herderkrankungen der Wiener Gebietskrankenkasse wurden 2,5 Millionen Injektionen verabreicht, vor allem paravertebrale Grenzstrangblockaden, Injektionen an Nervenwurzelgebiete, an die verschiedenen Ganglien und in alle Gelenke. Dabei ereignete sich nur eine Blutung, bei der chirurgisch interveniert werden mußte. Ihr lag eine dem Patienten selbst nicht bekannte Gerinnungsstörung zugrunde.

Die Kritiker der Neuraltherapie haben auf diesem Gebiet meist keine eigene Erfahrung. Ihre Motive sind weniger fachlicher, mehr emotioneller Natur. Anfragen bei Zwischenfällen wurden unzureichend beantwortet. Es wurde keine Auskunft über Injektionstechnik oder Therapeutikum erteilt, auch eine neuraltherapeutische Ausbildung ließ sich nicht feststellen.

Bis auf wenige Ausnahmen sind alle in der Neuraltherapie angewandten Injektionstechniken rein klinischen Ursprungs und im Standardwerk „Lokalanästhesie und Lokalanästhetika" von HANS KILLIAN aufgeführt.

Unfälle, die sich ereigneten, kann man daher nicht der Methode, sondern nur dem falschen Medikament oder dem nicht ausgebildeten Behandler anlasten.

13. Sozialfaktoren und Zukunftsperspektiven

Die Neuraltherapie wird wie andere Naturheilverfahren vornehmlich, jedoch nicht ausschließlich, zur Behandlung von chronischen und Langzeiterkrankungen wie z. B. Migräne, Erkrankungen des rheumatischen Formenkreises, Asthma bronchiale usw. eingesetzt, die bekannterweise die Hauptkosten unseres Gesundheitssystems ausmachen und nicht zuletzt Ursache für den Erlaß des GRG sind.

In den überwiegenden Fällen werden, bei exakter Anwendung, deutliche Besserungen der Beschwerdezustände oder sogar Ausheilungen erzielt. Vergleicht man den Kostenaufwand der herkömmlichen medikamentösen Behandlungsarten, deren Nebenwirkungen, die stationären Liegezeiten, den Arbeitsausfall, die Rentenanträge oder Kurgesuche mit Kasuistiken neuraltherapeutisch versorgter Patienten im In- und Ausland, läßt sich folgendes Resümee ziehen:

Die Neuraltherapie ist deutlich kostengünstiger und nebenwirkungsärmer, ja bis auf einen verschwindend kleinen Prozentsatz nebenwirkungsfrei, die Lebensqualität deutlich angehoben, die Zahl der psychischen Folgeerscheinungen chronisch Kranker geringer.

Da diese auch aus sozialen Gesichtspunkten die Hauptfaktoren des Gesundheitswesens der Moderne darstellen, sollte die Integration der Neuraltherapie in das Europäische Gesundheitssystem nicht in Frage gestellt werden. Die Neuraltherapie basiert auf den Entdeckungen der Gebrüder HUNEKE, wobei das Sekunden-Phänomen eine besondere Stellung einnimmt. Das Vegetativum spielt bei dieser Regulationstherapie eine führende Rolle, da durch die Applikation der Lokalanästhetika kein pharmakologischer oder analgetischer Effekt erzielt wird, sondern die Wirkung auf einer Unterbrechung des pathogenetischen Informationsflusses und dessen Normalisierung beruht.

Wie jedem Therapieverfahren liegt der erfolgreichen Neuraltherapie jedoch eine eingehende Schulung zugrunde, die auch das Verständnis der verschiedenen Krankheitsabläufe voraussetzt.

Die Zukunftsperspektiven sind dann, wie die über 60jährige Geschichte der Neuraltherapie beweist, äußerst positiv.

Horn-Bad Meinberg 2, im Herbst 1989

Dr. med. I. Hagen Huneke

Literatur*)

ABELLO, J.: Das Sekundenphänomen von Huneke (Acta oto-rhino-laring. iberoamer. 1951, 4).
AHRINGSMANN, H.: Behandlung der Migräne (Med. Welt 1939, 33).
ALBUS: Heufieber-Behandlung. Ärztetag des Heufieberbundes in Wangeroog 1950.
ALCANTARA: Über die Anwendung von Impletol in der Traumatologie (Rev. inform. Med. Therap. 1955, 30).
ALTER, J.: Behandlung der Migräne mit Impletol Bayer (România med. 1931, 21).
ALTMANN, L.: Beitrag zur klinischen Pathologie der Fokalerkrankungen mit besonderer Berücksichtigung neuralpathologischer Gesichtspunkte (Hippokrates 1958, 29).
ANSELMINO, K. J.: Heilanaesthesie (N. med. Welt 1950, 38).
ASLAN, A.: Novokain als eutrophischer Faktor und die Möglichkeit einer Verlängerung der Lebensdauer (Therap. Umschau [Bern] 1956, 13).
ASSMUS, H.: Erfahrungen mit der Neuraltherapie (N. Th.). Indikationen und Erfolgsbeurteilung (Neuralmed. 1954, 2).
BAATZ: Gynäkologie und Zahnheilkunde (Zahnärztl. Praxis [Berlin] 1954, 12).
BAKO, E. E.: Das Sekundenphänomen in der Orthopaedie (Neuralmed. 1954, 2).
BODECHTEL, G.: „Neuraltherapie", Betrachtungen eines Schulmediziners (Münch. med. Wschr. 1955, 97).
v. BOROS, J.: Die Novocain-Therapie (Therap. Gegenw. 1951, 5).
BRANKEL, Otto: Die Neuraltherapie bei der Behandlung des Stotterns (Therap. Ber. 30 [1958]: 84).
BRÜCK, D.: Zur Schizophrenie-Therapie (Hippokrates 1951, 13).
BÜCHSEL, H. W.: Impletolbehandlung bei versehentlicher paravenöser Injektion (Therap. Gegenw. 1954, 93).
BUTTERSACK, F.: Außersinnliche Welten. Leipzig. Alfred Kröner Verlag.
CARLILE, H.: Beitrag zur Neuraltherapie nach Huneke (Erfahr.heilkunde 1964, 12).
DEICH, Friedrich: Arzt oder Mediziner — Zur geistigen Situation der Heilkunde. München. List-Verlag — Wenn der Kontakt mit dem Kranken fehlt (in: List-Bücher Nr. 89. München 1957. List-Verlag).

---

*) Es entspricht nicht dem Sinn dieses Buches, an dieser Stelle die 6 000 oder 10 000 vorliegenden Literaturangaben über die Neural-Therapie zu bringen, die bei der Firma Bayer gesammelt wurden. Ich habe mich beschränkt auf eine Auswahl, die direkte Beziehung zu diesem Buche hat.

DEPPE, A.: Gedanken über das Herdproblem (Zahnärztl. Mitt. 1953, 7/8)
DOSCH, Peter: Heilung einer organischen Lähmung über das Sekunden-Phänomen (Münch. med. Wschr. 1956, 44).
—: Die Behandlung des Malum Coxae senile mit Impletol (Münch. med. Wschr. 1956, 98).
—: Narben- und Neuraltherapie (Landarzt [Stuttgart] 1956, 32).
—: Heilung in der Sekunde? Die Neuraltherapie der Brüder Huneke (Naturarzt [Stuttgart] 1957, 79).
—: Neuraltherapie bei Cholezystopathien (Hippokrates 1957, 28).
—: Psycho- und Neuraltherapie — anders gesehen (Hippokrates 1960, 3).
—: Noch einmal: Konservative oder operative Behandlung des Gallensteinleidens?, diesmal aus der Sicht der Neuraltherapie nach Huneke (Erfahr.hk 1961, 9).
—: Lehrbuch der Neuraltherapie nach Huneke. 13. überarb. Aufl. 1989. Karl F. Haug Verlag Heidelberg.
DOSCH, P.: Die Beseitigung von Commotio- und Contusio-Cetebri-Folgen mit Impletol (Erfahr.hk. 1965, 3).
DROST, E.: Erfahrungen mit Blockaden im sympathischen System bei der akuten Pankreatitis (Zbl. Chir. 1957, 82).
DRUM, W.: Huneke, das Sekundenphänomen und die Impletol-Therapie [Heilanaesthesie] (Quintessenz zahnärztl. Lit. [Berlin] 1952, 12).
DRUSCHKY, Eberhard: Antwort auf einen Artikel: „Nebenwirkungen bei intracisternaler Therapie nach Reid ..." von MÖLLHOFF (Jahrgang 58, 1962, 7). (Med. Sachverständige 1963, 7.)
EBNER, R. und LEY, H.: Überprüfung des Sekundenphänomens nach F. Huneke im doppelten Blindversuch (Münch. med. Wschr. 1956, 98).
EIGLER, W.: Therapie der Neuralgien (Dtsch. Gesd.wes. 1947, 17).
FENZ, Egon: Behandlung rheumatischer Erkrankungen durch Anaesthesie. Stuttgart. Verlag Theodor Steinkopff.
FEURSTEIN, V.: Ein Beitrag zur Entwicklungsgeschichte der Heilanaesthesie (Anaesthesist 1952, 1).
FLECKENSTEIN, A.: Die periphere Schmerzauslösung und Schmerzausschaltung in: Wissenschaftliche Forschungsberichte. Frankfurt. Verlag Dietrich Steinkopff.
FONTANA, G.: Zur Heilanaesthesie bei primärem Glaukom (Progr. therap. [Milano] 1952, 6).
FRANKE, K.: Fokus und vegetatives Nervensystem, Wechselwirkung in der Gynäkologie (Geburtsh. u. Frauenhk. 1951, 7).
FRESENIUS, H.: Impletol anders gesehen (Hippokrates 1953, 24).
—: Neuraltherapeutische Erfahrungen aus der täglichen Praxis. Ulm/Donau 1958. Karl F. Haug Verlag.
FRIEDRICH, Rudolf: Medizin von Morgen. München. Süddeutscher Verlag.
FUDALLA, S. G.: Die Grundlagen der Lehre von der Fokalerkrankung unter besonderer Berücksichtigung der Relationspathologie (Dtsch. med. J. 1953, 6/7).

GALIANA, J. C.: Alopecie und Impletol (Hautarzt 1960, 3).
GOECKE, H.: Behandlung der Cervixhypersekretion (Ärztl. Praxis 1951, III/25).
GOHRBANDT, E.: Zur Behandlung der Multiplen Sklerose (Zbl. Chir. 1950, 11: 726).
GRAD, W.: Neuer Weg zur Heufieber-Therapie (Zschr. Laryng. 1951; 189).
GROHER, H: Erfahrungen in der Behandlung gynäkologischer Erkrankungen mit Impletol [Jecoffin] (Zbl. Gynäk. 1953, 75).
GROSS, D.: Zur Anaesthesietherapie der Tonsillen (Med. Klin. 1951, 11).
—: Neuraltherapie (Münch. med. Wschr. 1952, 45).
GROSS, D. und NONNENBRUCH, W.: Die vasale Ordnung im vegetativen Nervensystem als Grundlage für die Neuraltherapie (Med. Klin. 1952, 16).
GROSS, H. und FÜNFGELD, E.: Die Trigeminusneuralgie und ihre Behandlung (Münch. med. Wschr. 1944, 25/26 — Dtsch. zahnärztl. Wschr. 1944, 25/26).
GROSS, R.: Impletol bei Asthma bronchiale (Med. Welt 1951, 19).
HATSCHEK: Die Augenkrankheiten in der täglichen Praxis. Stuttgart. Hippokrates-Verlag.
HAUBEIL, J.: Erfahrungen mit Impletol bei Extraktionsneuritis (Zahnärztl. Welt 1948, 13).
HERBERGER, W.: Behandlung und Pflege inoperabler Geschwulstkranker. Medizinische Praxis, Bd. 40. Dresden und Leipzig 1960. Theodor-Steinkopff-Verlag.
HEYER, G. R.: Vom Kraftfeld der Seele. Stuttgart 1949. Verlag Ernst Klett.
HOFF, Ferdinand: Klinische Probleme der vegetativen Regulation und der Neuralpathologie (Dtsch. med. Wschr. 1952, 3, 4, 5).
—: Behandlung innerer Krankheiten, Richtlinien und Ratschläge für Studierende und Ärzte, 5. Aufl. Stuttgart 1954. Georg Thieme Verlag.
HOLTERMANN: Klinische Erfahrungen mit nervaler Therapie von Dermatosen (Neuralmed. 1955, 3).
HOPFER, F.: Diagnostische und therapeutische Erfahrungen mit Impletol (Vortr. 13. 2. 1958).
HUBERT, G.: Eigenbeobachtungen über die Wirkung der Impletolbehandlung (Hippokrates 1948, 9).
—: Kasuistischer Beitrag zur Impletol-Behandlung bei eitrigen Entzündungen des Unterhautzellgewebes (Hippokrates 1950, 3).

HUNEKE, Ferdinand: Beobachtungen und Gedanken zur Entspannungstherapie (Landarzt 1930, 32).
—: Entspannungstherapie und praktischer Arzt (Dtsch. Ärzte-Ztg. 1934, 411).

HUNEKE, Ferdinand: Krankheit und Heilung anders gesehen, 10. Aufl. 1936. Staufen-Verlag.
—: Unbekannte Fernwirkungen der Lokalanaesthesie (Hippokrates 1944, 31/32).
—: Fokusproblem und Sekundenphänomen in seiner Bedeutung für den Zahnarzt (Österr. Zschr. Stomat. 1951, 4 — Dtsch. zahnärztl. Zschr. 1950, 23).
—: Fokusproblem und Sekundenphänomen (Münch. med. Wschr. 1951, 11).
—: Die Behandlung von Herzstörungen in neuraltherapeutischer Schau (Med. Welt, 1951, 47).
—: Heilanaesthesie u. Sekundenphänomen (Heilkunst [Münch.] 1952, 6).
—: Ganzheitsmedizin und Sekundenphänomen in ihrer Bedeutung für den Zahnarzt (Zahnärztl. Praxis, 1952, 11).
—: Antwort auf den Aufsatz von Prof. v. Schubert (Ärztl. Wschr. 1952, 41).
—: Zahnarzt und Sekundenphänomen (Zahnärztl. Praxis, 1952, 2).
—: Das Fokusproblem in neuraltherapeutischer Schau (Hippokrates 1952, 22).
—: Neuraltherapie und Sekundenphänomen mit Impletol (Therap.-woche 1953, 9/10).
—: Über das Wesen der Heilung (Erfahr.hk. 1959, 10).
—: Neuraltherapie, Betrachtungen eines Schulmediziners (Hippokrates 1955, 26).
—: Zahnarzt und Sekundenphänomen (Zahnärztl. Reform 1955, 13/14).
—: Behandlung organischer und funktioneller Herzkrankheiten mit Impletol (Hippokrates 1955, 18).
—: Allgemeine Regeln der Heilkunst (Med. heute 1956, 12).
—: Neuraltherapie, Sekundenphänomen und Chirurgie (Hippokrates 1956, 21).
—: Beobachtungen und Gedanken zur Neuraltherapie (Cesra 1956, 3).
—: Die Behandlung der verschiedenen Formen des Rheumatismus durch Impletol (Medizinische [Stuttgart] 1957, 31/32).
—: Das Sekundenphänomen in der Heilkunde (Therap.woche 1957, 7).
—: Unbekannte Fernwirkungen der Lokalanästhesie (Hippokrates 1957, 8).
—: Allgemeine Regeln der Heilkunst, entwickelt über Heilungsvorgänge durch Impletol (Therap.woche 1957, 13).
—: Grundlegendes zum Problem der Neuraltherapie (Privatklin. u. Sanat. 1958, 12; 1959, 1).
—: Über die Häufigkeit des Sekundenphänomens in meiner Praxis (Hippokrates 1960, 3).
—: Die Narbe als Störungsfeld, in: Cesra-Säule 1960, Heft 11 und 12.
—: Der heutige Standort der Neuraltherapie (Privatklin. u. Sanat.) 1960, 1, 2).
—: Die Stellatumanaesthesie (Landarzt Stuttgart 1963, 18).

HUNEKE, Ferdinand: An Seine Magnifizenz den Rektor der Düsseldorfer Medizinischen Akademie, Herrn Prof. Kiesselbach (Begegnung, Zeitschrift für Kultur und Geistesleben 1963, 8).
—: An Seine Magnifizenz den Rektor der Düsseldorfer Medizinischen Akademie Herrn Prof. Bay (Begegnung 1964, 9/10).
—: Idem (Erfahr.hk. 1964, 8).
—: Zwischenfälle und Gefahrenmomente in der Neuraltherapie (Ärztl. Praxis 1965, 1).
HUNEKE, F. u. W.: Unbekannte Fernwirkungen der Lokal-Anaesthesie (Med. Welt 1928, 27).
HUNEKE, Walter: Aus der Praxis der Entspannungstherapie (Dtsch. Ärzte-Ztg. 1934, 411).
—: Zur Entspannungstherapie (Fortschr. Med. 1935, 15).
—: Zu Heilanaesthesie und Fokusproblem (Hippokrates 1950, 2).
—: Neuraltherapie mit und ohne Impletol (Hippokrates 1951, 23).
—: Impletol-Therapie und andere neuraltherapeutische Verfahren. Hippokrates-Verlag. Stuttgart 1952.
—: Verjüngung durch Novocain, Bestätigung, Kritik und Ausblick auf weitere Forschungs-Aufgaben (Hippokrates 1958, 29).
—: Die Bedeutung des Störungsfeldes bei Gelenkerkrankungen (Ärztl. Praxis 1960, 2).
—: Sekundenheilung durch Neuraltherapie (Ärztl. Praxis 1961, 3: 146 bis 148).
—: Zur Neuraltherapie bei Gallenwegserkrankungen (Hippokrates 1964, 2).
—: Das Nacken-Schulter-Arm-Syndrom (Hippokrates 1962, 15).
—: Neuraltherapie bei Gelenkerkrankungen (Ärztl. Praxis 1963, 52).
—: Wirbelsäulensyndrom und Cervicalsyndrom — Neuraltherapie oder Chiropraxis (Ärztl. Praxis 1964, 47).
HUNEKE, W. u. KERN, B.: Verjüngung durch Novocain. Stuttgart 1959. Hippokrates-Verlag.
ISKRAUT, H.: Kritik der sog. dentogenen Herdinfektion. Das Sekundenphänomen nach Huneke (Zahnärztl. Rdsch. 1951, 5/6, 7/8).
—: Die Neuraltherapie in der Zahnheilkunde. 1952. Staufen-Verlag.
JOHANSSON, E.: Impletol in der Ophthalmologie (Zschr. Augenhk. 1936, 90).
JORES, A.: Kritisches zur Zellulartherapie nach Niehans und zu den „Außenseitermethoden" in der Medizin (Hippokrates 1955, 26).
—: Magie und Zauber in der modernen Medizin (Dtsch. med. Wschr. 1955, 80).
KABISCH, M.: Neuraltherapeutische Erfolge in der Gynäkologie (Hippokrates 1954, 25).
KALDEN, E.: Kasuistischer Beitrag zur Behandlung einer akuten Kiefergelenkentzündung durch Impletol (Zahnärztl. Welt 1950, 13).

KELLERMANN: Impletol (Dtsch. Gesd.wes. 1947, 18).
KIBLER, M.: Die Behandlung innerer Erkrankungen von der Headschen Zone aus (Dtsch. med. Wschr. 1949, 12).
—: Segmenttherapie. Stuttgart 1950. Hippokrates-Verlag.
—: Schulmedizin und Außenseitermethoden. Bemerkungen zum Aufsatz von Jores (Hippokrates 1955, 26).
KÖHLER, Prof. U.: Moderne Physik und Medizin (Ärztl. Praxis 1964, 46).
KOLB, W.: Ein Beitrag zur Herdinfektion (Dtsch. zahnärztl. Zschr. 1952, 14/15).
KLUSSMANN, W.: Herdinfektion, Sekundenphänomen, das Problem der Wurzelbehandlung und ein Weg zu seiner Klärung (Zahnärztl. Welt 1952, 13, 14, 15, 16, 18).
KRAUCHER, G. K.: Die intravenöse Anwendung der Lokalanästhesie in der Inneren Medizin. 1954. Springer-Verlag.
KRAUS, E. G.: Zur Heilanästhesie-Behandlung mit Impletol (Med. Klin. 1949, 24).
KRECKE, A. u. PACHER, R.: Erfahrungen mit dem neuen Antineuralgikum Impletol (Münch. med. Wschr. 1928, 30).
KRETZSCHMAR, K.: Schwerhörigkeit und Neural-Therapie (Neuralmed. 1953, 1).
—: Neural Therapy (Med. Times, [New York] 1956, May and June).
LAMPERT, H.: Störungsfeldbehandlung mit Novocain und Impletol. Neuraltherapeutische Richtlinien für die Praxis (Heilkunst 1951, 8).
LANZKRON, J.: Behandlung des Asthma bronchiale mit i.v. Injektionen von Impletol (Med. Klin. 1947, 16).
LAURENZ, F.: Der gynäkologische Raum in der klassischen Neuraltherapie (Phys. Diät. Ther. 1963, 6).
LÉGER, V.: Neuraltherapie, en particulier celle d'àprès HUNEKE (Le Phénomène Instantané) im Selbstverlag. Metz, 8, rue François de Curel.
LEIBBRAND, W.: Selbstbeobachtungen mit Impletol (Dtsch. med. Wschr. 1928, 49).
LEMKE, H.: Die Novocain-Behandlung des Pylorospasmus im Säuglingsalter (Münch. med. Wschr. 1951, 48 — Kinderärztl. Praxis 1951, 10).
LENTRODT, K. W.: Kasuistischer Beitrag zur Neuraltherapie (Dtsch. zahnärztl. Zschr. 1952, 8).
LUSENA, Marcello: La patologia da stimoli focali, particolarmente da quelli di origine dentaria. Parma 1953. Officina Grafica Fresching.
MANDL, F.: Heilanästhesie: Vortrag, gehalten auf d. Tagg. Van-Swieten-Ges. Salzburg, Sept. 1952. (Wien. klin. Wschr. 1953, 6).
MARTINI: Buchbesprechung des Buches „Impletol-Therapie" von Walter Huneke in Dtsch. med. Wschr. vom 8. 1. 1954.
MATHIS, Hermann: Probleme der Herdinfektion. München 1956. Carl-Hanser-Verlag.

MERCKELBACH: Der Rheumatismus in der Orthopädie (Belg. tschr. geneesk. 1954, 10).
—: Die Neuraltherapie in der täglichen Praxis des Orthopäden (Neuralmed. 1954, 2).
—: Neural-Therapie nach Huneke, demonstriert an 4 Krankheitsgeschichten (Neuralmed. 1955, 3).
—: Die Bedeutung des Herdgeschehens in der Orthopädie (Herdtherap. 1955, 4).
MEYER, E.: Therapie der Neuralgien (Dtsch. Gesd.wes. 1947, 12).
v. MOENCH, A.: Die Infiltrationsanaesthesie im entzündeten Gewebe (Ärztl. Forschg. [Wörishofen] 1947, 18/19).
MÖSSINGER, Paul: Beiträge zum Neuaufbau der praktischen Medizin, Ulm/Donau 1964. Karl F. Haug Verlag.
MOLDENSCHARDT, H.: Über Neuraltherapie des Morbus Basedow (Zschr. ärztl. Fortbild. 1956, 50).
MOSER, F.: Zur Frühbehandlung akuter peripherer Gefäßverschlüsse (Med. Klin. 1954, 49).
MÜCKE, R.: Ein Beitrag zur Behandlung organischer und funktioneller Herzerkrankungen mit Impletol (Neuralmed. 1954, 2).
MUSSO, L.: Die Anwendung der Heilanaesthesie (Progr. terap. [Milano] 1951, 36).
NEUREUTHER, G.: Zur Therapie des Herpes zoster (Neuralmed. 1954, 2).
NICOLAI, W.: Die Wirkung von Impletol-Injektionen an den oberen Mandelpol (Ärztl. Sammelbl. 1953, 7).
NONNENBRUCH, W.: Die doppelseitigen Nierenkrankheiten. 1949. Ferdinand-Enke-Verlag.
—: Das Sekundenphänomen (Med. Welt. 1951, 35/36).
OLTERS, E.: Die Behandlung der Pankreopathie mit Novocaininjektionen (Medizinische 1956: 1088).
PIEPER: Der heutige Stand der Herdforschung (Zahnärztl. Praxis 1953, 4).
PISCHINGER: Neue Auffassung über das Vegetativum, seine Organisation und Bedeutung für das Herdgeschehen (Österr. Zschr. Stomat. 1956, 12: 140).
PLESTER, D.: Zur Klärung des Wirkungsmechanismus von Novocain bzw. Impletol bei Durchblutungsstörungen (Klin. Wschr. 1951, 12/22).
—: Tierexperimentelle Untersuchungen zur Klärung des Wirkungsmechanismus von Novocain bzw. Impletol bei Durchblutungsstörungen (Acta neuroveget. [Wien] II, 1951).
POSER, P.: Die Behandlung von Vormagen-, Magen- und Darmerkrankungen des Rindes mit Novocain (M.hefte Vet.med., [Leipzig] 1961, 20).
POTSCHKA, W. u. VELEBA: Beiträge zur Erkennung und Therapie von Herderkrankungen durch den praktischen Arzt (Landarzt 1954, 30).

PRZEMECK, H. u. GRIEGER, W.: Klinische Beiträge zur Neuraltherapie in der Chirurgie (Zbl. Chir. 74 [1949], 6: 599).

QUINTARELLI, L.: Klinischer Beitrag zur Diagnose odontogener Herdaffektionen durch Verwendung von Impletol (Progr. terap. [Milano] 1953, 38).

RADEMAKER, G. G. J. (Leiden): Pijn en Haar Bestrijding (Ned. tschr. geneesk. 13. 10. 1954).

RATSCHOW, M.: Kritisches zur Wirkungsbreite der Neuraltherapie [Heilanästhesie] (Dtsch. med. Wschr. 1951, 10).

REID, Georg: Zysternale Therapie zentralbedingter Störungen des Nervensystems bei enzephalen und perienzephalen Erkrankungen, zugleich eine Studie zur experimentellen Psychiatrie (Hippokrates 1958, 22).

—: Cysternale Impletoltherapie zentraler Störungen des Nervensystems (Therap.woche 1958, Dez.).

ROEBER, Günther: Beitrag zum Thema: Neuraltherapie (Medizin heute 1960, 12).

v. ROQUES, K. R.: Schnelle Hilfe in der ärztlichen Praxis (Fortschr. Med. 1938, 19/20).

—: Die Stellung der Heilanästhesie in der Pathologie und Therapie (Münch. med. Wschr. 1940, 2).

v. ROQUES: Die Behandlung schwerer Tonsillenerkrankungen mittels der Stellatumanästhesie (Münch. med. Wschr. 1950, 3/4).

ROSENSTEIN, S.: Un caz de megrena vindecat cu Impletol (România med. 1932, 15/16).

RUHLAND, H. u. HOTZ, L.: Orthostatische Kreislaufregulationsstörung und Fokus (Münch. med. Wschr. 1952, 45).

SCHACHTER, M. u. COHEN, E.: Le traitement des algies par injections de Novocaine - Caféinée loco dolenti (Bull. med. 1953, 51).

SCHAEFERS u. GOECKE: Erfahrungen mit der Neuraltherapie in der gynaekologischen Praxis (Med. Klin. 1954, 41).

SCHEIDT, C.: Heilanaesthesie als Test — Dr. F. Huneke, Düsseldorf, zum 60. Geburtstag (Zahnärztl. Welt 1951, 24).

SCHLEGEL, K. F.: Das Fokusproblem im Lichte der Neuraltherapie (Dtsch. dent. Zschr. 1952, 3/4).

SCHLEGELMILCH: Impletolinjektionen bei Muskelrheumatismus (Dtsch. med. Wschr. 1932, 10).

SCHLIACK, Hans: Neuraltherapie und Segmentbegriff (Ärztl. Mitt. [KölnBerlin] 1960, 39).

SCHMELZER, H.: Augenärztliche Erfahrungen mit der Heilanaesthesie (Ber. dtsch. ophth. Ges. Kongr. Heidelberg 1948).

—: Die Neuraltherapie in der Augenheilkunde. Halle 1953. VEB Carl-Marhold-Verlag.

SCHMID, Josef: Neuraltherapie. Wien 1960. Springer-Verlag.

SCHOELER, Heinz: Stellungnahme zu dem Aufsatz von G. Bodechtel: „Neuraltherapie", Betrachtungen eines Schulmediziners (Münch. med. Wschr. 1955, 97).
—: Aussprache: „Neuraltherapie und Segmentbegriff" (Ärztl. Mitt. [Köln-Berlin] 1961, 2).
SCHREIBER, L.: Über Behandlung von Ischias mit Impletol (România med. 1932, 2).
v. SCHUBERT: Warum bilden gynäkologische Entzündungen keinen Fokus? (Ärztl. Wschr. 1952, 12).
SCHWARTZ, L.: Impletol bei Migräne (Schweiz. med. Wschr. 1930, 50).
SCHWERDTFEGER, F.: Beseitigung des Wundschmerzes nach Tonsillektomie (HNO-Wegweiser 1954, 4).
SENDRAIL, Marcel: Die geistige Sendung des Arztes (Ärztl. Mitt. Köln-Berlin 19. Dez. 1953).
SIEGEN, H.: Über Neuralpathologie und Neuraltherapie (Med. Lit.-Anz. [Remscheid] 1951, 5).
—: Correferat zu F. Huneke über den Impletol-Test (Heilkunst 1952, 5).
—: Theorie und Praxis der Neuraltherapie mit Impletol, 2. Aufl. 1953. Staufen-Verlag.
SIEGERT, H.: Neuraltherapie nach Dr. Huneke in der Veterinärmedizin (Med. heute, 1961, 3).
SIEGMUND, H.: Naturwissenschaftliches Denken in der modernen Pathologie (Dtsch. med. Wschr. 1950, 75: 24; 1954, 75: 74).
SINGER, F.: Die Testmethoden bei Herderkrankungen (Österr. Zschr. Stomat. 1953, 50).
SPANOPOULOS, G.: Neuraltherapeutische Erfahrungen (Neuralmed. 1954, 2).
SPERANSKY, A. D.: Grundlagen einer Theorie der Medizin. Ins Dtsch. übertr. von Dr. K. R. v. Roques, Berlin. 1950. Saenger.
SPIESS, G.: Die Heilwirkung des Anaesthetica (Zbl. inn. Med. 1902, 23).
—: Die Bedeutung der Anaesthesie in der Entzündungstheorie (Münch. med. Wschr. 1906, 53).
STAHL: Indikation und Technik der Novocain-Behandlung in der Inneren Medizin (Dtsch. med. Rdsch. 1949, 22).
STERN, P.: Zur Frage der Behandlung der Sehnenscheidenentzündung mit Impletol als soziale Indikation und Notwendigkeit der Anerkennung als Berufskrankheit (Medizinische [Stuttgart] 1954: 1389).
STRAKOSCH, W.: Neuraltherapie bei einem charakteristischen gynäkologischen Krankheitsbild (Hippokrates 1957, 28).
STURM, A.: Das neurovegetative Problem bei der Herdinfektion (N. med. Welt 1950, 29/30).
SUNDSBAK, R.: Akute Impletol-Vergiftung (Münch. med. Wschr. 1936, 29).

TEDESCHI, G. u. BRANACACCIO, G.: La metodica di Huneke nelle nefropatie (Acta med. ital. mal. infett. parass. 1959, 12).
TEDESCHI, G. u. DE VITA, C.: Contributo allo studio delle porpore emorragiche da infezione focale (Acta med. ital. mal. infett. parass. 1957, 7).
— —: L'importanza del fenome\u di Huneke nella patologia da stimoli focali (Acta med. ital. mal. infett. parass. 1958, 11).
— —: Fenomeno di Huneke e malattia metafocale (Arch. ital. laring. 1958, Sett./Ott.).
THIELEMANN, K.: Intradentale Herde (Zahnärztl. Welt 1950, 14).
TRIMARCHI, A. u. GERARDIS, E.: Impletol bei Supraorbitalneuralgien (Progr. terap. [Milano] 1953, 38).
VICHI, F. u. FALDI, S.: Impletol als Diagnosticum bei focal bedingten Gefäßspasmen in der Retina (Giorn. ital. oftalm. 1953, 3).
VOSS, H. F.: Tagungsbericht der „Internationalen Gesellschaft für Neuraltherapie nach Huneke" Freudenstadt 1959.
—: Tagungsbericht der „Internationalen Gesellschaft für Neuraltherapie nach Huneke" Freudenstadt 1960.
—: Neuraltherapie (Med. heute 1961, 2).
WACHTER, H.: Subcutane Impletol-Injektionen in die obere Bauchgegend bei schwer stillbarem Nasenbluten (Hippokrates 1951, 14).
WAGNER, G.: Neuraltherapie und Sekundenphänomen (Zahnärztl. Rdsch. [Berlin] 1956, 65).
WALTERSCHEIDT, F.: Vorläufige Mitteilung über eine neuraltherapeutische Beeinflussungsmöglichkeit von Nebenhöhlenentzündungen und Rhinitiden (Hippokrates 1953, 24).
WANNENMACHER: Die Bedeutung der Focalinfektion beim fliegenden Personal (Zahnärztl. Praxis 15. 7. 1959).
WEDIG, K.: Das sogenannte Sekunden-Phänomen nach Huneke als Diagnostikum dentaler streuender Herde (Wiss. Zschr. Univ. Leipzig 1952/53: 167).
WEINBERG, M. H.: Neural Therapy (Indian Practitioner 1957, März).
WENDLING, D.: Das Sekundenphänomen bei odontogenen Fokal-Erkrankungen (Zahnärztl. Praxis 1953, 4).
WILD, Georg: Neuraltherapie (Ärztl. Praxis 1964, 8. 2.).
ZETTEL, G.: Neuraltherapeutische Erfahrungen mit Impletol nach lungenchirurgischen Eingriffen bei Tuberkulosekranken (Therap. Ber. 1957, 29).

Die wichtigsten Fachausdrücke
Zusammengestellt durch Dr. A. Fischer

abortiv: abgekürzt, abgemildert verlaufend
Adnexitis: Entzündung im Bereich Eierstock-Eileiter
Allergene: Allergie verursachende Substanzen
Allergie: Überempfindlichkeitserscheinung auf gewisse Fremdstoffe
Alt-Tuberkulin Koch: Impstoff aus Tuberkelbazillenkulturen
Alveolarsepten: Scheidewände zwischen den Alveolen
Alveole: Lungenbläschen
Amaurose: Blindheit
Anamnese: Krankheitsvorgeschichte
Anästhesie: Betäubung
Anästheticum: Betäubungsmittel
Anastomose: Verbindung
Aneurysma: Erweiterung oder Ausstülpung eines Gefäßes
Angina pectoris: Herzasthma, Krämpfe der Herzkranzgefäße
Anima forma corporis: frei übersetzt: Der Geist ist es, der sich den Körper baut
Anosmie: völliger Ausfall des Geruchssinnes
ante exitum: kurz vor dem Tode
Anus praeter (naturalis): künstlicher Darmausgang
Aorta: große Körperschlagader
Aphakie: Fehlen der Linse im Auge (Operation oder angeboren)
Aortitis lucia: Entzündung der Aorta bei Syphilis
Apoplexie: Schlaganfall
Appendicitis: Blinddarmentzündung
Arthritis: Gelenkentzündung
Arthrosis: chronisch-degenerative Gelenkerkrankung
Arthrosis coxae: Arthrose des Hüftgelenks
Arthrosis deformans: Arthrose mit Verformung der Gelenke
Arthrosis sacro-iliaca: Arthrose des Kreuzbein-Darmbein-Gelenks
Ascites: Bauchwassersucht
Asthma (bronchiale): Atemnot durch Bronchialkrämpfe
Asthma cardiale: siehe Angina pectoris

Balneotherapie: Behandlung durch Heilbäder
Banti(sche Lebercirrhose): infektiöse Lebererkrankung mit Schrumpfung des Lebergewebes
Basedow(sche Erkrankung): Kropf mit Überfunktion der Schilddrüse
Baunscheidtbehandlung: unspezifische Hautreizbehandlung
behandlungsrefraktär: auf Behandlung nicht ansprechend
Blepharitis: Lidrandentzündung
Billroth I und II: häufigste Arten der Magenresektion
buccal: von der Backenseite her

Cancroid: krebsähnliche Hautwucherung
Carcinom: bösartige Geschwulst (epithelialer Herkunft)
Carotis: Halsschlagader
Carrel-Kur: Milchdiätkur
Cataracta complicata: bes. Form des grauen Stars
Caverne: Hohlraum (in der Lunge)
Cervix: Hals, Gebärmutterhals
Cervixhypersekretion: übermäßige Absonderung im Bereich des Gebärmutterhalses = Fluor
Chiropraktik: einrenkende Wirbelsäulenbehandlung
Cholecystitis: Gallenblasenentzündung
Cholecystektomie: operative Entfernung der Gallenblase
Cholecystopathie: chronisches Gallenblasenleiden
Chordotomie: Durchtrennung bestimmter Nervenbahnen
Chorion-Blastom: bösartige Geschwulst von der Nachgeburt ausgehend
Chromosomen: Kernschleifen, wesentlicher Zellkernbestandteil mit den Erbfaktoren
Cirrhose: Schrumpfung eines Organs durch Zugrundegehen des organspezifischen Gewebes (Niere, Leber)
Clavicula: Schlüsselbein
Coccygodynie: Steißbeinschmerz
Colibakterien: lebensnotwendige Bakterienart im Dickdarm
Colon: Dickdarm
Colon ascendens: aufsteigender Ast des C. (auf der rechten Bauchseite)
Colon descendens: absteigender Ast des C. (links)
Colon transversum: querliegender Teil des C.
conjunctival: die Bindehaut des Auges betreffend
Conjunctivitis: Bindehautentzündung
Cornea: Hornhaut des Auges

Coronarspasmen: Krämpfe der Herzkranzgefäße
Cortex: Rinde, z. B. des Gehirns, der Niere, Nebenniere,
Cortison: Nebennierenrindenhormon
Coxa: Hüftgelenk
Coxarthrose: = Arthrosis coxae, siehe dort
Creatio ex nihilo: Schöpfung aus dem Nichts
Croon(sches Verfahren): Elektroakupunkturmethode
cutan: die Haut betreffend

Dentikel: Zahnbeineinlagerung in der Zahnpulpa
devital: tot, nervtot (besonders bei Zähnen verwendet)
Diabetes insipidus: Wasserharnruhr (Hypophysenstörung)
Diabetes mellitus: Zuckerharnruhr, Zuckerkrankheit
Digitalis: Fingerhut, Pflanze mit herzwirksamen Glykosiden
Diskus: Zwischenwirbelscheibe, Bandscheibe
Diurese: Harnausscheidung, Harnproduktion der Niere
Divertikel: Ausstülpung im Bereich des Verdauungskanals, z. B. an der Speiseröhre, am Darm usw.
Drosophila melanogaster: Taufliege, für Erbforschung besonders geeignete Fliege
Dupuytren(sche Kontraktur): narbenähnliche Verhärtung im Sehnenbereich, Finger-Hohlhand mit Einkrümmung der Finger
Dysbakterie: Störung des normalen Bakterienhaushaltes
Dysmenorrhoe: schmerzhafte Regelstörung
Dysosmie: Störung des Geruchssinnes
Dystrophie: Fehlernährung (eines Gewebes)

Encephalitis: Gehirnentzündung
Ekzem: Sammelbegriff für juckende Hauterkrankungen
EEG = Elektro-Encephalogramm: Aufzeichnung der Gehirnströme
EKG = Elektrokardiogramm: Aufzeichnung der Herzaktionsströme
Elephantiasis: schwere Ödeme durch Lymphstauung
Embolie: Gefäßverschluß durch Fremdkörper (meist Blutgerinsel)
Endothel: Innenauskleidung von Körperhöhlen und Gefäßen
Entelechie (Aristoteles): in allem Lebendigen wirkende formgebende Kraft
Epicondylitis: Entzündung an knöchernen Gelenkfortsätzen
Epidydimitis: Nebenhodenentzündung
Epilepsie: Fallsucht
Epithel: jede Art von inneren oder äußeren „Häuten" des Körpers (ein- oder mehrschichtige Zellverbände)

Erosion: oberflächlicher Hautdefekt
Erysipel: Wundrose, im Gesicht: Gesichtsrose
Euphyllin: gefäß- und herzwirksames Medikament
Exophthalmus: Glotzauge, aus der Augenhöhle vorgedrängtes Auge
Exstirpation: Entfernung, Ausrottung z. B. eines Fingernagels
Extension: Streckung, Dehnung (bes. zur Behandlung von Knochenbrüchen)
Extraktion: das Herausziehen (z. B. eines Zahnes)

Facialis: siehe Nervus facialis
Fluor (albus): Weißfluß, Ausfluß
Fokus: Herd, Eiterherd
Fraktur: Knochenbruch
Frankenhäuser Plexus: sympathisches Nervengeflecht im kleinen Becken

Ganglion (auch Ganglium):
 1. Anhäufung von Nervenzellen außerhalb des ZNS (s. ZNS)
 2. sog. Überbein, auch Hygrom genannt
Ganglion ciliare: Ganglion hinter dem Augapfel (ad 1)
Ganglion sphenopalatinum: G. in der Flügelgaumengrube des Gesichtsschädels
Ganglion semilunare: = Ggl. Gasseri, an der Schädelbasis gelegen, von ihm aus gehen die Äste des Nervus trigeminus, s. dort
Ganglion stellatum: das sternförmige G. vor der Halswirbelsäule
Gangrän: Gewebsbrand
Gastritis: Magenschleimhautentzündung
Gastrocardialer Symptomenkomplex (Roemheld): Kombination: Oberbauch + Herzbeschwerden
Gene: Erbfaktoren, an den Chromosomen fixiert
Gingiva: Zahnfleisch
Glykosid: organische Substanzen, ätherähnlich an Zuckerarten gebunden, meist pflanzlicher Herkunft, einige sind herzwirksam
Gonococcus: Erreger des Trippers
Grenzstrang des Sympathicus: Hauptteil des Sympathicus, wichtiger Bestandteil des vegetativen Nervensystems
Gunn(sches Zeichen): patholog. Gesichtsreflexe bei Erkrankung des III. Gehirnnerven (für Augenmuskulatur)

habituell: angewöhnt, dauernd
Herpes: Hautbläschenkrankheit (Virusinfektion)

Herpes corneae: H. an der Hornhaut des Auges
Herpes zoster = *Zoster:* Gürtelrose
Herzinfarkt: siehe Infarkt
Hygrom: siehe Ganglion
Hypertension, Hypertonie: Bluthochdruck
Hypophyse: Hirnanhangdrüse
Hypopyon: Eiteransammlung in der vorderen Augenkammer

Ichthyosis: Fischschuppenkrankheit
Ikterus: Gelbsucht
Ileocoecalgegend: Übergang des Dünndarmes in den Dickdarm im rechten Unterbauch
Ileum: unterer Teil des Dünndarmes
Ileus: Darmverschluß
implantieren: einpflanzen
Impletol: Wirkstoffkomplex Procain + Coffein
Indikation: Heilanzeige
Infarkt: Gewebsschädigung durch Durchblutungsstörung
Infraktion: Knochenanbruch, Bruch geht nicht ganz durch
Injektion: 1. Einspritzung
2. starke Gefäßzeichnung bei Entzündung
Inkret: Absonderung einer Drüse direkt ins Blut
Insulin: Inkret der Bauchspeicheldrüse
intra-arteriell: in einer Schlagader
intra-articulär: in einem Gelenk
intracutan: innerhalb der Haut
intraperitoneal: in der Bauchhöhle
intrauterin: in der Gebärmutter
intravenös: in einer Blutader (Vene)
intra vitam: während des Lebens
Intercostalneuralgie: Schmerzen an Zwischenrippennerven
Iriskolobom: Regenbogenhautdefekt (meist nach Operation)
Ischiadicus: siehe Nervus ischiadicus
Ischias (die!): Entzündung des Nervus ischiadicus

Jugulum: Drosselgrube, Einsenkung oberhalb des Brustbeins

Katalysator: chem. Substanz, die ohne selbst verändert zu werden, chemische Reaktionen beschleunigt
Katarakt = *Cataracta:* grauer Star

Katatonie: besondere Form der Schizophrenie
Kathodenstrahlen: in hochevakuierten Röhren unter bestimmten Bedingungen abgeschleuderte Elektronen
Kolpitis: Entzündung der Scheide
Koma (auch Coma): tiefe Bewußtlosigkeit
konservative Behandlung: Behandlung unter Vermeidung der Operation
Kyphose: Rundrücken
Kyphoskoliose: Kyphose + Skoliose, siehe Skoliose

Laminektomie: operative Entfernung des hinteren Teiles der Wirbelbögen
lateral: von der Mittellinie aus gerechnet seitwärts
Lateralsklerose, amyotrophe: Systemerkrankung des ZNS (s. ZNS)
Leitungsanästhesie: Art der örtlichen Betäubung
Leukom: weiße Narbe an der Hornhaut des Auges
Libido: Geschlechtsverlangen
Lichen ruber planus: Flachknötchenflechte, seltene Hautkrankheit
lingual: auf der Zungenseite
Liquorraum: mit Rückenmarksflüssigkeit gefüllte Räume (im Rückenmark und Gehirn)
Lues = Syphilis: ansteckende Geschlechtskrankheit
Luxation: Verrenkung, Auskugeln eines Gelenks
Lymphocyten: bestimmte Art der weißen Blutkörperchen

Macula (lutea): Stelle des schärfsten Sehens an der Netzhaut des Auges (eigentlich: Gelber Fleck)
Magenneurose: siehe Neurose
malignus: bösartig
Malleolus internus: innerer Knöchel
Mazeration: Erweichung, Auflockerung
McBurney: Druckschmerzpunkt bei Appendicitis
Ménière(sche Krankheit): Drehschwindel mit Erbrechen und Augenzittern
Mesenterium: Gekröse, Aufhängeapparat des Darmes
Metastasen: Tochtergeschwülste
Migräne: anfallsweise auftretende Kopfschmerzen meist mit Übelkeit oder Erbrechen
Migraine cervicale: Hinterhauptsmigräne
Miotica: die Pupillen verengende Medikamente
Monarthritis: Entzündung e i n e s Gelenks

Multiple Sklerose: Systemerkrankung des ZNS mit Lähmungen
Musculus: Muskel
Musculus sterno-cleido-mastoideus: Nickmuskel des Kopfes
Mutation: bleibende und vererbbare Änderung von Erbanlagen
Myocarditis: Herzmuskelentzündung
Moycardschaden: Herzmuskelschaden
Myom: gutartige Geschwulst der Gebärmutter

Nephritis: Nierenentzündung
Nephrose: chronisch-degenerativer Prozeß der Nieren
Nervus: Nerv
N. facialis: motorischer Gesichtsnerv (VII. Gehirnnerv)
N. ischiadicus: großer Gesäß- und Beinnerv, sensibler und motorischer Nerv
N. stato-acusticus: Gehör- und Gleichgewichtsnerv (VIII. Gehirn-Nerv)
N. supraorbitalis: Empfindungsnerv, am oberen Rand der Augenhöhle entspringend, gehört zum
N. trigeminus: Empfindungsnerv des Gesichts (V. Gehirn-Nerv)
Neuralgie: Nervenschmerz
Neuraltherapie: Behandlungsmethode mit gezielten Injektionen an Nerven und Ganglien, besonders vegetative
Neurilemm: Nervenscheide, umgibt den Nerven wie die Isolierung einen Draht
Neuritis: Nervenentzündung
Neuron: Nervenzelle + alle Fortsätze (Nerven)
Neurose: nervöse Fehlsteuerung, meist mit Organschmerzen; Ursache: Normale Lebensbelastungen werden nicht seelisch richtig verarbeitet
Neurotiker: Patient mit einer Neurose
Nikotin: Tabakgift, Nervengift
Novocain = Procain: Medikament zur örtlichen Betäubung
Nucleushernie: Bandscheibenbruch
Nystagmus: Augenzittern

Obstipation: Stuhlverstopfung
Ödem: Schwellung durch Flüssigkeitsretention im Gewebe
Ontogenie: Keimentwicklung des Menschen
Oophoritis: Eierstockentzündung
Ophthalmologie: Augenheilkunde
Opticus = Nervus opticus: Sehnerv

Os pubis: Schambein
Osteochondrose: Zwischenwirbelscheibendegeneration
Osteomyelitis: Knochenmarksentzündung oder Eiterung
Osteoporose: Knochenentkalkung
Otitis media: Mittelohrentzündung oder Eiterung

Panaritium: Entzündung an Fingern oder Zehen
P. ossale: P., das auch den Knochen ergreift
Pankreas: Bauchspeicheldrüse
Pankreatitis: Bauchspeicheldrüsenentzündung
Panophthalmie: Entzündung des ganzen Auges
Papille (der Sehnerven): „blinder Fleck" an der Netzhaut des Auges
Paraplegie: Querschnittslähmung des Rückenmarks
Pansinusitis: Entzündung aller Kopfnebenhöhlen
Paralyse: Lähmung
pararteriell: neben der Arterie (Schlagader)
Parametritis posterior: Entzündung im Bereich hinter der Gebärmutter
paravenös: neben einer Blutader
paravertebral: neben der Wirbelsäule
Parotitis epidemica: Ziegenpeter, Mumps
paroxysmal: in Anfällen auftretend
Pathologie: Lehre von den Krankheiten
pectanginös: herzasthmatisch
Pecten ossis pubis: Knochenleiste am Schambein
Pemphigus vulgaris: Hautblasensucht, seltene, schwere Hautkrankheit mit Blasenbildung
penetrieren: durchdringen, durchfressen
Periarthritis humeroscapularis: rheumaähnliche Erkrankung im Schultergelenksbereich
Periost: Knochenhaut
Peritoneum: Bauchfell
Perivasculitis tuberculosa: Gefäßerkrankung auf tuberkulöser Grundlage
Permeabilität: Durchlässigkeit (von Zellmembranen oder Geweben)
per os: „durch den Mund", z. B. einnehmen von Medikamenten
Pharmakologie: Lehre von den Heilmitteln
Phlebitis: Venenentzündung
Phlegmone: Zellgewebsentzündung
Phthisis: Schwund, Schrumpfung, auch für Tuberkulose gebräuchlich – Phthisis der Lunge

Physiologie: Lehre von den (normalen) Lebensvorgängen
Pleura: Rippenfell, Brustfell
Plexus: Geflecht (von Nerven oder Gefäßen)
Poliomyelitis epidemica: Kinderlähmung, ansteckende Viruserkrankung
Ponndorfsche Impfung: segmentale Hautreizbehandlung mit Alt-Tuberkulin-Koch
Polyarthritis (rheumatica): Gelenkrheuma
Portio (vaginalis uteri): Scheidenanteil der Gebärmutter
Polyneuritis: gleichzeitige Entzündung verschiedener Nerven
Präperitoneal: vor dem Bauchfell, in der Nähe des Bauchfells
präpleural: vor dem Rippenfell, in der Nähe des Rippenfells
Primarius: Chefarzt (in Österreich gebräuchlich)
Processus mastoideus: = Mastoid, Warzenfortsatz, ein Knochenvorsprung hinter dem Ohr
Prodromalstadium: Vorstadium, für verschiedene Infektionskrankheiten typisch
Prolaps: Vorfall (z. B. des Darmes, der Gebärmutter)
Prostata: Vorsteherdrüse des Mannes
Prostatitis: Entzündung der P.
psychogen: seelisch bedingt
Ptosis: Senkung, das Herabhängen
Ptosis palpebrae: Herabhängen des Augenlids (meist Lähmung)
Pulpa des Zahnes: Hohlraum im Zahn für Nerven und Gefäße
Pulpitis: Entzündung in der P. des Zahnes
Pyelitis: Nierenbeckenentzündung
Pylorospasmus: Krampf des Magenpförtners (bes. bei Säuglingen)

Quaddel = Urtica: oberflächl., umschriebenes Ödem der Haut
Quant (Max Planck): kleinstmögliche Energieeinheit in der Physik
Quantensprung: Energieaufnahme oder Abgabe durch inneratomare oder molekulare Änderungen; Grundlage der modernen Atom-Licht-Wärmephysik

Rabies: Tollwut
Raynaud (Gangrän): Gewebsbrand, besonders an den unteren Extremitäten durch Durchblutungsstörungen
Rectum: Mastdarm
Reflex: unwillkürliche nervöse Erregungsabläufe mit Umschaltung der Reize von Empfindungs- auf Bewegungsnerven

Remission: zeitweilige Symptomfreiheit ohne wirkliche Änderung des Leidens
Resektion: Herausschneiden eines Stücks (Knochen, Darm, Magen) und Wiedervereinigung der Enden
retrograd: rückläufig, in umgekehrter Richtung
Rezidiv: Rückfall, Wiederkehr (einer Krankheit)
Rhinitis vasomotoria: sog. nervöser Schnupfen
Roembeld: siehe gastrocard. Symptomenkomplex

Salpingitis: Eileiterentzündung
Salyrgan: wassertreibendes Quecksilberpräparat
Saphena magna: große oberflächliche Beinvene
Scheuermann(sche Krankheit): Wirbelsäulenerkrankung im Wachstumsalter
Schizophrenie: Spaltungsirresein, erbliche Geisteskrankheit
Seelenblindheit: Unfähigkeit das Gesehene zu ordnen und erkennen
Segment: Abschnitt, von einem Nerven versorgtes Gebiet
Sensibilität: Empfindungsfähigkeit (für Wärme, Schmerz, Berührung usw.)
Silicosis, Silikose: Staublungenerkrankung (Bergleute, Müller)
Singultus: Schluckauf, Hätscher
Sinusitis: Nebenhöhlenentzündung (Stirn- oder Kieferhöhle)
Sklerodermie: Darrsucht, Hauterkrankung
Skoliose: seitliche Verbiegung der Wirbelsäule
Spondylarthrose: Arthrose der Wirbelgelenke
Spondylolisthesis: Wirbelgleiten, Wirbel gleiten aneinander ab
Spondylose: Arthrose der Wirbelknochen
Stenose: Verengung, z. B. am Magenausgang
Stillsche Krankheit: Polyarthritisform bei Kindern
Stomatologie: Lehre von den Krankheiten in der Mundhöhle

Strophantin: Herzmittel, Glykosid aus der Strophantuspflanze
Struma: Kropf
Sudecksche Dystrophie: Knochen- und Weichteildystrophie nach Frakturen
Suggestion: Beeinflussung durch Willenskraft (usw.)
suprapubisch: oberhalb des Schambeins
Sympathicus = Nervus s.: wichtiger Teil des vegetativen Nervensystems
sympathische Ophthalmie: von einem auf das andere übergreifende schwere Entzündung des Auges

Syndrom, Symptomenkomplex: alle zu einem Krankheitsbild gehörenden Krankheitszeichen

Tabes (dorsalis): sog. Rückenmarksschwindsucht, hat nichts mit Tuberkulose zu tun, sondern Syphilisform im tertiären Stadium
temporal: schläfenwärts
Tendovaginitis: Sehnenscheidenentzündung
Tenotomie: Durchtrennung einer Sehne (operativ)
Tetanie: meist durch Fehlfunktion der Nebenschilddrüse ausgelöste, sehr schmerzhafte Muskelkrämpfe
Tetanus: Starrkrampf
Tic convulsif: Gesichtszucken, Grimassieren
Thomsensche Krankheit: = Myatonia congenita, angeborene Muskelschwäche
Tonsillektomie: operative Entfernung der Gaumenmandeln
Torticollis spasticus: Schiefhals durch Muskelkrämpfe
Toxin: Gift
Transsudat: nichtentzündliche Ausschwitzung
Trauma: Verletzung, Schädigung
Trigeminus: siehe Nervus trigeminus
Trochanter major: großer Rollhügel am Oberschenkel außen
trophisch: ernährend
Tumor: jede Schwellung, übertragen: Geschwulst

Ulcus: Geschwür
Ulc. cruris, ventriculi, duodeni: Unterschenkel-, Magen-, Zwölffingerdarmgeschwür
ulzerös: geschwürig
Urethritis: Harnröhrenentzündung
Urticaria: Nesselfieber, Nesselsucht
Uveitis: Entzündung der Aderhaut im Inneren des Auges

Vaccinatio: Durchseuchung, künstlich durch Impfung
Vaccinationserscheinungen: als Impffolge auftretende (sichtbare und unsichtbare) Veränderungen am Körper
Vagina: Scheide
vegetative Dystonie: Sammelbegriff für z. T. sehr verschiedene, oft schwere Krankheitsbilder, die durch eine Fehlsteuerung des vegetativen Nervensystems bedingt sind, z. B. Durchblutungsstörungen, Magen-, Darm-, Herz-, Schlafstörungen und viele andere

ventrikuläres Fibrillieren: Flimmern der Herzkammermuskulatur
vertebragen: durch Veränderungen an der Wirbelsäule bedingt
Voglersche Punkte: nach Prof. Vogler (Berlin) benannte Perioststellen an den Rippenbögen

Weber-Ramstedtsche Operation: operative Spaltung des Magenpförtners bei Pylorospasmus der Säuglinge

Zellulartherapie: Frischzellbehandlung (Prof. Niehans)
ZNS = Zentralnervensystem: = Gehirn + Rückenmark
Zyste (Kystom): flüssigkeitsgefüllter Tumor, gutartig

Sach- und Personenverzeichnis

Abderhalden 253
Absceß über dem rechten Augenzahn 381
Aderhautentzündung 348
Adler 211, 222, 284, 316, 369, 370, 402, 403
Adnex-Tuberkulose 145
Adnexitis 132, 275, 362
Alander 172
Allergie 134, 414
Alt-Tuberkulin Koch 157
Alterskrankheiten 383
Amaurose 338
Amblyopsie 376
Andresen 238, 239, 250, 290
Anfall, hysterischer 97
Anfälle, pectanginöse 413
Angina pectoris 124, 207, 285, 371
Angstzustände 305
Anselmino 139, 140, 145
Anurie 138
Aorten-Aneurysma 118
Aortitis luica 117
Apoplexie 107, 167, 183, 184
Appendicitis 132, 141—143
— chronica 221, 362
Appetitlosigkeit 196
Aristoteles 32, 70
Arrhythmie 115
Arthritis 101, 154, 155, 184, 246, 266, 277, 308, 416
Arthrosis 155
— beider Kniegelenke 270, 271
— — Hüftgelenke 80, 265, 266, 300
— deformans 22, 111, 269, 270, 316, 364
— — coxae 23, 147, 158, 270, 316
— sacro-iliaca 158
Artmann 126

Ascites 113, 131
Ascoli 223
Aslan 78, 354, 383, 385, 386, 387, 388, 389, 391, 392, 393, 394, 395, 404
Asthma 37, 44, 95, 123, 124, 126, 150, 196, 278, 414, 416
— chronisches 124
— psychogenes 124, 126
Atembeschwerden 351
Augenerkrankungen 76, 97, 221, 327
Augenheilkunde 327, 353, 356
Avicenna 92

Baatz 274, 275
Baecker 367
Balodis 368
Bamm, Peter 28
Bandscheibenschaden 110, 218, 228, 254, 320, 321
Bandscheibensyndrom 243, 320, 321
Banti'sche Lebercirrhose 128, 131
Bartwuchs bei Frauen 421
Basedow 70, 71, 72, 148, 241, 242
Baunscheidt 80, 81, 319
Bavink 409
Bay 396
Bayerle 242
Beck 294
Beckenringbruch 239
Becker 126
Behring 197
Beine, eiskalte 359
— geschwollene 283
Beingeschwüre 163
Berger 39
Bergmann 88
Bernau 320

Bernhard 226
Berzelius 182
Beschwerden, arthritische 246
Bier, August 282, 294, 390
Billroth 130
Bindegewebsentzündung, interstitielle 281
Bircher, Edwin 175, 176
Blepharitis 368
Blepharospasmus 341
Blinddarmentzündung, akute 142
Blinddarmoperation 140, 158
Blutungen, massive 126
Bodechtel 78, 107, 158, 165, 213, 237, 238, 239, 251, 342, 352, 370
Boeminghuus 401
Bonde-Lee 79
Bornemann 159, 283
Brandt, Thure 80, 265
Brandt, Wolfgang 195
Breitsohl 76, 348, 349, 352, 378
Bronchialasthma 414, 426
Bronchitiden 95
Bronchitis 125, 126, 415
Brück 170, 171, 205, 260, 383
Buddha, Gautama 99
Bürger, Max 20, 378
Burstein 115
Buttersack 23, 307

Cancroid 175
Carcinom 129, 147, 148, 172, 173, 174, 175, 176, 178, 179, 180, 181, 184
— Metastasen 176, 181, 184
— peripheres 172
Celan, Paul 27
Cervixhypersekretion 143, 144, 145
Chamberlain 33
Chiropraktik 110, 324
Cholangitis 288, 289, 290
Cholecystitis 263, 264
— chronica 131, 132, 221
— unkomplizierte 131, 132

Cholecystopathie 135, 416
Chrustschow 439
Claudicatio 351
Coccygodynie 216
Comte 17
Conjunctivitis 366, 368
— — rezidivierende 365
—, chronische beim Hund 260
Cornea-Läsionen beim Hund 260
Coronarspasmen 37
Couffignal, Louis 28
Coxarthrosis 155

Dannheim 364
Darmgangrän 141
Darmlähmung 141
Darmspasmen 273
Darmtumor 179
Darwin 20
Daueranfälle, pectanginöse 224, 227
Dauerischias 277, 302
Dauerkopfschmerzen 236
Dauerschmerzen, unbestimmte 158
Daughtedy 201
Deich, Friedrich 122, 123
Deppe 162
Depressionen 240, 306, 363, 426
Derra 114, 115, 116, 117, 404
Descartes 252
Dessauer, Friedrich 173
Diabetes 72, 73, 74, 75, 76, 77, 160, 207, 249
— insipidus 353
Diez 205
Diphtherie 137
Dittmar 157
Döhrn 224, 225
Domisse 365
Dosch 78, 128, 254, 273, 336, 406, 407, 414
Dostojewskij 14
Douglas-Absceß 418, 433
Drehschwindel 257

Driesch 70
Druck im Oberbauch 371
Druschky 110, 165, 167, 184, 324, 364, 406
Dupuytren'sche Kontraktur 78, 157
Durchblutungsstörungen 160, 161, 309, 311, 312
— beider Beine 267
Durchfall 140
Dürer 296
Dürrenmatt 63
Dysbakterie 94
Dysmenorrhoe 136
Dysosmie 103
Dystonie 394
— vegetative 135, 254

Eccles 67
Eichholtz 115
Eichholz 446
Eichler 111
Eisler 39, 142
Einstein 44
Ekzem 95, 147, 150, 151, 152, 184, 193, 194, 196, 254, 256, 281, 357
— chronisches 94
— universelles 94
Elephantiastische Beine 113, 282
Elze 372
Encephalitis 166, 168, 257, 316
Enucleation des Auges 331, 349
Epicondylitis 216, 217, 225, 258
Epididymitis 149, 277
Epilepsie, genuine 97
— traumatische 97
Episiotomie-Narbe 317
Epithel-Endothel-Dystrophie 377, 381
Eppinger 87
Erbliche Erkrankung 97, 183
Erblindung 349, 358
Ertaubung 249
Erysipel 416, 417, 418
Eschler 40, 240

Evers 336
Ewig 177
Exophthalmus 221, 364, 368, 369
Extrasystolie 221
Facialparese 407
Fejér 379
Fenz 155
Fettsucht, endokrine 425
Feuerborn 87
Fichter 154
Fischer 61, 187, 211, 401
Fleckenstein 7, 84, 85
Fleischhacker 404, 442
Fluor 265, 273
— chronischer 236
Fontaine 209
Fraktur 156, 251
Frakturheilung, verzögerte 294
Frank 201
Franklin 389
Friedrich, Rudolf 25, 31, 297
Fritsche 16
Fudalla 24, 385

Galiana 421, 422
Galilei 43
Gallenblasenentzündung 128, 131, 378
Gallenkrämpfe 426
Gallenleiden 151, 196
Gallensteine 128, 129
Gallmetzer 138, 146, 206
Gastritis 128, 248
Gastro-Duodenitis 134, 135
Gaumensegellähmung 196, 197
Gaus 104, 105, 341
Gehirntumor 352
Geisinger 171, 379, 420
Gelbsucht 108, 116, 117, 414
Gelenkrheumatismus 116, 117, 207
Gerke 402
Geruchsverlust 102, 103, 184
Geschmacksverlust 102, 103, 184
Glaskörperblutung 351, 378
Glaskörpertrübungen 340, 349

Glaukom 260, 327, 332, 333, 338, 342, 344, 348, 349, 363, 366, 367, 371, 377
— Anfall 332, 342, 343, 345
Gleichgewichtsstörung 426
Glomerulonephritis 138
Goecke 143, 144, 145, 236, 399, 404
Gorthe 18, 21, 34, 43, 47, 63, 92, 235, 264, 439
Gohrbandt 335, 336
Gontersweiler 279
Graeff 31, 32
Graupner, Heinz 74, 75, 142
Gross 36, 38, 153, 168, 191, 245
Grote 44, 45, 46, 217, 436
Grüger 79, 80, 265, 427, 428
Grummt 40, 85, 86, 150, 404

Haarsausfall, kreisförmiger 421
Haberkamp 330, 331
Hahn 317
Hahnemann 30
Halswirbelsäulen-Syndrom 250, 251, 262, 268
Hämatom 128
Handmann 367, 368
Harrer 169, 404, 426, 442
Hatschek 354
Hauterkrankungen 152, 221, 222
Hautverletzungen 36
Hecker 320
Hegemann 175
Heilmeyer 197, 198
Heisenberg 18, 31, 233
Heisler 31
Hepatitis 128, 263, 287, 317, 414, 417
— epidemische 131
Herberger 180
Herdinfekt 39, 97, 241, 362
Herdnephritiden 221
Hering 317
Herpes corneae 380
— zoster 153, 337, 406
— — opthalmicus 332
Herschkowicz 77, 350, 351
Herzarrhythmie 351

Herzbefund 97
Herzinfarkt 119, 183, 184
Herzkrankheiten 63, 93, 94, 113, 115, 116, 117 118, 121, 123, 184, 221, 226, 241, 263, 363, 364, 413
Herzkrankheiten, funktionelle 121
— organische 121
— des Hundes 258
Herzstörungen während der Neural-Therapie 430
Herz-Wassersucht 112, 113
Hess, W. R. 62
Hesse 178
Heuschnupfen 416
Hexenschuß 79, 196
Heyer 51, 58, 59, 96, 239, 240, 305, 306, 440
Hildegard von Bingen 435
Hippokrates 16, 17, 30, 42, 122, 297, 411
Hirnhautreizung 107, 108
Hirnschläfenlappen-Abszeß 319
Hirntumor 107
Hirth, Georg 65
Hochdruck 126
Hochdruckkranke 37
Hodentuberkulose 149
Hodgkin 67
Hoff 17, 35, 36, 37, 50, 92, 246, 397, 425, 438
Hohenhövel 137, 138, 249
Hopfer 180, 219, 404, 415, 416, 417
Höring 88
Hornersches Syndrom 120
Hornhautentzündung 355, 377
Hornhautgeschwüre 342, 366
Hörstörung 165
— des Hundes 258
Huebschmann 149
Hüftgelenksarthrosis 80, 236, 266, 268, 269, 316
Hüftgelenks-Luxation 156
Hueppe 43
Humboldt, A. 383

Huneke, Walter 9, 30, 40, 45, 51, 81, 140, 160, 189, 205, 229, 230, 244, 383, 387, 394, 404
Huxley 66
Hypersekretion 143, 144
Hypertonie 363, 366, 367, 403
Hypophysentumor 353
Hysterie 132, 275

Ichthyosis 154
Ihlenfeldt 203, 376
Ikterus 128, 149
Ileus 180
Imm 76
Infarkt 183
Infektionskrankheiten, cyclische 88
Intercostal-Neuralgie 99
Iridocyclitis 343, 349, 365
— tuberculosa 329, 330
Ischias 50, 93, 196, 215, 296, 297, 313, 315, 322, 350
Iskraut 139
Issels 257
Iwanowski 411

Jaffke 218, 416
Jaspers 16, 436
Jeans, James 28
Jores 10, 96, 252, 278, 342
Jugendstar, angeborener 363
Jünger, Ernst 17
Junk 169, 170, 171

Kammer-Flimmern 115
Kant 20, 47, 57
Kapselarthritis 184, 193, 280, 423
Karbunkel 163
Karsten 340
Kästner, Erhard 27
Kataraktbildung 365
Katatonie 205
Katsch 77
Kékulé von Stradonitz 46
Keller (Cohn), Rudolf 65, 66, 67
Kepler 60, 61
Kern 363, 387, 389

Keuchhusten 126, 127
Kibler 99, 384
Kichler 151
Kieferhöhleneiterung 284, 285
Kieferhöhlenentzündung 417
Klagholz 138
Kluge 289
Knabe 109
Kniegelenksarthritis 155
Knotenkropf 420
Köhler, U. 12
Kompressionsfraktur 262
Konzentrationsstörungen 196
Kopfschmerzen 37, 68, 78, 100, 105, 108, 109, 110, 111, 135, 186, 196, 206, 239, 240, 241, 273, 278, 283, 289, 320, 340, 341, 349, 350, 351, 352, 353, 358, 366, 403
Kopfschmerzen, akute 135
— chronische 68, 110, 244
Kollath 43, 297, 409
Korthäuser 377
Kötschau 16, 436
Kracmar 448
Kraucher, Guido 100
Krecke 45, 175
Krehl, Ludolf von 315
Kreislaufschädigung 221
Kreislaufstörungen 221
Kretzschmar 54, 108, 269
Krumeich 412
Kübler 372
Kuhlenkampff 149, 150
Kuhlendahl 296, 297
Kunig 202
Kux 125
Kyphoskoliose 136

Lähmung des rechten Armes 212
Lampert 38, 53, 272
Lange 99, 345
Laotse 441
Lateralsklerose, amyotrophe 202
Laurenz 287
Laxer 13

Lebercirrhose 135, 137, 183
Leberleiden 123, 151, 424
Le Bon, Gustave 438
Leger 74, 75, 209, 210, 310, 406
Leibniz 29
Leimbrock 342
Leiri 65
Lemke 129
Lenard 60
Leriche 84, 294, 312, 338, 342, 398, 408
Leukämie 200
— lymphatische 200
Lichen ruber planus 153
Lisch 339, 340
Littlesche Erkrankung 101, 336
Locher 286, 321
Löffler 22
Löw 403
Lübben 371, 372, 376
Lucuy 338
Lüders 293, 294, 407
Lues cerebri 100
Luftmangel 361
Lumbago 79
Lumbal-Blockade 37
Lungenkaverne, tuberkulöse 240
Lungenembolien 126, 312
Lungenemphysem 126
Lungenerkrankungen 123, 126
Lungwitz 230, 231
Lusena 38
Lüth, Paul 391, 392
Mackarness 390
Magenausgangs-Carcinom 175
Magenbeschwerden 206, 412
Magenleiden, chronisches 132
Magenneurose 88, 128
Magenstörungen 184, 247
Magenulcus 124, 128, 263
— perforiertes 130
Mandelentzündung 136, 432,
Mandl 115, 126, 172
Magenerkrankungen 96, 183, 301
Marc, Franz 33
Martini 228, 235, 238, 281

Mathis 39, 50, 212
May 148
Mayer, Robert Julius 43, 173, 261
Mazerationserosion 145
Melancholie 278, 280
Ménièresche Erkrankung 105, 107, 208
Merckelbach 154, 168, 193, 194, 195, 198, 200, 201, 202, 236, 252, 255, 291, 294, 332, 357, 358, 420, 421
Metternich 79
Meyer 163
Mezö, Bela 88
Migräne 37, 51, 52, 64, 94, 110, 135, 146, 147, 150, 168, 186, 236, 324, 332, 348, 353, 354, 358
Migraine cervicale 110
Milchschorf 152
Miskolczy 125
Misgeld 352, 353
Mittasch 173
Mittelohreiterung 108
Mittelohrentzündung Siehe: Otitis media
Moldenschardt 71
Mollaret 411
Monarthritis 276
Morgenstern 231
Mücke 121
Multiple Sklerose 335, 336, 373
Muskel-Atrophie 203
Müller 360
von Müller 130
Müller-Plettenberg 79, 80
Mylius 376
Myocarditis 73, 120, 207, 237, 243, 248, 249, 276, 280
Myocardschaden 73, 280, 281, 363, 426
Myom 147, 413

Nackenkarbunkel 248
Narbenbeschwerden 73, 78, 106, 133, 267

Nardi 87
Nasenfurunkel 428
Nebenhodenentzündung 149
Nephritis 137, 138
Nephritis chronica 138, 227
Nephrose 137
Netzhautablösung 372, 373
Netzhautblutung 369
Netzhautentzündung 348
Neuffer, Hans 123
Neuralgien 150, 196, 250, 251, 301, 350, 399
Newton 439
Nickel 174
Nieden 349
Niedermayer 260, 261, 427
Niehans 94, 96, 156, 161
Nierenentzündung 136, 137, 289
Nierenerkrankungen 63, 221
Nierenkrankeiten, doppelseitig 37
Nietzsche 20
Nonnenbruch 33, 36, 38, 48, 87, 88, 153, 191, 200, 230, 245, 249, 396
Nordmann 317
Nucleushernie 296

Oberst 164
Obstipation 128, 139, 140, 278, 367
Ockel 107
Ödem 113, 176, 428
Oesophagus-Stenose 424
Offener Brief an Seine Magnifizenz, den Rektor der Düsseldorfer Medizinischen Akademie, Herrn Professor Dr. Bay 396
Ohlenschläger 227
Ohr, chronisch laufendes 199, 280, 401
Ohrensausen 425
Ohrt 244
Ohrzwang des Hundes 258
Ophthalmie 378
— sympathische 344, 345
Opticus-Entzündung 373
Osteochondrose 363, 364, 393
Osteomyelitis 184, 271

Osteoporose 135
Ostitis apicalis 242
Otitis media 69, 107, 108, 256, 280, 281, 374, 401, 412, 431
Pacher 175
Panaritium 163, 164, 246
Panophthalmie 331, 332, 377
Pancreatitis 129, 263, 413
Paracelsus 19, 30, 70, 85
Parade 241
Parametritis posterior 80
Paraplegie, spastische 256
Parent 352
Parese, starke 263
Parhon 389
Parisius 263, 264
Parotitis epidemica 109
Pässler 223, 224, 237
Paulus, Apostel 37
Payer 334
Payr 111
Pelz 330
Pemphigus vulgaris 153
Pendl 299
Periarthritis des Schultergelenks 351
— humeroscapularis 421
Perivasculitis tuberculosa 357
Peschel 266
Phantomschmerzen 291, 292, 417, 418
Phlebitis 162, 272
Phlegmone 189, 199, 428
Phrenicusexärese 283
Phthisis 344
Pieper 136
Pirandello 24
Pischinger 124, 200, 404, 442, 448
Planck, Max 24, 27, 30, 31, 37, 49, 87, 181, 409, 429
Plato 61, 327, 437
Platzangst 426
Pleura-Empyem 36
Pleura-Transsudat 113
Pocken 170
Poliomyelitis 170, 411

Polyarthritis 48, 73, 157, 158, 207, 213, 214, 247, 248, 249, 272, 273, 279, 289, 416, 428, 433
— chronische 243, 415, 417
Polyneuritis 273, 366
Polysinusitis 284
Ponndorf 80, 81, 157, 323, 424
Poser, Tierarzt 260
Potenzstörungen 78, 211
Prager 356
Problem des Röntgenbildes 312
Prokop 241
Prostatahypertrophie 148, 149, 367, 401
Prostatitis 147, 149
Prozesse, encephalitische 166
Pruritus 294
Psoriasis 153, 154
— arthropatica 153
Ptosis palpebrae 334
Püllmann 252
Pulpitis 228
Pyelitis 137
Pylorospasmus 129
Pythagoras 47

Querschnittslähmung 256, 259

Rabies 170
Rademaker 292, 293
Rafflenbeul 273
Rapp 257
Ratschow 141, 290
Raynaud 311
Regenbogenhautentzündung 377
Regelstörungen 196
Reid, Georg 165, 166, 167, 168
Reinstein 267
Reischauer 300, 302, 318, 324, 325, 326
Reiser 360
Reitter 229
Restostitis 402
Reuter, L. 153
Rheumatische Zustände 99, 100
Rheumatismus 50, 76, 154, 159, 196, 221, 285, 350, 415,

— chronischer 246, 365, 421
— des Hundes 258
Rhinitis vasomotorica 225
Rick 431
Ricker 7, 40
Riedel 342
Roemheld 135
Romanowsky 228, 229
von Roques 99, 137, 266, 306, 429
Roscher 205, 285, 333, 334
Rosenfeld 404
Röntgenbild-Problem 325
Rössle 32
Röttgen 254
Ruch, Benjamin 266
Rückgratverkrümmung 135, 256
Rumpold 289, 290, 291, 294, 338
Rutherford 30, 51

Saphena-Phlebitis 162
Sauerbruch, Ferdinand 9
Schachtschneider 101
Schäfer, Hanns 10
Scharlach 108
Scheidt 53, 58, 59, 88, 89, 182, 188, 191, 192
Schelling 43
Schenkelhalsfrakturen 156, 294
Scheuermannsche Erkrankung 257
Schielen 379
Schienbeinentzündung 186
Schilddrüsen-Überfunktion 196, 242
Schiller 441
Schizophrenie 205, 206
Schlaflosigkeit 69, 111, 112, 151, 239, 240, 241, 278, 421
Schlafstörungen 363
Schleich, Karl Ludwig 29, 62, 99
Schlucklähmung 260
Schmelzer 328, 329, 358
Schmerzen, neuralgische 250, 251
Schmid 384, 385, 426
Schoeler 102, 158, 213, 332, 366
Schöndorf 97
Schönlein 380

Schopenhauer 43
Schottke 212
Schottländer 88
Schröder 319
Schrumpfniere 137, 183
von Schubert 265
Schulemann 64
Schüller 195, 257, 318
Schulte 359
Schultergelenksarthritis 193, 227, 244, 249
Schultergelenkserkrankung 192
Schultergelenksschmerzen 186
Schultz, J. H. 58
Schußbruch 260
Schußverletzungen 36, 267
Schwamm 249, 366
Schwangerschaft 146
Schwarz 324
Schweigart 252, 253
Schweißausbrüche 363
Schweitzer, Albert 279
Schwerhörigkeit 69, 100, 104, 248, 249
Schwickerath 343
Schwierigkeiten im Entwicklungsalter 196
Schwindel 68, 100, 109, 119, 135, 144, 169, 351
Segmenttherapie 443
Sehnenscheidenentzündung 156
Sekretionsanomalie 128
Selbstmordideen 239, 278
Selye 229
Semmelweis 47, 261
Sendrail, Marcel 56
Senge 276
Sensibilitätsstörung 252
de Sèze 120
Shwartman-Sanarelli 7
Siebbeinzellen-Entzündung 285
Siegen, Hubert 40, 125, 141, 270
Siegert 254, 257, 258, 259, 374
Siegmund 26, 56, 87, 150, 396
Silicose 125, 415, 416
Singer 38

Sinusitis chronica 221
Sioli 53, 80
Sklerodermie 152
Skoliose 136, 255, 256
Slauck 204, 223, 285
Spandau, Max 87
Spanopoulos 131
Speiseröhrenkrebs 178
Spengler 439
Speransky 37, 40, 152, 173, 223, 229, 287, 427, 428
Spickenbauer 321
Spieß 14, 46, 163, 171, 421
Spondylarthrosis 135, 136
Spondylolisthesis 111
Spondylosis 135, 271, 426
Springer 343, 344, 345, 347
Star, grauer 160, 333, 334, 348, 349, 375
— grüner 276, 333, 348, 349, 367, 375, 377
Stauungslunge 126
Steffens 258, 259
Stenocardische Beschwerden 351
Stenose 116, 117, 129
Sternberg, Schmuel 13
Stiefvater 79, 288
Stiller 349
Stillsche Erkrankung 257
Stöhr 55, 87, 88
Storck 306
Störungen, psychische 241
— vegetative 221
Strabismus convergens 376
Stransky 219, 311, 379
Strindberg 29
Strukturstörungen 96, 97, 111, 124
Struma 148
Strumann 412, 413
Steuermann 219
Stumpfgastritiden 134, 135
Sturm 205
Sudecksche Erkrankung 285, 286, 287, 288, 291, 293, 395
Sylvester 118, 381, 402

Tabes 323, 324
Tedeschi 138
Tendovaginitis crepitans 156
Tetanus 169
Thielemann 40, 48
Thomas von Aquin 92
Thomas von Kempen 436
Thomsensche Erkrankung 201, 257
Thrombosen 429
Tic convulsiv 334
Tolstoj 439
Tönnis 107, 353, 401
Tonsillitis, chronische 366, 423, 450
Torticollis spasticus 168
Trigeminus Neuralgie 112, 135, 293, 350, 397, 398, 399, 400, 401, 402, 403, 404, 405, 406, 407, 408
Troltsch 332, 333, 367, 416
Trousseau 194
Tuberkulose 88, 126, 127
Tumor 109, 179, 412

Überbein 78
Ulcus 163, 412
— cruris 286
— duodeni recid. 134, 135, 136
— penetrierendes 129
— pepticum 134, 135
Unfruchtbarkeit der Frau 146, 275
Unterleibs-Carcinom 179, 426
Unterschenkelvenenentzündung 162
Urethritis 221
Urticaria 222
Uveitis 359

Vegetative Dystonie 196, 221
Vegetatosen 37
Veil 185, 205
Velhagen 343, 344, 345, 346
Verdauungsstörungen, chronische 196
Verstimmungen, depressive 196
Verstopfung, chronische 129, 139, 140

Vertebragene Hinterhaupts-Migräne 110
Virchow 20, 21, 29, 32, 89
Virus-Conjunctivitis 332, 333
— Encephalitis 257
De Vita 138
Vitamin-B-Neuralgie 301
Vogel 340
Vogler 135
Voß 78, 104, 133, 136, 142, 156, 227, 250, 283, 319, 320

Wagner 228
Walterscheidt 284
Wannenmacher 220, 221, 268
Wartha 138
Watermann 294
Wawersik 229
Weaver, Warren 233
Wehrli 161
Weichteilverletzungen 36
Weisheitszahn, verlagerter 235, 243, 371
Weismann 174
Weißenseel 343
Weizsäcker 340
Wenk 251
Werfel, Franz 28
Wesener 80
Wespenstich 420
Wilson 30, 38
Wirbelgleiten 371
Wirbelveränderungen 110
Wischnewsky 108, 427
Withering 113
Wittgenstein 342
Wölfflin 50
Wright 108
Würthner 333
Wurzelneuralgien 136

Zabel 126, 396
Zahnstörungsfeld 243
Zauck 143
Zukschwerdt 298
Zustände, pectanginöse 242, 278, 413